NOUVELLE BIBLIOTHÈQUE

DE

# L'ÉTUDIANT EN MÉDECINE

PUBLIÉE SOUS LA DIRECTION DE

## L. TESTUT

Professeur à la Faculté de médecine de Lyon.

---

# THÉRAPEUTIQUE

# PRÉCIS

## DE

# THÉRAPEUTIQUE

PAR

## X. ARNOZAN

Professeur de thérapeutique à la Faculté de Médecine
de Bordeaux.
Médecin des hôpitaux.

### TOME SECOND

MÉDICAMENTS A ACTION ÉLECTIVE

RÉVULSION

AGENTS PHYSIQUES ET MÉCANIQUES

---

## PARIS

### OCTAVE DOIN, ÉDITEUR

8, PLACE DE L'ODÉON, 8

—

1902

NOUVELLE BIBLIOTHÈQUE

DE

# L'ÉTUDIANT EN MÉDECINE

PUBLIÉE SOUS LA DIRECTION

DE

## L. TESTUT

Professeur à la Faculté de médecine de Lyon.

LES PROFESSEURS ET AGRÉGÉS

ARNOZAN (de Bordeaux), AUGAGNEUR (de Lyon), BOISSON (de Lyon),
BORDIER (de Lyon), BOURSIER (de Bordeaux), CASSAËT (de Bordeaux),
COLLET (de Lyon), COURMONT (de Lyon), DUBREUILH (de Bordeaux),
FLORENCE (de Lyon), FORGUE (de Montpellier), GANGOLPHE (de Lyon),
HÉDON (de Montpellier), HEIM (de Paris), HERRMANN (de Toulouse),
HUGOUNENQ (de Lyon), LAGRANGE (de Bordeaux), LANDE (de Bordeaux),
LANGLOIS (de Paris), LANNOIS (de Lyon), LE DANTEC (de Bordeaux),
MAYGRIER (de Paris), DE NABIAS (de Bordeaux), PAVIOT (de Lyon), PIC (de Lyon),
PIÉCHAUD (de Bordeaux), M. POLLOSSON (de Lyon), POUSSON (de Bordeaux),
ROUX (de Lyon), J. TELLIER (de Lyon), TESTUT (de Lyon), THOINOT (de Paris),
TOUBERT (de Paris), TOURNEUX (de Toulouse),
VALLAS (de Lyon), VIALLETON (de Montpellier), WEILL (de Lyon).

----

Cette bibliothèque est destinée avant tout, comme son
nom l'indique, aux étudiants en médecine : elle renferme
toutes les matières qui, au point de vue théorique et pratique, font l'objet de nos cinq examens du doctorat.

Les volumes sont publiés dans le format in-18 colombier (grand in-18), avec cartonnage toile et tranches de
couleur. Ils comporteront de 400 à 900 pages et seront
illustrés de nombreuses figures en noir ou en couleurs.

Le prix des volumes variera de 6 à 10 francs.

La Nouvelle Bibliothèque de l'Étudiant en Médecine
comprend actuellement (le nombre pourra en être

augmenté dans la suite) quarante-trois volumes, qui se répartissent comme suit :

### PREMIER ET DEUXIÈME EXAMENS

**Précis d'Anatomie descriptive**, par L. Testut, professeur d'anatomie à la Faculté de médecine de Lyon. 1 volume de 832 pages.  8 fr.

**Précis d'Histologie**, par F. Tourneux, professeur d'histologie à la Faculté de médecine de Toulouse . . . . . . . . . . . . . **1 vol.**

**Précis d'Embryologie**, par F. Tourneux, professeur d'histologie à la Faculté de médecine de Toulouse. 1 volume de 450 pages, avec 156 figures dans le texte, dont 35 tirées en couleurs. . . .  7 fr.

**Précis de Technique histologique et embryologique** (Guide de l'étudiant aux travaux pratiques d'histologie), par L. Vialleton, professeur d'histologie à la Faculté de médecine de Montpellier, 1 volume de 440 pages, avec 118 figures dans le texte, dont 35 tirées en couleurs . . . . . . . . . . . . . . . . . . . . . .  8 fr.

**Précis de Physiologie**, par L. Hédon, professeur de physiologie à la Faculté de médecine de Montpellier, 3ᵉ édition, 1 volume de 640 pages, avec 191 figures dans le texte. . . . . . . . . .  8 fr.

**Précis de Chimie physiologique et pathologique**, par L. Hugounenq. professeur de chimie à la Faculté de médecine de Lyon, 1 volume de 612 pages, avec 111 figures dans le texte. dont 14 tirées en couleurs, et une planche chromolithographique hors texte .  8 fr.

**Précis de Physique biologique**, par H. Bordier, professeur agrégé à la Faculté de médecine de Lyon, 1 volume de 640 pages, avec 278 figures dans le texte, dont 20 tirées en couleurs, et une planche chromolithographique hors texte. . . . . . . . . .  8 fr.

### TROISIÈME ET CINQUIÈME EXAMENS

**Précis de Pathologie générale**, par J. Courmont, professeur agrégé, chef des travaux de pathologie expérimentale à la Faculté de médecine de Lyon . . . . . . . . . . . . . . . . . . **1 vol.**

**Précis de Pathologie externe**, par E. Forgue, professeur de clinique chirurgicale à la Faculté de médecine de Montpellier. 2 volumes formant 1800 p., avec 400 fig. dans le texte. Prix de souscription. 20 fr. *Le tome I est paru : le tome II sera remis aux souscripteurs avant la fin de l'année 1901.*

**Précis d'Anatomie topographique**, par L. Testut, professeur d'anatomie à la Faculté de médecine de Lyon. . . . . . . . . **1 vol.**

**Précis de Médecine opératoire** (Manuel de l'Amphithéâtre), par M. Pollosson, professeur de médecine opératoire à la Faculté de médecine de Lyon, 1 volume de 400 pages, avec 140 figures dans le texte. . . . . . . . . . . . . . . . . . . . . . . . .  6 fr.

**Précis de Pathologie chirurgicale générale**, par M. Vallas, professeur agrégé à la Faculté de médecine de Lyon, chirurgien des hôpitaux . . . . . . . . . . . . . . . . . . . . . . . **1 vol.**

**Précis de Pathologie interne**, par F. Collet, professeur agrégé à la

Faculté de médecine de Lyon, 2ᵉ édition, 2 volumes formant
1425 pages, avec 180 figures dans le texte, dont 30 tirées en couleurs . . . . . . . . . . . . . . . . . . . . . . . . . . . . 16 fr.

**Précis de Pathologie exotique**, par A. Le Dantec, professeur agrégé
à la Faculté de médecine de Bordeaux, professeur à l'Ecole de
Santé de la Marine, 1 volume de 920 pages, avec 98 figures dans
le texte, dont une partie tirées en couleurs et 4 planches chro-
molithographiques hors texte . . . . . . . . . . . . . . . 10 fr.

**Précis de chirurgie d'armée**, par J. Toubert, professeur agrégé
au Val-de-Grâce, 1 volume de 550 pages, avec 234 graphiques ou
figures dans le texte, dont 104 tirés en couleurs . . . . . . 8 fr.

**Précis d'Auscultation et de Percussion**, par E. Cassaët, professeur
agrégé à la Faculté de médecine de Bordeaux, médecin des hôpitaux, 1 volume de 700 pages, avec 158 figures dans le texte, dont
97 tirées en couleurs. . . . . . . . . . . . . . . . . . . . 9 fr.

**Précis d'Anatomie pathologique**, par G. Herrmann, professeur à la
Faculté de médecine de Toulouse . . . . . . . . . . . 1 vol.

**Précis de Diagnostic médical**, par Paviot, professeur agrégé à la
Faculté de médecine de Lyon. . . . . . . . . . . . . . 1 vol.

**Précis des Opérations d'urgence**, par M. Gangolphe, professeur
agrégé à la Faculté de médecine de Lyon, chirurgien en chef de
l'Hôtel-Dieu, 1 volume de 450 pages, avec 138 figures en noir et
en couleurs dans le texte. . . . . . . . . . . . . . . . . . 7 fr.

**Précis de Bactériologie**, par J. Courmont, professeur d'hygiène,
médecin des hôpitaux, à la Faculté de médecine de Lyon, 1 volume
de 500 pages, avec 235 figures en noir et en couleurs dans le
texte. . . . . . . . . . . . . . . . . . . . . . . . . . . . 7 fr.

**Précis de Parasitologie humaine** (parasites animaux et végétaux,
bactéries exceptées), par G. Roux, professeur agrégé à la Faculté
de médecine de Lyon. . . . . . . . . . . . . . . . . . . 1 vol.

**Précis de Dermatologie**, par W. Dubreuilh, professeur agrégé à la
Faculté de médecine de Bordeaux, médecin des hôpitaux, 1 volume
de 520 pages, avec figures dans le texte. . . . . . . . . . 7 fr.

**Précis des Maladies vénériennes**, par V. Augagneur, professeur
à la Faculté de médecine de Lyon, chirurgien en chef de l'Anti-
quaille . . . . . . . . . . . . . . . . . . . . . . . . . . 1 vol.

**Précis d'Ophtalmologie**, par F. Lagrange, professeur agrégé à la
Faculté de médecine de Bordeaux, chirurgien des hôpitaux, 1 volume de 700 pages, avec 228 figures en noir et en couleurs dans
le texte et 4 planches en chromolithographie hors texte. . 8 fr.

**Précis des Maladies du larynx, du nez et des oreilles**, par R. Lannois,
professeur agrégé à la Faculté de médecine de Lyon, médecin
des hôpitaux . . . . . . . . . . . . . . . . . . . . . . . 1 vol.

**Précis des Maladies des voies urinaires**, par A. Pousson, professeur
agrégé à la Faculté de médecine de Bordeaux, chirurgien des
hôpitaux, chargé du cours complémentaire des maladies des voies
urinaires, 1 volume de 850 pages, avec 206 figures dans le texte
dont 25 tirées en couleurs . . . . . . . . . . . . . . . . . 9 fr.

**Précis de Médecine infantile**, par E. Weill, professeur agrégé et chargé du cours complémentaire des maladies des enfants à la Faculté de médecine de Lyon, médecin des hôpitaux, 1 volume de 700 pages, avec 77 figures dans le texte . . . . . . . . . 8 fr.

**Précis de Chirurgie infantile**, par T. Piéchaud, professeur de clinique des maladies des enfants à la Faculté de médecine de Bordeaux, chirurgien des hôpitaux, 1 volume de 850 pages, avec 224 figures originales dans le texte . . . . . . . . . . . . 9 fr.

**Précis des maladies des vieillards**, par A. Pic, professeur agrégé de la Faculté de médecine de Lyon, médecin des Hôpitaux.   1 vol.

**Précis d'Obstétrique**, par Ch. Maygrier, professeur agrégé à la Faculté de médecine de Paris, accoucheur de la Charité .   1 vol.

**Précis de Gynécologie**, par A. Boursier, professeur de clinique des maladies des femmes à la Faculté de médecine de Bordeaux, chirurgien des hôpitaux. . . . . . . . . . . . . . . .   1 vol.

**Précis d'Hydrologie médicale**, par A. Florence, professeur à la Faculté de médecine de Lyon . . . . . . . . . . . . . .   1 vol.

**Précis des Maladies des Dents et de la Bouche**, par J. Tellier, ancien chef de clinique de la Faculté de médecine de Lyon.   1 vol.

## QUATRIÈME EXAMEN

**Précis de Thérapeutique**, par X. Arnozan, professeur de thérapeutique à la Faculté de médecine de Bordeaux, médecin des hôpitaux. 2 vol. formant 1 200 pages, avec figures dans le texte. 15 fr.

**Précis d'Hygiène publique et privée**, par J.-P. Langlois, professeur agrégé à la Faculté de médecine de Paris, 2ᵉ édition, 1 volume de 625 pages, avec 78 figures dans le texte. . . . . . . . . 8 fr.

**Précis de Médecine légale**, par L. Lande, professeur agrégé et chef des travaux de médecine légale à la Faculté de médecine de Bordeaux, médecin expert des tribunaux . . . . . . . . . . 1 vol.

**Précis d'Histoire naturelle, appliquée à l'hygiène, à la médecine légale et à la toxicologie**, par F. Heim, professeur agrégé à la Faculté de médecine de Paris . . . . . . . . . . . . . . 1 vol.

**Précis de Matière médicale**, par de Nabias, professeur de matière médicale à la Faculté de médecine de Bordeaux . . . . . 1 vol.

**Précis de Déontologie médicale**, par L. Thoinot, professeur agrégé à la Faculté de médecine de Paris . . . . . . . . . . . 1 vol.

**Précis de Législation et d'Administration militaires**, par le docteur A. Boisson, médecin-major à l'École du service de santé militaire à Lyon. 1 volume de 672 pages, avec 26 figures dans le texte et une planche chromolithographique hors texte. . . 8 fr.

**Les volumes pour lesquels il n'y a pas d'indication de prix ne sont pas parus, mais sont en cours de rédaction ou d'impression** (octobre 1901).

ÉVREUX, IMPRIMERIE DE CHARLES HÉRISSEY

*Le plan primitif de ce Précis comprenait quatre parties principales :*

1° *Les généralités.*
2° *La thérapeutique des maladies de la nutrition.*
3° *La thérapeutique des maladies infectieuses.*
4° *L'étude des médicaments à action élective sur les organes.*

Je comptais rattacher les agents révulsifs aux modificateurs du système vasculaire, les agents physiques (électricité, hydrothérapie, etc.) aux modificateurs du système nerveux. L'étude plus précise de ces divers moyens m'a démontré qu'il serait fâcheux de les confondre avec des procédés thérapeutiques dont ils doivent rester distincts. La révulsion, qui a occupé une place si élevée dans la médecine de tous les siècles et qui n'est pas près de la perdre ; les agents physiques et mécaniques, dont l'importance médicale se développe chaque jour, méritent d'être décrits et appréciés d'une façon toute particulière ; aussi nous leur avons-nous consacré deux nouvelles parties :

5° *La révulsion.*
6° *Les agents physiques et mécaniques.*

---

# PRÉCIS DE THÉRAPEUTIQUE

## QUATRIÈME PARTIE

## MÉDICAMENTS A ACTION ÉLECTIVE SUR LES ORGANES

### CHAPITRE PREMIER

## MÉDICAMENTS QUI AGISSENT SUR LES VOIES DIGESTIVES

### ARTICLE PREMIER

## MÉDICAMENTS TOPIQUES ET HYGIÈNE DE LA BOUCHE ET DU PHARYNX

### § 1. — Médicaments topiques

Les médicaments topiques peuvent être portés au contact de la muqueuse bucco-pharyngienne sous quatre formes différentes : les *collutoires*, les *gargarismes*, les *injections*, les *vaporisations*.

**1° Collutoires**. — Les collutoires sont des médicaments de consistance liquide, plus souvent demi-liquide, qu'on étale à l'aide d'un pinceau ou d'un tampon d'ouate sur les parties lésées de la muqueuse. Leur application faite par le médecin ou par un garde-malade a l'avantage de pouvoir être limitée aux points malades; elle exige souvent l'usage de l'abaisse-langue, ce qui peut être un inconvénient sérieux, si le patient doit être soumis plusieurs jours à cette fatigue. On doit toujours éviter de traumatiser la muqueuse par des badigeonnages violents.

**2° Gargarismes**. — Les gargarismes sont des liquides médicamenteux, dont le malade introduit dans sa bouche une ou deux gorgées et qu'il agite dans cette cavité par des mouvements des joues et du voile du palais et en les faissant traverser par le courant de l'air expiré. Suivant les points au contact desquels il maintient ces liquides, les gargarismes sont buccaux, gutturaux ou pharyngiens. Quand le malade les laisse immobiles au lieu de les agiter, ils constituent des bains locaux. Il semblerait qu'on s'est fait illusion jusqu'a présent sur l'action du gargarisme, Saenger ayant démontré à l'aide de solutions colorées qu'un grand nombre de replis, et en particulier les amygdales échappent la plupart du temps au contact de ces médicaments.

Les petits enfants, les malades prostrés ou comateux ne peuvent se gargariser. On peut chez eux faire des *injections* soit dans la bouche, soit même dans le pharynx. Sous l'influence de la poussée du liquide projeté au fond de la bouche largement ouverte, par une seringue ordinaire ou un irrigateur, le voile du palais, l'épiglotte, les constricteurs pharyngiens ferment les arrière-fosses nasales et le larynx, et le liquide après une série de remous est rejeté par les lèvres comme s'il avait parcouru une cavité sans issue.

Les vaporisations seront étudiées avec les médicaments topiques des voies respiratoires.

**3° Effets des gargarismes et des collutoires**. — Les effets que l'on recherche par ces applications sont assez variés; ils peuvent cependant se résumer en *antiseptiques, antiphlogistiques* et *analgésiques*. Dans les lésions ulcéreuses ou membraneuses de la cavité bucco-pharyngienne, la destruction des germes septiques est une des grandes préoccupations du médecin; elle s'obtient mieux avec les collutoires et les lavages qu'avec les gargarismes. Dans les lésions inflammatoires, on cherchera soit par des émollients, soit par des astringents à modérer la congestion et la tension des parties malades. Dans tous les cas, la sédation de la douleur, si pénible, si violente quelquefois, pourra être obtenue à l'aide de gargarismes comprenant des remèdes anodins.

Ce triple but pouvant être simultanément poursuivi, il est parfaitement permis d'associer dans la même préparation des antiphlogistiques, des antiseptiques et des analgésiques, de mêler par exemple de la décoction de guimauve et de l'acide phénique ou borique avec du sirop thébaïque, chaque substance conservant dans le mélange ses propriétés chimiques et physiologiques. Souvent les gargarismes devront être portés à une assez haute température, l'action de la chaleur venant ajouter son influence à celle des médicaments.

Il faut éviter d'introduire dans la formule des substances dangereuses soit par leur propre toxicité, soit par leur dosage trop élevé. D'une part, en effet, on n'est jamais à l'abri d'un mouvement de déglutition involontaire qui fait avaler au malade une partie de son gargarisme ; d'autre part le contact prolongé des liquides avec la muqueuse bucco-pharyngienne permet une absorption plus rapide qu'on ne le croit. Des gargarismes avec des solutions saturées de chlorate de potasse ont produit des accidents graves.

Le véhicule habituel des collutoires est du miel rosat ou de la glycérine; celui des gargarismes, une décoction de plantes ou une infusion. Ce n'est là qu'un usage, auquel il est parfaitement légitime de se soustraire; et les formules de ces divers médicaments restent absolument libres. Mais il est un point que le médecin doit toujours avoir présent à l'esprit, c'est de maintenir l'alcalinité du milieu buccal. En dehors de cas spéciaux comme les badigeonnages au jus de citron dans la *diphtérie* et le *scorbut*, badigeonnages dont l'utilité est incontestée, l'emploi des acides faibles, comme l'acide borique, ou d'agents qui n'ont d'acide que le nom, comme l'acide phénique, est seul permis. Les lavages ou les collutoires au bicarbonate de soude, au borax, à l'eau de Vals ou de Vichy, ont le privilège de rendre à la bouche son alcalinité normale. Dans les fièvres graves, dans les cachexies, dans le diabète, il ne faut jamais négliger de vérifier si la bouche n'est pas sèche, encombrée de mucosités concrètes et en décomposition ; dans tous les cas, même préventivement, les lavages alcalins seront prescrits. Ils maintiennent la bouche dans un état d'humidité salutaire, préviennent les auto-intoxications d'origine buccale, empêchent l'éclosion du muguet pharyngé, cause de tant de complications. Ils seront faits fréquemment, surtout avant et après l'ingestion des aliments.

Les dents et les gencives seront dans les mêmes circonstances l'objet de soins quotidiens; on aura soin, comme à l'état de santé, de passer journellement un fil de soie cirée entre les dents pour y éviter le séjour de parcelles alimentaires et prévenir la carie si fréquente dans les convalescences.

## § 2. — CHLORATE DE POTASSE

**1° Caractères physiques et chimiques.** — Le chlorate de potasse, *sel de Berthollet* $KClO^3$ est une substance blanche cristallisée en paillettes hexagonales blanches, inodores, fraîche à la bouche et un peu amère. Il est soluble dans 16 parties d'eau froides, 10 fois plus soluble dans l'eau chaude ; il abandonne assez facilement son oxygène.

**2° Propriétés physiologiques, toxicité.** — Très rapidement absorbé, il s'élimine aussi très rapidement puisqu'on peut le trouver dans l'urine moins de cinq minutes après l'ingestion. Le rein en rejette en nature près des 9/10, le reste passe dans la salive et quelques autres sécrétions.

On a longuement discuté pour savoir si dans l'organisme il abandonnait son oxygène ; si les symptômes graves qu'il détermine à certaines doses sont dus à des oxydations trop énergiques du sang ou à l'action de la potasse. Au point de vue chimique, la question n'est peut-être pas résolue ; au point de vue clinique, elle peut se résumer ainsi. Pris à l'intérieur à la dose de moins de 5 grammes par jour, le chlorate de potasse ne détermine aucun phénomène appréciable ; à la dose de 20 à 30 grammes en un seul jour, il détermine un empoisonnement, mortel quelquefois, toujours grave. L'abus de gargarismes avec des solutions saturées a pu déterminer les mêmes accidents.

La lésion capitale dans ces cas, c'est la destruction de l'hémoglobine qui est transformée en méthémoglobine, sans que le stroma des globules paraisse altéré dès le début. De là découlent tous les autres signes : cyanose, asphyxie, coma, anurie ou méthémoglobinurie. Ces terribles désordres peuvent survenir dans les premières heures qui suivent l'ingestion ; souvent ils s'amendent au bout de quarante-huit heures : mais alors, comme dans l'empoisonnement phosphoré, peut survenir un ictère à marche grave qui emporte le malade, ou bien quelque fois celui-ci peut brusquement tomber dans le collapsus et mourir vers le sixième ou septième jour au moment ou une amélioration apparente permettait de le croire sauvé.

Le traitement sera avant toute chose le lavage de l'estomac. Car l'absorption étant ralentie par l'empoisonnement même, on peut trouver KClO³ dans l'estomac très longtemps après l'ingestion ; les stimulants (caféine, camphre), les toniques, les alcalins, la saignée-transfusion (voy. t. I, p. 507) seront utiles.

**3⁰ Usages thérapeutiques**. — Pris à l'intérieur ou employé comme topique, le chlorate de potasse a une action élective sur les affections de la muqueuse buccale. MILLER le conseille en gargarisme ou en poudre dentifrice associé au carbonate de chaux et à l'iris pulvérisé dans la proportion de 30 p. 100, comme prophylactique de la plupart des lésions microbiennes de la bouche. La *stomatite mercurielle*, la *stomatite ulcéro-membraneuse* trouvent en lui un remède presque spécifique : mais la *stomatite aphteuse*, contre laquelle il a été cependant recommandé, ne m'a paru retirer de son emploi qu'un médiocre bénéfice. On l'a beaucoup prôné contre la *diphtérie bucco-pharyngienne*, au point que « SEELIGMULLER (1877) accusait d'homicide par imprudence le médecin ne l'employant pas » (SOULIER). Aujourd'hui on songe à peine à le prescrire dans ces cas. Comme ces enthousiasmes suivis de pareils oublis doivent nous rendre modestes et prudents ! Les *stomatites* et les *angines* des pyrexies ne semblent pas modifiés par ce remède : qui est absolument inutile dans le *muguet*. Il serait utile dans les *gingivites chroniques*. DUMONTPALLIER l'a fortement préconisé dans les *tumeurs de la bouche*. J'avoue pour ma part l'avoir essayé sans succès, et même avec certains désavantages.

Le chlorate de potasse à l'intérieur, est assez souvent employé dans certaines affections des organes génitaux. Il préviendrait l'*avortement* chez les femmes qui y sont sujettes et exposées (SUTHERLAND) ; il réussirait *intus* dans quelques kystes de l'ovaire (GRAIG) ; il augmenterait le lait chez les nourrices affaiblies (HARKIN). Ces divers points sont absolument à contrôler.

La *fièvre* et l'*albuminurie* sont des contre-indications formelles.

*Applications topiques*. — Appliqué comme topique, soit en poudre fine, soit en solution saturée, le chlorate de potasse rend des services dans les *épithéliomas* des lèvres et surtout dans ceux du grand angle de l'œil dont il retarde l'évolution.

### 4° Préparations et doses :

1° *Usage interne*. *a*) 3 à 4 gr. par jour, en potion ou en solution. S'en abstenir chez les jeunes enfants. *b*) Pastilles du Codex à $0^{gr},10 =$ n$^{os}$ 8 à 10. Se méfier du titrage qui est souvent inexact. *c*) Se méfier des associations médicamenteuses qui peuvent donner quelquefois des mélanges explosibles.

2° *Gargarismes*. Solution à 6 p. 100, de 4 à 6 fois par jour.

3° *Applications topiques*. *a*. Solution saturée pour les cancroïdes. *b*. Poudre de chlorate de potasse porphyrisé, pour poudre dentifrice.

## § 3. — CHLORATES DE SOUDE ET DE MAGNÉSIE

1° **Chlorate de soude**. — Ce corps chimiquement analogue au précédent $ClO^3Na$ cristallise en petits cubes incolores ; il se dissout dans trois parties d'eau.

D'une toxicité beaucoup plus faible que le chlorate de potasse, il aurait d'après BARTHEZ le précieux privilège de dissocier et de dissoudre les fausses membranes de la *diphtérie*. On pourrait s'en servir en gargarisme et même l'instiller dans la canule après la trachéotomie (solution à 2 à 4 p. 30).

BRISSAUD a recommandé son emploi dans le *cancer épithélial de l'estomac* à la dose par jour de 8 à 16 grammes dissous dans

100 grammes d'eau et pris par cuillères à café, en dehors du repas. Les sarcomes et les tumeurs interstitielles des parois gastriques seraient réfractaires au traitement, qui améliore bien l'épithélioma. SOUPAULT a constaté des résultats analogues quoique moins brillants et a noté de bons effets, surtout dans l'*hyperchlorhydrie*. Enfin BOVEHNER et DUTRAC l'ont employé intus et extra dans le cancer utérin et ont vu les douleurs s'atténuer, les écoulements perdre leur abondance et leur fétidité.

DOSES : 1° *Usage interne*. — Solution avec : eau, 100 grammes, chlorate de soude 8 à 16 grammes par cuillères à café en dehors du repas.

2° *Usage externe. a.* — Solution à 10 p. 100 pour injections vaginales.

      *b.* Chlorate de soude en poudre

      Sous-nitrate de bismuth en

         poudre . . . . . . . . . . . .     àà 10 grammes.

      Iodoforme porphyrisé . . . . . . . 5 grammes,

Pour une poudre à saupoudrer le col utérin ulcéré.

**2° Chlorate de magnésie.** — Cette substance, encore peu employée, formerait un excellent topique pour les *épithéliomas* de la face (pommade à 20 p. 100), (GAUCHER).

## § 4. — ALUN

Remède autrefois populaire, l'alun est aujourd'hui presque complètement délaissé. Sulfate double de potasse et d'alumine, cristallisé en octaèdres, soluble à 1/10, très astringent, coagulant l'albumine, il est assez fortement antiseptique. On l'employait beaucoup en gargarismes contre les *angines inflammatoires* et *érythémateuses*, et il avait sur elles une action réellement favorable ; mais il cause aux dents une sensation toute particulière d'agacement, en attaque l'émail, en prépare la carie. Les travaux de MAGITOT ont montré que ces inconvénients surpassaient ses avantages et l'ont fait abandonner à peu près complètement.

On ne s'en sert plus qu'en injections uréthrales dans les *blen-*

*norrhagies chroniques* (solution à 1/200), en injections vaginales (1/100) dans la *leucorrhée*, en lavages contre le *prurit vulvaire*. L'alun en poudre peut faire atrophier la plaie bourgeonnante qui entoure un *ongle incarné* et rendre l'opération inutile.

ARTICLE II

## HYGIÈNE DANS LES MALADIES DES VOIES DIGESTIVES

**1° Du régime au point de vue de la nutrition et de la digestion.** — Au point de vue de la nutrition générale, le problème du régime consiste à faire absorber au malade sa ration d'entretien (voy. t. I, p. 83); au point de vue des affections gastro-intestinales, il consiste à ne faire ingérer que des aliments de quantité et de qualité telles que leur digestion puisse s'effectuer sans aggraver ces maladies. Les deux buts qu'il faut ainsi viser pour arriver à la guérison sont souvent opposés l'un à l'autre. Tandis en effet, que la nutrition réclame chaque jour les matériaux dont elle a besoin pour réparer ses pertes et même pour entretenir en bon état les voies digestives, celles-ci lésées ou fonctionnellement troublées demanderaient pour guérir un repos plus ou moins prolongé, c'est-à-dire la diète absolue ou relative. La question des prescriptions alimentaires est alors parfois d'une difficulté considérable ; dans les cas légers, elle pourra se borner à la prohibition de certains mets spécialement fâcheux pour le malade ; dans des cas plus graves ou plus violents, elle ira jusqu'à ne permettre qu'un ou deux aliments spécialement choisis, ou même jusqu'à les interdire tous, et à soutenir les forces du malade par l'alimentation extra-buccale, tentatives récentes qui méritent d'être poursuivies.

**2° Le chimisme stomacal.** — Pendant longtemps, l'estomac réputé capricieux, était laissé à peu près seul juge de ce qui lui convenait. A force de tâtonnements les médecins étudiaient pour chacun de leurs dyspeptiques les aliments qui paraissaient lui convenir le mieux, et en composaient à son usage un régime approprié. On était arrivé, à l'aide de cette méthode trop simpliste, à formuler quelques préceptes généraux, mais très vagues, sur l'alimentation dans les maladies gastro-intestinales. Les progrès considérables, faits dans l'étude des digestions normales et pathologiques par l'invention des *repas d'épreuve*, ont fait espérer pendant quelque temps que l'on était sur la voie d'un immense progrès thérapeutique. Divisés en *hypochlorhydriques*, *hyperchlorhydriques simples*, et *hyperchlorhydriques avec hypersécrétion permanente*, les dyspeptiques n'avaient plus qu'à recevoir de leur médecin, une liste d'aliments adaptés à l'état chimique de leur suc gastrique et, fidèles au régime composé devaient guérir rapidement. Mais HAYEM a bientôt montré que si l'acide chlorhydrique HCl est un facteur important, il n'est pas le seul, et sa division des *hyperpepsies* et des *hypopepsies* a commencé à jeter un certain trouble dans la question si heureusement simplifiée. Lui-même a insisté ultérieurement sur l'importance des lésions de canalisation et sur la fréquence des sténoses pyloriques et sous-vatériennes. BOURGET a montré que sous l'influence des troubles fonctionnels de la neurasthénie, le même estomac pouvait être tantôt hyper et tantôt hypochlorhydrique. En conséquence, les conquêtes, que nous avaient fait espérer les protagonistes du chimisme stomacal, sont encore pour la plupart à l'état de projets. De tous ces travaux, il est cependant resté quelques résultats qu'il importe de résumer.

**3° Aliments fermentés**. — Tout dyspeptique doit être privé d'aliments fermentés. On a prétendu que certaines fermentations constituaient une sorte de digestion et que les aliments ainsi préparés pouvaient mieux que d'autres se prêter à l'absorption. C'est une exagération évidente. L'estomac malade est un lieu de pullulation pour les microbes, et il est parfaitement inutile de venir y introduire par surcroît les toxines de la putréfaction. Donc on interdira aux malades les gibiers faisandés, les conserves souvent riches en toxines, les confits, les poissons facilement altérables (saumon, raie, etc.).

I.

**4° Féculents**. — Les *féculents*, les farineux, suivant l'expression vulgaire, sont mauvais aux dyspeptiques pour deux raisons. La première, c'est qu'ayant besoin de subir l'action des diastases, ils sont mal digérés dans les milieux acides, qu'il s'agisse d'acide chlorhydrique ou d'acides organiques ; et comme souvent l'acidité exagérée du chyme suffit, après le passage du contenu gastrique dans le duodénum à neutraliser l'alcalinité des sucs intestinaux (LINOSSIER), ces féculents mal élaborés dans l'estomac continuent à être mal élaborés plus bas. De là sans doute le développement excessif des gaz chez les sujets qui en consomment une trop forte quantité pour leur capacité chimique. Cet inconvénient est commun à tous les féculents, quels qu'ils soient, et quel que soit leur mode de préparation culinaire (légumes en grains, purées, pâtes, etc.). Mais sous forme de grains, ils en présentent un second. Cette enveloppe dont ils sont revêtus est particulièrement indigeste ; elle résiste assez bien aux sucs digestifs pour que plusieurs grains (lentilles, pois) s'ils n'ont pas été mastiqués, soient rejetés intacts avec les matières fécales, après avoir imposé à tout le tractus intestinal un travail absolument inutile. Rappelons à ce sujet que tout tégument animal, ou végétal, est indigeste ; destiné à protéger les corps qu'il enveloppe contre le monde extérieur, il résiste aussi aux sucs digestifs : la peau des fruits, les écailles de poissons, la peau de poulet, etc., seront absolument interdites dans les dyspepsies, et dans la convalescence des gastro-entérites aiguës (indigestion, appendicite, dysenterie, etc.).

**5° Légumes frais**. — Les légumes frais (haricots verts, épinards, choux, carottes, etc.), riches en cellulose, pauvres en éléments nutritifs, sont inutiles à la plupart des dyspeptiques, mais non nuisibles. Lorsqu'ils sont bien cuits et bien hachés, ils ne fatiguent nullement l'estomac et forment de petites masses de corps étrangers qui excitent légèrement les parois de l'intestin dont ils provoquent les mouvements vermiculaires : à ce titre ils ont un avantage incontestable chez les *constipés*.

**6° Œufs**. — Les œufs sont une précieuse ressource pour les estomacs malades. On rencontre bien çà et là quelques personnes qui éprouvent à leur endroit de la répugnance, j'ai vu une jeune femme qui les vomissait à peine avalés ; mais ce sont des exceptions. Ils devront être pris très frais, peu cuits, pas durs. Leur abus, en raison de la grande quantité de corps gras que renferme le jaune, peut amener un peu de fatigue du foie. Enfin il ne faut pas oublier que le blanc d'œuf est un bon remède contre la diarrhée et qu'une alimentation trop régulièrement riche en œufs finirait par entrainer de la constipation.

**7° Viandes**. — Les viandes sont très bien digérées par les hyperchlorhydriques. L'abus d'une alimentation carnée peut entretenir et aggraver le mal ; mais indirectement, et sans provoquer de crises douloureuses ni de vomissements. Au contraire, l'ingestion de viande rouge, parfois même de viande crue peut calmer les douleurs gastriques qui se prolongent chez eux quatre et cinq heures après les repas. Chez les hypochlorhydriques, chez les hypopeptiques, la viande sera au contraire une cause de souffrance ; ne trouvant pas dans l'estomac l'HCl nécessaire à sa dissociation et à sa dissolution, passant trop rapidement dans l'intestin où les sucs vont encore lui faire défaut, elle trouble tout l'appareil digestif. Dans le cancer de l'estomac, la difficulté de digérer la viande est un des premiers symptômes, et au bout de quelque temps le dégoût éprouvé par les malades est caractéristique. Leur imposer le régime carné serait les condamner à une sorte de supplice, car ils arrivent à ne plus pouvoir avaler un morceau de viande ; ce serait aussi provoquer à plaisir des vomissements et des fermentations gastriques graves.

**8° Lait, ses indications**. — Chez eux, le lait est le dernier aliment utilisable ; l'expérience a montré que dans leur suc gastrique insuffisant le ferment lab était l'élément qui persistait le plus longtemps. Le lait constituera donc la nourriture qui les soutiendra pendant leurs derniers jours, jusqu'au moment où les progrès du mal le rendront indigeste à son tour et où le malade succombera autant à l'inanition qu'à l'intoxication. C'est encore l'aliment qui convient le mieux dans l'*ulcère de l'estomac*, dans l'*hyperchlorhydrie grave* ; on l'a alors accusé de produire la dilatation de l'estomac et de distendre fâcheusement les bords de l'ulcère. Sans doute, si le malade avalait d'un seul trait, les trois ou quatre litres qu'il doit prendre en un jour, le reproche serait justifié ; mais un tiers de litre pris toutes les deux heures et n'arrivant dans l'estomac que lorsque le précédent l'a déjà quitté me paraît tout à fait incapable de produire cette ectasie.

Antiseptique, antitoxique (voy. t. I, p. 98), suffisamment nutritif, le lait peut à lui seul constituer l'alimentation dans un grand nombre de lésions graves de l'estomac. Sous son influence, les lésions, si elles sont curables, pourront guérir toutes seules ; si elles sont incurables, elles se développeront avec plus de lenteur. Le seul inconvénient, c'est que le malade a une mauvaise haleine et qu'il souffre souvent d'une constipation opiniâtre, nécessitant l'emploi fréquent de laxatifs ou de lavements.

Le lait convient encore à un grand nombre d'affections aiguës ou chroniques du tube digestif : *embarras gastrique, entérite aiguë, hémorragie intestinale, ulcérations intestinales, dysenterie*, etc. Il leur permet d'évoluer et de guérir, en imposant aux organes le moindre travail possible, et en évitant ainsi les complications immédiates (péritonite, perforations, etc.), ou éloignées (néphrites toxi-infectieuses), auxquelles elles exposent le sujet. Mais il ne faut pas croire que le lait n'ait pas, dans certains cas, comme tout remède, ses contre-indications et ses dangers.

**9° Ses contre-indications. La diète hydrique.** — La première, la plus importante, celle qu'il ne faut pas méconnaître, sous peine de laisser rapidement mourir ses malades, c'est la *gastro-entérite infantile*, c'est le *choléra infantile*. Il arrive quelquefois que des petits enfants ont la diarrhée parce qu'ils tètent trop ou trop souvent, c'est de l'entérite par surmenage intestinal ; il suffit d'espacer les tétées (deux heures et demie à trois heures) et d'en limiter la durée pour qu'ils guérissent promptement. Il arrive plus souvent que les enfants dépérissent et ont des vomissements et de la diarrhée, parce qu'on leur donne du mauvais lait : un changement de nourrice, s'ils sont nourris au sein ; une application plus stricte des règles de la stérilisation, si on use du biberon ; l'addition au lait d'eau bouillie ou d'eau alcaline, si celui-ci est trop riche en beurre peuvent encore suffire dans ces divers cas à enrayer le mal. Mais lorsque l'enfant a une selle verte et fétide presque aussitôt après l'ingestion de son lait, surtout lorsqu'après l'avoir pris, il le vomit aigri et coagulé sous forme de caillots de fromage blanc nageant dans un liquide jaune-clair à odeur rance, c'est qu'alors on est au début d'une gastro-entérite aiguë grave, au début de cette affection qui, en été, fauche tant de bébés, le choléra infantile. Dans ces conditions le *lait doit être immédiatement et absolument proscrit*, et l'enfant est mis à la diète hydrique. Il n'importe pas alors que le lait soit bon ou mauvais : tout lait est également toxique pour l'enfant qui a dans son estomac des ferments lactiques, butyriques ou autres, capables de le faire presque instantanément tourner. S'obstiner à continuer l'alimentation lactée, c'est vouer le pauvre petit à une mort certaine, et cela est malheureusement arrivé et arrive encore trop souvent. La situation en effet est angoissante. Épuisé par les vomissements et la diarrhée, l'enfant est inerte, sans force, il a faim et prend avec plaisir ce qu'on lui offre ; la mère et l'entourage plus inquiets de la faiblesse que de tout autre symptôme, ne rêvent que de restaurer les forces de l'enfant par l'alimentation, et lui redonnant du lait raniment les fermentations stomacales dont les conséquences (vomissements, selles, auto-intoxications) vont redoubler. Le médecin doit être ferme, s'il veut faire son devoir ; il en sera souvent récompensé, car souvent il sauvera son malade. En effet, l'enfant étant mis à la *diète hydrique*, c'est-à-dire ne prenant que de l'eau alcaline (eau de Vals) en petite quantité, cesse peu à peu de vomir ; les selles deviennent plus rares et moins abondantes, le ballonnement s'affaisse, les forces reviennent. Il y a alors pour le médecin un moment difficile : le besoin de nourriture reparaît, l'enfant réclame par ses cris sa nourrice ou son biberon ; et il est de toute évidence qu'il ne faut pas, surtout chez un tout petit bébé, prolonger trop longtemps la diète. Or, avant de reprendre le lait, il faut que l'estomac soit complètement vide de liquides fermentés et acides, et en dehors du lavage de l'estomac qu'il faut d'ailleurs pratiquer quelquefois, on n'a aucun moyen de s'en assurer. L'eau albumineuse, le bouillon de poule très léger, au besoin les injections hypodermiques de sérum artificiel soutiendront pendant quelques heures encore les forces de l'enfant ; et c'est quand il aura passé une journée entière sans vomissements, une demi-journée sans selles diarrhéiques, que l'on se décidera à reprendre timidement le lait, qu'il faudra alors choisir de qualité supérieure. Suivant le mode d'allaitement adopté, on permettra une tétée de deux ou trois minutes, ou bien on donnera une ou deux cuillerées de lait stérilisé, additionné d'une quantité double d'eau de Vals. Si cette première tentative réussit bien, on recommence au bout de trois ou quatre heures, et l'on revient très progressivement, très graduellement, à l'alimentation normale; si elle échoue, il faut encore prolonger la diète hydrique. Ce serait de la présomption de croire que l'on sauve ainsi tous les enfants, mais il est certain que sans cette hygiène spéciale, ils ont grande chance de ne pas se sauver. Les bains, chauds ou frais, suivant les circonstances, l'usage de quelques rares remèdes appropriés, les cataplasmes abdominaux, etc., complètent le traitement.

Cette dyspepsie spéciale, qui fait du lait un vrai poison n'est pas le privilège exclusif de la première enfance ; elle se rencontre aussi chez certains sujets dont le suc gastrique, par suite d'idiosyncrasie, est inapte à digérer ce liquide; chez de vieux dilatés, dont l'estomac est devenu un foyer de fermentations anormales, etc. Dans tous ces cas, il faut savoir ne pas être entêté. Si justifiée qu'ait pu paraître la prescription du lait, si le malade le vomit changé en petit lait et en fromage, c'est que son estomac est absolument incapable de le digérer au moins provisoirement; il faut alors prescrire un autre régime.

**10° Boisson, dyspepsie des liquides**. — La question des boissons est aussi importante que celle des aliments. Depuis longtemps, les médecins avaient reconnu des cas où elles étaient particulièrement indigestes : *dyspepsie des liquides*. Reprenant cette idée avec ses beaux travaux sur la dilatation de l'estomac, Bouchard a dans sa pratique fixé à deux verres la quantité de liquide qu'il est permis d'ingérer à chaque repas. Ce n'est là évidemment qu'une moyenne; il faut en pratique tenir compte de la température extérieure et surtout de la capacité digestive de chaque malade. Mais la limitation de la quantité des boissons doit faire l'objet de prescriptions précises. Quant à leur qualité, elle est aussi à considérer. L'alcool et les liqueurs seront sévèrement interdits. Le vin rouge a été ces temps derniers très fortement incriminé ; il est certain qu'il est mauvais aux hyperchlorhydriques dont il augmente les crises douloureuses et les phénomènes toxiques ou réflexes ; mais chez beaucoup de sujets à estomac atone, chez beaucoup de convalescents affaiblis, il est encore et restera un stimulant précieux et le vrai restaurateur des forces. Il est de la plus haute importance qu'il soit vieux, bon et naturel, et le malade le prendra pur ou coupé d'eau suivant ses habitudes, toujours en quantité modérée. Le vin blanc, plus excitant, peut-être plus diurétique, ne convient pas aux gens nerveux. Le vin de Champagne dont on abuse aujourd'hui est véritablement trop excitant. Cependant, à l'état frappé, doublement anesthésique en raison de sa température et de son acide carbonique, il constitue une ressource précieuse pour les estomacs intolérants dans les cas de gastralgie purement nerveuse ou de vomissements d'ordre réflexe (pelvi-péritonite, salpingite, etc.). La bière et le cidre sont souvent acceptés par les estomacs qui refusent le vin.

Il est imprudent en pareille matière de procéder par aphorismes, et de dire à l'avance : en tel cas on permettra le vin, ou la bière, ou le cidre ; en tel autre, on les défendra. En mettant à part les gastrites ulcéreuses, où le lait seul doit être permis, on fera bien de mettre sa prescription en harmonie avec les habitudes, les antécédents du malade et avec les résultats que donnera chez lui l'observation journalière.

**11° Régimes de Leube.** — Si importantes que soient les données précédentes, elles sont insuffisantes pour permettre au médecin de régler sa conduite dans un cas donné. LEUBE à qui l'on doit tant d'indications précieuses, a résumé en quatre tableaux, le régime à prescrire suivant la gravité des dyspepsies. Il ne faut pas les accepter à la lettre, mais ils peuvent être utilisés fort souvent.

RÉGIMES DE LEUBE[1].

*Premier régime.*

Bouillon.
Viande dissoute (par l'ébullition
   dans la marmite de Papin).
Lait.
Œufs crus.
Biscuits.
Gâteaux anglais sans sucre.
Eau.
Eaux gazeuses naturelles.

*Deuxième régime.*

Cervelle de veau bouillie.
Riz de veau bouilli.
Poulet bouilli (jeune, sans la
   peau).
Pigeon bouilli.
Potage au tapioca.
Œufs à la neige.

*Troisième régime.*

Bœuf, jambon crus, finement
   hachés.
Beefsteck cuit superficiellement.
Filet en pulpe.
Purée de pommes de terre.
Pain blanc rassis.
Café et thé au lait.

*Quatrième régime.*

Poule et pigeon, veau rôtis.
Chevreuil, perdreau rôtis.
Rosbif froid.
Saumon cuit à l'eau.
Épinards hachés, asperges.
Pommes cuites à la vapeur.
Vin blanc, vin rouge très étendus.

**12° Quantité des aliments**. — Elle doit être autant que possible réduite à la ration d'entretien (LINOSSIER). Le principe est bon, mais difficile à appliquer. En pratique, on ne pourra guère se guider sur l'appétit des malades, exagéré chez les uns, insuffisant chez les autres. D'un autre côté, le rapport entre la quantité de nourriture ingérée et la quantité de substance alibile utilisée est tellement variable, surtout chez les dyspeptiques, qu'on s'exposerait à de grandes illusions en pesant les aliments. La conservation de l'embonpoint et des forces reste encore le meilleur criterium pour juger si le malade est suffisamment nourri.

**13° Nombre des repas**. — L'habitude, variable suivant les pays et les races, a fixé à trois ou quatre le nombre des repas quotidiens. Dans les dyspepsies bénignes, on pourra permettre au malade de se conformer à ces usages ; dans les cas plus graves,

[1] LEUBE, cité par MATHIEU. *Thérapeuthique des maladies de l'estomac et de l'intestin*, p. 52.

on exigera qu'il les modifie. Souvent, il y a intérêt à réduire, à supprimer même le repas du soir, dont la digestion, faite la nuit trouble le sommeil ; souvent on devra réduire le nombre des repas à deux (10 heures du matin et 5 heures du soir), de manière à laisser entre eux sept heures d'intervalle et à ne recommencer à remplir l'estomac, que lorsqu'il a évacué dans le duodénum le chyme du premier repas et s'est reposé de ce travail. Dans d'autres circonstances, les malades seront au contraire invités à faire par jour cinq, six, sept repas extrêmement légers, composés simplement d'un ou deux œufs, d'un potage avec jus de viande, d'une crème ou d'un bol de lait, etc. Ce mode de procéder conviendra temporairement aux personnes affaiblies dont les organes épuisés par l'anémie, la neurasthénie et la dyspepsie réclament à chaque instant du réconfort.

**14° Division des aliments**. — La mastication est souvent mal faite par des gens qui·ont de mauvaises dents, qui ont la déplorable habitude de manger vite ou auxquels des occupations trop pressantes laissent à peine le temps nécessaire aux repas. L'estomac doit suppléer à ce défaut de division des aliments, et il y arrive en exagérant ses mouvements péristaltiques et antipéristaltiques et en secrétant un supplément de suc acide (hyperchlorhydrie de défense). Il est d'une importance capitale d'éviter pareil désordre : le dyspeptique ne devra introduire dans son estomac que des aliments parfaitement divisés. Si sa dentition est bonne, on exigera qu'il mâche bien et longtemps ; si elle est mauvaise, on la fera soigner ou remplacer par des pièces artificielles ; si la force lui manque, on ne lui servira que des viandes coupées en menus morceaux ou hachées. Un grand nombre d'instruments ont été inventés à cet usage (hache-viandes, couteaux à quatre lames, moulins à viande, etc.) : ou bien, on le nourrira de poudres de viandes, de jus de viandes, de poudres de légumes, de purées, etc. Sous cette forme, le brassage des aliments s'exécute avec facilité par l'estomac, le suc gastrique imprègne rapidement toute la masse alimentaire ; la digestion s'accomplit mieux, plus complètement et sans fatigue, et l'on évite ce grave inconvénient d'introduire dans le tube digestif de gros fragments de viande ou de légumes qui quelquefois franchissent le pylore au prix de vives douleurs, qui d'autres fois traversent intacts le tractus intestinal et sont encore tout à fait reconnaissables au milieu des matières fécales (lientérie).

**15° Régime liquide.** — Dans un très grand nombre de cas, le régime doit se composer uniquement de liquides alimentaires : lait, bouillon, jus de viande, œufs délayés dans le lait ou le bouillon. Cette prescription est nécessaire dans les entérites aiguës, où un oubli entraîne souvent des diarrhées interminables et des rechutes fréquentes, dans les ulcérations intestinales de toute espèce, lorsque l'amélioration permet de cesser le régime lacté absolu.

**16° Cuisson, viande crue.** — La cuisson des aliments a pour premier effet de les stériliser, pourvu qu'elle soit portée à un degré assez élevé et dure assez longtemps. Elle semble rendre plus difficile la digestion de la viande, qui à l'état de crudité est mieux et plus vite prête pour l'absorption que le bouilli et le rôti. La viande crue pulpée et présentée sous forme de pâte ou de boulettes, est souvent le meilleur remède à opposer aux entérites subaiguës et chroniques des enfants. Soit que le lait soit alors inefficace ou dangereux, soit même peut-être quand il s'agit d'entérites tuberculeuses, la viande crue, par l'excitation de bon aloi qu'elle détermine dans l'estomac, par le peu de résidu qu'elle laisse, par le peu de travail qu'elle donne à l'intestin, par l'action toute spéciale de son suc, véritable sérum (RICHET et HÉRICOURT) est souvent un remède héroïque. 150 à 200 grammes de viande crue, répartie en six ou huit petits repas, nourrissent et guérissent les enfants à l'exclusion de tout autre aliment et de tout autre remède. Ils ont généralement pour elle beaucoup de goût, sans même qu'on ait recours à des mélanges avec le sucre en poudre ou les confitures.

Les légumes cuits à l'eau se gonflent, s'hydratent ; leurs tractus celluleux déjà dissociés par le hachage, achèvent de se ramollir par l'ébullution ; cette imbibition fait éclater les parois cellulosiques des grains d'amidon et les rend plus attaquables. Il en est de même pour les fruits. Les végétaux crus sont donc beaucoup plus indigestes.

Quant aux procédés de cuisson, qui sont assez variés, il faut aussi les bien connaître. Si l'ébullition enlève aux aliments une partie notable de leur saveur, c'est elle qui facilite le plus le travail digestif. Le grillage et le rôtissage s'appliquent surtout aux viandes et aux poissons et sont d'excellents moyens. Les fritures, en enrobant les aliments coupés en petits morceaux dans une couche d'huile, de beurre ou de graisse, les protègent trop bien contre l'action du suc gastrique et sont en général à éviter pour les estomacs délicats.

**17° Température des aliments**. — Les boissons froides ou glacées, les crèmes glacées excitent les sécrétions gastriques et aident sûrement à la digestion des repas copieux. Leur abus ou leur usage, si l'on n'y est pas accoutumé, peut troubler la digestion intestinale, entraîner de la diarrhée, et même arrêter les règles chez les jeunes filles. D'un autre côté, les aliments très chauds ont une action excitante à peu près analogue ; à la fin d'un repas, une tasse d'infusion très chaude (38 à 39°) facilite l'évacuation de l'estomac et a en outre un effet décongestionnant sur la muqueuse stomacale. Ce n'est donc pas une mauvaise habitude de prendre au dessert une boisson chaude (thé, café, camomille, etc.). Mais l'usage prolongé des *ingesta* brûlants n'est pas sans inconvénient ; je lui attribue une part importante dans la production de certains *pyrosis*, que j'ai vu guérir par la seule précaution de ne prendre que des aliments, non pas glacés, mais simplement froids. On sait d'ailleurs que le rôti froid a une bonne réputation en Allemagne pour le traitement des dyspepsies.

**18° Condiments**. — La question des condiments est des plus importantes. Le sel ne doit être ni trop abondant ni proscrit complètement ; ce point a déjà été étudié (t. I, p. 166). Le poivre, le poivre de Cayenne, le piment, le vinaigre, le citron, etc., ont de réels avantages chez les sujets à sécrétion insuffisante ; ils excitent la muqueuse stomacale, et quelques-uns par leur aci-

dité suppléent au défaut d'HCl. Mais on ne doit jamais en fair
abus ; car on arriverait à donner aux glandes peptiques l'habi
tude de ne travailler que sous l'influence d'un excitant artificiel
Les condiments doivent être prohibés chez les hyperchlorhy
driques.

**19° Toxines relatives.** — Enfin, on devra toujours teni
compte de la personnalité du sujet, de ses susceptibilités, de c
qu'on pourrait appeler son coefficient de capacité digestive. Rie
de plus sensé n'a été dit à ce sujet que la note lue par M. Linos
sier à la Société de Thérapeutique (1900). La composition ch
mique de nos humeurs et de nos tissus, quoique restant che
tous fondamentalement la même, présente chez chacun de nou
des nuances variables presque à l'infini. Ce qui cause, dans u
cas donné, la toxicité d'un aliment généralement inoffensif o
sain, tel que les fraises, la viande, les petits pois, c'est la com
binaison qu'il effectue dans l'estomac ou l'intestin avec des suc
d'une constitution particulière à l'individu. Cet aliment n'es
certes pas un poison pour tout le monde, il l'est pour ce malade
il ne contient pas de *toxines vraies*, mais il contient des *toxine*
*relatives*. Il faut donc reconnaître que l'expérience personnell
que chaque malade a de son estomac, que les observation
faites par le médecin sur le sujet lui-même doivent dicter e
dernier appel les prescriptions diététiques.

**20° Évacuations intestinales**. — La régularité des sell
est toujours à surveiller. Leur trop grande fréquence, la diarrhé
conséquences d'une entérite, appellent un traitement particulie
Leur rareté et la dessiccation des matières intestinales, la con
tipation, fréquente chez des sujets bien portants en apparenc
ne sont pas toujours suffisamment combattues, ou combattue
par les armes appropriées. Quelquefois, la constipation est
résultat de l'hyperchlorhydrie ; elle sera alors traitée par l
prescriptions qui s'adressent à l'estomac. Quelquefois elle est
résultat d'une vie trop sédentaire (magistrats, employés
bureau, etc.) ou de mauvaises habitudes (paresse, rétentio
volontaire, etc.) ; la suppression de la cause, autant que cela e

possible, est alors le meilleur remède. Le plus souvent, elle provient d'un régime mal combiné, où les aliments carnés et pauvres en résidus tiennent trop de place : le lait lui-même, pris en excès, les œufs en trop grande quantité la favorisent. Il est nécessaire de la combattre par l'usage régulier de potages aux herbes, de purées de légumes secs, de mets préparés à l'huile, de légumes frais et de fruits ; le *pain de son* (3/4 de farine, 1/4 de son), le *pain complet,* fait avec le produit de la mouture du grain de blé entier, le *pain de seigle,* sont justement renommés pour leur propriétés laxatives.

**21° Hygiène générale**. — Enfin dans l'hygiène relative au traitement des affections gastro-intestinales, il y a encore à considérer d'autres éléments que le régime. Le repos ou l'exercice après le repas, l'usage du tabac, les pratiques hydrothérapiques ont une importance que l'on connait bien ; ces divers points seront étudiés ultérieurement.

**22° Diète absolue**. — Dans l'*indigestion,* dans les *empoisonnements,* par les acides ou toute autre substance corrosive, dans quelques *entérites suraiguës,* dans les *péritonites aiguës,* dans les *plaies de l'intestin* et de l'estomac, dans les *hématémèses,* il est souvent nécessaire de priver le sujet de tout aliment et de toute boisson. La diète absolue n'est alors le plus souvent qu'une prescription temporaire et occasionnelle.

Mais elle peut s'imposer pour un temps relativement long dans deux autres ordres de circonstances : d'abord quand il y a une impossibilité matérielle à faire pénétrer les ingesta dans l'estomac : *rétrécissements de l'œsophage* ou du *pharynx,* ou bien quand l'estomac devenu absolument intolérant rejette indigérés tous les aliments qu'on a pu y introduire, *rétrécissement du pylore, vomissements incoercibles,* etc. Dans ces derniers cas, le malade peut encore manger quelque peu ; en le soumettant à la diète absolue, on lui épargne les souffrances qui précèdent les vomissements, et si la lésion gastrique est curable, le repos complet accordé à l'estomac, contribue à leur guérison (BOAS).

Seulement il est clair que pareille prescription ne peut êtr
de longue durée, sinon le malade va mourir d'inanition.

Plusieurs opérations chirurgicales ont été proposées et tentée
pour éviter les obstacles mécaniques constitués par ces lésions
*gastrostomie, gastro-entérostomie, jéjunostomie*, etc. Il ne nou
appartient pas d'étudier ici la valeur relative de ces diverse
interventions chirurgicales, dont les succès sont nombreux.

**23° Alimentation extra-buccale**. — Mais en restant sur l
terrain de l'hygiène et de la thérapeutique médicales, on a essay
de nourrir les malades sans faire passer les aliments par l'esto
mac, et on a étudié deux voies d'*alimentation extra-buccale* : l
voie rectale et la voie sous-cutanée.

*A.* Voie rectale. — La notion précise du pouvoir absorban
du rectum pour les diverses substances nutritives devrait être l
base de ces procédés thérapeutiques, mais cette notion fai
défaut. Les peptones, peut-être le bouillon, quoique de valeu
bien discutable (voy. t. I, p, 109) sont ici des aliments de choix
Le lait est très communément employé, à tort à mon sens. I
n'est bon qu'à fermenter fâcheusement, mais il est certainemen
incapable de livrer à l'absorption rectale ses globules de beurre
et quant à son sucre, qui est tout à fait apte à traverser la paro
muqueuse, ne serait-il pas plus simple de se servir tout simple
ment d'une solution de lactose, ou même de glycose. Les œuf
ne sont bons qu'à lier entre eux les aliments constitutifs du lave
ment alimentaire.

Pour suppléer au défaut d'élaboration des aliments par l
suc rectal, on a imaginé d'ajouter à ceux-ci des fragments tou
hachés d'un pancréas frais. L'idée est ingénieuse et facilemen
réalisable ; mais il faut encore ici se méfier de la putréfactio
qui attend souvent dans le rectum les lavements les mieux com
binés. Si la chose n'était pas trop compliquée, il vaudrait mieu
se servir de la solution filtrée d'une digestion artificielle d
viande ou d'albumine (150 à 200 gr.), faite à l'aide d'un pancréa
de veau.

a. *Formules de lavements alimentaires*. — 1° Les formules le plus usuelles de lavements alimentaires sont les suivantes :

> Jaune d'œuf, n° 1.
> Peptone sèche, 2 cuillerées.
> Laudanum de Sydenham, V gouttes.
> Eau, bouillon dégraissé ou lait écrémé, 100 à 150 gr.

Le laudanum est utile pour prévenir les contractions du rectum ; quelques médecins ajoutent encore soit 50 centigrammes de bicarbonate de soude, soit 1 gramme de chlorure de sodium.

2° Broyer un pancréas de bœuf dans un mortier, avec de l'eau à 37° ; filtrer, mêler intimement avec de la viande crue râpée et avec un jaune d'œuf ; maintenir deux heures à 37° et injecter dans le rectum (MAYER).

b. *Technique*. — La technique est la suivante. Chaque matin, le malade prendra un grand lavement évacuateur, et aussitôt après il recevra un premier lavement nutritif qu'il gardera le plus longtemps possible ; dans le courant de la journée, il recevra deux ou trois autres lavements nutritifs, précédés ou non de lavements évacuateurs, suivant les circonstances.

Les résultats obtenus sont d'abord satisfaisants : l'amaigrissement cesse de progresser, le sujet se sent plus vigoureux. Mais bientôt des phénomènes de rectite incommodent le malade au point de rendre impossible la continuation du traitement et la fétidité des selles fait redouter qu'il ne s'intoxique. S'il échappe à ce double inconvénient, il peut, pendant dix à quinze jours au plus, vivre de ce procédé anormal ; mais après ce délai, la cachexie un moment enrayée reprend sa marche destructive. Si la maladie primitive était incurable (cancer, tuberculose), le malheureux patient n'a plus qu'à mourir ; mais si elle était curable, elle a pu, pendant ce délai, faire vers la guérison des progrès assez notables pour permettre le retour à une diététique normale.

Il est entendu que l'intégrité de la muqueuse rectale est la condition *sine qua non* de l'application des lavements nutritifs.


*B*. ALIMENTATION SOUS-CUTANÉE. — Enfin, lorsque l'œsophage est fermé ou l'estomac intolérant, lorsque, en même temps, le rectum enflammé refuse de conserver les lavements alimentaires, on s'est demandé s'il ne serait pas possible de prolonger la vie des malades par l'*alimentation sous-cutanée*. LEUBE, VOIT, FORNACE, MICHALI, LENOIR, LABORDE ont multiplié les expériences sur ce sujet. Il en résulte que l'injection hypodermique de substances albuminoïdes est fàcheuse au point de vue du rein et de l'état général ; que les solutions de dextrose et de lévulose semblent assimilables, tandis que les sucres de canne et de lait injectés sous la peau s'éliminent rapidement avec l'urine ; que les huiles, et en particulier les huiles végétales, amènent un **arrêt** ou un ralentissement de l'émaciation. On pourrait donc à **la** rigueur trouver dans ces notions les ressources nécessaires pour prolonger quelques jours la survie de malheureux malades, ressources bien précaires et qui, tout compte fait, ne valent peut-être pas le simple sérum artificiel.

## ARTICLE III

## VOMITIFS

### § 1. — VOMITIFS EN GÉNÉRAL

**1° Vomissements provoqués.** — Les *vomitifs* sont les médicaments à l'aide desquels on provoqne le vomissement dans un but thérapeutique. Lorsque le vomissement est involontairement déterminé par un remède donné dans un tout autre but (digitale, arsenic, etc.), celui-ci ne mérite pas le nom de vomitif.

Le vomissement provoqué doit être prompt, précédé de courtes nausées ; il comprend en général, non seulement l'évacuation du contenu de l'estomac, mais celle des liquides accumulés dans les bronches. Il est toujours suivi d'une grande lassitude ; soit que le remède ait agi sur la muqueuse gastrique e amené le vomissement par voie réflexe, soit qu'il ait directemen agi sur le système nerveux, les centres bulbaires sont toujours violemment excités, puis épuisés, et cet épuisement amène constamment de la fatigue, de la prostration, voire même des para lysies. Une adynamie grave peut succéder à l'emploi répété des vomitifs.

**2° Indications des vomitifs.** — Les indications générales sont :

a. *L'embarras gastrique*, surtout lorsque l'estomac est fatigué par la présence dans sa cavité de microbes virulents qui ne trouveront leur véritable milieu de culture que dans l'intestin (fièvre typhoïde); un vomitif donné à propos peut faire avorter l'infection; son effet est alors de beaucoup supérieur à celui des purgatifs.

b. *L'indigestion*, lorsque l'estomac est impuissant à se débarrasser par ses propres forces de la masse alimentaire qu'il ne peut pas digérer. Si les vomissements sont spontanés, l'expectation et la diète sont meilleures.

c. Les *empoisonnements*. Le lavage de l'estomac est préférable mais en cas d'urgence, si l'on n'a pas sous la main un tube de FAUCHER, il faut de toute nécessité faire rejeter le toxique ingéré ; à défaut de remède, on fera vomir au besoin en portant les doigts au fond de la gorge. Même si l'empoisonnement remonte à plusieurs heures on recourra au vomitif, l'estomac pouvant retenir plus longtemps qu'on ne pense les substances nocives ou les recevoir une seconde fois par l'élimination qu'en font ses propres glandes. On s'abstiendra s'il y a des signes de perforation réalisée ou imminente.

d. Les *petits corps étrangers* de l'estomac (plumes, noyaux, bijoux fragments de jouets, os etc.) sont plutôt une contre-indication. On a la mauvaise habitude de chercher à les faire expulser par vomissement: le plus souvent on échoue ; quelquefois on les fixe malheureusement dans le pharynx ou l'œsophage, alors que le mouvement régulier de la digestion les eût paisiblement portés jusqu'à l'anus. L'immobilité ou tout au moins l'absence d'efforts, une alimentation molle et huileuse, l'examen minutieux de *toutes les selles*, la préparation éventuelle d'une laparatomie, la surveillance de la progression du corps étranger par la radiographie si le corps étranger s'y prête, constituent la meilleure conduite. La présence de ces mêmes corps dans les voies aériennes peut

exiger un vomitif qui réussit alors un peu plus souvent : mai
le médecin ne devra pas alors quitter son malade, prêt à prati
quer instantanément la trachéotomie, si le corps étranger refoul
par les efforts venait à s'enclaver entre les cordes vocales et pro
voquait une suffocation menaçante.

c. La *difficulté d'expectorer*, dans les cas où les exsudat
encombrent les voies respiratoires. Le vomitif est chez les enfants
le seul moyen de débarrasser les bronches, mais il ne faut pas er
abuser. Chez l'adulte, l'indication est moins fréquente, à moin
qu'on n'use de ces remèdes à dose modérée simplement nau
séeuse. Dans les adynamies graves, dans l'agonie, il faut savoi
s'abstenir.

**3° Modes d'administration**. — Les vomitifs sont généra
lement administrés par doses espacées de cinq à quinze mi
nutes, on s'arrête dès que le vomissement survient. De cette
façon, on est certain de ne pas dépasser la dose utile. Les efforts
de vomissement à vide étant très douloureux, et les efforts con
tinuant à se produire à plusieurs reprises, quand l'estomac s'est
déjà débarrassé de son contenu, il est d'une bonne pratique de
donner un verre ou un demi-verre d'eau tiède après chaque
vomissement. Il est rare en effet que l'hypersécrétion gastrique
déterminée par le remède même produise assez de liquide.

§ 2. — ÉMÉTIQUE OU TARTRE STIBIÉ

**1° Caractères physiques et chimiques**. — *L'émétique ou
tartre stibié, tartrate double d'antimoine et de potasse* 2 $[C^4H^4O^6$
$(SbO) K^6] + H^2O$ se présente habituellement sous la forme d'une
poudre blanche, résultant de la désagrégation naturelle des cris-
taux de ce sel. Cette poudre est très soluble dans l'eau, insoluble dans l'alcool, précipitable par le tanin qu'il ne faut jamais
lui associer.

**2° Action physiologique**. — Les expériences de NOBILING et
MEIERHOFER faites sur eux-mêmes avec des doses très inférieures
aux doses usuelles (de $0^{gr},001$ à $0^{gr},01$) n'ont qu'un intérêt secon-

daire. Elles montrent cependant que ce sel intoxique lentement l'organisme, puisque l'albumine parût dans leur urine au 14e jour. Les phénomènes d'entérite qui se produisirent chez eux, les troubles cardio-vasculaires, les troubles nerveux, et, en d'autres circonstances, l'accumulation constatée de l'antimoine dans les os et le foie, la dégénérescence graisseuse des parenchymes, permettent de rapprocher le tartre stibié du phosphore et de l'arsenic à titre de poison.

**3° Toxicité.** — La dose toxique est extrèmement variable, et l'inégale susceptibilité des individus à l'égard de ce sel doit toujours rendre très réservé dans son emploi. 0,ᵍʳ05 ont été quelquefois mortels, et d'autres fois on a pu en donner jusqu'à 1 gramme par jour sans inconvénient. Il faut tenir compte de ce fait que l'accoutumance peut s'établir avec une rapidité extrème, c'est ce qu'on a appelé dans l'espèce la *tolérance*.

**4° Mode d'action.** — Donné à dose thérapeutique, l'émétique ainsi que son nom l'indique (ἔμεσις, vomissement) fait vomir. Agit-il par excitation de la muqueuse gastrique ou par action sur le bulbe ? Bien des chiens ont été sacrifiés pour l'étude de cette question qui divise encore les physiologistes. Mais le fait que MAGENDIE a pu faire vomir un chien, dont il avait remplacé l'estomac par une vessie de porc, montre, quoiqu'on puisse dire, que l'irritation de la muqueuse n'est pas indispensable à l'effet du remède. Le vomissement survient de quinze à vingt minutes après l'ingestion.

**5° Choléra stibié.** — Après l'estomac, l'intestin est le premier organe qui subit l'action du tartre émétique. Coliques, ballonnement, diarrhée séreuse souvent mêlée de petits lambeaux de muqueuse se succèdent avec rapidité. L'entérite est quelquefois si violente que le sujet présente un affaissement extrème, des crampes, du collapsus (*choléra stibié*). Il y a eu quelques cas de mort. Par une dose modérée on obtient en général une simple action purgative, surtout si l'émétique a été donné dans une grande quantité d'eau qui force rapidement la barrière pylorique (*tartre stibié en lavage*, 0,05 pour un litre de liquide).

**6° Effets généraux.** — Cette action violente de l'émétique sur les voies digestives s'accompagne forcément de modifications importantes dans les autres fonctions : la période vomitive une fois passée, le cœur reste faible, irrégulier, rapide ou du moins prêt à accélérer ses battements pour le moindre effort ou la plus légère sensation ; la respiration se ralentit parfois jusqu'à 6 par minute, ou, au contraire, s'accélère. Ce qui domine, c'est la sensation d'anéantissement, de faiblesse, le besoin impérieux de repos, de solitude et de silence. L'hypothermie fait partie de cet ensemble symptomatique.

**7° Éruptions stibiées.** — Appliqué sur la peau, le tartre stibié provoque une éruption pustuleuse, acnéiforme, confluente ; les pustules, le plus souvent profondes, intéressent le derme dont elles amènent la destruction partielle et laissent après elle des cicatrices indélébiles, irrégulières, inégales, blanches, rarement pigmentées. Les muqueuses n'échappent pas toujours aux conséquences de l'irritation locale produite par le tartre stibié : on a signalé des ulcérations buccales, pharyngées, œsophagiennes, gastriques, intestinales, tantôt petites et comparables à des aphtes, tantôt beaucoup plus étendues.

**8° Absorption, élimination.** — Le tartre stibié peut être absorbé par toutes les voies : gastro-intestinale, cutanée, intraveineuse ; et quelle que soit la voie d'introduction, il arrive ou peut arriver à produire les mêmes phénomènes. Le vomissement peut succéder à l'absorption cutanée ou à l'injection veineuse, et l'éruption pustuleuse à l'ingestion stomacale. Mais les phénomènes restent prédominants dans l'organe où a eu lieu le premier contact. Les mêmes voies qui servent à la pénétration de l'émétique servent aussi à son élimination ; on a prétendu qu'une partie du remède peut être rejetée sans modifications (ce qui ne me paraît pas démontré), et on a expliqué les vomissements après absorption cutanée par l'élimination dans l'estomac de tartre stibié intact. Une portion s'élimine aussi par la bile avec les fèces. Enfin l'urine contient souvent des traces d'antimoine, sous forme d'une combinaison mal déterminée.

**9° Indications**. — *a*. Dans les *empoisonnements*, l'émétique est un bon remède, mais son action irritante sur le tube digestif peut s'ajouter à celle qu'a déjà exercée le poison.

*b. Embarras gastrique*. L'embarras gastrique vrai, celui qui manifeste une infection isolée et primitive de l'estomac, se trouve bien du tartre stibié, donné à doses vomitives: il se trouve bien surtout d'une petite dose de tartre stibié associée à l'ipéca. Mais il est parfaitement inutile de le donner dans les états gastriques, qui accompagnent des infections générales comme l'érysipèle, la grippe, etc.

*c*. Dans les *bronchites aiguës de l'adulte* avec suffocations, il peut être aussi utile.

*d. Pneumonie*. Après avoir soulevé contre lui l'opinion publique et attiré les foudres du Parlement, l'émétique a été remis en honneur au xviii<sup>e</sup> siècle par RASORI (*médication contro-stimulante*, t. I, p. 6). Avec les hautes doses, l'illustre médecin ne recherchait pas l'effet vomitif, mais il obtenait ce demi-collapsus avec prostration, lenteur du pouls et de la respiration, que nous avons signalé plus haut, et qui comparé à l'angoisse de la pneumonie au début avec suffocation et point de côté a l'apparence, mais seulement l'apparence, d'une amélioration. Le malade se trouve mieux en effet, mais si l'on cesse le remède la pneumonie reprend avec violence, et si on le continue le malade meurt souvent dans l'adynamie. Malgré ses dangers, la médication contro-stimulante était peut-être cependant un progrès à l'égard des saignées répétées.

Pour obtenir cette *tolérance* dont on a tant parlé, c'est-à-dire pour réussir à donner le remède sans avoir ni vomissements ni diarrhée, on le prescrivait à doses fractionnées et successives. En France, où l'on n'a jamais fait les orgies stibiées de l'Italie, on s'est borné aux doses utilisées par LAENNEC : 0<sup>gr</sup>,30 dans une potion gommeuse de 150 grammes à prendre par cuillerées à bouche toutes les heures. Le premier jour, le malade vomit et a la diarrhée, le second jour, les troubles gastro-intestinaux s'atténuent, puis disparaissent. La tolérance d'emblée était réputée d'un mauvais pronostic ; quelquefois elle ne s'établissait jamais. Peu de médecins auraient aujourd'hui l'idée de traiter

2.

une pneumonie même avec hyperthermie, dyspnée et point de côté par la méthode rasorienne. C'est, je crois, heureux pour les malades. L'émétique ne peut être utilisé dans la pneumonie qu'à titre de vomitif chez un adulte vigoureux dont les bronches seraient encombrées d'exsudats épais qu'il ne pourrait pas expectorer.

e. *Tuberculose aiguë*. — FONSSAGRIVES et BUCQUOY ont tenté de réhabiliter le tartre stibié, l'un dans le traitement de la phtisie aiguë, l'autre dans le traitement des poussées aiguës fébriles survenant au cours d'une tuberculose plus avancée.

f. *Péricardite rhumatismale*. — JACCOUD l'a préconisé, dans les cas de péricardite rhumatismale. La grande autorité de ces maîtres ne permet pas de passer leurs conseils sous silence ; mais nous croyons que les bons résultats obtenus par leurs imitateurs, qui ne sauront pas aussi bien saisir l'indication des remèdes, seront fatalement très peu nombreux. D'ailleurs eux-mêmes engagent à user de doses modérées ($0^{gr}$,10 à $0^{gr}$,15) ; ils passent entre l'action vomitive et l'action contro-stimulante.

g. *Contre-indications*. — Les circonstances où il faut s'abstenir de l'émétique, même comme vomitif, sont nombreuses. En dehors des températures extrêmes, des épidémies de choléra ou de dysenterie, qui constituent des circonstances prohibitives, il faut y renoncer chez les enfants, les vieillards, les sujets débiles, les femmes enceintes, les malades atteints d'affections pouvant amener des ulcérations des voies digestives (dothiénentérie, diphtérie, dysenterie, etc.).

## 10° Préparations et doses :

1° *Vomitif :*

    Tartre stibié . . .    $0^{gr}$,03 à $0^{gr}$,10 en trois paquets.

à prendre de dix minutes en dix minutes dans de l'eau tiède.

2° *Purgatif* ou *éméto-cathartique.*

    Émétique . . . . . . . . . . . . . . $0^{gr}$,05 à $0^{gr}$,10
    Eau. . . . . . . . . . . . . . . . . 1 litre.

à prendre par verres d'heure en heure, ou en trois fois dans la journée. On peut y associer : sulfate de soude — 20 grammes.

*3º Contro-stimulant :*

Tartre stibié. . . . . . . . . . .  0$^{gr}$,15 à 0$^{gr}$,50
Potion gommeuse . . . . . . . .  150

par cuillerées toutes les heures. Cesser au bout de deux jours si la tolérance ne s'établit pas, cesser dès que la tolérance disparaît, après s'être établie ; cesser au moindre signe d'adynamie.

*4º Révulsif.* — Voy. : chapitre VIII.


## § 3. — Ipécacuanha

**1º Caractères botaniques.** — L'*ipécacuanha* ou *ipéca* est une racine fournie par des plantes de la famille des Rubiacées. Suivant leur aspect, ces racines sont qualifiées de : *annelées, striées* ou *ondulées*. Les premières sont les plus actives et doivent seules être employées en médecine ; elles le sont sous forme de poudre ; ou bien on en retire un alcaloïde l'*émétine* $C^{28}H^{40}Az^2O^5$, dont les propriétés reproduisent assez exactement celles de la racine même, mais qui est plus connu des physiologistes que des praticiens.


**2º Action physiologique.** — La poudre d'ipéca est irritante pour la peau dénudée, la conjonctive, la pituitaire ; son odeur suffit à provoquer des éternuments ou des accès d'asthme chez les sujets prédisposés.

Ingérée dans l'estomac, elle détermine l'hypersécrétion de toutes les glandes digestives, et ne tarde pas à amener les vomissements après des nausées assez pénibles et une salivation abondante. Elle agit plus lentement que l'émétique et donne beaucoup moins de diarrhée. Elle fluidifie les mucosités bronchiques et en facilite l'expectoration. Son action sur la circulation pulmonaire est très discutée : hypérémiante suivant les uns, anémiante suivant les autres ; pour quelques-uns l'ipéca aurait même une influence spécifique et tonique sur le poumon.

Comme tout vomitif, l'ipéca laisse après son action un état de dépression assez accentué, dû à l'épuisement des centres bulbaires. Mais cet épuisement n'est que passager, et on ne constate pas, à moins de doses réellement exagérées, de collapsus comparable à celui qui suit l'usage du tartre antimonié. La paralysie progressive notée par PODWYSSOTZKI est une exception.

**3° Indications.** — a. *Empoisonnements.* — L'action de l'ipéca est plus lente que celle du tartre stibié, mais on n'a pas du moins à craindre comme avec ce dernier que le vomitif ne provoque des érosions de la muqueuse digestive.

b. *Embarras gastrique.* — C'est en pareil cas un remède aussi bon que l'émétique auquel on l'associe souvent. Comme on n'a pas à redouter son action purgative, on peut l'employer avec avantage dans les embarras gastriques, symptòmatiques d'*angines catarrhales*, de *fièvre catarrhale* et même de *fièvres éruptives* au début. Quand l'exanthème d'une rougeole ou d'une scarlatine « sort mal », que l'éruption ne se fait pas au jour voulu, que le malade éprouve une sensation interne d'angoisse et de suffocation, un ipéca donné à propos peut ramener la maladie dans ses voies normales et favoriser la poussée vers la peau. L'hypersécrétion sudorale qui suit souvent l'usage de l'ipéca est peut-être aussi bien que son action évacuatrice, la cause de ce heureux résultat. Dans les *états gastriques*, symptomatiques d'un léger degré d'*infection puerpérale*, TROUSSEAU prescrivait de petites doses d'ipéca. Ce conseil pourrait encore être suivi, sans préjudice bien entendu de l'antisepsie utéro-vaginale.

c. *Inappétence.* — Les effets sécréteurs de l'ipéca ont été recherchés dans les cas d'atonie stomacale avec anorexie. Petites doses, effets passagers et infidèles.

d. *Dysenterie.* — On doit aux médecins brésiliens l'usage de l'ipéca dans la dysenterie aiguë, où, elle est à coup sûr un des meilleurs remèdes. Leur méthode modifiée par DELIOUX DE SAVIGNAC est la suivante :

Décoction par courte ébullition et infusion consécutive pendant douze heures de 2 à 6 grammes de poudre d'ipéca dans 300 grammes d'eau. Le même marc sert pendant trois jours

Le liquide est pris en trois fois dans la journée par le malade, qui vomit peu, a des selles de moins en moins dysentériques et transpire abondamment. Cette médication a d'autant plus de chance de succès qu'elle est plus précocement instituée. Si au bout de cinq ou six jours elle a échoué, il faut faire appel aux purgatifs, au nitrate d'argent ou peut-être à cette plante que les médecins anglais de l'Inde considèrent comme un succédané de l'ipéca, le *Calotropis gigantea* (BARRALLIER).

L'ipéca a été aussi conseillé dans la dysenterie chronique ; mais il est loin d'avoir alors la même efficacité, et nous lui préférons de beaucoup le simarouba.

e. *Constipation.* — En stimulant les contractions de l'intestin et en faisant secréter sa muqueuse, l'ipéca serait pour BLONDEL un assez bon remède contre la constipation chez la femme. A la condition que le régime soit surveillé et qu'on veuille bien se présenter régulièrement à la garde-robe, un lavement d'ipéca suffirait pour amener le fonctionnement de l'intestin pendant quatre jours.

f. *Diphtérie.* — L'obstruction mécanique du larynx ou du pharynx peut accidentellement réclamer un vomitif, qui donné à propos, avant qu'on ait pu faire une trachéotomie ou attendre l'action du sérum antitoxique, sauve un enfant. Mais rien n'est déplorable comme les vomitifs répétés chaque jour : l'effet déprimant du traitement s'ajoute à l'adynamie toxique, et l'enfant finit par succomber.

g. *Bronchite capillaire, congestion pulmonaire, pneumonie.* — Dans ces affections des voies respiratoires, les indications de l'ipéca reposent sur deux ordres de faits : embarras gastrique concomitant, suffocations par accumulation des exsudats dans les alvéoles ou les bronchioles. Dans le premier cas, l'expulsion des liquides toxiques de l'estomac peut être très importante, et si l'inflammation thoracique est d'origine digestive, elle fait quelquefois avorter la maladie. Dans le second, c'est en désobstruant mécaniquement les bronches que le remède produit son effet, effet vraiment héroïque et surprenant, lorsqu'on l'a administré à propos. Nous répéterons à ce sujet ce que nous venons de dire pour la diphtérie : ne revenez pas trop souvent au vomitif surtout chez les enfants ; un cataplasme sinapisé soulage presque aussi vite et peut être réappliqué plusieurs fois sans inconvénient, tandis que beaucoup de pauvres petits êtres ont payé d'une adynamie fatale le soulagement provisoire qu'on leur octroyait trop libéralement avec des vomitifs récidivés.

Quant à admettre que l'ipéca agit directement sur la lésion broncho-pulmonaire, ce n'est pas encore possible, faute de preuves.

h. *Coqueluche.* — C'est peut-être l'affection où il est permis d'en répéter le plus fréquemment l'usage sans inconvénient pour le malade. J. Simon le prescrivait deux fois par semaine ; il est certain que le vomissement provoqué est suivi pendant quelques jours d'une diminution de quintes, et que l'enfant peut profiter de ce répit pour se mieux alimenter. Pourtant là aussi il faut se garder de l'abus.

i. *Hémoptysie.* — Le vomissement augmente énormément la pression intra-thoracique ; il chasse violemment vers les extrémités le sang artériel et gêne le retour du sang veineux vers le cœur. Ne semble-t-il pas que ce sont les meilleures conditions pour favoriser une hémoptysie ? Il n'en est rien cependant Soit que la compression exercée pendant l'effort du vomissement comprime les vaisseaux pulmonaires, soit que l'ipéca ait une action particulière sur la circulation intra-thoracique, soit pour tout autre motif, ce produit est un bon remède pour certains crachements de sang. On le donnera à dose nauséeuse (Trousseau), ou à dose vomitive (Dujardin-Beaumetz) : mais ce qui est certain, c'est que lorsque les moyens ordinaires auront échoué, l'ipéca pourra encore sauver le malade ; mon expérience personnelle peut ici confirmer l'opinion des deux maîtres dont je viens de citer les noms. L'hémoptysie tuberculeuse du début est celle qui se trouve le mieux de cette médication, dont on s'abstiendra soigneusement s'il s'agit de crachements de sang à la période des cavernes ou si l'on soupçonne quelque dilatation anévrismale.

j. *Épilepsie.* — Bond a diminué la fréquence et la violence des attaques épileptiques chez une femme vainement soumise pendant longtemps à la médication bromurée (dose nauséeuse).

**4º Préparations et doses**. — *A*. Poudre d'ipéca : 1º *Pour exciter les sécrétions de l'estomac*. — Pastilles ou paquets à 0ᵍʳ,01 : une ou deux, une demi-heure avant les repas.

Mêmes préparations, plus souvent répétées, pour faire expectorer.

2º *Dose nauséeuse*. — Pastilles à 0ᵍʳ,05 ; 10 dans la journée d'heure en heure.

3º *Dose vomitive* :

*a*. Chez l'adulte.

| | |
|---|---|
| Poudre d'ipéca. . . . . . . . . . . | 1ᵍʳ,50 à 2 |
| Avec ou sans tartre stibié . . . . . | 0ᵍʳ,03 à 0ᵍʳ,05 |

Diviser en 3 paquets : prendre de quart d'heure en quart d'heure dans de l'eau tiède ; s'arrêter si le vomissement survient ; prendre un verre d'eau tiède après chaque vomissement.

*b*. Chez l'enfant. Faire varier la dose de poudre suivant l'âge à raison de 0ᵍʳ,10 par an jusqu'à dix ans, et formuler ainsi :

| | |
|---|---|
| Sirop d'ipéca . . . . . . . . . . . | 30 grammes |
| Poudre d'ipéca . . . . . . . . . . . | 0,10 à 1 gramme. |

Donner une cuillerée à café de cinq en cinq minutes jusqu'à effet vomitif.

Chez les enfants qui ne savent pas cracher, en dehors de la coqueluche, c'est le seul moyen d'obtenir l'expectoration.

*B*. Sirop, teinture, vin d'ipéca.

*C*. Infusions d'ipéca (méthode brésilienne, voy. p. 32).

*D*. Lavement : Extrait aqueux d'ipéca 10 grammes ; Eau distillée, 50 grammes, une demi-cuillerée ou une cuillerée à café pour 150 grammes d'eau à prendre le matin : garder une demi-heure (Blondel).

*E*. Préparations composées. — *Poudre de Dower*.

| | |
|---|---|
| Sulfate de potasse. . . . . . . . . . . . | āā 0,40 |
| Nitrate de potasse . . . . . . . . . . . | |
| Poudre d'ipéca . . . . . . . . . . . . | āā 0,10 |
| Poudre d'opium. . . . . . . . . . . . | |

0,30 à 0,60 par jour en cachets.

*Sirop de Desessartz.*

| | |
|---|---:|
| Ipécacuanha gris. . . . . . . . . . . . | 30 |
| Séné . . . . . . . . . . . . . . . . . | 100 |
| Serpolet . . . . . . . . . . . . . . . | 30 |
| Coquelicot. . . . . . . . . . . . . . . | 125 |
| Sulfate de magnésie. . . . . . . . . . . | 100 |
| Vin blanc. Eau de fleurs d'oranger. . . . àà | 750 |
| Sucre blanc . . . . . . . . . . . . . . | q. s. |
| Eau bouillante. . . . . . . . . . . . . | 3 000 |

3 à 4 cuillerées à café chez les enfants.

Très bonne préparation pour les bronchites subaiguës.


## § 4. — APOMORPHINE

L'*apomorphine* est restée jusqu'à présent un vomitif de laboratoire. Morphine déshydratée par l'acide chlorhydrique, elle est une poudre grisâtre, très soluble, très altérable à l'air et à la lumière ; on l'emploie pure ou sous forme de chlorhydrate d'apomorphine.

Elle fait vomir par son action sur les centres bulbaires qu'elle excite d'abord, qu'elle paralyse ensuite. Quand la dose a été bien calculée, elle détermine une forte salivation, un état nauséeux très accentué ; puis des vomissements après lesquels le calme s'établit. Mais si l'on a tant soit peu dépassé la mesure, la parésie des centres bulbaires se traduit par une tendance au coma, des paralysies, du collapsus, et même, dit-on, la mort.

Les menaces de syncope toujours fréquentes, souvent redoutables, ont empêché que l'usage de ce remède ne se généralisât. On pourrait y recourir, s'il était le seul que l'on eût à sa disposition, au moment d'un *empoisonnement* grave.

En dehors de son action vomitive, la résolution musculaire obtenue par l'apomorphine a été utilisée par VISENSKA pour calmer les convulsions de l'*éclampsie*, de l'*épilepsie* et du *tétanos*. La dose ne doit être alors que d'un milligramme.

On doit l'administrer par la voie hypodermique à la dose d'un centigramme. Il serait imprudent d'en user chez les enfants.

## § 5. — Sulfate de cuivre

Le *sulfate de cuivre*, d'une saveur absolument désagréable et nauséeuse, a été longtemps conseillé comme le vomitif le meilleur pour le croup ; Bamberger l'a regardé comme un antidote de l'empoisonnement par le phosphore, et pourtant ce sel, qui, quoiqu'en pense Galippe, est parfaitement capable d'empoisonner à dose suffisante, détermine des symptômes qui ressemblent à s'y méprendre à ceux du phosphorisme aigu (Cabannes). Les doses usuelles étaient chez l'enfant de 0gr,02 à 0gr,10, et chez l'adulte de 0gr,10 à 0gr,40 ; Nothnagel et Rossbach semblent les trouver exagérées. Ce remède est absolument tombé en désuétude.

## § 6. — Médication antivomitive, sels de cérium

A l'étude des vomitifs, il serait naturel d'opposer l'étude des remèdes antiémétiques. Mais il n'y a pour ainsi dire pas de médicaments dont la note dominante soit de s'opposer aux vomissements. C'est par des anesthésiques locaux (chloroforme, éther, acide carbonique), agissant sur la muqueuse gastrique, par des narcotiques (morphine), par des agents physiques (glace) ou révulsifs (pointes de feu, vésicatoires), par des médications variées dirigées contre les causes de ce symptôme que l'on réussit à le combattre.

Les seuls remèdes qui paraissent n'avoir d'autre effet que d'empêcher de vomir, ce sont les sels de *cérium* (oxalate et valérianate). Préparations insolubles, elles se donnent en pilules, à la dose de 0gr,50 à 1 gramme chaque jour et paraissent calmer assez rapidement les *vomissements incoercibles de la grossesse*, ceux de diverses *dyspepsies*, ceux des *crises tabétiques* et même la toux des *phtisiques*. Chose curieuse d'après Cheesmann, le simple dépôt de l'oxalate de cérium sur la langue agirait mieux que l'ingestion. Malgré cette action vraiment métallo-thérapeutique (Sou-

LIER), les sels de cérium n'ont pas encore détrôné les vieux procéd[é]
moins directs, mais plus connus de la médication antivomitiv[e]

ARTICLE IV

## LAVAGE DE L'ESTOMAC

**1° Historique.** — Le lavage de l'estomac proposé en 1802, pa[r]
CASIMIR RENAULT comme ressource suprême dans les empoisor[n]ements, est entré dans la pratique médicale avec la pompe d[e]
KUSSMAUL, mais n'a pu se généraliser que lorsque FAUCHER [a]
inventé son tube (novembre 1879).

**2° Tube de Faucher.** — C'est un tube souple et flexible, e[n]
caoutchouc rouge : long de 1ᵐ,50, large de 8 à 12 millimètre[s]
(on en construit de trois largeurs différentes), assez ferme pou[r]
résister, sans se laisser aplatir, aux contractions de l'œsophage[,]
muni à son extrémité stomacale d'un orifice terminal et d'u[n]
œil latéral ; portant à 50 centimètres environ de sa terminaiso[n]
un index noir, qui doit correspondre aux lèvres quand le bou[t]
plonge dans l'estomac ; enfin terminé extérieurement par un éva[se]ment auquel peut être rapidement adapté un entonnoir d[e]
verre ou de métal.

DEBOVE a donné un peu plus de rigidité à la partie gastro[-]
œsophagienne du tube. FRÉMONT y a adopté une poire de caout[-]
chouc pour l'aspiration ; mais le tube de FAUCHER non modifi[é]
répond à la plupart des indications.

**3° Technique.** — Le malade étant assis, le col déboutonné[,]
la ceinture desserrée, on déprime la langue avec l'index gauch[e]
et on fait glisser le tube humecté d'eau tiède jusqu'au pharynx[;]
profitant alors d'un mouvement de déglutition, on le pousse dan[s]
l'orifice supérieur de l'œsophage. Une fois qu'il y est bien engagé[,]
on le fait descendre jusque dans l'estomac.

Cette petite opération ne se fait pas sans difficultés les premières fois : spasmes du pharynx, révolte du malade, suffoca-

tions, etc. Il faut aller avec persévérance plutôt qu'avec violence. Si le malade y met de la bonne volonté, peu à peu ses réflexes s'émousseront, et après trois ou quatre séances, il finira par laisser introduire le tube sans résistance, souvent même il l'introduit seul. Il le fait, les lèvres appliquées sans effort sur le tube, ce qui lui permet de le déglutir sans peine. On a tenté d'insensibiliser le pharynx par des gargarismes bromurés ou des badigeonnages à la cocaïne ; cette pratique ne présente pas beaucoup d'avantages.

Quelques incidents ou accidents sont à noter au cours de cette intervention. Le plus grave, le plus rare aussi, serait l'introduction du tube dans le larynx : une suffocation instantanée en avertirait le médecin qui retirerait le tube immédiatement. Quelques vomissements, une salivation abondante n'ont aucune importance. La gêne qu'éprouve le malade le porte instinctivement à fermer la bouche et à immobiliser son thorax ; s'il fait au contraire de larges inspirations, il est immédiatement soulagé.

D'autres épisodes, quelquefois sérieux, ont été observés, mais surtout dans les circonstances où le lavage n'aurait pas dû être fait. Nous en parlerons avec les contre-indications.

L'introduction du tube n'est que la première partie de l'opération : le tube une fois en place, il faut procéder au lavage, et pour cela amorcer le siphon qu'il constitue. Un effort du sujet faisant refluer le liquide stomacal jusqu'à l'orifice externe suffit quelquefois ; le plus souvent on procède ainsi : l'entonnoir étant élevé au niveau de la bouche ou un peu plus haut, on l'emplit lentement d'eau tiède qui s'écoule peu à peu dans l'estomac. Si l'application de la paroi stomacale contre les orifices du tube empêche l'écoulement, quelques mouvements de va-et-vient en rétablissent le cours. Avant que l'entonnoir ne soit tout à fait vide, on l'abaisse rapidement au-dessous du niveau de la ceinture : le tube forme alors un siphon amorcé dont la petite branche plonge dans le liquide stomacal, dont la grande s'ouvre librement au dehors, et qui par conséquent va fonctionner jusqu'à évacuation complète de la cavité gastrique.

On fait plusieurs lavages consécutifs, et on ne retire le tube que lorsque l'eau sort propre.

**4° Difficultés et incidents**. — Les choses ne marchent pas toujours aussi facilement que semble l'indiquer ce court exposé. D'abord des débris d'aliments peuvent obstruer le tube et empêcher le lavage, puis d'autres débris plus volumineux ne s'y engageront même pas, et le lavage restera forcément incomplet. Un régime judicieux préviendra ces petites difficultés. Mais le lavage peut être très mal fait quoique l'eau ressorte claire, et à moins d'une observation attentive, on n'en sera prévenu que par un incident tel que celui-ci : le tube est retiré, et le malade vomit aussitôt, non seulement des mucosités filantes que son œsophage a sécrétées pendant l'opération, mais du liquide véritablement salé provenant d'une partie de l'estomac qui a été soustraite au lavage. La disposition en bissac, explique ce qui s'est passé, la sonde n'ayant retiré le liquide que d'une seule des deux cavités de l'estomac.

Plus souvent le malade ne rend pas tout le liquide qu'il a reçu : la disposition en bissac ou plus souvent la présence d'un bas-fond stomacal au-dessous des orifices terminaux du tube rendent compte de la chose. On peut s'assurer qu'il en est ainsi en mesurant exactement les quantités de liquide introduit et de liquide rendu ; en constatant si après le lavage il n'est plus possible de déterminer les bruits de clapotement ni de succussion.

Je considère cet incident comme de nature à compromettre les bons effets du lavage : la persistance d'une masse quelquefois importante de liquide dans l'estomac entretient la dilatation et l'augmente, elle favorise les fermentations anormales, et somme toute, l'état du malade est aggravé.

Si simple qu'elle soit, cette opération a donc ses surprises, et pour être efficace doit être activement surveillée et contrôlée.

**5° Quantité du liquide**. — On ne doit pas introduire à la fois plus de 400 à 500 grammes de liquide dans l'estomac, et l'on peut réitérer 3 ou 4 fois dans la même séance; mais c'est une vraie fatigue pour l'estomac de recevoir et de rendre jusqu'à 7 et 8 litres de liquide comme je l'ai vu faire quelquefois.

**6° Température**. — Le liquide doit être légèrement tiède;

on a accusé la température trop froide de certains lavages d'avoir provoqué des accès de *tétanie*; on en a aussi accusé la deshydratation du sang. L'accident est rare , sa pathogénie en est restée obscure; il sera prudent, quoi qu'il en soit, de ne pas user d'eau trop froide.

**7° Heure du lavage**. — Le premier résultat du lavage de l'estomac est la suppression des liquides fermentés qui séjournent dans l'estomac. L'heure de ce lavage variera donc suivant le moment où se produisent ces fermentations. S'il s'agit d'une hypersécrétion permanente, l'estomac s'emplit peu à peu la nuit; l'évacuation devra se faire le matin. S'il s'agit d'un rétrécissement du pylore, le dernier repas est retenu dans l'estomac et se décompose dès le soir; le lavage devra avoir lieu avant la nuit. Le malade débarrassé de ses poisons aura un sommeil plus paisible. On se guidera sur la périodicité des troubles douloureux ou autres pour fixer le moment de l'intervention.

**8° Nombre des lavages**. — Le réveil des contractions de l'estomac et de l'intestin, le retour de l'appétit et la diminution de la constipation sont souvent les effets secondaires du lavage. Mais si on abuse des lavages, l'atonie de l'estomac réapparaît et le sujet dépérit : on doit donc chercher à les espacer le plus possible : tous les jours d'abord, s'il le faut, puis tous les deux jours, tous les trois jours, etc.

**9° Composition du liquide**. — Le liquide introduit est généralement de l'eau de Vichy ou une solution de bicarbonate de soude, à 6 p. 1000 pour exciter la sécrétion acide, à 30 p. 1000 pour la neutraliser : on peut aussi se servir de solution salée (sérum artificiel). On a proposé le bismuth, le sulfate de soude, la résorcine, le thymol, le naphtol, etc. A part certains cas spéciaux, dont il va être question, la composition du liquide est peu importante : ce qu'il faut avant tout, c'est vider et laver l'estomac.

**10° Indications**. — Les indications du lavage de l'estomac ont été très complètement exposées par DELÉAGE [1].

[1] DELÉAGE. *Le lavage de l'estomac*. Paris, 1895.

a. La première est constituée par les *empoisonnements*. C'est là plus que dans tout autre circonstance, qu'il est intéressant de bien composer la solution : eau albumineuse pour les intoxications par le sublimé, eau salée pour le nitrate d'argent, sulfate de soude pour l'acide phénique, etc. La rapidité de l'intervention est d'ailleurs plus importante encore.

b. *Dilatation de l'estomac.* — Le seul fait que l'estomac dépasse la ligne ombilicale ne mérite pas un lavage ; il faut qu'il y ait stase prolongée des aliments ou de la sécrétion gastrique. Mais s'il en est ainsi, le lavage est nécessaire. Chez les hyperchlorhydriques, il préviendra la corrosion de la muqueuse par le suc acide en excès et empêchera l'atrophie ultérieure de la muqueuse. Chez les hypochlorhydriques, chez ceux dont l'estomac renferme des acides organiques de fermentation, il atténuera l'auto-intoxication. Combiné avec un régime approprié, il peut amener la guérison.

c. *Cancer de l'estomac.* — Ici encore ce n'est pas la nature du mal, c'est la stagnation du liquide qui fait l'indication. Tant que le pylore est libre, on n'intervient pas ; dès que la canalisation est compromise, le malade peut bénéficier du lavage. Mais si le cancer est ulcéré, il faut même alors s'en abstenir par crainte d'hémorragie ou de perforation de l'estomac.

d. *Ulcère de l'estomac.* — Pour la même raison, on s'abstient généralement dans cette affection. La prohibition n'est cependant pas absolue, et quand il y a des vomissements incoercibles, quand on est déjà loin de toute hématémèse, DELÉAGE considère l'intervention comme légitime et utile. Il recommande alors d'user d'un lait de bismuth, ou d'une solution de nitrate d'argent à 1/1000.

e. *L'obstruction intestinale* a été quelquefois traitée et guérie par le lavage, qui réveille les contractions de tout le tube digestif ; ce sont des cas exceptionnels. Compter sur ce procédé dans un cas grave serait s'exposer à de cruels mécomptes. Mais le lavage en soustrayant des quantités considérables de liquide putride qui empoisonnent l'organisme, peut rendre alors de grands services[1] ; il arrête les vomissements fécaloïdes, prévient

---

[1] A. GUÉRIN. *Lavage de l'estomac dans l'obstruction intestinale.* Thèse de Bordeaux, 1896.

l'auto-intoxication : il doit être pratiqué avant et après l'intervention chirurgicale, dans les cas d'étranglement interne, ou même de hernie si l'opération a été tardive.

f. *Urémie, choléra, gastrite morphinique.* — A ce même titre, il débarrasse l'estomac de liquides toxiques dans ces affections et est un excellent palliatif.

g. *Complications des lésions gastriques.* — Le hoquet, la toux gastrique, la migraine, l'acné de la face, les vomissements hystériques ont été soulagés par le lavage.

h. *Gastroentérite infantile.* — Enfin on l'a pratiqué avec succès chez les enfants atteints de diarrhée verte, de vomissements, chez lesquels le lait ne pouvait plus être digéré. Une simple sonde de Nélaton remplace chez eux le tube de Faucher.

**11° Contre-indications**. — Deléage les énumère ainsi : le *cancer ulcéré* de l'estomac, l'*ulcère simple* à la période hémorragique, et les *varices œsophagiennes*, à cause des hémorragies ; l'*angine de poitrine*, l'*artério-sclérose*, les *cardiopathies* et les *hémiplégies*, à cause des syncopes ; la *répugnance insurmontable* des malades à cause des crises nerveuses.


ARTICLE V

# MÉDICAMENTS EUPEPTIQUES

Il y a trente ans, la pathologie et le traitement des affections chroniques de l'estomac et de l'intestin, étaient absolument dans le vague. A part le cancer et l'ulcère rond, elles étaient toutes englobées sous le nom de *dyspepsies*, et les qualificatifs que l'on ajoutait à la suite de ce nom indiquaient plutôt la prédominance de tel ou tel symptôme (dyspepsie *flatulente, gastralgique, des liquides*, etc.) que l'opinion des médecins sur la nature du mal. La connaissance de l'état septique du milieu intestinal et des auto-intoxications, les travaux de Bouchard sur la dilatation de l'estomac, les études de Hayem, Boas, Ewald, Reichmann, Jaworsky, Linossier, sur le chimisme gastrique, les études urologiques de Robin, la notion nouvelle et si précieuse des ptoses viscérales due à GLÉNARD, ont amené une rénovation complète de la pathologie gastro-intestinale ; et pourtant la lumière n'est pas encore faite. Sur ce terrain limité de la cavité stomacale, les iàtro-chimistes et les iatro-mécaniciens se livrent actuellement une bataille, qui ne sera sans doute pas plus décisive que celles que se sont livrées jadis nos pères. Chacun tient une part de la vérité, et le tort de chacun est de croire la posséder tout entière et de fermer les yeux à la lumière que lui apporte son adversaire. Ici, comme en tout, un peu de conciliation ne serait pas seulement de l'habileté, ce serait surtout de la sincérité et de la justice.

En l'état actuel, il ne faut pas croire que nous ayons entre les mains des remèdes chimiques capables de régler à notre gré le chimisme stomacal ; nous réussissons un jour, nous échouons le lendemain : d'abord parce que la qualité de la sécrétion gastrique varie suivant les influences nerveuses (BOURGET), ensuite parce que notre organisme, réagissant toujours en sens inverse des excitations qu'on lui adresse, verse le suc acide en excès après l'ingestion des alcalins et restreint la production de ce même suc après l'ingestion réitérée des acides. Le remède qui était bon au début du traitement est inefficace ou mauvais à la fin, parce que insensiblement les manifestation morbides ont changé d'aspect. Cela ne veut pas dire que les remèdes chimiques sont mauvais, cela veut dire que leurs indications se modifient chaque jour au cours d'une même dyspepsie, et que sous peine de fatiguer l'estomac, de produire ces *gastrites médicamenteuses* que HAYEM redoute avec tant de raison, il faut savoir fréquemment en suspendre l'usage, souvent les changer, souvent aussi les supprimer.

Aussi, malgré les progrès considérables réalisés dans la connaissance des fonctions digestives, malgré une précision plus grande apportée dans la composition du régime, la matière médicale afférente aux maladies gastriques a-t-elle peu changé Pour combattre les dyspepsies, en dehors des alcalins dont l'influence a déjà été appréciée (t. I, p. 176), on doit étudier une série de remèdes *eupeptiques*, les uns ayant pour objet de relever par des excitations nerveuses spéciales la sécrétion défaillante des sucs digestifs, les autres de remplacer directement par une sorte d'opothérapie des éléments absents ou défectueux de ces sucs. Dans cet ordre d'idées, la *gastérine* de FRÉMONT paraît être une innovation des plus heureuses. L'influence très nette de la chaleur, du froid, de l'hydrothérapie, sera indiquée dans l'étude générale des agents physiques et mécaniques.

Nous diviserons l'étude des eupeptiques en deux groupes :

1° Excitants des sécrétions digestives ;

2° Suppléants des sécrétions digestives (ferments digestifs).

Le premier groupe comprend : les amers, les aromatiques, les excitants minéraux ; la noix vomique, qui en fait logiquement partie, sera mieux à sa place avec les modificateurs du système nerveux.

Le second groupe est composé par les ferments digestifs et l'acide chlorhydrique.

## § 1. — PREMIER GROUPE, EXCITANTS DES SÉCRÉTIONS DIGESTIVES

### A) AMERS PURS

Ce qui caractérise ces amers, c'est leur faible action physiologique, action d'ailleurs mal définie encore. Ils doivent leur saveur à des « principes divers, cristallisables, indifférents, dépourvus d'azote, dont quelques-uns ont déjà été isolés » (MANQUAT). A côté de ces principes, on ne trouve du reste aucun autre élément actif. Enfin, ces mêmes amers seraient dépourvus d'astringence ; aussi SOULIER dit avec raison que la division de ces substances en astringentes et non astringentes n'a pas sa raison d'être.

Sur l'appareil digestif, les amers exercent une action assez efficace. Ils augmentent la sécrétion salivaire, celle du suc gastrique, du moins c'est une opinion communément admise, malgré que les expériences de TSCHELZOFF et celles de REICHMANN aient démontré la variabilité de cette action. Ils ralentissent la digestion et diminuent l'activité mécanique de l'estomac. TERRAY prétend cependant que les amers excitent les centres des mouvements automatiques de l'estomac et rendent de ce chef les contractions plus fortes et plus fréquentes. L'appétit serait influencé par eux. Malheureusement, l'accoutumance s'établit vite, et cette bienfaisante action n'est pas de longue durée.

L'utilité des amers étant physiologiquement très discutable, on se demande quelles en sont les véritables indications thérapeutiques. D'une façon générale, on peut dire qu'ils sont indiqués chez les hypopeptiques : « dans les cas de faiblesse atonique de la digestion, dans les dyspepsies qui s'accompagnent d'un certain degré d'anémie et dans l'inertie intestinale » (MANQUAT).

HAYEM les proscrit formellement chez les hyperpeptiques.

Le meilleur moment pour faire ingérer les amers est de quinze à trente minutes avant les repas. On doit s'en abstenir complètement dans l'intervalle de ces derniers.

On les prescrit en poudre, en infusion, en décoction, en macération, vins, extraits, etc. Les doses à prendre sont les suivantes : Vins, de 60 à 100 grammes. Infusions et décoctés, 5 à 10 grammes de la substance pour 1 000 d'eau. Extraits, 0 $^{gr}$. 20 à 2 grammes. Sirops, de 1 à 5 cuillerées à bouche par jour.

**1° Colombo**. — On désigne sous ce nom la racine du *Chasmantera palmata*, arbuste de la famille des Menispermacées et de la tribu des Chasmantérées. Indigène des forêts de l'Afrique Orientale dans la région du Zambèze, il existe aussi à Madagascar. Cette racine est livrée au commerce sous forme de « rondelles plates, larges de 2 à 6 centimètres, épaisses de 20 à 25 millimètres plus minces au centre et sur les bords que dans la zone intermédiaire. Sa coloration est d'un jaune verdâtre, plus clair quand on racle la surface [1] ». Le colombo doit ses propriétés toniques et amères à la présence de la colombine, de la berberine, et de l'acide colombique.

a. *Propriétés physiologiques*. — Très amer, il a sur la plupart des toniques l'avantage de n'être ni astringent ni stimulant. A très haute dose il provoque des vomissements et de la diarrhée. En Allemagne il jouit cependant de la réputation d'être un constipant.

b. *Indications*. — Troubles fonctionnels de l'estomac, dyspepsie atonique, avec débilité générale.

[1] DE LANESSAN. *Botanique médicale*.

c. *Doses.* — Teinture, 2 à 8 grammes. Extrait, 20 centigrammes à un gramme. Infusé, 5 à 10 grammes p. 1000. Poudre. 0$^{gr}$,50 à 2 grammes. Vin, 50 à 100 grammes.

**2° Gentiane** (*Gentiana Lutea* ou *grande Gentiane*). — Les parties de la gentiane employées en thérapeutique sont la souche et la racine. Elles renferment de la gentiopicrine, corps neutre, cristallisable et de l'acide gentianique.

a. *Indications.* — Goutte, hystérie, scrofule, dyspepsie, anémie, débilité générale.

b. *Doses.* — Teinture, 2 à 10 grammes. Extrait : 0$^{gr}$,10 à 2 grammes. Infusé, 5 p. 1000. Poudre, 0$^{gr}$,20 à 2 grammes. Vin, 60 à 120 grammes. Sirop, 10 à 100 grammes.

**3° Quassia amara.** — Le bois de Quassia provient du quassia amara auquel on substitue le plus souvent le picræna excelsa, de la même famille et qui jouit des mêmes propriétés, qui même est un peu plus dense. Il doit ses propriétés à la *quassine* qui se trouve soit amorphe soit cristallisée.

a. *Action physiologique.* — Les expériences faites avec de la quassine amorphe, poudre d'un jaune fauve, inodore, franchement amère, peu soluble dans l'eau, soluble dans l'alcool, ont donné les résultats suivants. A la dose de 0$^{gr}$,10 par jour en deux fois, l'appétit augmente très rapidement en même temps que reviennent les forces. Les selles se régularisent, deviennent jaunes et bilieuses par suite de l'augmentation de la sécrétion biliaire. La diurèse est triplée. A plus haute dose on observe de la céphalalgie frontale, une sensation de brûlure de l'œsophage et de l'isthme du gosier; des vomissements et des crampes. Ces phénomènes seraient très amendés par l'emploi du chloral.

b. *Indications.* — Anorexie, constipation, parésie vésicale.

c. *Doses.* — Quassine amorphe : pilules de 25 milligrammes, dose maxima. Quassine cristallisée : 10 à 15 milligrammes en pilules de 2 à 5 milligrammes. Poudre de quassia amara, 1 à 3 grammes. Infusion ou macération, 5 p. 1000. Teinture, 2 à 10 grammes. Extrait, 0$^{gr}$,20 à 0$^{gr}$,50. On fabrique également des gobelets en bois de quassia.

**4° Autres amers**. — On doit signaler encore parmi les amers purs les *espèces amères* fort usitées dans l'ancienne thérapeutique et constituées par un mélange à parties égales de sommités de chicorée, de fleurs de houblon, de feuilles d'absinthe et de petite centaurée : la *petite centaurée* légèrement laxative aux doses suivantes : Infusé, 10 p. 1000. Extrait, 2 à 4 grammes. Poudre 2 à 10 grammes : la *chicorée sauvage* dont la racine torréfiée et pulvérisée sert à renforcer le café, parfois même à le remplacer.

### B) AMERS AROMATIQUES

Le principe aromatique que renferment ces amers corrige un peu leur amertume et augmente leurs propriétés excitantes :

**1° Houblon**. — Plante indigène de notre pays, le houblon possède dans ses cônes et ses fleurs femelles une poussière végétale résineuse à structure cellulaire, le *lupulin*, dont l'odeur spéciale est due à l'huile essentielle qu'il renferme et qui contient aussi un principe amer, la *lupuline*, auquel elle doit ses propriétés.

a. *Propriétés physiologiques*. — Le lupulin excite l'appétit, facilite la digestion et parait en plus, jouir de propriétés laxatives.

Il a également des propriétés anaphrodisiaques.

b. *Indications*. — Eréthisme génital en rapport ou non avec une affection de la muqueuse génito-urinaire ; dyspepsie atonique, débilité et cachexies.

Le houblon est aussi employé industriellement pour aromatiser la bière.

c. *Doses*. — Lupulin, 0$^{gr}$,50 à 2 grammes. Houblon : Infusion, 10 p. 1 000. Extrait, 0$^{gr}$,30 à 2 grammes. Sirops, 20 à 100 grammes.

**2° Cascarille**. — On désigne sous le nom d'écorce de cascarille, l'écorce du *Croton Elutheria* petit arbre des îles Bahama. Elle se présente en morceaux tubuleux ou pliés en gouttière, peu volumineux, à cassure courte, à odeur faible plus prononcée et très aromatique quand on la brûle, à saveur amère et nauséeuse. Elle renferme une huile volatile et un principe amer, la *Cascarilline*.

*Doses*. — Teinture, 4 à 20 grammes ; poudre, 1 à 2 grammes ; infusé, 5 à 10 p. 1000.

**3° Absinthe**. — L'absinthe (*Artemisia absinthium*) renferme un principe amer : l'absinthine ; une essence : l'essence d'absinthe ; des résines. Elle constitue l'apéritif le plus répandu, et dont l'abus conduit à l'absinthisme, état morbide caractérisé par des phénomènes épileptiques dus au pouvoir convulsivant de l'essence d'absinthe.

a. *Usages*. — Stomachique, emmenagogue, abortif, vermifuge, et fébrifuge dans les cas où il est impossible d'employer le quinquina (TROUSSEAU).

b. *Doses*. — Extrait aqueux, 0gr,20 à 2 grammes en pilules ou en solution. Tisane, 5 grammes p. 1000. Poudre, 1 à 3 grammes. Teinture, 5 à 20 grammes. Absinthine, 0gr,10 en pilules.

**4° Angusture vraie**. — L'angusture vraie est l'écorce du *Galipea Cusparia*, arbre indigène du Venézuéla. Elle se présente en fragments aplatis, en forme de gouttières ou de tubes à face extérieure couverte d'une couche subéreuse d'un gris jaunâtre, et à face interne colorée en brun clair, à cassure courte, résineuse. Elle est épaisse d'environ 1 4 de millimètre. Sa saveur est amère et son odeur un peu nauséeuse. Elle est redevable de son odeur et de ses propriétés à une huile essentielle et à une substance cristallisable qui a reçu le nom de Cusparine.

Il faut se garder de la confondre avec l'angusture fausse qui n'est autre que l'écorce du *Strychnos nux vomica*, confusion possible qui par suite restreint son emploi.

*Doses*. — Écorce, 0gr,50 à 1 gramme au commencement des repas. Infusion, 2 à 5 grammes p. 1000.

**5° Autres amers aromatiques**. — Il convient de signaler encore dans le groupe des amers aromatiques :

1° La *germandrée* (*Teucrium chamœdrys*) qui est employée en infusion à la dose de 15 grammes pour 1000 grammes d'eau jouirait de propriétés toniques, stomachiques et anti-goutteuses ;

2° La *camomille romaine*. — Cette dernière, très usitée comme fébrifuge dans l'antiquité. De nos jours, on la prescrit à l'intérieur, en infusion à la dose de 5 grammes pour 1000 grammes d'eau, en poudre, 1 à 5 grammes : en extrait, $0^{gr},25$ à 1 gramme ; en sp., 10 à 50 grammes. Enfin on utilise la décoction en fomentations chaudes dans les ophtalmies catarrhales récentes. Quant à l'huile de camomille, ou simple ou camphrée, employée en frictions, elle donnerait des résultats excellents.

### C) Amers astringents

Ce sont les substances qui joignent à leur principe amer une proportion plus ou moins forte de tanin.

**1° Quinquina**. — a. *Caractères botaniques*. — Les quinquinas sont des arbres ou des arbustes de la famille des Rubiacées, tribu des Cinchonées. Le nombre des espèces décrites du genre Cinchona s'élève à plus de cinquante, mais leur nombre doit être restreint et on ne doit plus admettre aujourd'hui que trois types principaux : Cinchona officinalis, C. calisaya, C. succirubra. Commercialement, on divise les quinquinas en quinquinas gris, jaunes et rouges ; division inexacte en ce sens que le même arbre peut fournir en même temps les trois espèces.

Les quinquinas gris sont pour la plupart fournis par des arbres du groupe du C. officinalis. Les principales variétés sont le Loxa (Équateur, Pérou), le Huanaco (Lima), le Pahudiana, plus riche que les autres en alcaloïdes.

Les quinquinas jaunes renferment comme variétés principales : le Calisaya vera, le plus estimé ; le quinquina carthagène, récolté sur le C. lancifolia, et dont les bonnes écorces portent le nom de Columbia ; le quinquina pitayo produit par le C. pitayensis.

Les quinquinas rouges ont des écorces en général très épaisses, très larges, peu ou point roulées, ce qui les différencie des autres écorces. Leur épiderme crevassé est dépourvu des lichens ordinaires ou ne présente que de petites proéminences d'où la division en quinquinas verruqueux et quinquinas non verruqueux. Ils proviennent du C. ovata ou C. succirubra.

b. *Principes actifs*. — L'écorce de quinquina renferme un très grand nombre de substances que MANQUAT réunit en quatre groupes :

1° *Alcaloïdes* : quinine et ses isomères, quinidine et quinicine ; cinchonine et ses isomères, cinchonidine et cinchonicine ; aricine, quinoïdine ; enfin des alcaloïdes mal connus.

2° *Glycosides* : le quinquina contient un principe amer, la *quinovine* $C^{38}H^{48}O^8$ dont la valeur thérapeutique n'est pas connue. On sait seulement que chauffé avec de l'acide chlorhydrique il se décompose en sucre et acide quinovique.

3° *Acides* : acide quinovique, acide quinotanique, acide quinique.

4° *Substances communes* : matières grasses, amidon, gomme, sels minéraux, etc., qu'on retrouve dans tous les végétaux.

c. *Action physiologique.* — Le quinquina pris sous forme de vin faiblement alcoolisé, en quantité modérée, et au milieu ou à la fin du repas, exerce une influence heureuse sur la digestion. A fortes doses et à la longue, il a, grâce à l'action quinotannique une action agressive sur la muqueuse gastro-intestinale. Enfin il diminue la désassimilation.

d. *Indications.* — Avant la découverte de la quinine [1], le quinquina était, sous forme de poudre, le meilleur et le plus sûr fébrifuge. Actuellement, on ne l'utilise plus contre les *accès palustres;* cependant, il ne faudrait pas tout à fait l'oublier : j'ai vu des fièvres résister à la quinine et céder à l'extrait de quinquina.

Dans les fièvres non paludéennes (*fièvre typhoïde, grippe, érysipèle,* etc.), cette même préparation a une utilité incontestable. Pendant les phases aiguës de la maladie, alors que l'abstinence d'aliments est nécessaire, elle lutte contre l'adynamie menaçante, entretient les muqueuses dans un bon état d'humidité, tonifie légèrement le muscle cardiaque. Bien des malades malheureusement ne peuvent le supporter et en éprouvent des crampes d'estomac. Mais ceux qui l'acceptent s'en trouvent bien : ce n'est pas un antipyrétique, mais il me paraît faire partie de cette série de moyens toniques, hygiéniques et antiseptiques dont STOKVIS veut qu'on entoure les fébricitants, à l'exclusion des antithermiques.

Dans les *anémies*, dans les *asthénies*, le quinquina n'a pas perdu

---

[1] Pour la quinine, ses dérivés et ses succédanés, voy. t. I, p. 459.

la place importante que lui assignaient les anciens médecins. Dans la *cachexie palustre*, il est de beaucoup supérieur à la quinine et doit être associé à l'arsenic. Dans les *cachexies*, il maintient quelque temps encore la nutrition et les forces défaillantes; il contribue puissamment à les restaurer dans les *convalescences*.

e. *Modes d'administration et doses :*

1° *Vin de quinquina.* — (On peut employer, suivant les cas, les vins rouges de Bordeaux ou les vins liquoreux d'Espagne). On le prépare à raison de 50 grammes par litre. On le donne pur ou associé à d'autres amers ou à d'autres toniques (gentiane, colombo, quassia, caféine, fer, phosphate, etc.).

*Doses.* — 50 à 100 grammes, plutôt à la fin qu'au début du repas. Dans l'*érysipèle*, JACCOUD en fait l'unique remède à la dose de 300 grammes par jour.

2° *Sirop de quinquina.* — 20 à 80 grammes par jour, très bon pour les enfants.

3° *Teinture de quinquina.* — 2 à 10 grammes, peu usitée.

4° *Décoction et macération.* — 10 à 30 grammes par litre. Le malade en boit deux ou trois tasses par jour, ou s'en sert comme eau de table.

5° *Extrait mou.* — 2 à 4 grammes en potion, dans les maladies aiguës. Dans les convalescences, je formule souvent un électuaire :

| | |
|---|---:|
| Miel de Narbonne. . . . . . . . . . . . . . | 50 gr. |
| Extrait mou de quinquina. . . . . . . . . | 10 — |
| Glycéro phosphate de chaux. . . . . . . . | 3 — |

2 cuillerées à café par jour.


Les résultats sont excellents.

6° *Extrait alcoolique* et *extrait sec*, mêmes doses.

7° *Poudre.* — A l'intérieur, 2 à 6 cachets de 0$^{gr}$,50 chez les malades qui ne tolèrent pas le vin. A l'extérieur, moins employé qu'autrefois, elle n'en est pas moins un excellent topique pour les plaies atoniques et les escharres sacrées.

f. *Succédanés du quinquina.* — Comme succédanés du quinquina, nous signalerons la noix du Cédron (*Simaba Cédron*) qui, à la dose de 0gr,50 d'amande râpée dans un demi-verre d'eau sucrée, a donné à RABUTEAU de bons résultats ; le Kaya sénégalensis qui renferme la cailcédrine, alcaloïde dont l'action égalerait celle de la quinine ; le Philantus ninuri ; le *Moyrapuama*, plante brésilienne (*Acanthacées*) dont on aurait constaté l'efficacité dans les dyspepsies et la neurasthénie.

**2° Condurango.** — Sous le nom de Condurango, on désigne indistinctement dans l'Amérique du Sud, le *Gonolobus condurango*, et le *Macroscepis trianæ*, plantes de la famille des Asclépiadacées qui sont réputées anticancéreures et antisyphilitiques.

Le Condurango renferme du tanin, une résine et des glucosides, les condurangines $\alpha$, $\beta$, $\gamma$, $\delta$, $\epsilon$.

*Doses.* — Poudre, 1 à 4 grammes. Teinture à 1/5°, deux cuillerées à bouche par jour ; on ne l'emploie jamais. Décoction, 15 grammes pour 360 grammes d'eau, deux ou trois cuillerées à bouche par jour. Vin, 10 grammes d'écorce pour 100 grammes de vin alcoolique, deux à trois cuillerées à bouche par jour.

### D) Substances aromatiques

Sous le nom de substances aromatiques on désigne des essences « exerçant sur le système nerveux une action excitante suivie d'une action plus ou moins stupéfiante » (MANQUAT) et jouissant de propriétés antiseptiques très importantes. Par l'action agréable qu'elles ont sur le goût et l'odorat elles sont digestives et apéritives ; elles sont aussi anti-spasmodiques et enfin débarrassent l'intestin des gaz qu'il renferme en favorisant leur absorption ou mieux en déterminant leur expulsion.

La plupart des substances aromatiques sont empruntées aux labiées ou aux ombellifères.

**1° Mélisse** (*Melissa officinalis*). — C'est une plante à rameaux aériens buissonnants, sur une souche vivace, dressés, très ramifiés, à branches étalées, hautes de 30 à 80 centimètres, plus ou moins velues, quadrangulaires. Les feuilles sont ovales, vertes, crénelées sur les bords, très velues. Toutes les parties de la plante exhalent, lorsqu'on les froisse entre les doigts, une odeur agréable, analogue à celle du citron. L'essence qu'elle renferme aurait, d'après MEUNIER et CADÉAC, la propriété de ralentir la respiration, diminuer la fréquence du pouls et abaisser la tension artérielle.

*Doses.* Infusion, 10 p. 1000 ; Eau distillée, 20 à 80 grammes. La mélisse est la base de l'eau de mélisse des Carmes.

**2° Menthe**. — De toutes les variétés de menthe, la menthe poivrée est seule usitée en médecine. Ses propriétés sont dues à l'huile volatile qu'elle renferme et dont elle fournit 2 à 3 p. 100 de son poids. Les variétés Menthe Crispa, Canadensis, Hirsuta fournissent l'essence de menthe du Japon qui contient du menthène et du menthol. Ce dernier est très fortement antiseptique. Il jouit de propriétés anesthésiques et décongestionnantes. On a même été jusqu'à l'employer comme anti-tuberculeux.

*Doses.* Hydrolate, 20 à 100 grammes ; alcoolat, 2 à 10 grammes ; infusion, 10 p. 1000 ; huile volatile, II à X gouttes : sirop, 20 à 100 grammes ; menthol, 10 à 25 centigrammes.

Parmi les labiées utilisées en thérapeutique, nous devons encore signaler l'*Hysope*, la *Sauge* (salvia officinalis), le *Thym* (infusion 10 à 15 grammes par litre d'eau) et enfin le mélange connu sous le nom de *Vulnéraire* et qui est composé d'essence de sauge, d'essence d'absinthe, d'hysope, de romarin, de fenouil.

**3° Girofle**. — Les boutons à fleur du giroflier (*Caryophyllus aromaticus*) renferment dans la paroi du réceptacle une essence qui leur communique leur odeur particulière. Cette essence qui forme les 16 ou 17 centièmes du poids des clous de girofle est constituée par un hydrocarbure spécial isomérique avec l'essence de térébenthine, par de l'eugénol, de l'acide eugénique, de la caryophylline. Analgésique à faible dose, cette essence devient anesthésique à doses plus élevées.

*Doses.* — Infusé, 1 à 10 p. 1000 ; poudre, 0,50 à 2 grammes ; eau distillée, 30 à 60 grammes ; teinture, 10 grammes ; huile volatile, I à II gouttes.

**4° Cannelle de Ceylan**. — Écorce du Cinnamomum Zeylanicum, la *cannelle* est importée en baguettes longues de 1 mètre environ et épaisses de 2 centimètres, formées d'écorces emboîtées les unes dans les autres. Elles sont minces, colorées en brun clair. Leur surface a été raclée pour enlever l'épiderme qui est plus foncé. La surface interne est d'un brun plus foncé que l'externe. Leur odeur est très aromatique, leur saveur piquante et aromatique. Elles proviennent de jeunes branches émises par des souches qui ne dépassent guère le sol.

La cannelle de Ceylan renferme de l'amidon, du sucre, de la gomme, du tannin et une essence qui donne, par oxydation à l'air, de l'acide cinnamique.

*Propriétés physiologiques*. — Excitant d'abord les fonctions de l'organisme, la cannelle a ensuite une action déprimante. On l'utilise pour masquer le goût désagréable de certaines préparations, pour stimuler les fonctions digestives. Jouissant de propriétés hémostatiques, on l'utilisait avant la vulgarisation de l'ergot de seigle dans le traitement des hémorragies internes. L'eau hémostatique de Léchelle en contient une certaine quantité. Enfin elle est le principal aromatique de l'alcoolat de Garus.

*Doses*. — Poudre, de 50 centigrammes à 2 grammes ; tisane, 8 grammes pour 1000 ; teinture, 10 grammes en potion ; sirop, 30 à 60 grammes ; eau distillée, 10 à 60 grammes en potion ; vin de Cannelle, 60 à 100 grammes.

**5° Autres condiments**. — Dans le groupe des condiments aromatiques on utilise encore :

a. La *noix muscade* fruit du Myristica Moschata. D'après CADÉAC et MEUNIER, elle serait un stupéfiant de l'intelligence et un sédatif du cœur. On la donne en poudre, à la dose de 20 centigrammes à 4 grammes.

b. Le *safran*, stigmates desséchées de la fleur du Crocus-Sativus, emménagogue. La poudre se donne à la dose de 0.20 à 2 grammes ; le sirop, de 20 grammes à 60 grammes ; la teinture de 4 à 20 grammes.

c. La *vanille*, fruit du Vanilla planifolia, stimulant général et aphrodisiaque.

d. *L'orange amère*. — Écorce du Citrus vulgaris. On utilise beaucoup le sirop d'écorce d'oranges amères à la dose de 20 à 100 grammes.

**6° Anis**. — Les semences du Pimpinella anisum fournissent l'essence d'anis qui jouit de propriétés stomachiques et carminatives réelles.

*Doses.* — Huile volatile, I à X gouttes. Poudre d'anis, 1 à 2 grammes. Hydrolat, 100 grammes. Infusé, 10 grammes p. 1000. Teinture, 1 à 15 grammes. Sirop, 15 à 40 grammes.

**7° Fenouil**. — L'essence que renferment les semences et les racines du fenouil jouit de propriétés excitantes ; à doses élevées, elle peut même provoquer des attaques épileptiformes.

*Doses.* — Infusé, 10 p. 1000. Hydrolat, 25 à 50 grammes. Huile volatile, I à X gouttes. Elle entre dans la constitution de l'eau d'arquebuse.

**8° Angélique**. — L'Angelica archangelica a des racines et des semences utilisées comme stimulantes et stomachiques. L'essence qu'elles renferment est légèrement irritante.

*Doses.* — Teinture, 2 à 10 grammes en potion. Infusion de racines, 20 grammes p. 1000.

Il convient de signaler encore les semences de *coriandre* que l'on donne en infusé à la dose de 10 p. 1000 ; le *cumin*; l'*aneth* dont les semences augmenteraient la sécrétion lactée et se donnent aux doses suivantes : huile essentielle, $0^{gr},25$ à 1 gramme, en potion.

### E) EXCITANTS CHIMIQUES

Jusqu'à notre époque, on s'était adressé uniquement aux agents végétaux pour exciter les fonctions stomacales. Depuis quelques années, il vaudrait mieux dire depuis quelques mois, on demande le même effet à quelques préparations chimiques, soit purement minérales, soit extraites de la houille. Il serait téméraire de se prononcer sur la valeur réelle de ces nouveaux remèdes qui ont excité beaucoup d'enthousiasme, au moins chez leurs inventeurs. Mais la fortune lamentable des antithermiques de la même origine nous impose une certaine réserve.

**1° Orexine**. — L'orexine, *dihydrophénylquinazoline*, est une base dérivée par voie synthétique du goudron de la houille. Elle a été étudiée par PENZOLDT : sous forme de *chlorhydrate* et de *tannate d'orexine*. Elle excite l'appétit (ὄρεξις, appétit), augmente la sécrétion et stimule la contractilité de l'estomac. Il faut cependant se méfier de sa toxicité, et interrompre l'usage du remède tous les cinq jours.

On a donné de l'orexine au début de la *tuberculose*, dans la *chloro-anémie*, dans l'*hypochlorhydrie*, dans les *vomissements incoercibles* de la grossesse, dans l'*anorexie hystérique*.

*Doses*. — Tannate d'orexine, $0^{gr},30$ à $0^{gr},50$ en un cachet : 2 fois par jour.

**2° Persodine**. — C'est un sel connu depuis longtemps sous le nom de persulfate de soude, mais qu'on n'obtenait que difficilement à l'état de pureté. Son effet le plus curieux et le plus immédiat est d'augmenter très rapidement l'appétit. Rien n'est plus fréquent que de voir des sujets atteints d'inappétence et même de dégoût, se mettre à manger, même avec exagération. Cette boulimie persiste-t-elle ? C'est ce que la clinique n'a pas encore jugé.

*Doses*. — Une cuillère à soupe pour les adultes, une cuillère à dessert ou à café pour les enfants, suivant l'âge, à prendre dans un quart de verre d'*eau pure*, sans aucun mélange d'aliments, une heure avant les repas. Continuer pendant quelques semaines.

**3° Composés du vanadium**. — Le vanadium, métal découvert en 1805 dans les minerais de fer du Taberg, a été retrouvé depuis dans un grand nombre de minerais, et existerait même, d'après PARMENTIER, dans beaucoup de végétaux. L'industrie l'utilise depuis longtemps comme oxydant ; il a été récemment appliqué à la thérapeutique par HELOUIS, LARAN, LYONNET, MARTZ et MARTIN.

Quoique toxique, même à très faible dose chez les animaux, il manifeste son action chez l'homme par le relèvement rapide de l'appétit, l'augmentation du poids et des forces, l'accroissement de l'urée. Son influence très nette sur les fonctions digestives dépendrait à la fois d'une action directe sur la muqueuse gastrique et d'une activité plus grande imprimée à la nutrition. Ce serait, en biologie comme en chimie minérale, un oxydant de premier ordre : cédant et reprenant tour à tour de l'oxygène, passant successivement de l'état d'hypovanadate à celui de pervanadate, il établirait un mouvement de va-et-vient d'oxygène analogue à celui que Binz et Schulz ont décrit à propos de l'arsenic. Aussi les moindres doses renouvelant incessamment leur action suffisent-elles à produire des effets thérapeutiques manifestes, elles agissent comme de véritables ferments.

On a appliqué ce remède avec avantage à l'*inappétence* des *tuberculeux*, des *chlorotiques*, des *neurasthéniques*. On doit s'en abstenir dans les cas de gastralgie et d'entérite.

*Préparations et doses.* — On a déjà créé un très grand nombre de préparations vanadiques : *vanadates* de *soude*, de *fer*, de *lithium*, *phosphovanadates* de *strychnine*, de *caféine*, etc.

La plus connue et la plus utilisée est le *vanadate de soude*.

Les tanins sont précipités par ces sels ; il faut donc exclure des formules, les vins, teintures, extraits, etc., auxquels on pourrait être tenté d'associer les composés de vanadium ; et on prescrira ceux-ci en solutions aqueuses ou en pilules ; on les donnera à jour passé, trois fois par semaine, de manière à éviter toute saturation et à pouvoir prolonger l'usage du remède.

La dose de vanadate de soude sera de 4 à 5 milligrammes au plus, divisés en deux ou trois pilules, une heure avant les repas.

§ 2. — Second groupe. Suppléants
DES SÉCRÉTIONS DIGESTIVES

**1° Diastase**. — La *diastase* ou *maltine* est le ferment qui dans les graines de céréales, en voie de germination, transforme l'amidon en dextrine et en glucose.

La *ptyaline* ou *diatase salivaire* est un ferment analogue que l'on trouve dans la salive mixte et qui commence dans la bouche même la transformation des aliments féculents. Cette digestion salivaire se continue d'abord dans l'estomac, mais au bout de quelques minutes, elle est interrompue par l'intervention d'HCl, et la formation des glycoses reprend son cours dans le duodénum, au contact de sucs digestifs alcalins.

Dans le cas d'hyperacidité excessive, lorsque par exemple comme l'a indiqué LINOSSIER, l'excès d'acide est tel qu'il ne peut plus être neutralisé par la bile et le suc pancréatique, l'intervention de la *diastase unie aux alcalins* aurait une certaine utilité. Mais tout cela est vague. Empiriquement, et en tâtonnant, on prescrit souvent la diastase dans les dyspepsies chroniques, souvent on échoue, quelquefois on réussit sans trop savoir pourquoi. C'est un remède ferment, dont la physiologie et les indications sont à faire.

*Doses.* — $0^{gr}$,50 en un cachet, deux à quatre cachets après le repas, avec association d'alcalins.

Bière diastasée, maltée ; vin diastasé, etc.


**2º Acide chlorhydrique**. — a. *Caractères chimiques*. — L'*acide chlorhydrique officinal* est une solution de gaz acide chlorhydrique HCl dans de l'eau ; il contient 34 p. 100 de ce gaz et se présente comme un liquide incolore, fumant à l'air, très caustique. C'est un poison corrosif des plus énergiques.

b. *Propriétés physiologiques*. — Cet acide existe dans le suc gastrique, dans la proportion de 1 à 2 p. 1000, mais à l'état naissant et sous forme de combinaisons organiques qui lui donnent des propriétés inconnues à l'acide des laboratoires. C'est à lui que ce suc doit la faculté de dissoudre et de digérer les parties les plus dures des aliments et d'être un liquide antiseptique de premier ordre. On sait en effet que le milieu stomacal détruit un nombre considérable de microbes (BÉNECH, VALMYRE), entre autres le bacille du choléra, qui ne devient dangereux que s'il a pu franchir le pylore et retrouver dans le duodénum un milieu qui lui soit plus favorable.

c. *Indications.* — Lorsque l'acidité normale fait défaut, instinctivement les malades y suppléent par l'ingestion de condiments acides (vinaigre, citron, etc.). En pareil cas, lorsqu'il y a *hypopepsie* (HAYEM), on peut prescrire de l'acide chlorhydrique et l'on voit la digestion s'améliorer. Le relèvement des forces qui en est la conséquence ramène bientôt la sécrétion d'un suc plus normal. Mais si l'on continue trop longtemps ou si l'on donne des doses trop fortes, la production de HCl par l'estomac finit par être compromise (JACWORSKI).

Dans l'*hyperchlorhydrie*, l'HCl est contre-indiqué.

d. *Doses*. — TROUSSEAU prescrivait : *HCl médicinal,* une, deux, trois gouttes dans un verre d'eau.

BOUCHARD conseille un verre d'une solution à 4 p. 1000.

EWALD prescrit quinze gouttes dans de l'eau, renouvelées quatre fois de quart d'heure en quart d'heure. Ces doses sont beaucoup trop fortes, et à en juger par la sensation d'âcreté et de brûlure qu'elles laissent à la bouche, ne doivent guère ménager la muqueuse stomacale.

Comme la solution de TROUSSEAU, que nous préférons beaucoup, toutes ces préparations se prennent au cours ou à la suite du repas.

Les boissons acidulées (*eau vinaigrée, limonades citrique, tartrique, nitrique,* etc.) ont les mêmes indications et les mêmes inconvénients que l'HCl. Les citrons et le vinaigre ne sont-ils pas d'ailleurs naturellement recherchés par les personnes dont l'estomac languit. Quant à l'action si vraie et si complète du jus de citron, dans le *scorbut* elle n'est pas expliquée.

### 3° Pepsine et médication chlorhydro-pepsique. — a. *Caractères généraux et indications.* — Le jour où l'analyse chimique a réussi à isoler les ferments, qui dans les sucs digestifs sont les agents vrais de la transformation des aliments, il était tout naturel de prescrire ces ferments tout préparés aux malades dont l'estomac débile était impropre à remplir ses fonctions. C'est ce qu'a fait L. CORVISART dès 1854 ; mais après quelques années de succès, ou du moins de faveur, cette médication subit en ce moment une crise dans laquelle elle menace de disparaître.

La *pepsine* ou *gastérase*, principe actif du suc gastrique pour la transformation des albuminoïdes, est extraite de l'estomac du porc, de la caillette du mouton ou du veau : *pepsine extractive*. La *pepsine amylacée* ou *officinale* n'est autre que le produit précédent, mêlé à de l'amidon très sec pour éviter son altération. La première doit dissoudre 40 fois son poids de fibrine et la seconde 20 fois. En Amérique, on prépare avec l'estomac des gallinacés une pepsine spéciale, l'*inglurine*.

Ce sont des substances extrêmement altérables, d'une odeur animale désagréable, mais non putride, complètement solubles dans l'eau, insolubles dans l'alcool.

La pepsine a été très souvent conseillée aux dyspeptiques et quelquefois avec avantage, mais il est difficile d'en préciser les indications. Si HCl est en quantité suffisante, il est probable que la pepsine ne fait pas davantage défaut, c'est ce qui résulte des recherches de nombreux observateurs, de GEORGES en particulier. Mais quand il y a hypochlorhydrie, quand il y a hypopepsie, l'administration simultanée d'HCl et de pepsine, la médication chlorhydro-pepsique a donné des succès à HAYEM et à BOUVERET. La conduite la plus rationnelle paraît donc consister à associer ces deux éléments du suc gastrique. D'après A. ROBIN, qui a récemment réhabilité la pepsine, celle-ci serait indiquée dans les *hyperchlorhydries*, lorsque HCl est en quantité excessive par rapport à la quantité de pepsine et entrave l'action de ce ferment, et dans les *dyspepsies hyper* et *hyposthéniques* à la condition de vérifier que la pepsine médicamenteuse ne passe pas dans l'urine.

Dans de nombreux cas, la pepsine, soit qu'elle fût impure, soit que l'estomac la décomposât au lieu de s'en servir comme d'un ferment tout préparé, a causé de véritables troubles digestifs.

b. *Préparations et doses* :

1° Pepsine en poudre : 0gr.50 en un cachet, un ou deux cachets pendant ou après le repas.

2° Elixir et vin de pepsine.

L'alcool précipitant la pepsine, on s'est demandé s'il n'était pas fâcheux d'associer ces deux corps. Mais VIGIER a démontré que l'alcool dilué au titre de 15 p. 100 ne coagulait plus la pepsine, et qu'il pouvait y avoir intérêt à conseiller cette association pourvu qu'on respecte la proportion précédente.

Les formules doivent comprendre 1 gramme de pepsine pour 20 à 40 grammes de vin ou d'élixir.

3° Vin et élixir chlorhydro-pepsiques.

Ce sont les mêmes préparations que les précédentes ; sauf addition d'une ou deux gouttes d'HCl officinal par 40 ou 50 grammes de liquide.

4° Linossier affirme que les échecs sont dus à l'insuffisance de doses. qu'il faut faire une médication chlorhydro-pepsique plus intensive qu'on ne le fait habituellement, et pour la rendre supportable il donne la formule suivante :

| | |
|---|---|
| Blanc d'œuf. . . . . . . . . . | n° 2. |
| Sucre. . . . . . . . . . . . . | 30 gr. |
| Eau distillée. . . . . . . . . . | q. s. pour 150 centicubes |
| HCl officinal. . . . . . . . . . | 30 centicubes. |

Cette solution d'une saveur brûlante doit être prise avec un chalumeau pour éviter l'action nocive sur les dents. Le malade avalera ce remède en plusieurs fois au cours du repas, et prendra aussi en plusieurs fois 4 à 5 grammes d'une pepsine au titre de 200 grammes, c'est-à-dire pouvant digérer 200 fois son poids de fibrine et par conséquent 10 fois plus forte que celle du codex.

Donner après le repas des alcalins pour éviter l'hyperacidité de l'organisme.

*c. Aliments pepsinogènes.* — Depuis Schiff, on sait que certains aliments ont la propriété d'être des excitants spéciaux de la sécrétion stomacale.

Résumant les expériences de ce physiologiste, celles de Heidenhain et de Pawlow. M^lle Polapow-Procaïsis [1], en y ajoutant ses travaux personnels, a démontré que la composition du repas exerçait une influence manifeste sur la quantité et la composition du suc gastrique. Les mêmes substances en général augmentent l'abondance du suc et sa richesse en pepsine ; mais tandis que le

[1] M^lle Polapow-Procaïsis, *Revue médicale de la Suisse Romande.*

première résulte de l'excitation produite sur la muqueuse par le contact des aliments, la seconde dépend de l'introduction dans le sang de leurs éléments nutritifs. L'extrait de viande de LIEBIG, le bouillon, le suc de viande, l'eau, le lait, la gélatine sont très actifs ; la viande bouillie, la graisse, l'amidon, l'albumine crue ou cuite sont inertes ; le sel, l'huile d'olives, la soude sont inhibiteurs. Les remèdes, tels que la pilocarpine, peuvent augmenter l'abondance du suc gastrique, mais ne peuvent influencer sa teneur en pepsine. Il y a là une série d'indications dont la clinique doit faire son profit.

**4° Gastérine**. — a. *Préparation du suc gastrique naturel.* — L'insuffisance des ferments digestifs artificiels, les succès de l'opothérapie ont récemment déterminé, le Dr FRÉMONT (de Vichy)[1] à tenter la cure des dyspepsies non plus par du suc gastrique artificiel, mais par du suc gastrique naturel. Sur un chien, il abouche le duodénum à l'œsophage : puis après avoir oblitéré les deux extrémités de l'estomac, fixe ce viscère à la paroi abdominale antérieure, tout en laissant ouverte en ce point une fistule gastrique. Le chien s'habitue à vivre sans le concours de son estomac et son estomac continue à sécréter et à laisser écouler par la fistule un liquide dont FRÉMONT fait un remède : la *gastérine*[2]. Ce nom est donné pour déguiser aux malades la véritable nature du liquide, qui leur répugne seulement quand ils la connaissent.

b. *Caractères chimiques.* — « Le suc gastrique que j'ai employé, ajoute-t-il, est un liquide aqueux, limpide, acide et d'une composition très complexe. Il renferme de l'acide chlorhydrique sous deux formes : libre et combiné. L'acide chlorhydrique libre n'est pas absolument décelable par tous les réactifs : l'acide chlorhydrique combiné est lui-même dans un état mal défini. La pepsine et le ferment lab s'y trouvent sous une forme absolu-

---

[1] FRÉMONT, *Bulletin de l'Académie de médecine*, mai 1895.

[2] Presqu'au même moment, DORFLER a donné ce même nom de *gastérine* au phosphate de bismuth soluble. Il pourrait s'en suivre des confusions regrettables.

ment inconnue. Personne n'a jamais vu de pepsine pure, personne n'a encore fourni de lab aux malades. On comprend dès lors qu'il est impossible de faire du suc gastrique dans un laboratoire. Ce qu'on décore de ce nom ne renferme pas d'acide chlorhydrique combiné, ne renferme pas de lab, ne renferme pas les très nombreuses substances : potassium, sodium, phosphore, fer combiné à la matière organique, etc., qui sont dans le suc gastrique animal ».

Lorsqu'un malade consomme 500 grammes de gastérine, il prend plus de 2 grammes d'HCl et de 30 grammes de pepsine. Les quantités de ces remèdes seraient invraisemblables et dangereuses si on les prenait isolément. Leur innocuité, dans le suc gastrique obtenu par FRÉMONT est la preuve péremptoire que son remède est réellement quelque chose de spécial.

Malheureusement la préparation de ce produit est des plus coûteuses. En outre n'est-il pas à craindre que les estomacs des chiens opérés ne recevant plus d'aliments ne cessent peu à peu de sécréter du véritable suc gastrique.

c. *Mode d'action.* — Quelle que soit l'idée que l'on puisse se faire du mode d'action de ce remède, digestion des aliments, action favorable sur la muqueuse, restitution à l'organisme des éléments récrémentitiels du suc gastrique, il est certain qu'il a donné de beaux succès, non par suggestion, puisqu'on cache aux malades sa véritable origine, mais par son action propre.

d. *Indications.* — Il a agi sans qu'on ait modifié le régime dans les dyspepsies neurasthéniques, dans tous les cas d'insuffisance stomacale. Il fait disparaître les douleurs et les troubles digestifs. Peu à peu les forces renaissent, le poids augmente. Il vient un moment où les malades digèrent parfaitement tous les aliments sans gastérine (FRÉMONT). Il faut s'en abstenir chez les hyperchlorhydriques, dans l'ulcère de l'estomac et aussi dans le cancer de cet organe ; car il réveille ou provoque alors de vives douleurs.

e. *Mode d'administration et doses.* — La gastérine est donnée à la dose de 100 à 500 centimètres cubes par jour suivant l'effet produit. On la mêle à la bière, au bouillon, au lait qu'elle coagule finement ; on ne la mélange pas à des liquides chauds ce qui pourrait tuer la pepsine et le lab. Chez les malades à disposition graveleuse, il est bon de prescrire des lavements au bicarbonate de soude tous les deux ou trois jours pour neutraliser l'excès d'acide introduit dans l'organisme par la gastérine.

Si le remède a été donné par erreur à un hyperchlorhydrique, à un cancéreux ou pris en trop forte quantité, il se produit au creux épigastrique une sensation douloureuse de chaleur qu'apaise très vite l'ingestion d'un verre d'eau alcaline.

**5° Carica papaya.** — Le suc du figuier de nos pays, celui qui s'accumule avant la maturité dans le réceptacle creux où va se constituer la partie charnue du fruit, a la propriété de dissoudre la fibrine. Mais cette propriété est développée au plus haut degré dans le suc laiteux, qui ressemble au lait de chèvre, du fruit vert du *Carica papaya*, cucurbitacée des pays tropicaux, et d'où l'alcool précipite la *Papaïne*.

Ce suc coagule le lait et dissout rapidement la fibrine, en milieu légèrement acide, neutre ou même alcalin. Donne-t-il une peptone semblable à celle de la digestion stomacale? c'est encore à démontrer. Quoi qu'il en soit, ses propriétés dissolvantes ont amené à prescrire la papaïne dans les dyspepsies.

Malheureusement ses effets thérapeutiques restent obscurs. Alors que les uns la préconisent dans l'hypochlorhydrie, les autres la déclarent excellente dans l'ulcère simple où quelques-uns la croiraient plutôt dangereuse. Elle convient surtout aux estomacs dilatés, qui ne peuvent dissocier les fibres musculaires de la viande, et elle leur convient comme traitement provisoire en attendant qu'un traitement plus actif leur rende leur tonicité.

La dissolution des *membranes diphtériques* du pharynx par une solution de papaïne à 1.20 est possible, mais n'a guère d'utilité. Son emploi dans les *dermatoses* se réduit à une sorte de dissolution des squames épidermiques qui ne paraît pas avoir de grands avantages. SKILLERN (de Philadelphie) l'a appliquée avec succès au *détatouage* : la surface étant aseptisée et anesthésiée, on la couvre de glycérolé de papaïne et on fait pénétrer ce liquide en piquant tous les traits du dessin avec un faisceau de trois aiguilles fines. Pansement au glycérolé de papaïne.

*Doses :* 0ᵍʳ,05 à 0ᵍʳ,20 de papaïne, en vin, sirop ou élixir.

**6° Pancréatine.** — Le pancréas a la triple propriété digestive, relative aux albuminoïdes, aux hydrates de carbone et aux corps gras. La *pancréatine*, poudre blanche obtenue en traitant par l'alcool le pancréas du porc, aurait aussi cette triple propriété, *in vitro* (DEFRESNE). L'a-t-elle aussi *in vivo ?* EWALD répond que non, en faisant observer que le suc gastrique digère lui-même la pancréatine, et DEFRESNE réplique qu'une fois absorbée, cette substance agit mieux encore en augmentant la richesse du pancréas en ferments digestifs.

Théoriquement la question reste douteuse. Pratiquement la pancréatine semble faciliter la digestion des corps gras, et peut être donnée utilement lorsque les malades digèrent mal les graisses et les huiles. Au lieu de la prescrire en solution, en cachets ou en vins, il vaut mieux, d'après DEFRESNE et A. ROBIN, la formuler en pilules revêtues d'une enveloppe de sucre et de cire ou en pilules kératinisées.

L'addition de pancréatine ou de pancréas haché aux lavements alimentaires aurait de vrais avantages pour permettre la digestion et l'absorption des substances introduites par voie rectale (voy. *Lavements alimentaires*, p. 22).

ARTICLE VI

## PURGATIFS

### § 1. — PURGATIFS EN GÉNÉRAL

**1° Mode d'action.** —Les purgatifs sont les remèdes à l'aide desquels on provoque des selles plus nombreuses, plus abondantes et plus liquides qu'à l'état habituel.

Un très grand nombre de substances a été utilisé à ce point de vue ; avec la saignée, les purgatifs ont constitué presque toute la médecine de certains siècles, et MOLIÈRE en a justement ridiculisé l'emploi exagéré.

On a longuement expérimenté et écrit sur le mode d'action des purgatifs. Trois théories principales se sont partagées les faveurs des physiologistes. 1º La théorie de l'*osmose*, inventée par Poiseuille, d'après lequel les solutions purgatives de densité supérieure à celle du sang attireraient à elles à travers la muqueuse intestinale une partie du plasma sanguin, est une pure fantaisie de théoricien, qui ne résiste ni à l'observation clinique, ni à l'expérimentation physiologique, ni même à la simple réflexion. 2º La théorie *mécanique* explique l'effet des purgations par l'augmentation des mouvements péristaltiques de l'intestin taltiques. etc. 3º La théorie de l'*irritation*, par l'afflux plus considérable de liquides dans la cavité digestive. Ces deux théories sont également vraies, à la condition de ne pas être exclusives et de se compléter l'une par l'autre. Tout agent purgatif détermine artificiellement une entérite, c'est-à-dire une inflammation superficielle de la muqueuse avec exsudation de liquide comme à la surface de toute membrane enflammée ; à ce liquide d'exsudation s'ajoute l'hyper-sécrétion des glandes de Lieberkuhn, du foie et du pancréas ; et se mêle souvent le produit de la desquamation intestinale. Les tuniques musculaires que tapisse la muqueuse irritée présentent des contractions exagérées comme dans toute entérite : de là les coliques, les douleurs abdominales qui accompagnent l'effet de ces remèdes, de là les selles plus fréquentes et plus liquides, qui constituent l'effet purgatif. Les différentes substances que l'on peut employer agissent les unes plus spécialement sur le péristaltisme les autres sur la sécrétion des glandes, celles-ci sur l'intestin grêle, celles-là sur le gros intestin : aussi n'est-il pas indifférent de prescrire indifféremment telles ou telles purgations, et a-t-on pu tenter légitimement de les classer d'après leurs propriétés particulières.

**2º Effets généraux des purgatifs.** — Le premier effet d'une purgation est l'évacuation de l'intestin : matières solides, liquides, gaz sont emportés par le flux. Le balayage n'est pourtant pas toujours aussi complet qu'on le croit ou qu'on le désire, rien n'est fréquent comme de voir des malades évacuer plusieurs jours après des détritus alimentaires ou de vieilles scybales sur lesquels le flux avait glissé sans les entraîner.

Le contenu de l'intestin est-il moins septique ensuite? On l'a dit et même on a essayé de le prouver ; on a trouvé que le lendemain d'une purgation les selles étaient moins riches en microbes que la veille. Mais ces recherches ne sont pas encore assez précises pour être concluantes. Quand il y a rétention de liquides septiques, il est bon de les expulser; mais s'ils s'écoulent naturellement bien, le plus sage est de laisser faire.

Si l'action antiseptique est douteuse ou du moins contingente, l'action vasculaire est plus nette : toute purgation un peu active s'accompagne d'une énorme vaso-dilatation du réseau abdominal, avec anémie corrélative du réseau encéphalique. Ces faits de dérivation sanguine, bien mis en lumière par VULPIAN, expliquent les bons résultats de ces médications dans les congestions cérébrales.

Ces premiers effets une fois obtenus, il ne faut pas oublier que l'intestin est légèrement enflammé (nous parlons de purgation de moyenne intensité), et il faut savoir respecter cette entérite médicamenteuse. De là la nécessité d'une diète d'au moins une demi-journée, de là l'utilité des boissons délayantes ou anodines, de là les précautions à prendre contre le froid et tout ce luxe de prescriptions minutieuses dont les médecins d'autrefois assiégeaient leurs malades, et que nous avons peut-être trop négligées. J'ai vu l'oubli trop complet de ces prescriptions entraîner des conséquences graves.

Les effets consécutifs varient suivant le purgatif employé. Tantôt la diarrhée persiste quelques jours et va s'atténuant tantôt (c'est le cas le plus fréquent) l'effet laxatif s'arrête assez vite et une courte période de constipation lui succède. L'emploi réitéré des évacuants finit par insensibiliser et par parésier l'intestin qui devien de plus en plus impropre à remplir ses fonctions ; à force de spolier le sang de plusieurs éléments, il cause peu à peu des anémies et des cachexies redoutables.

La plupart des purgatifs n'agissent que par leur contact direc avec la muqueuse de l'intestin. Les lavements purgatifs ordinaires n'ont pas une action différente : la masse du liquide injecté, l'irritation de la surface du gros intestin sur une grand surface par les remèdes ajoutés au liquide sont alors les facteur de l'effet purgatif. Mais il existe quelques médicaments qui introduits dans le rectum avec *une très petite quantité de liquide*) 5 à 10 centimètres cubes), ou même injectés sous la peau, déterminent des selles abondantes et liquides, influencent l'intestin comme d'autres remèdes influencent le rein ou les glandes sudoripares. L'*aloïne*, la *colocynthine* ont cette propriété qui serait précieuse pour purger les malades qui ont des vomissements incoercibles ou qui sont dans le coma. Mais la pratique n'a pas pu encore s'emparer de cette nouvelle voie, à cause de la douleur locale qui suit ces injections.

**3° Indications et contre-indications générales des purgatifs.** — a. *Constipation*. Une constipation accidentelle peut ête jugée par un purgatif. Une constipation habituelle n'en éprouve aucun bien. La purgation vide l'intestin, elle n'en améliore pas les fonctions. Dans la constipation habituelle on ne devra y recourir que lorsque la coprostase devient fâcheuse par ses conséquences mécaniques ou septiques, à titre de pis-aller. Le régime, le massage, les bonnes habitudes hygiéniques, la gymnastique sont le traitement vrai de la constipation.

b. *Obstruction intestinale*. — Dès que le diagnostic est posé, on doit s'abstenir absolument de purgatifs : je parle bien entendu de l'obstruction vraie, et non de l'engouement passager du gros intestin par une masse stercorale. Mais s'obstiner à vouloir triompher par de tels remèdes d'obstacles comme une bride péritonéale, ou un volvulus, ou un rétrécissement organique, c'est augmenter les chances de péritonite et de stercorémie, c'est faire perdre au malade un temps précieux, si des interventions d'une autre nature (lavements électriques, laparotomie) peuvent le sauver. Les chances de salut sont dans la précocité du diagnostic.

c. *Embarras gastrique*. — Les purgations ne valent pas un vomitif ; mais si le cas est léger ou si le vomitif est inapplicable, elles constituent une ressource souvent suffisante.

d. *Appendicite*. — A part quelques cas, où il s'agit de typhlite stercorale plutôt que d'appendicite vraie, l'abstention est encore la règle. Le danger dans cette maladie vient moins de la constipation que de la péritonite imminente. Immobiliser l'intestin par la diète, le repos absolu et la morphine ; calmer l'inflammation par la glace ou les cataplasmes très chauds sont les premières indications. D'après Biermer il faudrait toujours attendre la première selle spontanée dût-elle n'arriver qu'au quinzième jour ; c'est peut-être exagéré ; cependant cette pratique aurait donné 98 p. 100 de succès sans intervention chirurgicale.

Quand aux moyens de prévenir l'appendicite, en dehors de toutes les précautions hygiéniques, Lucas-Championnière prescrit surtout aux enfants des purgatifs deux ou trois fois par an lorsque leurs fonctions digestives sont paresseuses.

e. *Fièvre typhoïde.* — Le traitement de cette maladie par de purgations légères répétées à jour passé a été pratiqué et préconisé par Laroque. Plus tard, soit qu'il y ait eu des insuccès, soit que la fièvre typhoïde ait changé de caractère, on a renoncé à ce traitement et conseillé les lavements et l'antisepsie intestinale. Dans les cas où les selles sont normales, il y a intérêt à ne pas troubler le fonctionnement intestinal ; j'ai vu alors chaque purgation suivie d'une élévation de la température et d'une augmentation de ballonnement. Mais si les évacuations spontanées se font mal, il faut sans hésiter recourir à la médication purgative. La péritonite, le ballonnement excessif, les hémorragies intestinales en contre-indiquent l'usage.

f. *Choléra. Diarrhées cholériformes.* — On s'abstient de purgatifs dans le choléra, tout le monde est d'accord sur ce point. Mais c'est un usage assez répandu de purger immédiatement toute personne atteinte en été d'entérite saisonnière. Je ne saurais m'élever trop contre cette pratique ; elle peut guérir quelques cas, mais j'ai vu assez souvent des phénomènes graves de collapsus, des menaces de péritonite, tout au moins une aggravation de l'entérite succéder à un purgatif inopportun. La diète, les boissons chaudes et stimulantes (thé, menthe, etc.), les applications chaudes sur le ventre sont bien préférables.

g. *Dysenterie.* — Dans la dysenterie aiguë, un léger purgatif huileux ou surtout salin est quelquefois un remède héroïque. Est-ce qu'il y a alors action *substitutive*, substitution de l'inflammation légitime du purgatif à l'inflammation septique préexistante (doctrine de Trousseau)? Est-ce pour tout autre motif? il serait imprudent de trancher la question. Mais pratiquement il est bon de purger les dysentériques, si on n'en guérit que quelques-uns, on les soulage à peu près tous.

h. *Entérite muco-membraneuse.* — Au moment où les fausses membranes se forment, peut-être au moment où elles se détachent, les malades sont sujets à des crises de douleurs très violentes avec constipation opiniâtre ; les souffrances sont assez intenses pour simuler l'appendicite ou la péritonite. Quelques médecins se hâtent de purger, d'autres se contentent d'apaiser les douleurs et d'attendre que l'intestin reprenne son équilibre. J'avoue n'être pas en mesure de juger le différend.

i. *Colique saturnine.* — Les purgatifs répétés et énergiques sont indispensables pour vaincre les douleurs et la constipation.

j. *Congestion du foie ; stase dans le système porte.* — Ces lésions ou ces états sont très souvent améliorés par les purgatifs, qui, pratiquant à la surface de l'intestin une sorte de *saignée séreuse*, diminuent la pression dans le système porte aussi sûrement qu'une saignée du bras la diminue dans la circulation veineuse générale. Le foie hypertrophié à la suite d'excès de table, le foie cardiaque quelquefois si volumineux et si douloureux au début d'une période d'asystolie, sont manifestement réduits par des purgatifs bien choisis. Il semble *a priori* que dans l'ascite de la cirrhose, ces mêmes remèdes devraient faire rapidement disparaître ou diminuer l'épanchement péritonéal. Mais la théorie courante sur la génèse mécanique de l'ascite n'est peut-être pas très solide. Pour cette raison ou pour d'autres, les purgatifs sont ici d'une efficacité douteuse. Il n'en est pas de même dans l'ascite des cardiaques.

k. *Affections des voies respiratoires.* — Aucune d'elles à l'état aigu ne commande l'usage des purgatifs ni ne l'empêche. Si la bronchite ou la broncho-pneumonie est le fait d'une auto-intoxication d'origine intestinale, l'évacuation régulière de l'intestin sera excellente, mais il est souvent difficile de préciser à ce point le diagnostic. On se guidera d'après l'état concomitant des voies digestives.

A la fin des bronchites chez les enfants, dans les bronchites
chroniques des vieillards, un purgatif léger (manne ou huile de
ricin) désobstrue les bronches, et l'on voit alors par une sorte de
métastase, les selles se charger de mucosités glaireuses.

l. *Affections cardiaques.* — Les périodes d'asystolie et d'hypo
systolie, le moment où la circulation défaillante commence à
permettre les œdèmes et les hydropisies sont favorables à l'ac
tion des drastiques ; sous leur influence, la pression veineuse
s'abaisse, le cœur se remonte, et la digitale impuissante aupara
vant trouve après leur effet l'organisme prêt à subir son
action.

m. *Affections cérébrales.* — Les purgatifs y sont utiles de deux
façons : d'abord en corrigeant la constipation symptomatique
de ces maladies, ensuite en amenant une décongestion très accen
tuée de la circulation céphalique. Leur usage est de règle au
cours des méningites, des congestions et des hémorragies céré
brales, des tumeurs cérébrales, etc. Ils ne guérissent pas, mais ils
empêchent de fâcheuses complications.

n. *Maladies infectieuses aiguës.* — Si l'infection a une évolution
cyclique, dans les fièvres éruptives en particulier, une purgation
donnée prématurément peut avoir des résultats désastreux ; elle
arrête ou détourne l'éruption et donne le signal de complica
tions viscérales redoutables. A ce sujet, il est bon de se rappeler
que souvent ces fièvres, la rougeole en particulier, s'accompa
gnent au début de symptômes d'embarras gastrique ; s'il y a le
moindre doute, qu'on ne se hâte pas de purger. Le lendemain
le surlendemain, l'évolution du mal aura éclairé le diagnostic et
permettra d'agir en conséquence.

Dans *l'influenza*, il ne faut pas se laisser effrayer par la blan
cheur de la langue. Elle disparait d'elle-même quand la fièvre
tombe. Mais si d'autres symptômes réclament un évacuant, il
n'y a aucun inconvénient à le prescrire.

o. *Maladies de la nutrition. Auto-intoxications.* — Il faut sur
veiller de près l'état des voies digestives dans les maladies chroni
ques, chez les vieillards, chez les artério-scléreux, chez tous ceux
dont les émonctoires sont suspects de mal fonctionner. En le
purgeant fréquemment, périodiquement s'il le faut, on évitera

des congestions cérébrales ou autres. A plus forte raison, s'il s'agit d'engorgement du foie ou de néphrite, l'évacuation intestinale est-elle indiquée. Les gros mangeurs, les albuminuriques doivent se purger souvent.

p. *Contre-indications.* — Malgré la constipation, les purgatifs doivent être évités dans certaines circonstances. La *péritonite aiguë* ne peut guérir que par l'immobilité de l'intestin ; elle commande donc l'abstention complète des purgatifs. Il en est de même dans la *pelvi-péritonite,* dans les *inflammations aiguës* de l'*utérus* et de *ses annexes.* Dans la *grossesse,* on devra en user avec grande discrétion, car sympathiquement les fibres utérines pourraient être amenées à se contracter en même temps que celles de l'intestin ; à ce point de vue, tous les purgatifs ne sont pas également à redouter ; c'est une question d'espèces à étudier. La même difficulté se pose, lorsque la vessie est en jeu ; en général les purgatifs sont à éviter au cours des *cystites* et des *prostatites.*

Enfin il n'est pas raisonnable, sauf urgence absolue, de purger une femme au moment de ses *règles* ni une *nourrice.* L'arrêt du sang menstruel, la diminution du lait ou peut-être sa disparition, pourraient en être les conséquences.

## § 2. — CLASSIFICATION DES PURGATIFS

Aucune classification n'est parfaite. La plus commode, sinon la meilleure, celle qui s'adapte le mieux à l'esprit de ce Précis, est celle qui, d'après les indications de SOULIER, les catégorise d'après le résultat obtenu. En modifiant légèrement la classification de ce maître, nous aurons :

1° *Eccoprotiques* et *laxatifs :* selles normales ou selles molles.

2° *Purgatifs :* selles liquides. Ils se subdivisent eux-mêmes en *purgatifs salins, purgatifs huileux* et *cholagogues.*

3° *Drastiques :* selles liquides, avec produits inflammatoires, quelquefois sanguinolentes, avec coliques intenses.

Il est certain que, suivant la dose, un purgatif peut devenir laxatif ou *vice versa.* Personne ne le conteste, mais il est permis

néanmoins de classer ces remèdes « d'après le mode d'acti
qu'on leur demande le plus ordinairement. »

## A) Eccoprotiques et laxatifs

1° Les *graines de moutarde blanche* (*Sinapis alba*), à la do
d'une ou deux cuillères à café ; les graines de *Psyllium Planta*
(*Herbe aux puces*) à la dose d'une grande cuillère ; les *grai*
de *lin*, à la dose d'une grande cuillère sont de petits corps étra
gers qui gonflent dans l'eau avec laquelle on les ingère, et ag
sent soit comme excitants légers de la muqueuse intestina
soit, les derniers surtout, comme émollients.

2° Les *fruits du sureau*, les *pruneaux*, les *oranges*, les *fru*
*cuits* sont de bons et légers laxatifs ; le sirop de *fleurs* de *pêch*
(une cuillère à café) est assez souvent employé dans la méd
cine infantile.

3° La *casse*, fruit du *Canéficier* (*Cassia fistula*), est une long
gousse de 30 à 60 centimètres de long, cloisonnée ; elle renfer
dans chaque loge une pulpe noire et douce, très célèbre autrefoi
oubliée aujourd'hui et laxative à la dose de 4 à 8 gramme

4° Le *tamarin* a une pulpe d'odeur vineuse, de saveur aigrelett
laxative à la dose de 30 à 60 grammes, d'une action assez rég
lière, susceptible cependant de provoquer des coliques.

5° La *manne*, suc écoulé spontanément ou par incision d
feuilles et de l'écorce du *Fraxinus ornus*, est une matière bla
che, concrète, un peu grasse au toucher, et qui doit ses propri
tés laxatives soit à la *mannite* (Buchheim), soit à la résine (Rab
teau) qu'elle contient. Des trois variétés qu'on trouve dans l
commerce, *manne* en *larmes*, *manne* en *sortes* et *manne grass*
la première est la plus pure et doit seule être prescrite.

Dans du lait chaud, dans une infusion chaude, la manne à l
dose de 30 grammes pour les enfants de cinq à dix ans, d
60 grammes pour les adultes, est un purgatif doux, facile à fair
accepter. Dans les bronchites chroniques des vieillards, ave
expectoration abondante, il est souvent très utile. Il faisait par
tie de ce remède si détestable qu'on appelait autrefois la *méd*
*cine noire* (manne, séné, sulfate de soude et rhubarbe).

On fait aussi des tablettes de manne et de mannite.

6° Le *miel commun*, le *miel de Narbonne*, sont laxatifs, ils sont peu employés seuls (30 à 60 grammes), mais peuvent servir d'excipient soit à d'autres substances laxatives (rhubarbe, tamarin, etc.), soit au contraire à des substances dont on veut éviter l'effet constipant et qu'on prescrit dans un autre but (extrait de quinquina). Le *sucre de lait*, le *petit lait* sont presque aussi laxatifs que diurétiques.

7° La *mercuriale* (*Mercurialis annua*) donne avec le miel un composé laxatif assez anodin, usité seulement en lavements.

8° Le *soufre* a déjà été étudié (t. I, p. 195).

### B) Purgatifs salins

Un grand nombre de sels de soude, de potasse et de magnésie, jouit de propriétés purgatives. Ce sont généralement des sulfates, des tartrates ou des nitrates, alors que les carbonates des mêmes bases sont au contraire les agents par excellence de la médication alcaline (t. I, p. 169). Tous ces purgatifs salins n'ont pas une action identique, mais analogue que l'on peut résumer ainsi : très solubles dans l'eau, d'une saveur salée, amère, désagréable, ils ne laissent pas cependant à la bouche ce goût répugnant des purgatifs huileux ; cette saveur est facilement masquée ou atténuée par des sirops ou d'autres artifices. Pris le matin à jeun, en deux ou trois doses, à un quart d'heure d'intervalle, ils amènent, presque sans coliques, des selles liquides abondantes au bout de deux heures et demie à trois heures ; leur effet est terminé au bout de cinq ou six heures, et suivi pendant quelques jours de constipation. Ils répondent bien aux indications générales des purgatifs qui ont été données plus haut, mais quelques-uns ont des propriétés spéciales qu'il importe de bien connaître.

**1° Sels de soude, sulfate de soude** (sel d'Epsom, les admirable de GLAUBER). — Ce sel, cristallisé en longs prismes, $SO^4 Na^2 + 10 H^2O$, se donne à la dose de 15 à 40 grammes. Il convient spécialement aux *constipations opiniâtres*, aux *embarras gastriques*, aux *congestions cérébrales*. C'est le purgatif de choix dans la *dysenterie*, soit qu'on le donne à la dose de 30 grammes en une fois, soit à la dose de 4 ou 5 grammes répétées trois fois par jour (BUCHANAN). Il accentue la combustion des graisses et convient particulièrement dans l'*obésité*. Chez certains *dyspeptiques*, MANQUAT donne de 4 à 8 grammes chaque matin dans un verre d'eau à 38°, pendant plusieurs jours, et réalise ainsi une sorte de cure hydro-minérale très utile. GLÉNARD, chez les *hépatiques*, qui se réveillent chaque nuit avec du malaise, prescrit de prendre à ce moment même 7 grammes de sulfate de soude, et cela pendant plusieurs mois. Il convient aussi dans l'*ictère catarrhal*, car il favorise la sécrétion biliaire.

Comme propriétés accessoires du sulfate de soude, signalons ses propriétés *hémostatiques* : 0$^{gr}$,10 à l'intérieur toutes les heures dans les hémorragies capillaires graves, traumatiques, spontanées, même chez les hémophiliques (REVERDIN), et l'utilité des lavages avec une solution à 8 p. 1 000 dans les cas de *brûlures par l'acide phénique*.

**2° Sels de potasse**. — Le *sulfate de potasse*, purgatif à la dose de 5 à 15 grammes, pourrait être toxique et ne doit pas être employé.

Le *tartrate de potasse* ou *crème de tartre*, peu soluble, donne à petites doses (2 à 4 gr.) du carbonate de potasse qui est alcalin et serait le principe actif de la cure de raisins (CARLES, t. I, p. 122) : à la dose de 10 à 20 grammes, il devient purgatif. Ses propriétés alcalines et diurétiques le font rechercher dans les maladies de cœur, soit seul, soit associé à d'autres purgatifs.

Le *tartrate double de potasse* et de *soude* (sel de SEIGNETTE) purge à la dose de 15 à 20 grammes ; il est peu employé.

**3° Sels de magnésie**. — *A*. SULFATE DE MAGNÉSIE. — Ce sel de magnésie qui est toxique en injections veineuses (JOLYET), est un purgatif qui répond bien aux indications générales de ces remèdes, mais qui s'adapte moins bien aux indications plus spécialisées du sulfate de soude (dysenterie, obésité, etc.). Dose, 20 à 60 grammes.

Dans l'*albuminurie* et la *grossesse*, WRIGHT recommande d'abord une large purgation au sulfate de magnésie ; puis des doses moindres, de manière à obtenir deux selles par jour jusqu'au moment de l'accouchement.

*B.* Citrate de magnésie. — Le citrate de magnésie, moins amer que les précédents, se prescrit volontiers avec des limonades ou des eaux gazeuses, ou des sirops acidulés ; il n'a pas d'indications spéciales.

*Doses :* 55 grammes chez l'homme, 45 grammes chez la femme.

*C.* Magnésie calcinée (oxyde de magnésium) et carbonate de magnésie (magnésie blanche). — Ce dernier sel, décomposé par le suc gastrique, dégage de l'acide carbonique, et semble se comporter ensuite comme la magnésie, dont l'action serait la suivante : d'abord combinaison avec l'HCl de l'estomac et formation de chlorure de magnésium, principe actif des eaux de *Châtel-Guyon ;* ultérieurement et surtout dans l'intestin, absorption de $CO_2$, formation de bicarbonate de magnésie, à action également purgative. Ces transformations sont lentes : de là, l'effet tardif de ces médicaments, qui ne provoquent de selles qu'au bout de dix heures en moyenne ; elles sont incomplètes, de là l'absorption d'une partie de ces substances, ou leur élimination avec les selles sous forme de grumeaux blancs, ou la constitution de gros calculs magnésiens chez les malades qui en prennent trop souvent.

Outre leur action légèrement laxative, ces composés magnésiens sont des absorbants utiles dans les dyspepsies intestinales flatulentes et des contrepoisons précieux de l'arsenic et des acides ; la magnésie est préférable dans ces cas au carbonate de magnésie.

*Doses :* Comme absorbant : 2 à 4 grammes ; comme purgatif : 5 à 10 grammes. Ces composés insolubles doivent être pris en cachets ou simplement délayés dans l'eau ou le lait.

**4° Eaux minérales purgatives.** — Un grand nombre de sources contiennent en solution du sulfate de magnésie ou du sulfate de soude, à dose purgative.

*Montmirail* (France) ; *Epsom* (Angleterre) ; *Birmenstorff* (Suisse) ; *Seidschütz, Sedlitz* et *Pullna* (Bohème), sont surtout riches en sulfate de magnésie.

*Rubinat* (Espagne), *Carlsbad*, *Marienbad*, *Frānzensbad* (Bohême), sont plutôt riches en sulfate de soude.

*Hunyadijanos* renferme également les deux sels.

Ces eaux n'ont pas d'autres propriétés que celles de leurs sels purgatifs. Quant à *Châtel-Guyon* (Puy-de-Dôme), si sa teneur particulière en chlorure de magnésium lui assure quelques effets laxatifs, elle agit surtout sur la nutrition générale et a une véritable spécialité pour les entérites muco-membraneuses.


### C) Purgatifs huileux

Les huiles alimentaires sont laxatives ; les personnes qui font un usage régulier de plats à l'huile trouvent dans cette habitude un remède à la constipation. C'est sans doute à la facilité toute mécanique avec laquelle elles glissent le long des muqueuses, que les huiles doivent en partie cette propriété. Mais leur action est en réalité plus complexe.

**1° Huile d'olive**. — Une cuillerée à bouche d'huile d'olive prise chaque matin à jeun, facilite les selles chez les gens constipés.

A hautes doses, cette même huile purge énergiquement. Ses heureux effets dans la *colique hépatique* ont été d'abord connus dans l'Amérique du Nord, puis vulgarisés en France par WILLEMIN, CHAUFFARD et DUPRÉ. Pendant la colique même, le malade doit ingérer directement ou par le tube de FAUCHER, 400 grammes d'huile d'olive, ou tout au moins un grand verre, rester ensuite couché sur le côté droit pendant trois heures. Quelquefois, le malade a des nausées ; en général, les douleurs hépatiques se calment assez vite ; puis, au bout de trois heures environ ou plus tardivement, le malade a comme une débâcle intestinale. Il rend des matières fécales, des quantités considérables de petits blocs graisseux, résultant de la coagulation et de la transformation de l'huile ; et souvent, au milieu de ces masses figées, on trouve un ou plusieurs calculs biliaires.

Le mécanisme qui aboutit à ces résultats a vainement exercé la sagacité des chercheurs ; il n'y a pas reflux de l'huile par l'ampoule de Vater, c'est tout ce que l'on sait.

Un grand verre d'huile par jour amènerait rapidement la sédation des douleurs de la colique saturnine ; et même la colique
néphrétique pourrait être traitée comme la colique hépatique.

**2° Huile de ricin**. — Les graines du ricin, *ricinus communis*
(Euphorbiacées) donnent une huile, huile de *palma Christi, huile
de ricin* (*castor oil* des Anglais), qui contient un principe irritant
pour l'intestin, l'acide *ricinique* ou *ricinolique*. Elles sont ou
peuvent être toxiques. L'huile, tirée à froid, est simplement purgative. D'une couleur jaune pâle, d'une saveur nauséeuse, elle
est assez facilement acceptée par les tout petits enfants qui
la prennent presque sans s'en douter, soit pure, soit mêlée à
leurs aliments. Mais à l'âge de deux ans, ils la repoussent, et on
doit alors leur en masquer le goût par diverses associations (jus
d'orange, bière mousseuse, l'huile se plaçant entre la bière et la
mousse, etc.) ou on la leur présente sous forme d'émulsions
aromatisées (ricinol, ricinoléine, etc.). Pour les adultes, le meilleur procédé est celui des capsules.

L'huile de ricin est le purgatif évacuateur par excellence, il
est rare qu'il provoque des coliques, il n'irrite pas l'intestin et ne
le congestionne pas. C'est à elle qu'on doit recourir de préférence en cas de constipation opiniâtre au cours d'une grossesse
ou après l'accouchement.

*Doses :* Chez un enfant de moins de deux ans, 3 à 4 grammes
(une cuillerée à café) ; chez un enfant de cinq ans, 10 grammes ;
chez un adulte, 30 grammes suffisent le plus habituellement.
Dans les cas d'engorgement stercoral du cæcum, l'alternance de
demi-heure en demi-heure d'une cuillère à café d'huile et d'une
pilule de belladone pendant une journée donne d'excellents résultats. L'huile de ricin peut aussi être donnée une heure après
une légère dose de calomel (0$^{gr}$,05) pour compléter l'action
anthelmintique de ce sel.


D) PURGATIFS CHOLAGOGUES

Le calomel étant mis à part en raison de sa nature minérale
et de ses actions particulières, on rencontre dans la grande classe

des purgatifs un groupe qui semble bien près de former une famille thérapeutique, soit que l'on considère ses propriétés physiologiques, soit que l'on considère ses propriétés chimiques. En se perfectionnant, l'analyse chimique et l'analyse clinique y ajouteront ou en retrancheront peut-être quelques espèces, mais elles arriveront sûrement à mieux saisir les affinités des divers éléments de ce groupe, et par suite à le constituer plus solidement.

Le *séné*, la *rhubarbe*, l'*aloès*, l'écorce de bourdaine, la *podophylle*, le *nerprun*, l'*évonymine*, la *cascara sagrada* sont tous des végétaux de nature et d'origine très différente, mais remarquables par leur action purgative, par leur action sur le foie dont ils augmentent la sécrétion biliaire, augmentation constatée aussi bien en clinique que dans les laboratoires de physiologie; presque tous, sinon tous, renferment de l'*acide cathartique*, soit un corps dérivé du précédent : l'oxyméthylanthraquinone, et en outre un assez grand nombre de glycosides et de résines qui irritent légèrement l'intestin (KUBLY, BUCHHEIM, TSCHIRCH, etc.).

Sans être identiques, les effets produits par chacune de ces plantes, sont assez comparables entre eux : action lente, demandant de six à douze heures pour produire les évacuations ; irritation légère de l'intestin amenant par exception, par intolérance individuelle surtout, des coliques quelquefois intenses ; selles molles toujours mêlées d'une forte proportion de bile ; constipation consécutive assez fréquente, mais, en revanche, peu ou pas d'accoutumance, ce qui permet aux malades d'en prolonger longtemps l'emploi.

Ces propriétés remarquables ont fait de tout temps rechercher ces purgatifs dans le traitement de la constipation chronique. Outre leur effet véritablement utile, ils ont encore l'avantage de pouvoir être pris le soir, soit au moment même du coucher, soit en dînant, et de donner une ou deux selles presque normales le lendemain matin ; on peut d'ailleurs aussi les prendre le matin au premier repas. Mais dans aucun cas le constipé n'est obligé d'interrompre ses habitudes, et peut continuer à vaquer à ses occupations. Aussi ces substances ont-elles un vrai succès auprès des malades pour qui la régularité des gardes-robes est une obsession et qui préfèrent l'usage et même l'abus des purgatifs à l'observation ennuyeuse des règles austères de l'hygiène. Ils ne guérissent pas leur constipation, en ce sens que le jour où ils oublient leur remède, ils sont plus constipés que jamais, mais ils en éludent quotidiennement les conséquences, ce qui est d'ailleurs préférable à la pure expectation.

La forme pilulaire est une de celles qui convient le mieux, non à tous, mais à plusieurs de ces remèdes : car les glycosides, et en particulier l'oxyméthylanthraquinone devant se dégager lentement dans l'intestin, il est bon de les soustraire le plus complètement possible à l'action fâcheuse pour eux de l'acidité gastrique.

**1° Aloès.** — L'aloès est le suc épaissi des feuilles charnues de plusieurs espèces du genre *Aloe*. L'*aloès* du *Cap* est le meilleur ; l'*aloès* des *Barbades*, l'aloès *Socotrin* ne doivent pas être prescrits.

C'est une masse dure, translucide, d'aspect vitreux. Son action est très lente (10 à 12 heures) ; elle ne s'exerce qu'en présence de la bile, aussi n'agit-il pas dans l'ictère par rétention, à moins qu'on ne l'associe à du fiel de bœuf ou à du suc hépatique. Il congestionne fortement le réseau hémorroïdaire. En dehors de son action purgative, il est particulièrement indiqué comme *excitant* des *fonctions de l'estomac*, pour ramener le flux *hémorroïdal* ou *menstruel* et par conséquent pour dériver le sang dans les *congestions cérébrales* ou *pulmonaires*. On l'évitera chez les femmes enceintes, chez les femmes trop abondamment réglées, chez les hémorroïdaires, les urinaires, les dysentériques.

*Doses* : 1° Comme stomachique : teinture d'aloès composée, 10 à 40 grammes.

2° Comme purgatif : 0$^{gr}$,20 à 0$^{gr}$,40 en pilules de 0$^{gr}$,10.

L'aloès entre dans la composition d'une foule de formules anciennes : *pilules écossaises, grains de santé de Franck, pilules ante cibum*, etc.

**2° Rhubarbe.** — La rhubarbe est la racine de plusieurs espèces du genre *Rheum* (Polygonées), ce sont des blocs ligneux, de couleur jaune, d'odeur nauséeuse, de saveur amère. Les *rhubarbes de Chine* et de *Moscovie* sont supérieures aux rhubarbes de nos pays.

Ce remède augmente l'appétit tout en purgeant légèrement ; on l'a qualifié de toni-purgatif. Il convient aux sujets faibles, convalescents, et chez lesquels on redoute l'effet spoliateur d'un purgatif énergique. Ses effets sont un peu plus rapides que ceux de l'aloès.

*Doses :* 1° Poudre ; *a. Comme stomachique :* 0ᵍʳ,20 à 0ᵍʳ,50 au moment des repas. On peut l'associer à de la magnésie ou à du fer, lorsqu'on redoute l'effet constipant de ce dernier ; on peut en prolonger très longtemps l'usage.

*b. Comme purgatif :* 2 à 4 grammes dans du pain azyme.

2° On prescrit aussi sirop, teinture, vin de rhubarbe.

3° Pour avoir un effet purgatif léger, quelques personnes se contentent de mâcher pendant un quart d'heure un petit cube de rhubarbe gros comme un dé à jouer et d'avaler la salive.

**3° Nerprun.** — Avec les baies du Nerprun, *Rhamnus cathar-ticus*, on prépare un sirop qui n'a guère d'autre usage que d'être associé habituellement à l'eau-de-vie allemande et qui est par lui-même légèrement purgatif.

**4° Cascara sagrada.** — Mais le *Rhamnus Purshiana* donne une écorce, *écorce sacrée, cascara sagrada*, qui est devenue depuis quelques années un purgatif à la mode. On y trouve un corps cristallisé, la *cascarine ;* et peut-être y existe-t-il aussi de la *franguline*, ce principe de l'écorce de bourdaine d'où dérive le dioxyanthraquinone (SOULIER).

La cascara sagrada à dose moyenne (0ᵍʳ,50) donne des selles molles ; à dose élevée, 4 à 8 grammes, elle agirait comme dras-tique. Les Américains prescrivent volontiers l'extrait fluide, XXX à XL gouttes par jour, en deux ou trois fois. On peut en prolonger très longtemps l'usage.

**5° Podophyllin.** — C'est une poudre jaunâtre, amorphe, résineuse, retirée de l'extrait alcoolique du rhizome du *Podo-phyllum peltatum*. On n'y a point trouvé d'oxyméthylanthraqui-none, mais une substance non azotée, comme les glycosides, la *podophyllotoxine*.

Puissant cholagogue, mais toxique à hautes doses, le podophyllin convient aux constipations paralytiques (paraplégie, neurasthénie), il donne quelquefois des coliques. Pour atténuer ses effets irritants, TROUSSEAU y associait souvent de la belladone.

*Dose* : 0ᵍʳ,01 à 0ᵍʳ,03 en une pilule à prendre le soir.

**6° Evonymine.** — L'*evonymus atropurpureus* ou *fusain* est une plante d'ornement, d'où l'on retire un produit résineux : l'*evonymine*, qui est purgative.

L'action cholagogue de celle-ci a été mise en lumière par FÉLIZET, sur une femme opérée de cholécystotomie : l'émission de bile par le trajet fistuleux augmentait de 200 grammes par jour quand elle prenait ce remède. Il est indiqué chez les *constipés* et chez les gens à *gros foie*, chez lesquels la congestion chronique de cet organe s'accompagne souvent d'une insuffisance de la sécrétion biliaire.

*Dose* : 0ᵍʳ,05 à 0ᵍʳ,15 en pilules de 5 centigrammes.

**7° Séné.** — Quoique riche en acide cathartique, le séné se distingue nettement des autres cholagogues, peut-être à cause de cette richesse même, peut-être parce qu'il contient plusieurs autres glycosides mal connus : *sennapicrine*, *sennacrol*, etc. On utilise les *feuilles* du séné (*légumineuse* du genre *Cassia*) et les fruits, gousses aplaties, improprement nommées *follicules*.

Le séné donne facilement des coliques, qui souvent persistent plusieurs jours ; il excite vivement la contraction des fibres lisses de l'intestin et des organes pelviens (vessie, utérus), d'où son action emménagogue et abortive. Ces effets seraient en partie évités si on faisait préalablement macérer les follicules dans l'alcool (DUJARDIN-BEAUMETZ). C'est le type des purgatifs dépurateurs, il contribue certainement à la guérison des dermatoses.

*Préparations et doses.* — Il ne se prête pas comme les purgatifs précédents à la forme pilulaire ; mais entre dans la composition de la plupart des *tisanes* et *thés purgatifs*.

1° Tisane de HARDY :

Eau bouillante. . . . . . . . . . . . . . 1 litre.
Séné. . . . . . . . . . . . . . . . . . . . . . . ⎱
Pensées sauvages . . . . . . . . . . . . ⎰ àà 8 gr.

Infuser pendant une heure, sucrer au miel, prendre un grand verre à jeun.

2° Lavement purgatif du Codex, avec séné 15 grammes et sulfate de soude 10 grammes.

3° Le séné peut être associé à la plupart des purgatifs.

**8° Calomel.** — A la suite des purgatifs cholagogues, il est impossible de ne pas dire un mot du calomel. Il a déjà été étudié au point de vue de ses propriétés antiseptiques, antisyphilitiques et diurétiques (t. I, p. 310 et 334). Il faut se borner ici à rappeler ses propriétés cholagogues [1] et purgatives. A ce titre, il peut être prescrit dans les *constipations* opiniâtres, spécialement au cours des *méningites* ou des *gommes cérébrales*, dans les constipations avec *hypertrophie du foie* et infection d'origine intestinale, dans la *fièvre typhoïde* avec *constipation*, etc.

*Dose purgative :* a. Chez l'enfant de moins d'un an, $0^{gr},01$ à $0^{gr},03$.

b.  —  de un à deux ans, $0^{gr},03$ à $0^{gr},05$.

c.  —  à partir de deux ans, $0^{gr},10$ à $0^{gr},30$.

d. Chez l'adulte, la dose très variable peut aller de $0^{gr},30$ à 1 gramme. L'action purgative très énergique de ce chlorure entraîne avec les selles une partie du remède qui n'a pas le temps d'agir. Rappelons que le sel commun, les cyanures (amandes amères) et les iodures sont incompatibles avec le calomel en raison des combinaisons toxiques qui pourraient se produire.

### E) PURGATIFS DRASTIQUES

Le groupe des drastiques est caractérisé par l'action très énergique des agents qui le constituent, par la localisation de leur

---

[1] DOYON et DUFOURT affirment au contraire que le calomel diminue la quantité de bile.

action plus particulièrement sur les parties inférieures du tube digestif, par l'inflammation intestinale qu'ils provoquent, par l'abondance des selles qu'ils déterminent. Ces selles, en général très liquides, quelquefois sanguinolentes, sont en effet la manifestation d'une entérite très caractérisée et se reproduisent souvent le lendemain ou le surlendemain de l'ingestion du purgatif. L'hygiène alimentaire doit être très surveillée, en raison même de cette inflammation de la muqueuse, quand on fait usage des drastiques.

Une partie des drastiques se rattache à la classe des cholagogues par le trait suivant : ils contiennent des principes chimiques : *convolvuline, jalapine,* etc., qui à l'exemple de l'oxyméthylanthraquinone et de l'acide cathartique, n'agissent que dans l'intestin et en milieu alcalin, mélangés avec la bile et le suc pancréatique.

Les constipations très opiniâtres, comme il en existe par exemple dans le cas de certaines tumeurs cérébrales, réclament l'emploi des drastiques. Mais leur indication vraie, ce sont les *hydropisies d'origine cardiaque.* Le flux de liquide qu'ils provoquent est presque aussi utile que la diurèse que déterminent d'autres remèdes ; ils ont en outre l'avantage de préparer le malade à l'action de la digitale. Associés à ce remède et à un diurétique comme la scille et donnés à dose modérée, ils peuvent être prescrits plusieurs jours consécutifs et amener de véritables résurrections (voy. Pilules de BOUCHARDAT, p. 146); à dose franchement purgative, il serait imprudent de recourir trop souvent à leur emploi. Celui-ci est du reste contre-indiqué toutes les fois qu'il y a un état inflammatoire, si léger soit-il, du tube digestif, comme aussi dans les cas de grossesse, de lésions utéro-ovariennes ou de cystite.

**1° Jalap**. — Le jalap (mirabilis jalapa) est la racine de l'*Exogonium purga* ou *Convolvulus jalapa,* plante du Mexique : ce sont de gros tubercules, d'aspect ligneux, que l'on réduit en poudre, et d'où l'on a extrait deux résines, la *convolvuline* et la *jalapine* plus actives que la racine elle-même.

Les doses de 0gr.50 de *poudre de jalap* purgent légèrement :

1 à 2 grammes donnent des effets réellement drastiques ave[c] coliques et ténesme ; 4 grammes causent une entérite cholériform[e] grave.

La *résine de jalap*, moins usitée, se prescrit à des doses quatr[e] fois moins fortes, en pilules comme la poudre elle-même.

**2° Scammonée, turbith végétal.** — La famille des convol[vu]lacées donne à la matière médicale deux autres plantes dras[-] tiques : la *scammonée* et le *turbith végétal*, sans parler d'autres moins usitées.

La *scammonée* (*Convolvulus scammonia*) est une plante d'Orient[ ;] le même nom désigne aussi la gomme résine qui s'écoule de l[a] racine. La scammonée la plus recherchée est celle d'*Alep ;* ell[e] contient la *scammonine*, résine analogue à la *jalapine*.

Le *turbith végétal* (*Ipomœa turpethum*) contient la *turpethine*[,] analogue aussi à ce glycoside.

*Doses :*

1° *Poudre de scammonée :* 0$^{gr}$,30 à 1 gramme en pilules ou e[n] cachets ;

2° *Résine de scammonée :* 0$^{gr}$,10 à 0$^{gr}$,50 en potion ou dans d[u] lait ;

3° *Poudre de turbith végétal :* 0$^{gr}$,25 à 1 gramme.

Ce dernier s'emploie rarement seul, mais il fait partie de la formule composée, si souvent employée sous le nom d'*eau-de-vi[e] allemande*.

4° *Eau-de-vie allemande* ou *teinture de jalap composée :*

| | |
|---|---:|
| Racine de jalap . . . . . . . . . . . . . . . . . . . | 80 |
| — de turbith . . . . . . . . . . . . . . . | 10 |
| Scammonée d'Alep . . . . . . . . . . . . . . | 20 |
| Alcool à 60° . . . . . . . . . . . . . . . . . | 960 |

De 5 à 20 grammes, associés à du sirop de nerprun, dans du thé ou du café sucré.

La médecine LEROY est composée des mêmes éléments en pro[-] portion différente et avec adjonction de séné.

**3° Cucurbitacées.** — Cette famille fournit trois drastiques : la *coloquinte*, la *bryone* et l'*élatérium*.

*A*. COLOQUINTE. — La coloquinte est la pulpe du fruit du *Cucumis colocynthis*, d'où l'on extrait la *colocynthine* et la *citrulline*. C'est un purgatif des plus violents. De 0gr,06 à 0gr,20, elle donne des selles abondantes et liquides ; au-delà, elle provoque des coliques violentes ; à 2gr,50 ou 3 grammes, une entérite cholériforme, des crampes et même la mort. En outre elle serait abortive et emménagogue et aurait quelquefois déterminé de la cystite et de la néphrite. La colocynthine à la dose de 0gr,01, en injection hypodermique, aurait des effets purgatifs.

*B*. BRYONE. — La bryone (*Bryonia alba*) renferme dans sa racine, seule partie utilisée, un principe actif, la *bryonine*. La poudre de cette racine, agent purgatif moins énergique que la coloquinte, est à la fois vomitive et purgative, peut être abortive et toxique à forte dose.

Ce remède est très souvent employé par les homœopathes dans les maladies aiguës des voies respiratoires. HUCHARD le recommande dans le traitement de la coqueluche ; PETRESCO le dit hémostatique

*Dose* : Poudre de racine, 0gr,25 à 1 gramme.

*C*. ÉLATÉRIUM. — L'élatérium est le suc du fruit du concombre sauvage. Il agit comme les substances précédentes ; on peut donner de 0gr,05 à 0gr,10 d'extrait d'élatérium avec fécule (*formule française*).

Comme pour les poudres provenant des convolvulacées, l'effet purgatif de ces produits des cucurbitacées ne semble pouvoir se manifester qu'en présence de la bile. D'une action très variable, infidèles, facilement toxiques, ces médicaments sont rarement prescrits, et cela avec raison.

**4° Huile de croton**. — Les semences du *Croton tiglium* (Euphorbiacées), graines de Tilly ou *petits pignons d'Inde*, donnent par expression une huile jaune brunâtre, nauséabonde, renfermant un acide extrêmement irritant. *l'acide crotonique* ou *crotolinique*.

Appliquée sur la peau, l'huile de croton détermine toujours, mais avec lenteur, une éruption de vésicules plus ou moins confluentes, mais qui, le plus souvent, guérissent sans cicatrice.

A l'intérieur, elle est fortement purgative et provoque des selles aqueuses, abondantes, avec contractions très énergiques de l'intestin. Elle excite d'ailleurs tout le tractus digestif et laisse une saveur âcre à la gorge, une sensation de brûlure à l'estomac, des coliques, de la cuisson anale.

Elle n'est guère utilisée. à cause de la violence de ses effets, que chez les *aliénés* auxquels on peut la faire prendre à leur insu ou dans la *colique saturnine*.

*Dose :* Une ou deux gouttes au plus, dans du bouillon, dans de l'huile de ricin, pour en augmenter les effets, ou dans une pilule de mie de pain.

**5° Autres drastiques.** — La liste des drastiques serait longue si on voulait les étudier tous ; elle serait même interminable. Donnons seulement les noms de la *gomme gutte*, de plus en plus abandonnée, quoiqu'elle fasse partie des pilules d'ANDERSON ; de l'*épurge* (Euphorbia lathyris) ; du *jatropha curcas* ; de l'*ellébore noir*. etc.

ARTICLE VII

## ANTISEPSIE INTESTINALE ET ANTICATHARTIQUES

Le milieu stomacal est normalement aseptique ou même antiseptique, mais il n'en est pas de même du milieu intestinal. « L'intestin est un laboratoire de poisons » (BOUCHARD), poisons provenant des aliments, provenant des sécrétions glandulaires versées dans sa cavité, provenant surtout de la pullulation du coli-bacille, lorsque les circonstances pathologiques lui permettent d'augmenter sa virulence et sa fécondité. L'épithélium intestinal forme une première barrière qui arrête ces poisons, le foie en constitue une seconde ; mais lorsque ces organes sont altérés ou insuffisants, l'organisme peut être envahi par les toxines intestinales : un grand nombre d'inflammations bronchopulmonaires et peut-être même cérébrales, un grand nombre d'états toxi-infectieux ne reconnaît pas d'autre origine. Les lésions de l'estomac peuvent facilement rendre toxique son contenu : les toxines gastriques sont actuellement à l'ordre du jour, elles ont leurs partisans (BOUCHARD, CASSAET, etc.), leurs incrédules (A. ROBIN) et leurs éclectiques (LINOSSIER). Moins net que celui de l'intestin, le rôle de la toxicité stomacale deviendra très important, le jour où on l'aura définitivement établi et prouvé.

Ce court exposé suffit pour faire comprendre combien BOUCHARD, le créateur de l'antisepsie intestinale, a eu raison d'insister sur la nécessité de désinfecter le tube digestif. Seulement il est sage d'élargir le cadre thérapeutique, peut-être trop restreint, dans lequel il a limité cette thérapeutique spéciale. Au point de vue clinique, les accidents septiques sous la dépendance de l'intestin sont toujours en rapport avec les deux facteurs suivants : *degré de liquidité des matières, abondance des gaz.* La constipation sèche, même invétérée, entraine bien moins d'intoxication qu'une demi-journée de diarrhée. Or ces deux facteurs arrivent à leur maximum de développement dans deux ordres de circonstances essentiellement différentes en apparence : les diarrhées et l'obstruction intestinale, et d'ailleurs dans ces deux cas, si on fait abstraction des évacuations alvines, l'analogie des phénomènes cliniques est telle qu'elle a frappé depuis longtemps les observateurs, comme en témoigne l'expression déjà bien ancienne de *choléra herniaire.* Mais dans ces deux cas, l'intestin est distendu par une masse énorme de liquides et de gaz fétides, absolument retenus dans l'obstruction : s'écoulant, mais s'écoulant insuffisamment dans les entérites avec diarrhée, l'intestin distendu, ballonné, parésié retenant encore une partie de son contenu, malgré l'abondance des selles. Pour réaliser l'antisepsie intestinale, le parfait écoulement des matières alvines est donc le premier résultat que doit viser le médecin. S'il ne l'obtient pas, malgré l'usage des antiseptiques les plus énergiques, il échouera ; car ces agents seront toujours impuissants à désinfecter les masses de liquide que peut retenir le tube digestif. Une bonne purgation eût souvent été préférable.

En seconde ligne seulement viennent les remèdes désinfectants, ceux qui absorberont les gaz et les liquides, et aboutiront à solidifier peu à peu le contenu de l'intestin ; avec eux, on pourra souvent donner des astringents qui concourront au même résultat, non pas en modifiant directement le contenu de l'intestin, mais en diminuant la somme des liquides versés dans sa cavité.

Ainsi suivant les cas, et pour aboutir à ce résultat désiré : la réduction au minimum possible de la toxicité de l'intestin, le médecin pourra recourir à des médicaments qui semblent au premier abord être indifférents ou même antagonistes les uns aux autres : les purgatifs, les astringents, les anexosmotiques, les antiseptiques proprement dits, les absorbants. La clinique lui apprendra à fixer son choix [1].

## § 1. — PURGATIFS

En évacuant vite et complètement les liquides intestinaux, les purgatifs ont souvent une action désinfectante des plus nettes. Au début d'un embarras gastro-intestinal, d'une légère entérite, ils ont quelquefois un effet parfait et jugent la maladie en une matinée. Mais si l'intestin est déjà fatigué, dilaté, s'il est incapable de rejeter tout le liquide que lui a fait sécréter le purgatif, il restera plus ballonné après qu'avant ; on le voit quand on répète trop souvent les purgations chez les typhiques, dont la fièvre s'élève alors quelquefois. On le voit aussi chez certains neurasthéniques, pour lesquels toute purgation augmente l'état saburral de la langue et les troubles dyspeptiques.

Si les purgatifs n'agissent pas bien, on régularisera les évacuations par les frictions, les fomentations, les applications chaudes ou froides, la gymnastique, l'électricité, etc., suivant les circonstances.

## § 2. — ASTRINGENTS

On a jadis compris sous ce nom tous les remèdes capables de resserrer les tissus. « L'action astringente semble être comme le *strictum* opposé au laxum morbide, de même que la médica-

---

[1] L'opium dont les propriétés anexosmotiques sont si précieuses sera étudié avec les hypnotiques.

tion émolliente oppose le *laxum* au *strictum* » (SOULIER). Ce groupe thérapeutique, jadis nombreux, a été démembré ; et il ne comprend guère plus aujourd'hui que le tanin et les végétaux qui doivent au tanin leurs propriétés médicales.

**1° Tanin**. — Le tanin ou acide tannique, $C^{14}H^{10}O^9$, est une poudre blanc jaunâtre, de saveur styptique très soluble qu'on retire de la noix de galle. Cette noix, on le sait, est un néoplasme végétal produit sur les feuilles du chêne à la suite de la piqûre d'un insecte hyménoptère : *Cynips gallæ tinctoriæ*.

*A*. CARACTÈRES GÉNÉRAUX. — Le tanin précipite l'albumine, excite les fibres lisses, diminue les sécrétions intestinale et sudorale. Certaines expériences de laboratoire ont pu faire contester l'effet vaso-constricteur du tanin, mais elles n'ont pu encore prévaloir contre l'opinion ancienne. Quant à l'action intestinale, elle a aussi été contestée ; NOTHNAGEL et ROSSBACH ont même signalé la diarrhée ; mais ce ne peut être que par exception ; car l'usage prolongé du tanin entraîne une constipation opiniâtre et le durcissement des matières fécales.

Appliqué topiquement, le tanin durcit les tissus, les momifie (c'est d'ailleurs un bon agent de conservation des cadavres, il les rend imputrescibles). Si son action n'est pas prolongée, une forte réaction congestive se produit ensuite.

Absorbé et après avoir circulé dans le sang à l'état de combinaison albumineuse, il est partiellement transformé en acide gallique, partiellement éliminé en nature par l'urine, dont il modifie l'abondance, en plus suivant les uns, en moins suivant les autres.

*B*. INDICATIONS. — a. *Diarrhées chroniques*. — Les diarrhées chroniques, la *dysenterie*, surtout chez les enfants, sont heureusement traitées par le tanin, malgré l'opinion contraire de NOTHNAGEL et ROSSBACH. Il est vrai, comme le font remarquer ces auteurs, que sous son influence l'appétit ne tarde pas à être compromis.

b. *Choléra*. — Dans le choléra, DUBOUÉ conseille l'usage interne du tanin. CANTANI traite cette maladie par l'entéroclysme au tanin, soit par quatre injections quotidiennes d'un ou deux litres d'infusion de camomille, contenant 5 à 20 p. 1 000 de remède. Comment les malheureux cholériques, incessamment occupés à évacuer, supportent-ils et gardent-ils ces masses de liquide? Je l'ignore, mais il me semble que s'ils ont la force de le faire, c'est déjà d'un bon pronostic.

c. *Hémorragies.* — Le tanin peut être utile dans les *hémorragies gastro-intestinales* par action de contact sur les ulcérations; après absorption, il peut l'être encore pour modérer d'autres hémorragies (*métrorragies, hématuries, hémoptysies*). Avant de le proscrire, comme on a tenté de le faire après quelques observations sur le mésentère de la grenouille, il serait bon de reprendre à nouveau les expériences.

d. *Bronchite et tuberculose.* — Quelques tentatives avaient fait espérer que c'était un antiseptique spécialement apte à lutter contre le bacille de Koch. La suite n'a pas justifié ces prévisions ; néanmoins les bronchitiques et les tuberculeux sont souvent améliorés par son emploi : la circulation pulmonaire est modérée, les sueurs moins abondantes ; la diarrhée s'arrête.

e. *Néphrites.* — Malgré l'autorité de Bright, malgré quelques résultats heureux dans l'*anasarque scarlatineuse*, la valeur du tanin dans le traitement des néphrites est très contestée.

f. *Empoisonnements.* — Il en est de même pour les empoisonnements. On en avait fait un antidote de la plupart des *alcaloïdes*; aujourd'hui on le conteste et on lui accorde seulement quelque efficacité dans les empoisonnements métalliques. Il est d'ailleurs sans inconvénient.

g. *Usage externe.* — Comme astringent local, il a été employé contre les *engelures*, les *gerçures du sein*, les *fissures anales*, la *blennorragie*, les *hémorragies capillaires* (piqûres de sangsues, épistaxis, etc.).


C. Préparations et doses. — 1° *A l'intérieur.* — 0ᵍʳ,25 à 2 gr. en cachets de 0ᵍʳ,50, en pilules de 0ᵍʳ,10, ou en potion.

2° *A l'extérieur.* — En poudre, comme hémostatique ; en solution à 1 p. 100 ou 200, pour injection antiblennorragique ; en pommade à 1 p. 30 à 50.

Rappelons enfin l'association du tanin avec l'iode pour faciliter l'absorption et l'assimilation de ce remède (t. I, p. 209).

**2° Tannalbine**. — La *tannalbine* ou le *tannalbin* est une poudre jaune, sans goût ni odeur, obtenue en chauffant ensemble à 120° un mélange à parties égales de tanin et d'albumine. Elle est insoluble dans l'eau, et traverse l'estomac sans l'intéresser et sans y être modifiée ; car c'est seulement en milieu alcalin, c'est-à-dire dans l'intestin, que cette combinaison se dédouble et que le tanin est remis en liberté. C'est en somme comme si l'on portait d'emblée le tanin dans le duodénum. D'après VIERORDT et ENGEL, la tannalbine agirait bien dans les *diarrhées chroniques*, la *diarrhée des enfants*, moins dans l'*entérite tuberculeuse* ; elle ferait tolérer l'huile de foie de morue, elle serait inefficace dans les maladies infectieuses aiguës.

*Doses :* 0$^{gr}$,25, quatre fois par jour aux enfants de moins de quatre ans ; chez les adultes, on peut aller jusqu'à 10 grammes par jour. Prendre le remède dans l'intervalle des repas ou immédiatement après, dans de l'eau, du lait ou de la soupe.

**3° Tannigène**. — Le tannigène est une combinaison de tanin et d'acétyle. Comme la tannalbine, il régénère le tanin dans l'intestin après avoir traversé l'estomac incognito. Il agit exactement de la même façon, mais à doses moindres : 0$^{gr}$,10 chez l'enfant, 0$^{gr}$,30 chez l'adulte, trois fois par jour. Malgré ses heureux effets, il amène l'augmentation dans l'urine des acides sulfo-conjugués (BOURDINE). Cette poudre grise, inodore ou insipide peut se donner en cachets, ou délayée dans un julep ou dans du lait ; elle doit être administrée au moment des repas. On peut y joindre un peu d'acide lactique ou d'HCl.

Le nombre des nouveaux composés tanniques s'accroît d'ailleurs chaque jour : *tannopine, tannon, tannaceton,* etc.

**4° Produits végétaux renfermant du tanin**. — Un grand nombre de végétaux renferment du tanin et sont utilisés comme astringents. Il est à croire que tous ces tanins ne sont pas identiques, car ils se comportent différemment à l'égard des

sels ferriques qu'ils colorent, les uns en bleu, les autres en ver
d'autres enfin en gris-verdâtre. Leurs propriétés physiologique
ne peuvent donc pas être identiques ; d'ailleurs, chacune d
ces plantes doit contenir d'autres éléments qui modifient l'effe
exercé sur l'organisme. Nous nous bornerons à les énumérer,
part le ratanhia et le simarouba qui nous arrêteront un ins
tant. Quant à l'acide gallique dérivé du tanin, il est absolumen
inutilisé.

a. *Écorce de chêne* ou *tan*. — En décoction à 40 p. 1000 pou
injections vaginales ou en poudre pour saupoudrer les plaie
putrides.

b. *Glands*. — Le fruit non comestible du chêne rouge sert
faire le café de gland, utile dans les diarrhées infantiles, a
moment du sevrage.

c. *Cachou*. — Extrait obtenu en faisant bouillir de l'acaci
*catechu* ou les fruits de l'*areca catechu*. Poudre : $0^{gr},5$
4 grammes. Sirop de cachou, 30 grammes pour les diarrhées.

d. *Kinos*. — Extraits végétaux analogues au cachou et de pro
venance variée (Indes, Amboine, Sénégal, Jamaïque, etc.) Pro
duits à dosage inconstant.

e. *Feuilles de noyer* et *brou de noix* ; produits astringen
recommandés contre la scrofule, la tuberculose, ou en applica
tions locales, contre la leucorrhée. Infusion à 20 p. 1000 c
boisson ; extrait de feuilles, de 2 à 5 grammes en pilules ; déco
tion à 50 p. 1000 en injections vaginales.

f. Les semences du *Paullinia sorbilis*, plante brésilienne, av
lesquelles on forme une pâte brunâtre (*pâte de guarana*), uti
contre la diarrhée et la dysenterie ($0^{gr},20$ à 2 grammes).

g. Citons enfin les *orties*, la racine de *tormentille*, la *bistort
la racine de *benoite*, les feuilles de *ronces*, les pétales de *rose
l'*aigremoine*, l'extrait de *Monésia*, l'*airelle Myrtille*, etc.


**5° Racine de ratanhia**. — Importée en Europe par le Bi
cayen Ruiz, elle s'est lentement répandue en Europe à la fin d
XVIII° siècle et pendant le XIX°. Elle est fournie par une plant
nommée *Krameria*, dont les espèces sont très nombreuses ; ell
est très riche en tanin.

On l'emploie avec succès dans les *diarrhées chroniques ;* dans la *dysenterie,* elle agit bien, mais a surtout l'avantage de calmer les douleurs anales, si on l'administre en un petit lavement que le malade puisse conserver, ou en suppositoire. BRETONNEAU en avait spécialisé l'emploi au traitement de la *fissure à l'anus.* Enfin elle est efficace contre les *hémorragies utérines* et même les *hémoptysies.*

*Doses :*

1° Extrait : 2 à 4 grammes en potion.

2° Décoction : 5 grammes de racines concassées pour 500 ou pour 200 grammes d'eau.

3° Pommade avec extrait et vaseline (1/10), pour la fissure anale.

4° Suppositoire : 1 gramme d'extrait pour 3 de beurre de cacao.

**6° Simarouba.** — L'écorce du *Simarouba amara* (Rutacées) grand arbre de la Guyane, est généralement classée parmi les amers. Son amertume est incontestable ; mais ses propriétés thérapeutiques méritent de la faire ranger parmi les astringents. D'une efficacité douteuse dans les diarrhées de cause vulgaire (entérites chroniques, tuberculeuses, etc.), elle a une action souvent excellente dans la *dysenterie chronique* des pays chauds, à la condition de la prescrire dans les conditions suivantes. Il faut que le malade soit au déclin d'une de ces poussées aiguës si fréquentes et si désespérantes dans le cours d'une dysenterie chronique. Alors après trois ou quatre jours de régime lacté, il restera un jour à la diète absolue, ne prenant que le breuvage suivant en trois fois :

Vin blanc, 500 grammes.

Ecorce de Simarouba 6 à 12 grammes (j'ai même vu porter la dose beaucoup plus haut), faire réduire par ébullition lente à 300 grammes environ, et filtrer.

Il est rare que le malade n'éprouve pas le jour même une amélioration considérable et qu'il ne soit pas débarrassé pour longtemps de ses rechutes. Quelquefois de la dysurie et même un certain ralentissement de la sécrétion urinaire s'observent le jour du traitement : par contre GUBLER avait signalé la polyurie comme un effet du simarouba.

### § 3. — ABSORBANTS ET ANTISEPTIQUES

Si l'on veut combattre directement la septicité de l'intestin par des antiseptiques, il faut, selon BOUCHARD, guider son choix d'après les principes suivants :

1° Le remède doit être à peu près insoluble, pour pouvoir arriver aux dernières portions de l'intestin sans avoir été absorbé ;

2° Il doit être réduit en poudre fine pour se mélanger intimement aux matières :

3° Il doit être donné à doses successives pour que ces doses échelonnées le long du tractus intestinal agissent simultanément sur toute son étendue. Bien que susceptibles de quelques exceptions, ces principes doivent être généralement appliqués, et en les observant, en choisissant des médicaments appropriés on réussit souvent, non à supprimer, mais à réduire notablement la toxicité de l'intestin [1].

**1° Charbon.** — Absorbant, désodorisant, décolorant, le charbon semble en théorie pouvoir jouer un rôle important dans l'antisepsie intestinale, diminuer la quantité des gaz libres désinfecter les matières, rendre en un mot de grands services dans la *dyspepsie flatulente*, dans le *météorisme*, dans les *diarrhées fétides*. Malheureusement deux circonstances s'opposent à ce qu'il développe toutes ses propriétés utiles : d'abord, il faudrait en employer des quantités trop considérables, jusqu'à 100 grammes par jour, suivant le conseil de BOUCHARD ; en second lieu, il perd une fois humide, ses facultés absorbantes. Malgré cela il est utile dans les affections ci-dessus mentionnées et est prescrit avec profit dans la *fièvre typhoïde* ; peut-être a-t-il une action topique utile sur les ulcérations des plaques de PEYER.

[1] Quelques-uns des remèdes appropriés à ce but ont été ou seront étudiés à d'autres chapitres : tels le *calomel*, l'*eau sulfo-carbonée*, l'*eau chloroformée*. Le lecteur voudra bien s'y reporter.

On use le plus souvent du charbon de peuplier très finement porphyrisé, à la dose d'une ou deux cuillerées à café par jour, ou à plus petites doses, uni dans des cachets à d'autres antiseptiques (sels de bismuth, naphtol, etc.).

**2° Composés de bismuth.** — Le *bismuth*, métal lourd, dur, cassant, n'a été longtemps utilisé en médecine qu'à l'état de *sous-nitrate ;* mais son groupe pharmaceutique comprend actuellement vingt-deux produits différents (GAY), dont la valeur relative est l'objet de contestations journalières plutôt entre les chimistes qu'entre les médecins. On ne se sert que des composés insolubles.

*A.* PROPRIÉTÉS PHYSIOLOGIQUES. — Quel que soit le composé, le bismuth, donné à l'intérieur sous forme d'une poudre s'étale à la surface de la muqueuse gastro-intestinale et la tapisse d'un enduit léger, véritable pansement utile pour les ulcérations. D'autre part, il s'incorpore aux matières de l'iléon et du cæcum, qui par ce mélange s'épaississent rapidement et se concrètent en masses pâteuses, cohérentes, collantes et *noires.* En effet tous les sels bismuthiques aboutissent à la formation d'un sulfure noir, qui donne aux selles un aspect spécial dont les malades devront être prévenus d'avance. Ils font diminuer le chiffre de l'indican urinaire.

*B.* TOXICITÉ. — Dans cette série de mutations, une partie du bismuth lui-même est absorbée, mais une très faible partie. Sauf un cas unique de W. DUBREUILH, qui a observé une éruption scarlatiniforme, le bismuth à l'usage interne n'a jamais donné lieu à des accidents toxiques ; on a même pu prendre impunément la dose fantastique de 20 grammes de sous-nitrate par jour pendant quatre-vingts jours, soit au total 1 600 grammes (MATHIEU). Mais ces mêmes remèdes, saupoudrant des surfaces ulcérées étendues, ont souvent déterminé des phénomènes graves : stomatite, liseré noir violacé des gencives à l'insertion des dents, tatouage des joues, anémie, escarres, néphrite, phénomènes qui le plus souvent guérissent.



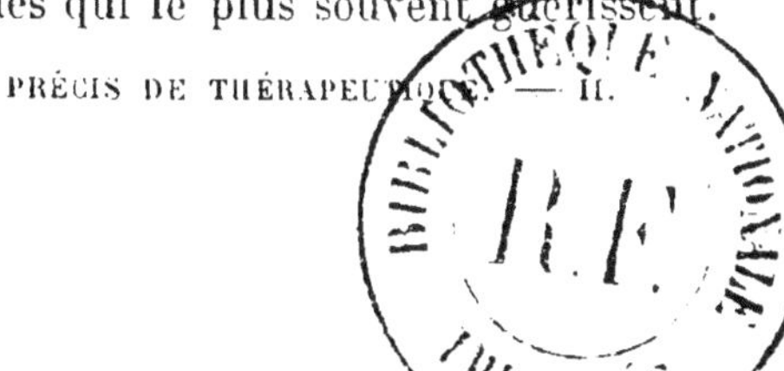

Ajoutons que malgré leur insolubilité, les sels de bismut
pourraient être antiseptiques (Jolyet et Bergonié).

C. Valeur comparée des différents composés. — Les Alle
mands qui ont, paraît-il, le monopole de l'acide salicyliqu
prônent très haut le *salicylate* de *bismuth ;* mais Thabuis, dar
des travaux très documentés, a montré que ce sel est d'un
composition irrégulière, d'une action infidèle et s'associe
l'opinion que Carles formule ainsi : « Le jour où la cliniqu
voudra mettre en parallèle le *sous-nitrate* bien préparé avec l
salicylate de bismuth, elle calmera l'enthousiasme avec lequ
elle a adopté ce salicylate, sel coûteux et de composition irrég
lière ». Il est certain que ce dernier produit agit moins sûr
ment contre la diarrhée, quelle qu'elle soit. Pour d'autres, l
meilleur composé serait l'*Hydrate d'oxyde* de *bismuth.* On a pré
conisé aussi le *benzoate*, le *sous-gallate*, le *benzonaphtolat*
(*orphol*). Ces combinaisons n'ont d'autre avantage que de per
mettre le dégagement dans le tube digestif d'acide salicyliqu
d'acide benzoïque, de naphtol, etc. Il est plus simple et plu
sûr de prescrire directement ces agents, si on les croit utile
Jusqu'à plus ample informé, et réservant la question de la fièvr
typhoïde (voy. plus bas). il est préférable de s'en tenir au sous
nitrate ($AzO^3$ BiO) $+$ $H^2O$ et à l'oxyde hydraté.

D. Indications et contre-indications. — *a.* La *diarrhée* de
*entérites saisonnières,* de l'*entérite infantile,* la *diarrhée prémon*
*toire* du *choléra, la diarrhée* qui suit les *écarts de régime* sor
très facilement calmées par le bismuth. Dans les cas simple
elles sont même quelquefois trop brusquement arrêtées ; j'ai v
des menaces d'engorgement stercoral succéder à l'usage de dose
fortes de bismuth.

*b.* Dans la diarrhée de la *fièvre typhoïde,* le sous-nitrate d
bismuth m'a paru dangereux en raison de la coagulation tro
complète des matières et de l'action fâcheuse des petites mass
ainsi formées sur les ulcérations ; la péritonite en a été à plu
sieurs reprises la conséquence. En pareil cas, le salicylate n'
pas les mêmes inconvénients.

*c.* Certains *vieillards* qui se plaignent de diarrhée sont e réalité des constipés. Leur ampoule rectale gonflée de scybales et irritée par leur contact laisse écouler à travers ces masses dures un peu de liquide fétide. Le bismuth arrête momentanément cette fausse diarrhée qui ne tarde pas à recommencer. Un purgatif ou un lavement jugent l'affaire.

*d.* Dans les affections de l'estomac, le sous-nitrate agit bien chez les *hyperchorhydriques* et aussi dans l'*ulcère simple*. C'est un sédatif des douleurs gastriques ; probablement aussi il modère la sécrétion exagérée du suc acide. FLEIXET a proposé de faire des lavages avec 200 grammes d'eau tenant en suspension 20 grammes de sous-nitrate et de laisser séjourner le liquide assez longtemps pour qu'il puisse agir sur la plaie. L'action calmante du bismuth dans le pyrosis est contrebalancée par son effet constipant ; il est bon alors de l'associer à la magnésie ; les effets absorbants des deux remèdes se combinent et leur antagonisme au point de vue des fonctions évacuatrices de l'intestin permet à celles-ci de se continuer sans trouble.

*e.* A l'*extérieur*, le sous-nitrate de bismuth s'emploie pour saupoudrer les *petites ulcérations*, les plaies que l'on veut faire guérir sous une croûte ; il est utilisé en insufflation dans le *coryza*, en injections dans l'*uréthrite*, en pommade contre l'*eczéma*.

Pour la *sueur des pieds* (voy. ch. VII).

*E.* DOSES :

1° A l'intérieur : *a*) 4 grammes dans une potion gommeuse chez l'adulte ; doses moindres chez l'enfant, contre la diarrhée, *b*) = 0$^{gr}$,50 en un cachet, seul ou associé au charbon, au naphtol à la magnésie, etc., en cas de pyrosis ou pour l'antisepsie intestinale, 4 à 6 cachets par jour.

2° A l'extérieur, en poudre, en pommade à 1 10, en dilution.


**3° Acide lactique.** — L'acide lactique $C^3H^6O^3$, acide oxypropionique, est un liquide sirupeux, incolore, très acide, très soluble.

*A.* PROPRIÉTÉS PHYSIOLOGIQUES. — A l'intérieur, il agit comme un antiseptique de l'intestin ; à l'extérieur, comme un caustique.

Il existe dans la digestion normale, mais prolongée, des fécules et des sucres, au moins dans l'estomac ; à une certaine époque,

on avait même eu tendance à croire qu'il était l'acide norma
du suc gastrique. On reconnaît aujourd'hui qu'il ne paraît dan
l'estomac qu'accidentellement et qu'il ne s'y développe en quan
tité notable que dans les sténoses pyloriques ou duodénales
Dans l'intestin, il peut encore se former accidentellement. L
rachitisme se développant chez les enfants, à la suite de longue
entérites, on avait pensé que le ramollissement des os était du
à la résorption et à l'action de l'acide lactique sur le squelette
mais le fait est contesté.

*B.* INDICATIONS. — Élément accidentel, de la digestion, subs
tance irritante pour l'estomac, l'acide lactique peut cependan
dans certaines conditions devenir un remède. Les entérites de
nourrissons sont de nature et de gravité variables ; HAYEM e
LESAGE ont cherché à débrouiller ce chaos, et sont arrivés au
résultat suivant. Chez un enfant âgé de plus de deux mois, la
*diarrhée verte*, à la condition que la couleur des selles soit le
fait d'une production chromatique bacillaire, et non d'une élimi
nation de pigments biliaires (ce dont on s'assure par les réac
tions de l'acide azotique), à condition que ces selles soien
neutres ou légèrement alcalines, est très généralement améliorée
par l'acide lactique. La médication alcaline convient mieux au
autres variétés.

Quoique soluble, cet acide semble traverser le tube digestif
sans être absorbé en totalité. Ainsi s'expliquerait son action dan
*la diarrhée verte infantile*, dans l'*entérite tuberculeuse* ou comm
SÉZARY et AUNE je l'ai trouvé assez utile ; dans le *choléra* où Du
JARDIN-BEAUMETZ en a obtenu quelques résultats assez discutables
dans la *diarrhée des typhiques*, et même dans la *dysenterie*. I
est probable que le *képhir* si souvent employé maintenant agi
par l'acide lactique qu'il contient.

*C.* DOSES. — La formule de HAYEM est la suivante :

Acide lactique. . . . . . . . . . . . . . . . . . 2 gr.
Eau distillée . . . . . . . . . . . . . . . . . . 95 —
Sirop simple . . . . . . . . . . . . . . . . . . 15 —

Il est inutile d'augmenter la dose ; on n'aura aucun résultat si on la diminue.

L'enfant prendra la potion par cuillerées à café *dans l'intervalle des tétées*, au moins vingt minutes avant ou après ; sinon, on aurait une coagulation massive du lait. Le nombre des cuillerées sera de cinq à dix par jour suivant la gravité des cas.

D. USAGE EXTERNE. — A l'extérieur, l'acide lactique a été employé avec succès contre les *ulcérations tuberculeuses* des muqueuses ou de la peau. Celles des *cordes vocales*, de la *langue* bénéficient de ces applications, qui, dit-on, corroderaient surtout les tissus morbides et respecteraient les tissus sains. Il en est de même de la *rhinite hypertrophique* et des ulcérations scrofuleuses de l'*oreille moyenne* avec végétations et carie. Appliqué sur un *lupus* scarifié, cet acide active la cicatrisation ; mais il laisse parfois des cicatrices déprimées dont il faut se défier (BROCQ), quoiqu'elles soient blanches et sans rétraction.

**Pour** les ulcérations des muqueuses, de simples attouchements avec une solution à 20 p. 100 suffisent; pour le lupus, il faut laisser en contact des tampons d'ouate hydrophile imbibés de cette solution pendant un temps assez long (vingt à quarante minutes). Il faut protéger les parties voisines avec un corps gras.

On peut traiter les *vaginites* et les *métrites cervicales* avec des badigeonnages de solution lactique à 3 p. 100, cautériser avec le même agent en solution très concentrée les *ulcérations purulentes de la cornée*. BALZER a guéri la *pelade* en deux ou trois mois par des applications d'acide lactique à 50 p. 100 ; la peau devient rouge et enflammée ; on interrompt alors l'usage du caustique, et on y revient à nouveau après guérison de l'inflammation provoquée. Notons enfin que l'action bactéricide de l'acide lactique sur le bacille de LŒFFLER justifie son emploi en solution à 1 p. 100 pour badigeonner les gorges atteintes de *diphtérie*.

**4° Naphtaline, naphtols et dérivés.** — A. SÉRIE CHIMIQUE DES NAPHTOLS. — La *naphtaline* $C^{10}H^8$ est un des produits de la combustion du bois, elle se trouve dans la fumée et le goudron

6.

de houille. Elle cristallise en lamelles blanches insolubles, d'une odeur pénétrante, persistante, désagréable.

Les *naphtols* sont les phénols de la naphtaline ; ils sont deux isomères $C^{10}H^7OH$ : le napthol $\alpha$, corps blanc, cristallisé, de saveur piquante ; et le naphtol $\beta$, cristallisé lui aussi, de saveur brûlante, tous deux très peu solubles.

Le *naphtol camphré* est un liquide onctueux, très dense, obtenu par le mélange de deux parties de camphre et d'une partie de napthol $\beta$.

Les naphtols se combinent avec l'acide salicylique pour donner : l'$\alpha$, l'*alphol*, et le $\beta$, le *bétol* ou *salinaphtol* ; le naphtol $\beta$ se combine encore avec le chlorure de benzoïle, *benzo-naphtol* et donne à l'état de sel de calcium une sorte d'éther, l'*asaprol*, poudre blanche, légèrement rosée, amère. La liste des composés ou dérivés des naphtols est interminable.

*B.* Propriétés physiologiques, toxicité. — Tous ces corps sont insolubles, antiseptiques ; mêlés à l'urine, ils en arrêtent la putréfaction ; même l'urine des malades qui ont fait usage de plusieurs de ces substances peut rester longtemps sans s'altérer. Ce sont pour la plupart des parasiticides énergiques, quant à leur toxicité à l'égard des animaux supérieurs et de l'homme, elle me semble encore avoir été insuffisamment étudiée. Par la voie stomacale (à part le naphtol camphré qui ne s'emploie qu'à l'extérieur), ils sont plus ou moins irritants pour les voies digestives ; leur saveur brûlante les rend intolérables à quelques malades. Mais ils ne deviennent dangereux qu'à des doses excessives. La *cataracte* déterminée chez le lapin par l'usage de la naphtaline est un accident intéressant dont l'explication est encore à trouver, mais les émanations de ce corps si elles se prolongent, les frictions au naphtol (Baatz), les injections péritonéales de naphtol camphré, en un mot la pénétration de ces antiseptiques par des voies autres que les digestives a produit maintes fois de graves intoxications.

*C.* Indications. — *a.* Sauf le naphtol camphré, tous ces remèdes sont utilisés comme antiseptiques de l'intestin, dans les *diarrhées,* la *fièvre typhoïde*, les *entérites* de toute nature. Ils désodorisent les selles, et diminuent la quantité de toxines qu'elles renferment. A ce point de vue leur action est des plus utiles. En outre, le benzo-naphtol et le bétol ont l'avantage de contribuer à l'antisepsie par le dégagement d'acide benzoïque et d'acide salicylique. La *dysenterie aiguë* ou *chronique* serait améliorée par ces remèdes.

*b.* Le *rhumatisme articulaire* aigu serait très vigoureusement traité par l'asaprol ; la naphtaline et le benzo-naphtol seraient utiles dans le traitement des *catarrhes vésicaux*, ce que conteste Stokvis ; mais le naphtol α ou β, pris à trop fortes doses, amènerait une coloration foncée de l'urine, prélude de troubles rénaux graves.

*c.* Les émanations de naphtaline ont été conseillés dans la *coqueluche*.

*D.* Usage externe. — En dehors de leur action d'antisepsie intestinale, qui est tout à fait nette, les propriétés thérapeutiques de ces composés restent assez discutables, quant à l'usage interne. Mais employés comme topiques, et en se prémunissant contre les accidents d'absorption, ils ont une efficacité incontestable :

*a.* Dans la *gale*, la naphtaline et le naphtol peuvent être appliqués en pommade et amener la guérison en dix ou douze jours, quand la *frotte* est impossible.

*b.* Dans le cas de *kyste hydatique* (solution naphtolée à 0 gr,50 par litre pour injecter dans la poche kystique) (Chauffard).

*c.* Dans les *tuberculoses locales, adénites cervicales, arthrites tuberculeuses* et même *péritonites tuberculeuses*. L'injection de naphtol camphré après évacuation du pus ou avant sa formation, injection à petites doses, répétée plusieurs fois à quelques jours d'intervalle, amène souvent l'affaissement de la tuméfaction, la résolution des indurations, une guérison aussi parfaite que possible. Mais il ne faut pas oublier que dans le péritoine l'absorption de doses trop fortes a pu entraîner la mort, plutôt par absorption et intoxication générale que par inflammation locale.

*E.* Doses.

a. *Usage interne.*

| | | | |
|---|---|---|---|
| Naphtaline. | 1 gr. à 4 gr. en cachets de 0$^{gr}$,25 | | |
| Naphtol $\alpha$ | 0$^{gr}$,90 à 1$^{gr}$,20 | — | 0 , 30 |
| Naphtol $\beta$ | 0$^{gr}$,75 à 1$^{gr}$,25 | — | 0 , 25 |
| Alphol et bétol. | 1 gr. à 3 gr. | — | 0 , 50 |
| Benzo-naphtol | 2 gr. à 3 gr. | — | 0 , 50 |
| Asaprol | 2 gr. à 3 gr. | — | 0 , 50 |

b. *Usage externe.*

Pommade à la naphtaline ou au naphtol $\beta$ avec vaseline ou axonge à 1/10.

Solution naphtolée à 0$^{gr}$,50 p. 1000.

Naphtol camphré pur.

**5° Levure de bière.** — C'est peut-être une pétition de principes que rattacher les effets cliniques de la levure de bière à l'antisepsie intestinale. Cependant, c'est dans cette section thérapeutique que ce médicament nouveau semble devoir se classer le plus naturellement.

*A.* Caractères physiques, chimiques et microscopiques. — La levure de bière est le type des ferments capables de transformer le sucre de canne en alcool et acide carbonique. Constamment utilisée dans les brasseries, elle se présente sous forme d'une substance crémeuse, de couleur brune ou café au lait foncé, dégageant une forte odeur de bière. Matière essentiellement organisée et vivante, elle échappe à toute formule chimique ; elle se compose surtout de cellules de *saccharomyces cerevisiæ*, mais elle comprend en outre en dehors des ferments solubles sécrétés par ces cellules, de l'invertine en particulier, une proportion variable d'autres saccharomyces ; et le mélange en quantités tout à fait inconstantes de ces divers éléments est une des causes de l'inconstance des effets du remède. Divers essais ont été faits pour substituer à ces levures industrielles des produits à composition plus stable ; nous en reparlerons à propos des préparations pharmaceutiques et des doses.

*B.* Effets thérapeutiques. — Depuis longtemps, paraît-il, la levure est un remède populaire contre le furoncle dans les pays de brasserie ; elle n'a pris place dans la thérapeutique que le jour où les docteurs DEBOUZY et BROCQ ont publié des observations précises. De leurs publications, des travaux très nombreux qui les ont suivis, il résulte que les éruptions furonculeuses sont rapidement arrêtées par l'usage interne de la levure de bière. Si le *furoncle* ou l'*anthrax* sont encore à l'état d'induration, les tuméfactions se ramollissent et se fondent ; si la suppuration est commencée, elle s'arrête ; la plaie prend un aspect favorable, ses bords s'assouplissent et la guérison survient avec rapidité. Tous les furoncles ne sont pas sans doute justiciables de ce traitement, mais la plupart y cèdent. Aussi bien que le furoncle et l'anthrax, on voit guérir par le même procédé les lésions cutanées de même ordre, *orgeolets*, *acné indurée*, *acné pustuleuse*, certains *panaris*, et généralement toutes les dermatoses qui ont des relations avec la dilatation de l'estomac et les dyspepsies.

La *gastro-entérite infantile*, l'*entérite infectieuse*, l'*entérite muco-membraneuse*, la *dysenterie* pourraient être traitées par la levure donnée en lavement (THIERCELIN et CHEVREY). Cette médication, qui n'exclut pas d'ailleurs le régime approprié à ces affections, a pour effet d'améliorer très vite les selles, au point de vue du nombre et de la qualité ; elle agirait même favorablement dans la *constipation* (ROOS).

M. MARIE a prescrit la levure avec succès dans la *pneumonie* ; M. FAISANS, dans la grippe. Ne serait-il pas logique de l'essayer dans toutes les lésions à staphylocoques, même dans l'*ostéomyélite*.

Enfin, dans le *diabète sucré*, M. CASSAET et son élève BEYLOT ont expérimenté ce remède avec le plus grand succès, à une époque où l'on n'avait pas encore songé à l'appliquer au traitement des affections précédentes (1895, voy. t. 1, p. 129).

Les applications locales, au moyen d'injections, ont été tentées dans la *leucorrhée*, avec des résultats tout à fait aléatoires. L'usage interne en a été très fâcheux dans les écoulements *blennorragiques*.


C. MODE D'ACTION. — On ne peut faire encore que des conjectures sur le mode d'action de la levure de bière. Les cellules de saccharomyces sont assurément d'énergiques agents de phagocytose (JACQUEMIN), et il est fort probable qu'elles détruisent un nombre important de bactéries intestinales, soit que la levure sécrète un ferment qui les tue, soit que s'attaquant aux saccharomyces pour « conquérir la libre possession de l'élément nutritif sucré, elles succombent dans cette tentative de spoliation. »

Il est possible aussi que les produits de sécrétion de la levure neutralisent les toxines et les produits de fermentation élaborés dans une digestion vicieuse ; et dans ce cas, comme dans le précédent, ce remède n'agirait pas autrement qu'en réalisant à un degré très élevé, l'antisepsie intestinale. En comparant son action si nette dans la furonculose avec les effets favorables d'agents purement antiseptiques tels que le naphtol, le charbon, etc., on ne peut s'empêcher de penser que les uns et les autres exécutent le même processus.

Mais il est certain, d'autre part, que la levure a une action plus complexe. Elle agit à ce point sur les aliments amylacés, elle les transforme si nettement en alcool, que son ingestion, au cours d'un repas, a pu être suivie d'un léger degré d'ébriété. Enfin, il n'est pas impossible que les ferments sécrétés par la levure ne soient en partie absorbés et n'agissent sur le sang ou sur l'ensemble de l'économie.

On ne sait rien de cette action ; mais on sait que ces produits de sécrétion sont très nombreux : il y a d'abord l'invertine ou sucrase, qui change le sucre de canne en glucose, puis il y a le ferment, zymase ou diastase alcoolique, qui transforme le glucose en alcool, et il y en a d'autres encore.

On a cherché et on a réussi (E. BUCHNER, COIRRE) à extraire de la levure ces divers agents ; à l'aide de broyages énergiques répétés et d'une pression de 500 atmosphères, on a mécaniquement détruit les cellules, et on a fait couler de leur tissu une liqueur jaune opalescente, capable de produire la fermentation. Mais il n'y a pas encore d'intérêt thérapeutique vrai à substituer cette liqueur ou les produits de son évaporation aux levures elles-mêmes pour les raisons suivantes : elle est moins active au point de vue chimique ; elle n'a pas l'avantage qu'ont les cellules d'une excessive prolifération. En attendant que de nouvelles découvertes permettent de substituer aux éléments vivants du saccharomyces des principes solubles nettement définis, le médecin devra continuer d'user des levures elles-mêmes.

*D.* LEVURES FRAICHES, LEVURES SÈCHES, LEVURINE. — Mais celles-ci peuvent être fraiches ou desséchées, et c'est là une question du plus haut intérêt pratique. La levure fraîche est certainement la plus active ; mais c'est un produit éminemment altérable, et difficile à conserver et à transporter surtout en été. Les divers procédés utilisés pour en assurer l'intégrité n'ont pas fait leur preuves. Les pharmaciens ont alors cherché à obtenir des levures sèches soit par évaporation, soit par absorption des parties liquides, à l'aide de divers agents, soit par des moyens mécaniques. Les substances ainsi obtenues, à plusieurs desquelles on a donné le nom erroné de *levurine*, sont les unes bonnes, les autres mauvaises. Elles peuvent ne contenir que des débris de cellules, altérés par les procédés de dessication ; elles peuvent, au contraire, renfermer des cellules rapetissées, mais présentant encore leurs formes arrondies, et garder la couleur et l'odeur de la levure fraîche. Ces dernières sont actives au point de vue thérapeutique, mais les premières ne donnent pas de résultats satisfaisants ; elles seraient même responsables des pesanteurs d'estomac, aigreurs, renvois acides, diarrhées, et autres accidents gastro-intestinaux signalés parfois après l'usage de ces remèdes. Le choix d'une préparation est donc de la part du médecin une affaire délicate. Si l'on peut avoir régulièrement de la levure fraîche, c'est elle que l'on emploiera ; si la chose est impossible, on aura recours à la levure sèche, à la condition que l'examen microscopique montre que les cellules ont conservé leurs formes, sinon leurs dimensions ; que ces éléments sont capables de se revivifier dans un jus sucré et de le faire fermenter à une température de 20 à 25° en trois ou quatre heures si la préparation est récente, en trois ou quatre jours, si elle est d'ancienne date (ADRIAN).

*E.* DOSE. — La dose habituelle est d'une cuillerée à café prise au moment du repas, dans un verre de bière ou d'eau alcaline (Vals, Vichy, Alet), et renouvelée trois fois par jour. Mais elle peut être doublée, chez certains malades, sans inconvénient.

**6º Sels de chaux.** — Sans être réellement antiseptiques, certains sels de chaux ont une vieille réputation dans le traitement des dyspepsies stomacales et des entérites, réputation qu'ils doivent sans doute à leurs propriétés absorbantes et anexosmotiques.

Le *carbonate de chaux*, poudre blanche, insoluble, se donnait autrefois sous forme de *poudre de marbre*, de *coquillages*, d'*os de sèche*, d'*yeux d'écrevisse*, de *craie*, etc., aujourd'hui il est prescrit à l'état chimiquement pur.

Il neutralise les acides et absorbe les gaz de l'estomac; on le donne aux adultes le plus souvent associé à du charbon, à des alcalins ou à des antiseptiques.

Le *phosphate de chaux*, en dehors de sa valeur comme médicament de la nutrition, a été longtemps utilisé comme anticathartique. La célèbre *décoction blanche de Sydenham* le contenait à l'état de poudre de corne de cerf; ce breuvage, composé en outre de mie de pain, de gomme, de sucre et d'eau, est tombé en désuétude. C'est pourtant un remède excellent et sans aucun inconvénient dans les diarrhées de toute nature.

**7º Mucilagineux.** — Aux remèdes anticathartiques, il faut joindre diverses substances à effet lent, mais assez régulier, dont l'action s'explique mal, mais que l'usage a justement consacrées et que le praticien sera heureux d'avoir sous la main, quand les antiseptiques, toujours perturbateurs comme les nouveaux venus, ne seront pas supportés par les malades. Citons seulement :

*a*. La *gomme*, matière qui découle d'un grand nombre de légumineuse et sert à confectionner le *sirop de gomme*, les *potions gommeuses* du Codex, etc., remèdes toujours acceptés et fort utiles dans les diarrhées simples.

*b*. Le *blanc d'œuf* qui, battu dans un verre d'eau avec addition d'un peu de sucre et d'eau de fleur d'oranger, constitue l'*eau albumineuse*. Cette tisane sert de boisson aux malades qu'il faut soumettre à la diète en raison de leur entérite. Elle est le premier aliment que le nourrisson, menacé de choléra infantile et soumis à la diète hydrique, pourra digérer quand les accidents aigus se calmeront. Les œufs frais sont l'aliment naturel du convalescent d'entérite aiguë, de fièvre typhoïde ou de choléra.

*c.* Le *riz* qui peut être également prescrit comme aliment ou comme tisane au cours ou au décours des entérites (20 à 40 p. 1000 en décoction).

ARTICLE VIII

## ANTHELMINTHIQUES

Deux grandes catégories de vers peuvent être rencontrées dans l'intestin de l'homme : les *Cestodes* ou vers plats, les *Nematodes* ou vers cylindriques. A la première, appartiennent les diverses variétés de TÆNIAS : *Tænia inerme, Tænia armé, Bothriocéphale ;* à la seconde, l'*Ankylostome*, hôte du duodénum ; l'*Ascaride lombricoïde*, hôte de l'intestin grêle ; le *Trichocéphale*, hôte du cæcum ; l'*Oxyure vermiculaire*, hôte du rectum.

Les caractères zoologiques de ces parasites, la manière dont on peut les retrouver dans les évacuations, la façon de reconnaître leurs œufs, l'aspect si mobile et si trompeur des symptômes qu'ils déterminent, tout cela doit être parfaitement connu du médecin praticien, que des notions incomplètes amèneront à des erreurs de diagnostic parfois funestes. Rappelons, sans y insister davantage, que plus d'une névrose protéiforme a pour cause un tænia méconnu, et que bien des anémies graves et inexpliquées se rattachent à la présence d'ankylostomes dans le duodénum.

Une fois le diagnostic fait, il faut choisir le remède qui expulsera les parasites. L'anthelminthique idéal serait le remède qui serait toxique pour les vers, sans avoir d'effet nocif sur l'homme ; mais il n'existe pas ; tous les anthelminthiques sont plus ou moins toxiques pour l'homme même. Parmi ceux qu'il est possible d'utiliser, bien peu tuent les parasites, la plupart se bornent à les étourdir, et il faut profiter de ce moment de stupeur du parasite pour l'expulser à l'aide d'un purgatif.

Il n'existe pas de tænifuge ou de vermifuge applicable à tous les helminthes. Chaque remède a sa spécialité, et doit être de préférence prescrit contre telle ou telle espèce.

## § 1. — Tænifuges

C'est le nom qu'on donne aux remèdes destinés à chasser les tænias. Quel que soit l'agent choisi, il est un certain nombre de précautions qu'il est bon d'observer : 1° diète lactée la veille de l'administration du remède ; 2° ingestion de deux ou trois capsules d'éther dans la nuit qui précède ; 3° prise du remède le matin à jeun : 4° usage d'un vase plein d'eau tiède pour aller à selle, de manière que le tænia soit soutenu au moment de sa chute et ne se casse pas. ce qui gênerait son expulsion définitive ; 5° défense expresse au malade, qui en a souvent la tentation, d'exercer des tractions sur le ver en voie d'expulsion.

L'affaire une fois faite, il faudra avec le plus grand soin rechercher la tête, car si elle n'est pas rendue, le tænia va se régénérer, et le traitement est à recommencer. Mais il faut bien se garder de renouveler la tentative avant cinq ou six semaines, c'est-à-dire avant que l'animal ait eu le temps de grandir, sinon l'intervention thérapeutique serait inefficace.

**1° Fougère mâle.** — a. *Caractères botaniques.* — Le rhizome de *fougère mâle* (Polypodium ou Nephrodium filix mas) d'une saveur amère, astringente, doit ses propriétés à l'*acide filicique*, principe très toxique, soluble dans les corps gras qui rendent son absorption plus rapide. Les meilleurs rhizomes viennent de Suisse ; ceux de Normandie sont inactifs (Béranger-Féraud) ; ceux des Pyrénées. des Alpes et des Vosges seraient utilisables Dehourcat). Ils sont d'autant meilleurs qu'ils sont plus frais.

b. *Toxicité.* — Même à dose normale, à fortiori à dose exagérée, les préparations de fougère mâle ont parfois provoqué des accidents redoutables, qui surviennent soit le jour même, soit le lendemain de l'usage du remède : céphalée, vertiges, vomissements, diarrhée, albuminurie, collapsus, coma ; ces phénomènes peuvent naturellement être moins graves, ils se dissipent souvent peu à peu, en trois ou quatre jours. Mais on a vu des cas de mort, des cas de persistance définitive d'amaurose ou de paralysie des membres. Pareils malheurs sont exceptionnels.

c. *Indications*. — La fougère mâle est le meilleur remède contre les *ankylostomes* et elle expulse bien le *tænia inerme* et le *bothriocéphale* ; elle échoue souvent contre le *tænia armé*.

d. *Modes d'administration et doses.*

La *poudre* peut être prescrite à la dose de 8 à 12 grammes en cachets de 0$^{gr}$,50.

La préparation la plus usitée est l'*extrait éthéré*, substance verdâtre, demi-fluide, que l'on donne en capsules de 0$^{gr}$,50, jusqu'à concurrence de 7 ou 8 grammes.

Il faut en même temps donner un purgatif. Celui qu'on choisit de préférence est le calomel. CRÉQUY et LIMOUZIN préparent des capsules contenant chacune 0$^{gr}$,50 d'extrait et 0$^{gr}$,05 de calomel ; on en prend 16 : une toutes les cinq minutes, ou deux toutes les dix minutes. Le remède réussit assez souvent.

DUHOURCAU donne la formule suivante :

Extrait vert de fougère mâle. . . . . . . . .  1$^{gr}$,20
Chloroforme pur. . . . . . . . . . . . . . .  3$^{gr}$,60
Huile de ricin. . . . . . . . . . . . . . . .  4$^{gr}$,80
Huile de croton . . . . . . . . . . . . . . .  1 2 goutte.

Divisez en 12 capsules à prendre de cinq en cinq minutes.


Si l'huile a le désavantage de faciliter l'absorption de l'acide filicique, d'autre part elle agirait à un moment plus opportun que le calomel dont l'effet purgatif pourrait ne commencer qu'après la période d'engourdissement du tænia ; et l'addition du chloroforme, quelque peu tænifuge par lui-même, permettrait de réduire à un chiffre minimum la dose d'extrait de fougère.

Chez les enfants, BAUMEL prescrit 3 grammes d'extrait éthéré, dans une potion et ensuite une purgation.

**2° Kousso.** — Les inflorescences femelles du *Brayera anthel-*

*minthica* (Abyssinie) séchées et pulvérisées forment le *Kousso rouge*, le plus actif.

On fait infuser 15 à 20 grammes de cette poudre dans 250 gr. d'eau *tiède* pendant un quart d'heure et on avale tout le mélange (BOUCHARDAT). Le malade éprouve quelques nausées, des vomissements, puis de la diarrhée; si l'action purgative est lente à venir, il faut au bout d'une heure, prendre un purgatif salin ou huileux. Le Kousso peut aussi être donné sous forme granulée.

**3° Écorce de racine de grenadier, pelletiérine.** — L'écorce fraîche de racine de grenadier *(punica granatum)*, peut être utilisée sous forme de décoction ; mais on préfère généralement se servir de la *pelletiérine*, un des quatre alcaloïdes extraits de la plante par TANRET, associé à l'*isopelletiérine* isomère de la précédente.

Les formules sont les suivantes :

| | |
|---|---|
| 1° Écorces fraîches. . . . . . . . . . . . . | **60 gr.** |
| Eau. . . . . . . . . . . . . . . . . . . . . | **750 gr.** |

Réduire par ébullition jusqu'à 500 gr. ; filtrer, prendre en 3 fois de demi-heure en demi-heure. Deux heures après, 30 gr. d'huile de ricin.

| | |
|---|---|
| 2° Sulfate de pelletiérine . . . . . . . . ⎱ | āā 0$^{gr}$,30 |
|      —    d'isopelletiérine. . . . . . . ⎰ | |
| Tanin . . . . . . . . . . . . . . . . . . | 0$^{gr}$,50 |
| Eau. . . . . . . . . . . . . . . . . . . . . | 100 gr. |

Cette solution est improprement nommée *Tannate de pelletiérine*.

Dix minutes après, prendre un verre d'eau pure ou sucrée.

Une demi-heure après, eau-de-vie allemande. DUJARDIN-BEAUMETZ à qui l'on doit cette formule, donne la dose peut-être excessive de 30 grammes de cette teinture purgative.

Le malade présente souvent des vertiges et doit pour les éviter ou les atténuer rester couché les yeux fermés. Il rend le tænia au bout de trois ou quatre heures. Il reste ensuite assez longtemps fatigué ; car la pelletiérine est en réalité un toxique dont l'action sur le système nerveux périphérique est analogue à celle du curare.

D'après Béregner-Féraud, la pelletiérine est le remède de choix pour le *tænia inerme*; elle donnerait 90 p. 100 de succès. Cependant, il conseille de s'en abstenir chez les femmes enceintes ou nerveuses et chez les enfants.

**4° Semences de courge**. — Les graines de citrouille, en particulier du *cucurbita pepo*, décortiquées, mondées, pilées et réduites en pâte constituent un tænifuge, qui n'est pas extrêmement sûr, mais qui a le grand privilège de ne pas être toxique. La saveur n'en est pas désagréable, mais la satiété éprouvée par le malade l'empêche quelquefois d'avaler la totalité du remède.

Dose :

| Semences de courge mondées. . . | | 30 à 45 gr. pour un enfant. |
| Sucre en poudre ou miel . . . . | ää | 50 à 60 gr. pour un adulte. |

Donner, tout de suite après, une dose purgative d'huile de ricin.

**5° Autres tænifuges**. — On pourrait allonger à plaisir la liste des tænifuges; chaque pays a les siens. L'Inde et la Chine donnent le *kamala* et l'*embélate d'ammoniaque*, extrait de l'*embélia Ribès*[1]; on cite encore le *moussena*, le *soaria*, le *tatzé*, etc.

## § 2. — Vermifuges

**1° Vermifuges à action infidèle**. — De simples purgatifs peuvent expulser quelques ascarides ou même des oxyures : mais il ne faut pas compter sur leur action, presque toujours insuffisante. Le calomel est encore le meilleur à ce point de vue, à raison de sa double action parasiticide et évacuante.

Le chloroforme, l'éther, la térébenthine, les antispasmodiques fétides, tels que l'asa fœtida, l'ail lui-même si populaire, peuvent peut-être engourdir les helminthes, en favoriser l'expulsion, et en agissant sur le malade même, contribuer à l'apaisement des

[1] A. Durand. Thèse de Bordeaux, 1892.

crises convulsives réflexes fréquentes chez les enfants. Mais leurs effets sont trop peu constants, pour qu'on puisse leur accorder grand crédit.

**2° Semen-contra et santonine.** — a. *Propriétés botaniques et physiologiques.* — Le semen-contra a des propriétés plus actives. On désigne ainsi non les graines, mais les sommités non épanouies de diverses plantes du genre *artemisia*. La variété des espèces auxquelles on emprunte le remède rend compte de l'irrégularité de ses effets; car on connaît le *semen-contra* d'*Alep*, celui de *Barbarie*, le *semen-contra indigène*. Aussi dans les cas, où la plante même a échoué, peut-on réussir à l'aide de la *santonine*, $C^{15}H^{18}O^3$ substance cristallisée, incolore, jaunissant à la lumière, peu soluble dans l'eau.

D'après KÜCHENMEISTER, les ascarides pourraient vivre deux jours dans une infusion de semen-contra, mais seraient très rapidement tués dans une solution huileuse de santonine. L'action de ces remèdes sur les parasites reste obscure. Sur l'homme en revanche, à dose forte, elle est franchement toxique : *nausées, vomissements, convulsions, xanthopsie, ictère, albuminurie, teinte jaune* ou *rouge de l'urine*. La mort est survenue par paralysie des muscles de la respiration : la respiration artificielle est en pareil cas une suprême ressource.

Au point de vue pratique, le semen-contra est un bon remède contre les *ascarides*, un remède insuffisant contre les *oxyures*; cependant, ces derniers peuvent être attaqués par des lavements à la santonine. La santonine a été aussi essayée avec quelque avantage contre l'épilepsie.

b. *Modes d'administration et doses:*

1° Poudre de semen-contra, 1 à 5 grammes suivant l'âge, dans du sirop, du miel ou de la confiture, le matin à jeun. Huile de ricin une heure après.

On peut aussi associer le semen-contra à une dose laxative de calomel.

2° Santonine, 2 à 4 pastilles à un centigramme (Codex) pour les enfants, 8 à 12 pour les adultes.

On peut aussi mêler simplement la santonine à du miel ou

même à de l'huile d'olives, qui la rend moins absorbable et accroit son action contre les ascarides.

3° Lavements. Mêmes doses et mêmes véhicules.

**3° Autres vermifuges**. — Comme vermifuges, on peut aussi employer :

*a*. La *spigelie anthelminthique*, plante annuelle de l'Amérique du Sud efficace contre les ascarides : *poudre* : $0^{gr},25$ à $0^{gr},50$ chez l'enfant ; 1 à 2 grammes chez l'adulte ; *décoction* : 8 grammes dans 500 grammes d'eau, à prendre en quatre à huit jours.

*b*. La *mousse de Corse*, mélange de plusieurs algues desséchées, entre autres le *Corollina officinalis* et le *Fucus purpureus* : Décoction dans l'eau ou dans le lait : 5 à 15 grammes. Poudre : 1 à 2 grammes avant trois ans ; 3 à 5 grammes après cinq ans.

*c*. La *tanaisie*, plante des prairies humides, d'une valeur douteuse comme vermifuge, mais remarquable par les convulsions que provoque son essence et qui sont analogues à celles de la rage. PEYRAUD, dont les travaux sont trop oubliés, affirme que l'essence de tanaisie peut vacciner les lapins contre la rage.

**4° Traitement des oxyures**. — Cantonnés au bas du rectum, ces vermicules échappent à l'action des médicaments ingérés par la voie buccale. C'est par des lavements ou des topiques rectaux que l'on peut s'en débarrasser. On a eu des succès avec les moyens suivants : 1° mèche de gaze enduite d'onguent gris introduite par l'anus ; 2° pommade au calomel à $1\ 10^e$ : 3° suppositoires au calomel ($0^{gr},10$ pour 5) ; 4° lavements au borax ; 5° lavements à l'asa fœtida (3 grammes pour 150) ; 6° lavement d'eau sucrée, moyen simple et souvent suffisant.

Il faut noter que les oxyures laissent dans la muqueuse des œufs dont l'éclosion se fait attendre longtemps, et tous les moyens précités ne pouvant agir que sur les vers déjà vivants, de nouvelles générations d'animalcules pourront se produire, même après l'application de traitements bien dirigés et efficaces. Ceux-ci devront donc être renouvelés souvent pour arriver à l'expulsion complète. La cure devant être longue, il sera bon de varier les prescriptions, de recourir au moins de temps en

temps à des topiques inoffensifs et de ne pas exposer quotidiennement les enfants à absorber par leur muqueuse rectale des
substances toxiques.


ARTICLE IX

LAVEMENTS


**1° Technique**. — L'introduction de remèdes ou d'aliments
dans le rectum constitue les lavements. L'origine de ce moyen
de traitement se perd dans les origines mêmes de la médecine,
et son emploi a été, suivant les temps ou la mode, ou trop oublié
ou répété avec exagération.

Les lavements sont administrés à l'aide de plusieurs instruments. La vieille seringue, l'instrument de MOLIÈRE, est presque
complètement abandonnée ; on se sert soit de l'irrigateur Eguisier, soit de l'Enema (poire de caoutchouc aspirante et foulante
placée sur le trajet d'un tube flexible), soit d'un simple appareil
laveur à siphon, comme pour les injections vaginales. Nous
avons déjà parlé de la seringue de CONDAMIN (t. I, p. 18).

La canule qui porte le liquide dans le rectum est tantôt une
petite canule d'os ou d'ivoire, tantôt un tube en caoutchouc
souple, mais résistant, qui peut pénétrer à 5 ou 10 centimètres
de profondeur, tantôt le tube de DEBOVE ou l'ancienne sonde
œsophagienne. L'introduction de ces engins dans l'anus doit
toujours se faire après les précautions d'asepsie usuelle, avec
douceur et en suivant les courbes normales du canal ano-rectal,
de manière à éviter toute lésion de la muqueuse. On choisira
l'un ou l'autre de ces embouts suivant la profondeur à laquelle
on désire faire pénétrer le lavement.

Avec les canules courtes, il s'arrête généralement dans l'ampoule rectale ; avec une longue canule, en faisant coucher le
malade sur le côté droit pendant l'opération, il peut pénétrer
jusqu'au cæcum. C'est d'ailleurs l'exception ; plus exceptionnelle
encore, quoique bien réelle, est la pénétration jusque dans
l'iléon, après avoir dépassé la valvule iléo-cœcale, la célèbre barrière des apothicaires.

Le lavement entier est de 500 grammes; le demi-lavement de 250 grammes ; le quart, de 125 grammes. On en donne maintenant de beaucoup plus petits. La température du liquide, variable suivant le résultat désiré, sera quelquefois froide, 15 à 28°, quelquefois tempérée 37°, ou chaude, 40 à 45°. En général, on choisira la température moyenne, si on désire que le malade les retienne.

Ce détail de la conservation ou de la non-conservation du lavement doit toujours être indiqué aux malades avec précision. J'en ai vu plusieurs qui par suite d'un malentendu, le retenaient au prix d'efforts même douloureux et aggravaient ainsi la dilatation, l'atonie de l'intestin et la constipation dont on aurait voulu les guérir.

Un des premiers effets du lavement, surtout s'il est donné à température froide ou chaude, c'est de solliciter les contractions de l'intestin ; cet effet se fait quelquefois attendre avec les lavements huileux, mais n'en est pas moins énergique.

Trois résultats différents peuvent être obtenus avec les lavements : 1° l'évacuation de l'intestin ; 2° une action médicamenteuse par absorption ou par effet topique ; 3° l'alimentation du malade. Il y a par conséquent des lavements évacuateurs, des lavements médicamenteux, des lavements alimentaires.

**2° Lavements évacuateurs.** — a. *Lavements simples ou purgatifs*. — Ils peuvent être composés d'eau pure (qui devrait toujours être stérilisée), de sérum artificiel, d'infusions ou de décoctions végétales (camomille, espèces émollientes, graine de lin) ou de substances laxatives ou purgatives (miel de mercuriale, huile de ricin, séné, sulfate de soude, etc.). Les lavements huileux doivent être étudiés à part.

Quand il a reçu son lavement, le malade doit le garder un certain temps, dix à quinze minutes ; puis quand il ressent le besoin de l'évacuer, ne pas tarder à le rendre. Souvent ce besoin ne se fait pas sentir et le liquide introduit est en grande partie absorbé ; il faut alors recommencer une ou deux fois. Il est sage de ne pas pousser les choses à l'extrême et de ne pas revenir indéfiniment au lavement comme le font certains sujets.

7.

b. *Entéroclyse.* — Dans l'*entéroclyse*, dans le grand *lavage intestinal*, qui n'est autre, en somme, que la douche ascendante des établissements hydrothérapiques, on procède un peu autrement. On injecte le liquide doucement, mais jusqu'à refus de l'intestin ; le malade rend alors ce qu'il a reçu ; puis on recommence une ou deux fois jusqu'à ce que l'eau revienne claire. Je juge qu'on a en ce moment une certaine tendance à abuser de ce procédé ; il m'a semblé que souvent les malades rendaient moins d'eau qu'ils n'en prenaient, qu'il restait dans leur côlon des quantités plus ou moins considérables de liquide qui, mêlé au contenu de l'intestin, n'avait d'autre résultat que de diluer les toxines du tube digestif et probablement d'en faciliter la résorption. J'ai vu des malades, très fatigués par l'abus de cette médication, guérir dès qu'on l'a supprimée. Elle est excellente à condition qu'on en use judicieusement et qu'on la surveille.

c. *Indications.* — La constipation accidentelle peut être jugée par un lavement simple ou purgatif. Le lavement purgatif sera également administré, quand il y a lieu de vider l'intestin et de décongestionner le cerveau et que le malade ne peut pas avaler (hémorragie cérébrale, coma par contusion du cerveau, etc).

La constipation habituelle peut demander un lavement quotidien ou à jour passé, à la double condition suivante : 1° que le malade suive en même temps un traitement curatif de sa constipation ; 2° que le lavement sera pris toujours à la même heure et précédé de tentatives consciencieuses pour avoir une selle naturelle. L'évacuation artificielle n'est qu'un pis aller, un moyen provisoire, qui hélas ! dure souvent des années.

d. *Lavements huileux.* — Pour les constipations très opiniâtres, on a préconisé depuis quelques années les lavements huileux. Il y a bien longtemps que l'on avait ajouté aux lavements émollients trois ou quatre cuillerées d'huile d'olive, liées au reste du liquide par le battage avec un jaune d'œuf, mais l'usage de l'huile pure est plus récent. Le bassin étant un peu élevé, on introduit lentement dans le rectum, en vingt minutes, un demi-litre d'huile. Celle-ci coule peu à peu jusqu'au cæcum, à condition de faire ensuite coucher le sujet sur le côté droit, et passe même au delà de la valvule. CANTANI aurait vu un de ses malades en vomir une partie. Ces applications faites d'abord tous les jours, puis tous les deux jours, avec diminution progressive de la quantité d'huile seraient un bon traitement de la constipation.

e. *Lavements de glycérine.* — La glycérine à la dose de 5 à 10 centimètres cubes, introduite pure dans le rectum réveille les contractions intestinales et peut remplacer un lavement aqueux ou huileux (voy. *Glycérine*, t. II, p. 124).

f. *Lavements gazeux.* — Dans l'obstruction intestinale, les lavements sont insuffisants. Quelques rares succès obtenus dans des conditions très spéciales, en injectant avec un siphon d'eau de Selz de l'eau gazeuse dont le $CO_2$ se dégage dans le gros intestin, ne permettent pas de compter sur ce procédé.

g. *Lavements froids.* — Dans la fièvre typhoïde, dans la dysenterie, dans les entérites graves, des lavages froids régulièrement faits expulsent les liquides septiques de l'intestin, font régulièrement contracter ses tuniques musculaires et ont un effet antithermique, antiseptique et tonique des plus heureux. Mais il faut s'assurer que le malade les rend assez vite et intégralement. Dans l'*ictère simple*, KRULL donne toutes les heures un lavement d'un litre d'eau froide à 10°, non seulement pour vider l'intestin, mais pour obtenir une diurèse abondante et faire une sorte de lavage du foie. Nous touchons ici aux lavements médicamenteux.

**2° Lavements médicamenteux.** — On peut leur demander une action locale ou de voisinage d'une part, d'autre part une action d'absorption générale. Dans le premier cas, on peut donner des lavements *chauds*, à titre d'hémostatique ou d'antiphlogistiques, pour les *hémorragies intestinales, utérines, vésicales,* pour la *prostatite,* les *salpingites,* les *ovarites ;* on peut agir directement sur la muqueuse rectale, par des lavements au *nitrate d'argent* dans la *dysenterie,* contre le *ténesme* par des lavements au ratanhia. Le *lait tiède* calme les douleurs de l'*entérite muco-membraneuse.*

Je ne crois pas à l'efficacité des lavements antiseptiques. Pour que l'antiseptique puisse agir, il faut que la dose soit forte et que le liquide soit retenu, double circonstance qui est de nature à assurer plutôt la toxicité du remède. Les accidents produits par ce genre de médication sont trop nets et trop graves, ses bénéfices trop douteux pour qu'il soit utile d'insister.

Quant à l'action générale par absorption, elle a déjà été étudiée (t. I, p. 18). Bornons-nous à rappeler la très ingénieuse application que M. Condamin a su faire de l'absorption rectale pour toute une série de médicaments actifs : *arsenic, morphine, antipyrine,* etc.

**3° Lavements alimentaires.** — (Voy. t. II, p. 22).

**4° Suppositoires, pommades.** — On peut introduire dans le rectum des suppositoires (t. I, p. 185) ou même de simples pommades chargées de principes médicamenteux, destinés soit à l'absorption générale, soit à une action topique sur la partie inférieure de l'intestin, action généralement sédative (morphine, belladone) ou astringente (ratanhia).


## ARTICLE X

## MODIFICATEURS DU FOIE

### § 1. — Mode d'action des médicaments sur le foie

Beaucoup de médicaments agissent sur le foie et sur les voies biliaires ; mais aucun ne limite spécialement son action à cette glande, en sorte que leur étude a déjà été faite dans d'autres divisions de cet ouvrage. A part la glycérine, à laquelle nous consacrerons ici quelques pages, nous nous bornerons à rappeler quels sont les principaux moyens auxquels on peut faire appel, quand on a une action à exercer sur l'organe hépatique.

**1° Nutrition du foie.** — Le régime, les alcalins sont les meilleures armes du médecin, qui devra se rappeler en outre que le foie a pour mission d'arrêter et d'atténuer les poisons et limitera autant que possible l'usage des substances toxi-médicamenteuses quand cet organe est malade.

**2° Circulation du foie.** — Les purgatifs en désemplissant le système veineux porte dégagent tous plus ou moins la circulation hépatique. Les drastiques, les cholagogues, l'aloès en particulier ont une action très marquée à cet égard. Rien ne vaut les purgatifs répétés pour faire diminuer le gros foie des gros mangeurs. Dans les congestions aiguës, les ventouses à l'hypochondre droit et surtout les sangsues à l'anus agissent bien et vite.

**3° Sécrétions et excrétions biliaires.** — Tous les cholagogues que nous avons étudiés avec les purgatifs augmentent la sécrétion biliaire. RUTHERFORD d'une part, PRÉVOST et BINET d'autre part ont tenté de les classer d'après leur activité et ne sont pas arrivés exactement aux mêmes résultats ; mais ce n'est qu'une question de nuances. Il y a là une série de remèdes auxquels on peut recourir dans les cas d'insuffisance hépatique. Il faut y ajouter la bile et le suc hépatique, dont l'activité a été si bien mise en lumière par GILBERT et CARNOT et par GAUTIER (t. I, p. 274).

Pour favoriser l'excrétion de la bile, l'huile d'olive, le calomel et la glycérine sont des agents précieux. Les narcotiques ou les antispasmodiques doivent être opposés également à la contracture des canaux biliaires dans les cas de colique hépatique.

**4° Sécrétion glycosique.** — Le régime, les alcalins sont les meilleures ressources de la pratique pour régulariser la fonction glycogénique. Il faut y ajouter l'opothérapie hépatique et l'arsenic qui diminue la production du glycogène ; cependant ce dernier remède n'a pas réalisé dans le diabète toutes les espérances qu'il avait fait naître.

**5° Antisepsie des voies biliaires.** — Enfin l'antisepsie des voies biliaires peut être partiellement réalisée par l'usage de remèdes antiseptiques, s'éliminant par la sécrétion hépatique, les mercuriaux et les salicylates en particulier.

## § 2. — GLYCÉRINE

**1° Propriétés chimiques et antiseptiques.** — Lorsque les *acides gras* (palmitique, stéarique, oléique, etc.), sont unis à une base minérale, ils forment les *savons*; pour constituer les corps gras, ils s'unissent à un corps spécial, la *glycérine*, que l'on a longtemps désigné sous le nom de principe doux des huiles. La glycérine n'est pas elle-même un corps gras, par sa formule $C^3 H^8 O^3$ elle est un alcool triatomique. C'est un liquide sirupeux incolore, inodore, de saveur douce, miscible à l'eau et à l'alcool, dissolvant un très grand nombre de substances; on en trouve des traces dans le vin et la bière.

Elle jouit de propriétés antiseptiques assez développées contre le streptocoque, moins nettes contre le staphylocoque (DUVERGEY); mais elle atténue dans une grande proportion la causticité et la valeur antiseptique du sublimé de l'acide phénique, de l'acide salicylique, etc. Dans les collutoires où elle sert souvent de véhicule, elle permet d'user de ces substances à dose assez élevée, sans danger pour les muqueuses mais par contre en leur ôtant une partie de leurs propriétés curatives (LENTI, CARLES).

**2° Propriétés physiologiques.** — La glycérine pure, appliquée sur la peau, la rend souple et onctueuse et est, dit-on, assez facilement absorbée; elle irrite plus ou moins fortement les muqueuses et les surfaces érosives.

Elle existe normalement dans le duodénum et l'intestin grêle, par suite du dédoublement des corps gras digérés; mais elle s'y combine immédiatement avec les phosphates de l'alimentation pour constituer des glycéro-phosphates, qui sont absorbés et entrent dans la composition des lécithines. La glycérine introduite en nature dans les voies digestives, ne paraît pas subir la même évolution; elle serait absorbée directement par les lymphatiques et par les ramuscules du système porte et pénétrerait ainsi jusqu'au foie et aux voies biliaires (FERRAND). On a montré qu'elle augmentait la proportion de glycogène contenu dans le parenchyme hépatique, et on a conclu sans preuve qu'elle devait diminuer la quantité de sucre du sang et par suite agir favorablement dans le diabète.

Prise en excès, elle passe en nature dans l'urine (HERMANN) qu'elle rend d'abord très claire, mais qu'elle ne tarde pas à colorer en rouge si la dose est trop forte ; car la glycérine est un poison du sang qui détermine de l'hémoglobinurie et peut même entraîner la mort par ce mécanisme. L'empoisonnement s'accompagne d'une forte élévation de température et des signes d'une néphrite aiguë.

A défaut d'expérimentation physiologique, la clinique démontre que la glycérine excite et renforce les contractions des muscles lisses et favorise ainsi l'expulsion du contenu des organes creux (voies biliaires, bassinet, intestin, utérus).

**3° Usages thérapeutiques.** — a. *Colique hépatique.* — Cette dernière propriété est depuis quelques années utilisée avec le plus grand succès. Presque en même temps, FERRAND en France a appliqué la glycérine au traitement des coliques hépatiques, et HERMANN en Allemagne au traitement des coliques néphrétiques. Le premier donne de 20 à 30 grammes dans les paroxysmes qu'il réussit à apaiser par ce simple moyen ; puis les jours suivants deux à trois doses de 5 grammes pour en prévenir le retour. Il la mélange à une eau alcaline ; DELÉAGE l'associe à l'eau chloroformée et au sirop d'éther. D'après FERRAND l'huile d'olive préconisée dans le traitement de la colique hépatique n'agirait que par la glycérine à laquelle elle donne naissance dans l'intestin.

b. *Colique néphrétique.* — Quant à la lithiase urinaire, HERMANN donne 50 à 100 grammes en une seule fois. Le sujet ne tarde pas à éprouver dans la région lombaire des douleurs, des brûlures, des élancements, en même temps une soif vive, et dans les 2/3 des cas, il expulse du sable, des graviers ou des calculs. S'il n'est pas porteur de calculs du bassinet, il n'éprouve pas de douleurs lombaires, en sorte que le remède est en même temps un moyen de diagnostic. Le seul inconvénient, si l'on renouvelle ou si l'on prolonge la médication, est de provoquer

quelquefois un peu d'hématurie. J'ai eu maintes fois l'occasio
de vérifier l'exactitude des effets thérapeutiques de la glycérin
signalés par FERRAND et HERMANN.

c. *Constipation.* — Donnée à l'intérieur, la glycérine à l
dose de 20 à 30 grammes est légèrement laxative ; mais so
action est infidèle et son usage ne saurait être indéfinimen
renouvelé. Le lavement d'eau glycérinée (30 à 50 gramme
pour 500) est par contre d'un usage très répandu et réussit sou
vent à faire évacuer le contenu intestinal des constipés. On
récemment préconisé l'usage de petits lavements de 5 et mêm
3 grammes de glycérine ; la présence de ce liquide dans l'am
poule rectale suffit à provoquer des contractions de tout le gro
intestin. On peut se servir pour cette application de la seringu
de CONDAMIN ou de suppositoires en beurre de cacao creusé
d'une cavité que l'on remplit de glycérine, laquelle se répan
dans l'intestin au moment de la fonte du suppositoire. Les sup
positoires en glycérine solidifiée par mélange avec la gélatine n
paraissent pas aussi actifs. Dans les cas de *tympanisme*, à la suit
des grandes opérations sur l'abdomen, quand il y a des signe
de pseudo-obstruction, CAMPBELL a obtenu l'évacuation de l'ir
testin par un lavement de 15 grammes de glycérine ou par un
série de petits lavements de 4 grammes administrés de troi
heures en trois heures.

d. *Action sur l'utérus.* — L'action de la glycérine sur l'utérus
été utilisée de plusieurs façons. A l'état de vacuité, lorsque le co
est gros, congestionné, engorgé, soit qu'il présente de l'indu
ration, soit au contraire qu'il soit mollasse et fongueux, la gly
cérine en applications topiques amène un dégonflement asse
rapide. L'introduction dans le vagin d'un ovule de glycérin
solidifiée par la gélatine donne souvent un bon résultat. Mais
est préférable de disposer, après introduction du spéculur
quatre ou cinq tampons d'ouate largement imbibés de glycérin
autour du col utérin. C'est la *columnisation*, sur laquelle CHÉRO
a si justement insisté. Sous l'influence de ce pansement, l
femme est prise d'une abondante leucorrhée, et le lendemai
quand elle a retiré les tampons, par les longs fils qu'on a e
soin d'y laisser attachés, on trouve le col souple et diminué d

volume. Le renouvellement de cette manœuvre a de très bons effets dans certaines métrites chroniques ; il ne faut pas toutefois la répéter plus de deux ou trois fois par semaine, en raison de l'écoulement utérin, dont l'abondance peut fatiguer les femmes.

Pour provoquer l'accouchement prématuré, PELZER a préconisé l'injection à l'aide d'une sonde molle glissée entre l'œuf et la paroi utérine de 150 grammes de glycérine. On est en effet à peu près sûr de provoquer ainsi les contractions de la matrice. Mais il y a danger à permettre l'absorption du remède par les vaisseaux utérins et à provoquer de l'hémoglobinurie et des néphrites. HOLME préfère instiller goutte à goutte 45 grammes de glycérine dans la cavité du col, et après avoir ainsi ramolli cet organe, se borner à décoller, par une injection de glycérine dont il assure le retour facile, le segment inférieur de l'œuf. Les injections intra-cervicales seraient très bonnes pour combattre la rigidité du col. Mais, par un procédé beaucoup plus simple, par un lavement de glycérine donné au début du travail, ANAEKER pense pouvoir accélérer les accouchements.

e. *Action sur la nutrition.* — L'action de la glycérine sur la nutrition est peu connue et très diversement interprétée. On a voulu la comparer à celle de l'huile de foie de morue et prescrire ce remède dans la *phtisie pulmonaire* ; SEMMOLA l'a conseillé chez les *typhiques*, comme aliment d'épargne. Dans le *diabète* il a été jugé utile par JACOBS, dangereux par CANTANI et SENATOR. Il m'a toujours semblé qu'à petites doses (20 à 30 grammes) elle agissait favorablement ; grâce à sa saveur, elle permet de faire supporter aux diabétiques qui l'acceptent la privation du sucre. GUBLER s'en est bien trouvé dans l'*acné sébacée*.

f. *Sucs organiques glycérinés.* — Les médications opothérapiques ont ouvert de nouveaux débouchés à l'emploi médical de la glycérine. C'est dans ce liquide que BROWN-SÉQUARD avait dissous les premiers remèdes organiques, et ce choix est absolument heureux, car la glycérine semble plus propre que tout autre liquide à extraire des parenchymes leurs principes antitoxiques ou récrémentitiels. On a même pensé au début de ces médications que les effets produits étaient dus surtout à la glycérine, ce qui est une erreur. En injections hypodermiques ces solutions provoquent fréquemment de la douleur; par la voie stomacale, elles sont très bien tolérées.

g. *Usage externe.* — En applications topiques, la glycérine a été autrefois assez employée pour le pansement des plaies; l'antisepsie l'a complètement délaissée. Mais en dermatologie on s'en sert encore dans des liniments ou dans des pommades. Pure, elle convient très bien aux *fissures* ou *gerçures* produites par le froid; elle est encore très utile pour oindre les *surfaces ichthyosiques*, elle aide à la chute des squames, assouplit l'épiderme sous-jacent et, à la condition d'être appliquée chaque jour, donne aux malades l'illusion de la guérison. Dans les autres affections squameuses, elle peut aussi rendre des services.

**4° Modes d'administration et doses.** — 1° Pour *l'usage interne*, la glycérine doit être pure, absolument neutre, 30 à 40 grammes par jour en deux ou trois doses.

2° *Pour l'usage externe.* a. *Glycérine pure.*

b. *Glycérolé d'amidon.* — Mélange titré de glycérine et d'amidon (1/14), en consistance de gelée, qui sert d'excipient au même titre que l'axonge ou la vaseline, pour faire diverses pommades au tanin, au bismuth, à l'oxyde de zinc, etc.

c. *Collutoires glycérinés.* — A 1/20 ou à 1/40, à l'acide salicylique, à l'acide phénique, etc.

d. *Gélatine glycérinée ou gélante.* — En mélangeant de la glycérine et de la gélatine, Unna a composé un excipient très commode pour les médicaments utilisés en dermatologie; étalés à la surface de la peau ils y restent fixés comme une sorte de vernis (voy. t. II, p. 494).

e. *Suppositoires et ovules glycérinés.* — Faire tremper de la colle de gélatine Cognet extra dans de l'eau distillée; cette gélatine absorbe trois fois son poids d'eau; elle est alors mélangée à la glycérine dans les proportions suivantes :

> Gélatine et eau d'imbibition. . . . . . . . . 40 gr.
> Glycérine à 30° . . . . . . . . . . . . . . 60 —

Elle se dissout dans la glycérine avec rapidité et forme une pâte molle qui sert à préparer ovules et suppositoires, soit simples, soit additionnés de substances médicamenteuses (ichthyol, belladone, morphine, etc.) (CRINON).

# CHAPITRE II
# MÉDICAMENTS CARDIO-VASCULAIRES

## ARTICLE PREMIER
## HYGIÈNE DANS LES AFFECTIONS CARDIAQUES

« Ce sont presque toujours des erreurs dans le régime qui déterminent les rechutes si fréquentes dans les périodes avancées des maladies du cœur ; le temps, à la vérité, suffirait seul pour les produire, puisque la maladie n'est pas guérie, mais rarement elle suit son cours naturel. Sa marche est dans presque tous les cas précipitée par les erreurs dans le régime, dans l'exercice, et par les affections morales, tandis que au moyen de la sobriété, de la tempérance et de beaucoup de ménagements, non seulement le malade prolongera ses jours mais il pourra même assoupir pendant des années sa maladie organique, à laquelle pourtant il lui faudra succomber. »

Ces lignes de CORVISART contiennent le programme de toute l'hygiène du cardiaque et donnent en même temps une juste idée de la valeur de cette hygiène. Les études bien précises d'OERTEL, de HUCHARD, de LAGRANGE, etc., ont montré que par une série de moyens appropriés on pouvait diminuer le travail du cœur en agissant sur la circulation périphérique et d'autre part renforcer le myocarde lui-même.

L'influence du régime alimentaire a été suffisamment étudiée dans le premier volume (t. I, p. 141): le climat, s'il peut être choisi, sera un climat tempéré où le malade évitera les refroidissements qui congestionnent l'appareil broncho-pulmonaire, les coups de vent si hostiles aux cardiaques, les chaleurs excessives si déprimantes. On cherchera les altitudes moyennes de 400 à 500 mètres. L'action néfaste des émotions sera de la part du médecin l'objet d'une attention constante. S'il n'est pas possible d'interdire les chagrins au malade, on peut souvent, en l'engageant à changer de milieu, à renoncer à ses affaires ou à les restreindre, à se retirer de la vie militante, le soustraire à une série de secousses morales des plus fâcheuses et prolonger ainsi sa vie d'une durée fort appréciable.

Les questions de l'attitude, de l'exercice et des rapports sexuels sont de la plus haute importance.

**1° Attitude.** — Relativement à l'*attitude* l'instinct du malade est souvent le meilleur guide. Il y a les cardiaques « assis » et les cardiaques « couchés » (LASÈGUE) : les premiers sont généralement atteints d'affections mitrales et se redressent pour combattre l'asphyxie ; les seconds sont des aortiques et s'étendent pour éviter l'anémie et le vertige. Quel que soit le siège de la lésion, quand arrive l'asystolie et que le malade commence à passer ses nuits dans l'angoisse, on devra lui conseiller de rester assis dans un fauteuil pendant la première partie de la nuit, le corps un peu penché en avant, la tête maintenue sur un léger appui ; vers le matin, il pourra mieux s'étendre et jouir quelques heures d'un sommeil réparateur.

**2° Exercice musculaire.** — L'exercice musculaire est-il bon ou mauvais pour les cardiaques ? La question, comme les neuf dixièmes des questions thérapeutiques, ne peut être résolue par une réponse unique : il faut ici comme toujours faire des distinctions. Deux points sont particulièrement à noter.

D'abord un muscle qui se contracte laisse passer quatre ou cinq fois plus de sang qu'un muscle au repos : cette suractivité de la circulation périphérique est propre à diminuer le travail du cœur et agit favorablement sur toutes les cardiopathies. D'un autre côté, le cœur bat plus vite et plus fort, quand les mouvements se prolongent et se répètent ; et à ce point de vue il peut être considéré comme un muscle ordinaire, qui suivant les circonstances se trouve bien ou mal de l'exercice qu'on lui impose. S'il est déjà en partie dégénéré, très affaibli, tout exercice sera pour lui une fatigue, et cette fatigue se traduira par la *dyspnée d'effort* ou à un degré plus avancé par l'*hyposystolie* ; à cette phase de la cardiopathie, le *repos* est nécessaire. Mais si la lésion est moins avancée, l'exercice modéré et progressif, l'*entraînement* peut pour le cœur comme pour tout autre muscle, être un moyen de conserver ses qualités et même de les augmenter. La promenade quotidienne au grand air, l'équitation au pas, même suivant HUCHARD la bicyclette maniée avec précaution, peuvent être conseillées. OERTEL a méthodisé cet entrainement en donnant les règles de la *cure de terrains* (terrain kurorte). « Elle consiste à prescrire chaque jour ou tous les deux jours aux malades pendant un temps déterminé, une marche dont on augmente graduellement la durée et le degré de pente de la route. On doit toujours combiner la respiration avec la marche, et faire en sorte qu'à chaque pas corresponde un acte respiratoire complet avec l'inspiration et l'expiration. » Ces pratiques sans donner les résultats merveilleux que promettait l'auteur, ne méritent pas les critiques un peu injustes qui lui ont été adressées et sont tout à fait de mise dans les phases initiales des cardiopathies artérielles.

La gymnastique et le massage qui se rattachent à l'exercice musculaire seront étudiés plus bas.

**3° Rapports sexuels.** — Pour la question des rapports sexuels, PETER avait donné pour la femme une formule bien connue : « Fille, pas de mariage ; femme pas de grossesse ; mère, pas d'allaitement. » Il est préférable qu'une cardiopathe ne se marie pas ; il faut cependant tenir compte du désespoir que peut causer à une jeune fille sa condamnation définitive au célibat ; et tout en sachant que la grossesse expose à l'aggravation de toutes les cardiopathies, on sera souvent amené à tolérer le mariage à la condition que la lésion soit très bien compensée. L'état du myocarde est plus à considérer que l'état des orifices et des valvules : des contractions fortes et régulières, l'absence d'intermittences et de dyspnée d'effort sont des conditions favorables.

Quant à l'homme, la répétition de l'acte génital est absolument fâcheuse, et l'on sait que plus d'un cardiaque est mort en pratiquant le coït. Les aortiques sont particulièrement menacés.

Le médecin doit mettre son malade en garde contre ces dangers, en l'avertissant sans l'effrayer.

## ARTICLE II

## MÉDICAMENTS QUI AGISSENT SUR LE COEUR

### § 1. — DIGITALE

**1° Caractères botaniques, principes actifs.** — La *digitale* est une plante herbacée ou frutescente, vivace ou bisannuelle, cultivée ou venant spontanément dans nos climats, dans les bois et les collines, les terrains secs, incultes ou siliceux.

On en connaît plus de quinze espèces. La plus employée en médecine est la *digitale pourprée*, connue aussi sous les noms de *doigtier, gantelet, gantillier, gant de Notre-Dame*, etc., appellations différentes qui rappellent la forme de ses fleurs à corolle gamopétale, en forme de doigts de gants. Ces fleurs, d'une belle couleur pourpre, à liseré blanc, parsemées de petites taches noires, disposées en longues grappes élégantes, permettent à première vue de reconnaître la plante ; leurs caractères botaniques ont fait classer celle-ci parmi les *scrofulariées*. Les feuilles, découpées sur les bords sans dentelures saillantes, d'une couleur verte un peu foncée, sont les parties les plus employées en médecine ; elles contiennent, plus que les fleurs et les racines, les principes dont on recherche les effets ; elles doivent être recueillies sur des digitales de seconde année, au moment où les fleurs vont s'ouvrir.

Elles perdent peu à peu leurs propriétés par la dessication ; aussi le pharmacien doit-il chaque année renouveler sa provision ; pour les utiliser, il séparera et rejettera les nervures.

Introduite dans la médecine par le médecin bavarois LEONARD FUCHS (1549), puis étudiée en Angleterre, la digitale n'a été connue en France qu'au commencement du XIXe siècle, sous le patronage de BIDAULT de VILLIERS. Peu de produits ont été analysés avec autant de soin ; et depuis les premières recherches de DESTOUCHES jusqu'à celle d'HOMOLLE et QUÉVENNE, NATIVELLE et SCHMIEDEBERG, on trouve une très longue série de travaux; malgré cela, l'histoire chimique de la digitale n'est pas complète.

Les substances solubles dans l'eau, dont la *digitonine* est la plus importante et dont la *digitorésine*, la *digitonéine*, la *digitogénine* et la *paradigitogénine* font aussi partie, ont été le moins étudiées, et c'est fort regrettable; car c'est certainement à elles que les infusions et macérations, si souvent prescrites, doivent leurs propriétés, puisqu'elles ne peuvent contenir que des quantités impondérables de digitaline.

Les différentes *digitalines*, insolubles ou à peu près absolument insolubles dans l'eau, mais solubles dans l'alcool concentré et surtout dans le chloroforme, ont été au contraire l'objet de longs travaux. Elles sont nombreuses et variées, ont une composition chimique ternaire qui les fait ranger parmi les glucosides, et présentent une réaction particulière : elles développent une belle couleur vert émeraude au contact de l'acide chlorhydrique. Mais leur formule chimique précise, leurs caractères différentiels sont mal connus et contestés. On décrit cependant : 1° la *digitaline* d'HOMOLLE et QUEVENNE, poudre amorphe, blanc jaunâtre ; 2° la *digitaline amorphe* du Codex, confondue généralement avec la précédente et qui d'après *Bardet* en serait au contraire très distincte; 3° la *digitaline cristallisée* de *Nativelle*, obtenue en traitant par le chloroforme la teinture de digitale et qui cristallise en aiguilles rayonnant autour d'un centre commun; 4° la *digitaline cristallisée* du Codex, qui correspond à peu près exactement à la précédente.

Cette liste déjà longue ne comprend pas tous les principes ou tous les prétendus principes extraits de la digitale. Il faudrait citer encore : la *digitaléine*, soit amorphe, soit cristallisée; la *digitoxine*, autour de laquelle les Allemands ont fait récemment pas mal de bruit, et qui ne serait qu'un mélange de digitaline et de quelques-uns des produits précédemment cités; la *digitalose*, le *digitalin*, l'*acide digitalique*, l'*acide digitaléique*, etc.

Jusqu'à ce que les chimistes se soient mis d'accord sur la composition et les caractères de ces substances, trop multipliées pour qu'il n'y ait pas à craindre de déplorables confusions, le médecin praticien fera bien de s'en tenir : 1° aux préparations pharmaceutiques faites directement avec les feuilles de digitale (poudre, extrait, teinture, infusion, macération); 2° aux principes obtenus d'après des formules françaises (digitalines amorphes d'Homolle et Quévenne et du Codex, digitalines cristallisées de Nativelle et du Codex).

**2° Absorption, accumulation.** — Les éléments solubles de la digitale sont absorbables par toutes les voies; mais le contact des préparations digitaliques avec le derme dénudé étant assez fortement irritant, on n'utilise, dans les conditions ordinaires, que la voie stomacale. Les quantités employées sont toujours assez faibles pour qu'on n'ait à redouter aucune action locale fâcheuse.

L'absorption est rapide; mais les effets physiologiques attendus ne deviennent manifestes qu'au bout de douze à vingt-quatre heures et même davantage, surtout si la dose est faible. Quant à l'élimination, elle est peut-être assez retardée et prolongée; mais comme on n'a pu retrouver dans l'urine les principes de la digitale, qui sans doute se décomposent dans l'organisme, on en est réduit à des conjectures. On ne saurait en effet supposer que le séjour de la digitale dans l'économie se prolonge autant que ses effets mêmes, ceux-ci pouvant persister huit, dix, quinze, et même vingt jours après la cessation du remède. Il est difficile également d'interpréter les phénomènes d'*accumulation*. Quand un malade prend ce médicament plusieurs jours consécutifs, les effets vont en croissant, comme si les doses s'accumulaient dans son économie et comme s'il se trouvait avoir absorbé le cinquième jour par exemple, une dose trois ou quatre fois plus forte que le premier. Mais si le fait est absolument vrai et fréquent, on ne peut décider s'il est dû au séjour simultané dans le corps de plusieurs doses de digitale ou simplement à l'addition et à la prolongation d'effets successifs, persistant après le départ du médicament par les émonctoires. Quoi qu'il en soit, la nécessité de ne pas prolonger l'administration de la digitale s'impose aux praticiens; et l'usage, dicté par l'expérience, s'est établi de ne donner de fortes doses de digitaline cristallisée (un milligramme en vingt-quatre heures) qu'une seule fois et d'attendre quinze à vingt jours avant de la reprendre ; de donner les infusions de digitale à doses décroissantes pendant cinq ou six jours et de cesser ensuite pendant un temps égal ; de prescrire la teinture de digitale pendant huit ou dix jours au plus. Cependant, sur ce point, comme sur tout autre en thérapeutique, il y a des exceptions, et je connais personnellement un malade qui depuis sept ans prend quotidiennement une dose de teinture de digitale variant de 10 à 15 gouttes.

**3° Effets physiologiques**. — Les trois actions principales de la digitale sont celles qu'elle exerce sur le fonctionnement du cœur, sur la circulation artérielle et sur la sécrétion urinaire :

a. *Action sur le cœur.* — Sous son influence, les battements du cœur sont *ralentis*, *régularisés*, et *renforcés*. Le ralentissement paraît dès le lendemain et s'accentue les jours suivants, d'autant plus accusé que la tachycardie était plus forte, mais se manifestant aussi chez les sujets dont le cœur bat normalement. Le nombre des révolutions cardiaques peut tomber de 140 à 100 ou à 80 ; de 80 à 60 ; de 60 à 40 et même au-dessous ; on doit éviter de l'amener jusqu'à ces chiffres trop inférieurs. Mieux espacés, les battements deviennent plus distincts ; les bruits normaux sont mieux perçus, ainsi que les bruits anormaux, et on peut alors entendre et localiser des souffles que les premières observations n'avaient pas permis de saisir.

Si le cœur, en même temps qu'il battait trop vite, battait irrégulièrement, s'il y avait des faux pas, des intermittences et des salves de battements, on voit alors le rythme se régulariser et les pulsations devenir égales et de même intensité. Mais au bout de quelques jours la régularité ainsi acquise est de nouveau troublée ; les systoles se rapprochent par groupes de deux ou trois, laissant un long intervalle d'un groupe à l'autre (*rhytme couplé* ou *tricouplé, géminé* ou *trigéminé*). Ce phénomène, dont le pronostic est assez préoccupant, commande la suspension immédiate du remède. Il survient quelquefois spontanément au cours de certaines cardiopathies où il pourrait, dit-on, faire redouter la mort subite. Il contre-indique l'emploi de la digitale (HUCHARD).

Ralenti et régularisé, le cœur paraît subir de la part de la digitale une influence essentiellement sédative, influence mani feste quand elle s'exerce sur un cœur normal, plus manifeste encore quand elle agit sur un cœur agité de palpitations, ou en proie à une tachycardie intense. Aussi a-t-on pu dire avec rai son que la digitale est l'opium du cœur ; mais cette action cal mante n'est pas la seule, elle s'associe presque toujours à une action de renforcement qui a non moins justement mérité à la digitale le nom de quinquina du cœur. Ces appellations ont même provoqué de longues et stériles discussions. Les batte ments sont mieux frappés, le choc de la pointe plus vigoureux, et si la tonicité du muscle cardiaque était antérieurement affaiblie, elle recouvre peu à peu son énergie normale.

Tels sont les effets primitifs de la digitale ; malheureusement si on en prolonge l'usage, ils cessent de se produire ; et même si les doses sont trop fortes, ils sont remplacés par des effets inverses. Au ralentissement succède une accélération secondaire, les battements du cœur perdent leur régularité et leur force, et une arythmie, une atonie, par saturation ou par intoxication digitaliques, succèdent aux phénomènes d'abord observés.

Le mode d'action de la digitale sur le cœur a été de la part des physiologistes l'objet de recherches patientes, presque pas sionnées. Nul n'a poussé ces études à un aussi haut degré de perfection que François Franck, et c'est aux travaux de l'émi nent professeur qu'il faut se rapporter, si l'on veut se documen ter sur la question. L'action vaso-constrictive de la digitale explique en partie le ralentissement et le renforcement des bat tements du cœur (loi de Marey), mais le remède agit aussi directement sur l'organe central de la circulation, soit en impressionnant le muscle cardiaque lui-même, soit en excitant ses nerfs ou ses ganglions : 1° la pointe d'un cœur d'animal, phy siologiquement isolée par une forte ligature de toute source d'innervation, subit néanmoins l'influence de la digitale : c'est la preuve que celle-ci peut actionner directement la fibre car diaque ; 2° d'un autre côté, en excitant de certaines façons le pneumogastrique et les filets sympathiques qui se rendent au cœur, on reproduit avec une parfaite exactitude les effets de la digitale. La physiologie fait donc concevoir très nettement que ce médicament détermine le ralentissement par son action sur le pneumogastrique et le renforcement par son action sur le sympathique. On ne peut admettre qu'il agisse sur l'un de ces nerfs à l'exclusion de l'autre; car si la dixième paire était seule excitée, il y aurait affaiblissement en même temps que ralentissement, et si le sympathique était seul actionné, il y aurait accélération en même temps que renforcement. La combinaison sous l'influence de la digitale, de ces deux effets, ralentissement et renforcement (*action cardio-tonique*), ne peut se comprendre que par l'excitation simultanée des nerfs modérateurs et accélérateurs du cœur. Ce que la physiologie établit d'ailleurs aussi bien, la clinique le démontre à son tour. Chez un malade dont le cœur dégénéré ne peut plus répondre à l'excitation tonique du grand sympathique, la digitale agissant encore sur le pneumogastrique réussit à ralentir le cœur sans le renforcer. Chez un malade, dont la dixième paire est paralysée par des adénopathies médiastines, la digitale renforce les battements grâce à l'intégrité des filets sympathiques, mais ne peut parvenir à les ralentir (MERKLEN).

b. *Action sur les vaisseaux périphériques.* — La circulation artérielle est modifiée par suite de l'action que la digitale exerce sur le cœur, mais l'augmentation de la tension artérielle tient aussi à une contraction locale des vaisseaux périphériques et des capillaires. Il y a des effets de vaso-constriction indéniables.

c. *Action sur la sécrétion urinaire.* — La digitale augmente la sécrétion urinaire, elle l'augmente d'autant plus que le ralentissement préalable de la circulation artérielle l'a diminuée. Elle agit par conséquent d'une façon presque insensible sur la fonction rénale d'un sujet sain ; mais elle peut décupler la quantité d'urine d'un cardiaque en état d'hyposystolie ou d'un hydropique. Elle n'agit pas directement sur le rein, mais semble l'influencer uniquement parce qu'elle renforce la tension artérielle. Cet effet diurétique n'est que passager : la quantité d'urine qui, avant l'usage du remède, était extrêmement réduite, atteint bientôt deux et même trois litres par jour; puis quand le malade, dont les œdèmes et les épanchements se sont résorbés.

a pour ainsi dire écoulé tout son arriéré, il revient au chiffre physiologique de 1 200 à 1 500 centimètres cubes, et désormais la digitale n'agit plus. D'après FONSSAGRIVES les lotions de teinture de digitale produiraient quelquefois la diurèse là où l'usage interne du médicament a échoué.

**4° Toxicité.** — Les vomissements, l'inappétence, la constipation, les troubles du rythme (pouls bigéminé, arythmie), un certain degré d'affaiblissement du pouls, la faiblesse générale, la dilatation pupillaire, une céphalée intense, du délire, sont les principaux symptômes relevés dans les cas d'empoisonnement par la digitale, soit qu'ils succèdent à l'absorption d'une dose unique et forte, soit qu'ils se produisent progressivement après un usage trop prolongé. On ne peut s'empêcher de remarquer l'analogie qu'ils présentent avec ceux de la méningite tuberculeuse; et de fait la confusion a été commise.

En fixant de 7 à 8 dixièmes de milligramme par kilogramme d'animal, la dose toxique de la digitaline cristallisée, FRANÇOIS FRANCK a donné un chiffre exact pour les animaux, mais beaucoup trop fort pour l'homme qui peut succomber à une dose de 2 milligrammes.

Le traitement consiste en injections de caféine et de strychnine, injections modérées de sérum artificiel, inhalation d'oxygène, respiration artificielle, réchauffement, repos horizontal absolu, etc.

**5° Indications thérapeutiques.** — La physiologie nous a montré que la digitale régularise et stimule le fonctionnement du cœur, elle ne nous a pas montré que la nutrition même de cet organe fût en quoi que ce soit modifiée. En accord parfait avec la physiologie, la clinique utilise la digitale pour combattre des troubles fonctionnels, mais sans demander à ce remède de diminuer l'hypertrophie du muscle ou de rajeunir les fibres dégénérées. Les indications de la digitale ne résident donc ni dans les lésions de l'endocarde ou du péricarde, contre lesquelles elle est radicalement impuissante, ni dans le volume plus ou moins exagéré du cœur qu'elle est absolument incapable de modifier, mais uniquement dans les anomalies, ou pour mieux parler dans certaines anomalies de fonctionnent du muscle cardiaque. Les palpitations, l'arythmie, la tachycardie, l'asystolie sont les différentes circonstances qui, suivant leur pathogénie, peuvent légitimer l'emploi de la digitale.

a. *Palpitations.* — Les palpitations, c'est-à-dire les contractions précipitées, tumultueuses et douloureuses du cœur sont, au cours et surtout au début des cardiopathies, des phénomènes extrêmement pénibles. Elles annoncent soit une intoxication générale avec altération spéciale du myocarde (tabac), soit un trouble de l'innervation centrale ou réflexe, ou manifestent la fatigue du cœur soumis à un travail excessif par le développement de l'artério-sclérose ou d'une lésion valvulaire. Il est clair que la clef du traitement consiste dans la connaissance exacte des causes et dans leur suppression : privation de tabac, hygiène générale et alimentaire, iodures, etc. Mais à titre de médication symptomatique, la digitale rend les plus grands services ; elle calme l'agitation cardiaque, et fait disparaître avec l'angoisse, la céphalée, les troubles psychiques que l'on voit souvent associés aux palpitations graves et récidivantes ; elle peut ainsi être employée même dans l'angine de poitrine où elle n'est pas cependant le remède de choix.

b. *Tachycardie.* — La tachycardie, la rapidité excessive des battements du cœur, accompagne fréquemment les palpitations : mais elle peut exister indépendamment d'elles, tantôt constituant le seul symptôme d'une maladie mal définie (*tachycardie essentielle*), tantôt se rattachant à des affections mieux connues, au *goitre exophthalmique* en particulier. Agent du ralentissement du cœur, il semble que la digitale devrait trouver dans ces phénomènes une indication de premier ordre : il n'en est rien. Elle échoue presque constamment dans la tachycardie essentielle : son action est très discutée dans le goitre exophthalmique, où les bromures et les arsénicaux lui sont préférables. On aurait tort cependant de ne pas l'essayer dans ces cas : car des surprises heureuses attendent quelquefois le médecin ; j'ai vu pour ma part plusieurs basedowiens très heureusement influencés par ce remède.

c. *Hyposystolie*. — Il y a dans l'évolution des cardiopathies artérielles ou vasculaires un moment où la digitale est inutile, un moment où elle est bonne, un moment où elle peut être nuisible. Huchard est le médecin qui a su le mieux préciser son action. Au début, quand le cœur s'hypertrophie pour compenser une lésion valvulaire ou quand les artères malades présentent de l'hypertension, il est parfaitement inutile de prescrire la digitale. Peu importent les dimensions du cœur, les souffles que l'on entend ; si le malade ne souffre ni de palpitations ni de dyspnée, il faut laisser le remède de côté et chercher par d'autres moyens à enrayer le mal. Mais un jour vient fatalement où la compensation va se rompre : en état de bien-être quand il ne fait rien, le malade commence à être essoufflé quand il agit, quand il marche (*dyspnée d'effort*), quelquefois même à propos de circonstances bien légères (écart de régime, refroidissement, émotion, etc). Des accès de pseudo-asthme (*asthme cardiaque*), des palpitations, des douleurs précordiales surviennent et se répètent. Puis l'urine diminue et se fonce en couleur, un peu d'œdème apparaît le soir aux malléoles et au-devant du tibia, les bases des poumons présentent une congestion passive qui se dissipe mal ; l'eusystolie du début fait place à l'hyposystolie. Le moment de prescrire la digitale est arrivé. Le plus souvent on voit alors sous son influence les œdèmes s'écouler par la diurèse, l'oppression se calmer, le pouls se relever, et le malade ressentir un bien-être auquel il n'était plus habitué. L'amélioration, la guérison apparente est obtenue en quatre ou cinq jours, et sa durée dépend non pas de la valeur propre de la digitale ou de la durée de son administration, mais de l'état antérieur du cœur. Si cet organe était encore dans un bon état relatif de conservation, si l'accès d'hyposystolie a été provoqué par des causes réellement actives (bronchite aiguë généralisée, surmenage, etc.) dont on puisse éviter le renouvellement, le malade peut avoir recouvré la santé pour longtemps ; si au contraire la compensation a été rompue, non pas sous l'influence déterminante d'une étiologie passagère, mais par le fait même de l'évolution de la cardiopathie, le malade après avoir heureusement dénoué cette première crise, est exposé à la voir se renouveler au bout de quelques semaines, parfois de quelques jours. La digitale n'a pas modifié l'état anatomique ni les conditions nutritives du cœur, elle a amélioré son fonctionnement ; mais elle le laisse sous le coup de toutes les aggravations auxquelles il est sujet par le fait de ses lésions.

Quand la crise d'hyposystolie recommence, on revient tout naturellement à l'emploi de la digitale ; mais il est rare qu'elle agisse aussi bien la seconde fois que la première, surtout si l'intervalle des deux accès a été court. Il y a certainement une accoutumance pour ce remède comme pour tant d'autres (voy. t. I, p. 58). Après quatre ou cinq reprises du remède, il est définitivement usé, ne produit plus d'effet utile, ne peut plus même occasionner que des fatigues ; il est sage d'y renoncer et de s'adresser alors à d'autres toniques du cœur.

d. *Asystolie.* — On a prétendu que dans *l'asystolie,* la digitale était plutôt nuisible qu'utile ; et l'on a dit que le cœur, dégénéré était, dans cette période, incapable de répondre à l'excitation digitalique. Cette explication est un peu subtile ; le cœur tant qu'il bat, n'est jamais si complètement sclérosé qu'il ne compte encore un nombre infini de fibres saines, et tant que ces fibres se contractent, elles peuvent être normalement stimulées par les préparations digitaliques. Si le sujet n'a jamais usé antérieurement de ces substances il en ressentira les plus grands bienfaits ; l'œdème des jambes, l'ascite même pourra disparaitre, grâce à la diurèse qu'elles provoqueront ; le succès, sans doute éphémère, sera d'autant plus brillant que l'état était plus grave. Mais si au contraire le malade est préalablement accoutumé à la digitale, si l'accumulation s'est déjà produite chez lui une ou plusieurs fois, alors il n'a plus rien de bon à en espérer ; ce sont des cas que l'on a généralisés à tort pour proscrire absolument la digitale dans l'asystolie.

e. *Hydropisies.* — Les termes d'hyposystolie et d'asystolie répondent à des états bien définis, trop souvent observés dans l'évolution des cardiopathies. Mais ces états présentent bien des dégrés et bien des variétés. Alors que chez certains malades, les phénomènes prédominants sont la dyspnée, la congestion pulmonaire, l'insomnie, l'excitation cérébrale, d'autres auront à souffrir surtout de l'insuffisance hépatique, d'autres enfin se plaindront de ces œdèmes abondants qui, partis des régions malléolaires, remontent peu à peu jusqu'aux genoux, puis aux parties génitales, et finissent par envahir les séreuses. C'est à ces derniers, c'est à ces hydropiques que la digitale convient tout particulièrement : la diurèse qu'elle provoque amène rapidement la résorption des épanchements. Les hydropisies brightiques, les hydropisies dyscrasiques peuvent être améliorées par le même remède, mais dans une proportion beaucoup moindre. Quant aux épanchements d'origine inflammatoire, pleurésie fibrineuse, ascite tuberculeuse, etc., on peut essayer de les traiter de même ; mais en général on n'obtiendra qu'une diminution insignifiante du liquide, et même quelquefois rien.

f. *Rétrécissements et insuffisances valvulaires.* — Bien que la notion de l'état du myocarde domine complètement cette question, le diagnostic exact de l'état des orifices n'en est pas moins très important. Dans les *rétrécissements*, la digitale agit presque toujours mieux que dans les *insuffisances* ; le fait est facile à comprendre. En renforçant le muscle cardiaque elle facilite la progression du sang dans le sens normal, à travers les orifices rétrécis, ce qui est évidemment utile ; mais elle favorise le reflux du sang, dans le sens anormal, à travers les valvules insuffisantes, ce qui est évidemment fâcheux ; elle tend ainsi à accentuer les désordres mêmes que produit la lésion orificielle. Si rationnelles cependant que soient ces observations il ne semble pas que les insuffisances se trouvent mal en réalité de l'usage de la digitale ; et elles bénéficient du renforcement qu'elle donne à tout le myocarde.

g. *Préparation à l'usage de la digitale.* — La pratique médicale a appris qu'il ne faut pas prescrire le remède immédiatement dans certains cas, et que le malade doit être quelquefois préparé à son usage. Lorsque le cœur est excessivement dilaté, que la tension veineuse est énorme, les viscères très engorgés, elle peut ne pas agir du tout ; et l'on est d'autant plus surpris de son inactivité que l'on a cru son usage mieux indiqué. Or, si à ce malade, réfractaire en apparence à la digitale, on donne un purgatif drastique ou qu'on pratique une toute petite saignée, et qu'on revienne ensuite à la digitale, elle agit alors merveilleusement. Est-ce parce que l'absorption était primitivement insuffisante ? Est-ce parce que le cœur trop distendu par le sang avait besoin d'être un peu désempli avant de pouvoir répondre à l'excitation digitalique ? Les deux explications sont plausibles et ne s'excluent pas.

h. *Myocardites infectieuses aiguës.* — Les *inflammations aiguës du myocarde* peuvent, comme les inflammations chroniques, et pour des raisons identiques réclamer l'usage de la digitale. Au cours d'une grande pyrexie, lorsque les battements deviennent faibles et précipités, que le premier bruit s'affaiblit et disparaît ou que s'égalisant au second, il donne la sensation du bruit d'un cœur fœtal (*embryocardie*), la digitale peut sauver le malade. La mort va survenir en effet parce que le sang déjà altéré ne circule plus avec la force nécessaire, parce que les sécrétions languissent en raison de cette faible tension vasculaire, parce que le bulbe mal irrigué ne peut plus suffire à ses importantes fonctions ; aux dangers de l'infection et de l'intoxication s'ajoutent ceux d'une anémie aiguë ; le sujet pâle et faible est dans un état lipothymique qui annonce et précède la syncope finale et le collapsus. La digitale alors peut remonter l'action cardiaque ; elle ne guérit pas la dégénération aiguë du myocarde, elle ne combat pas directement l'infection ou l'intoxication, mais en maintenant à un taux suffisant pendant quelques jours la tension artérielle, elle assure le fonctionnement des principaux organes pendant une durée assez longue pour permettre à l'organisme de mettre en œuvre toutes ses défenses et de vaincre l'infection, cause initiale de tous les désordres.

Toutes les pyrexies ne semblent pas se trouver également bien de la digitale. Excellente dans les myocardites grippales et érysipélateuses, dans la rougeole, dans la variole, elle agit moins bien dans la diphtérie, dans les péritonites infectieuses ; elle agirait même mal dans la dothiénenterie. Lorsque dans cette dernière maladie, la tachycardie excessive jointe à la faiblesse extrême des battements semble réclamer la digitale, le remède d'après BERNHEIM aggraverait le mal au lieu de l'atténuer. Les

motifs de ces différences d'action nous sont inconnus; et cet
question est à revoir.

i. *Hémoptysies.* — La digitale a été souvent prescrite cont
l'hémoptysie, et cela avec succès. Ce résultat semble donn
raison à Openchowsky (de Dorpat) d'après lequel ce médicame
agit uniquement sur le cœur gauche et nullement sur le cœu
droit. Grâce à ces circonstances, le sang s'écoule très facileme
de la circulation pulmonaire dans la grande circulation, et
poumon se décongestionne de lui-même. Ainsi s'expliqueraie
les heureux effets obtenus dans l'hémoptysie, de même que da
certains cas de congestion chronique des poumons.

j. *Hyperthermie.* — L'action hypothermisante de la digita
est indéniable ; elle peut être recherchée dans le rhumatism
articulaire aigu, dans la pleurésie, dans l'érysipèle ; cette de
nière maladie peut sous son influence évoluer presque sa
fièvre. Mais la durée de ces affections n'est point abrégée ;
gravité n'est pas atténuée. C'est donc seulement dans le cas c
l'hyperthermie devient par elle-même un danger qu'il co
vient de l'employer.

k. *Pneumonie.* — Dans les pneumonies et les broncho-pne
monies, elle a été préconisée non seulement pour abaisser l
température, non seulement pour remonter le cœur, mais po
agir en quelque sorte spécifiquement contre le mal (Traub
Hiertz, Petrescu). Ce dernier, à Bukarest, n'hésite pas à donn
à ses malades pendant trois à quatre jours des infusions de 4
8 grammes de feuilles de digitale, et n'a qu'une mortalité
2 p. 100. Cette jugulation de la pneumonie par des doses aus
colossales nous trouve quelque peu sceptiques ; et on ne pe
s'empêcher de donner toute son approbation à Barth, lorsqu'
fait observer que les cœurs capables de résister à de pareill
quantités de poison doivent être très bien organisés et que sar
doute ils n'auraient pas besoin de ce secours pour suffire à l
guérison. Le plus sage est de constater avec Huchard que da
la pneumonie, le mal est au poumon et le danger est au cœu
si ce dernier organe manifeste la moindre défaillance, on au
recours à la digitale ; souvent, il faudra lui associer la caféir
dont l'action plus rapide donne à la digitale le temps d'agir.

1. *Contre-indications.* — Les contre-indications à l'emploi de la digitale sont tirées de l'état du cœur lui-même ou de l'état des autres organes. *A.* Si les battements sont ralentis quoique la tension vasculaire soit faible, elle doit être laissée de côté ; il en sera de même si la tension vasculaire est forte, avec des battements rapides, par conséquent dans les périodes initiales de l'artério-sclérose et de la néphrite interstitielle ; il en est de même encore, sauf circonstances spéciales, dans l'angine de poitrine où le spasme du cœur et des artères coronaires serait aggravé par elle. Elle sera enfin proscrite dans les cas de rythme couplé ou tricouplé. *B.* L'albuminurie n'est pas par elle-même une contre-indication. Si elle est liée à l'hyposystolie, elle constitue même une raison de recourir à la digitale et peut rapidement disparaître sous son influence. Si elle est le signe d'une néphrite avec imperméabilité rénale, la digitale devra être évitée sous peine de provoquer rapidement des phénomènes d'accumulation et d'intoxication. *C.* On devra toujours veiller avec grand soin à l'état cérébral, car plus d'une fois on a vu survenir des accidents sérieux (hémiplégiques ou apoplectiformes) pendant la médication digitalique. Peut-être s'agit-il d'embolies lancées dans la sylvienne par un cœur dont les contractions sont renforcées. Peut-être s'agit-il de la rupture d'artères encéphaliques survenue par le fait de l'élévation trop rapide de la tension artérielle. Quoi qu'il en soit, il est prudent d'éviter la digitale chez les malades dont le cerveau est déjà suspect, et aussi chez ceux où l'on soupçonne des végétations valvulaires et endocardiques, bourgeonnant avec exubérance et prêtes à se détacher.

**6° Préparations et doses.** — 1° *Poudre de digitale* : de 0$^{gr}$,10 à 0$^{gr}$,50 par jour, ou même 0$^{gr}$,70 et 0$^{gr}$,80 en pilules de 0$^{gr}$,10, ou en cachets de 0$^{gr}$,25, ou encore en potion, malgré l'insolubilité du produit.

Très usitée autrefois, elle est aujourd'hui un peu délaissée.

2° *Extrait aqueux, extrait alcoolique* : (celui-ci est un peu plus actif), 0$^{gr}$,10 à 0$^{gr}$,40 en pilules de 0$^{gr}$,05 ou 0$^{gr}$,10, peu employés.

3° *Teinture de digitale* : de 1 à 4 grammes par jour, soit dans une potion à prendre par cuillerées toutes les heures ou toutes les deux heures, ou par gouttes que l'on versera en nombre déterminé dans un peu d'eau à quatre ou cinq reprises dans la journée.

Cette préparation est commode et donne de bons résultats au point de vue du relèvement et du ralentissement du cœur.

4° *Teinture éthérée de digitale* : 1 à 2 grammes en potion. Elle contiendrait d'autant moins de principes actifs que l'éther est plus pur ; elle s'emploie surtout en applications topiques à la région précordiale, pour calmer les palpitations ou les douleurs, et agit bien, peut-être en raison de l'éther plutôt que de la digitale qu'elle contient.

5° *Sirop de digitale* : 20 grammes équivalent à $0^{gr},50$ de teinture alcoolique. Cette préparation est une de celles dont l'usage peut être le plus longtemps prolongé.

6° *Infusion de digitale* : faire infuser de $0^{gr},25$ à 1 gramme de feuilles de digitale dans 120 à 150 grammes d'eau ; filtrer et édulcorer avec un sirop approprié au cas à traiter. Faire prendre en quatre fois dans la journée. En Allemagne, on pousse les doses jusqu'à 4 grammes ; et en Roumanie, jusqu'à 8 (?) D'une discussion encore assez récente à l'Académie de médecine de Bruxelles, il résulte que l'infusion est plus active si elle est faite dans l'eau à 70° que dans l'eau à 100°. On ne doit pas prescrire ce médicament plus de quatre ou cinq jours consécutifs ; on a l'habitude de commencer par la dose la plus forte et de diminuer ensuite de $0^{gr},10$ par jour pour éviter les effets accumulatifs. L'infusion de digitale est très appréciée des praticiens, au point de vue de l'action cardiaque et diurétique. Elle doit être faite avec des feuilles aussi fraîches que possible ; elle ne contient pas ou à peine de digitaline, ce principe étant insoluble dans l'eau.

7° *Macération de digitale* : Elle se prépare aux mêmes doses que l'infusion ; mais elle demande vingt-quatre heures avant d'être prête, et comme ses effets ne se produisent qu'au bout d'une journée, il en résulte un long délai entre le moment ou elle est prescrite et le moment où son action se manifeste. Elle ne convient donc pas aux cas urgents ; mais elle est très active comme diurétique et mérite d'être prescrite dans les hydropisies d'origine cardiaque.

8° *Digitaline amorphe* : C'est celle dont HOMOLLE et QUÉVENNE ont enseigné la préparation ; elle se donne en granules de un milligramme (1 à 4 par jour) et n'est guère prescrite en dehors des palpitations qu'elle calme souvent assez bien.

9° *Digitaline cristallisée* : (NATIVELLE, Codex, MIALHE). C'est la préparation la plus active, la plus à la mode, et celle dont on a le plus parlé ces temps derniers. Quatre fois plus active que la digitaline amorphe, elle se donne en pilules ou en granules de *un quart de milligramme* (1 à 4 par jour). HUCHARD a préconisé la formule suivante, qui est devenue classique.

Digitaline cristallisée. . . . . . . . 1 gramme.
Glycérine pure. . . . . . . . . . . 333 cent. cubes.
Eau distillée. . . . . . . . . . . 147 —
Alcool à 95° . . . . . . . . . . . Q. s. pour un litre.

Cette solution se conserve indéfiniment ; elle ne se concentre pas, grâce à la glycérine qui empêche l'évaporation ; elle est plus facilement et plus sûrement absorbée que les granules, enfin elle donne exactement 50 gouttes au gramme, ce qui permet de la doser à 1/50 de milligramme.

Après avoir préparé son malade, HUCHARD donne en une seule fois 30, 40 gouttes de cette solution, et attend vingt jours avant de recommencer. Il n'observe jamais d'accident.

Une réserve s'impose à cet égard. Un médecin d'une habileté aussi consommée que M. HUCHARD peut se permettre, au grand bénéfice de ses malades, de procéder ainsi. Mais un médecin moins expérimenté, moins sûr de l'indication du remède, ne devra pas imiter cette pratique. Si par malheur une contre-indication lui a échappé, si le sujet présente une intolérance particulière, un désastre peut survenir. Ces préparations, où un écart d'un quart de milligramme fait d'une dose utile une dose dangereuse, me font toujours frémir ; je préfère les préparations plus maniables, plus sûres, moins énergiques peut-être.

Les injections hypodermiques de digitaline (1/4 de milli-

gramme) ont été quelquefois employées, elles sont douloureuses
et leur usage ne s'est pas généralisé.

10° *Digitoxine.* — MASIUS en aurait obtenu des effets meilleurs e
plus rapides que ceux de la digitaline, dans les affections cardia
ques, la pneumonie, et même la fièvre typhoïde ; il n'aurait pa
vu d'accidents toxiques, avec la dose d'un quart de milligramme
répétée trois fois par jour et continuée pendant quatre jours
il aurait vu seulement quelques vomissements ; mais STARCK,
été moins heureux. Jusqu'à plus ample informé, si l'on a de
raisons pour employer un produit à composition bien définie, i
vaut mieux recourir à la digitaline chloroformique qu'à la digi
toxine.

11° *Préparations complexes.* — Médicament diurétique et toni
cardiaque, la digitale peut, dans un très grand nombre de cas
ne répondre qu'à une partie des indications présentées par l
malade. Aussi doit-elle être associée suivant les circonstances
une série d'autres remèdes. On a souvent combattu et mêm
raillé ces mélanges, mais cela sans raison bien légitime. Ains
on peut très bien, dans une infection aiguë, associer dans un
même potion la digitale, l'extrait mou de quinquina, la noi
vomique ou la strychnine ; même malgré l'antagonisme des deu
substances, j'ai donné simultanément de la digitale et de l'ac
tate d'ammoniaque. Dans les tachycardies, les préparation
digitaliques peuvent marcher de pair avec les bromures ; dan
l'artério-sclérose, avec les iodures. Les hyposystoliques, ave
commencement d'hydropisie, ont depuis longtemps bénéficié d
ces vieilles formules connues sous les noms de :

|  VIN DE TROUSSEAU  |  et  |  PILULES DE BOUCHARDAT  |
| --- | --- | --- |
| Vin blanc. . . . . . . . . . 900 gr. | | |
| Alcool à 90°. . . . . . . . 100 — | | Scille. . . . . |
| Feuilles sèches de digitale. 5 — | | Scammonée. ( àà 0 gr. 0 |
| Squames de scille. . . . . 7 gr. 50 | | Digitale. . . ) |
| Baies de genièvre . . . . . 30 — | | Pour une pilule, 2 à 12 pa |
| Acétate de potasse. . . . . 50 — | | jour. |
| Deux à trois cuillerées par jour. | | |

Le vin diurétique amer de la Charité convient au contrai

lorsqu'on veut obtenir une urine abondante et que la digitale est contre-indiquée.

**7° Choix d'une préparation**. — Le praticien est souvent embarrassé de choisir une préparation appropriée à la maladie qu'il veut traiter. Sans vouloir établir de principes absolus, on peut se guider d'après les considérations suivantes. Les solutions aqueuses (macération, infusion) semblent plus spécialement diurétiques ; la teinture, la digitaline cristallisée conviennent aux cas où il est nécessaire de relever l'action du myocarde (myocardites infectieuses, hyposystolie) ; lorsqu'on est en présence de cas où l'on prévoit que l'on aura besoin de recourir au remède à plusieurs reprises, avec une certaine persévérance, on choisira de préférence des préparations moins actives, telles que le sirop, la digitaline amorphe, ou l'on prescrira la teinture à très faibles doses.

## § 2. — CAFÉ ET CAFÉINE

### A) CAFÉ

Le *café* est la graine du *Caféier*, *Coffea arabica* (Rubiacées). Les petits grains que l'on connait sont au nombre de deux dans chaque fruit.

**1° Infusion et macération de café vert**. — L'infusion et la macération de café vert (c'est-à-dire de grains de café n'ayant subi aucune torréfaction et plongés dans l'eau dans la proportion de 3 à 6 p. 100 d'eau) a une réputation assez ancienne dans le traitement de la coqueluche. Aucune analyse chimique n'a révélé les principes contenus dans ces préparations ; aucune série d'observations régulières n'a affirmé leur valeur thérapeutique. Il semble que ce soit un de ces innombrables remèdes, à l'aide desquels parents et médecins attendent la guérison de la coqueluche.

**2° Infusion de café grillé**. — Le café est généralement employé après torréfaction. Cette opération amène le dégagement d'une huile éthérée amère, la *caféone*, d'odeur agréable, qui donne à l'*infusion de café grillé* son arôme. Avec la caféone, la caféine, la potasse et le tanin sont les éléments les plus importants de l'infusion de café.

Cette boisson, connue depuis longtemps dans les pays chauds, importée en France au milieu du xviie siècle est aujourd'hui très répandue comme boisson alimentaire, mais fort peu usitée en thérapeutique. Elle excite l'activité de la pensée, elle trouble le sommeil chez les personnes qui n'en font pas régulièrement usage ; mais l'accoutumance s'établit vite, et les Arabes qui en prennent journellement de notables quantités ne peuvent être taxés de mobilité excessive de la pensée. Sous son influence le cœur bat plus vite, plus fort et les besoins d'uriner sont plus fréquents ; l'urine peut aussi être secrétée plus abondamment.

A doses trop fortes (200 grammes de grains grillés), le café peut provoquer des mouvements convulsifs et des phénomènes alarmants ; à la suite d'abus répétés, certains sujets ont présenté une dénutrition considérable avec pâleur des traits et aspect précocement sénile ; ils ont une certaine tendance à ne plus s'alimenter qu'avec du café (*caféisme chronique*).

Le café est un remède fréquemment conseillé contre les céphalées de nature si variée que l'on englobe sous le nom de *migraines*; il doit être administré par la voie buccale ou rectale, au besoin par le tube de Faucher dans les cas d'*empoisonnement grave* par l'*opium* ou par tout autre toxique (*choral, aconit, phénol*, etc.) entraînant du coma, de la paralysie des muscles respiratoires, de la défaillance cardiaque, du refroidissement. On donnera une infusion forte (15 p. 100 de grains) abondante et chaude ; et on recommencera au bout de deux heures.

Certains *dyspeptiques* se trouvent bien de l'usage du café à la fin de leurs repas ; la chaleur même du breuvage a sans doute sa part dans cette action bienfaisante, mais infidèle. On peut le prescrire avec quelque avantage dans la *hernie étranglée* et même dans l'*étranglement interne*, pendant que l'on prépare des interventions plus énergiques (intervention chirurgicale, lavement électrique, etc.).

Le véritable usage médical du café est de constituer une boisson stimulante dans les états adynamiques des *infections aiguës* (fièvre typhoïde, diphtérie, etc.), et de masquer le goût désagréable de certains remèdes auxquels on l'associe : huile de ricin sulfate de quinine (voy. t. I, p. 476), etc.

## B) Caféine

**1° Caractères physiques et chimiques.** — Principe actif important du café, la *caféine* n'est pas un alcaloïde, sa formule, $C^8H^{10}Az^4O^2 + H^2O$, le rapproche de la théobromine et la fait classer à côté des corps xantho-uriques comme triméthylxanthine; cette analogie d'un produit végétal avec l'acide urique est d'un haut intérêt biologique.

Elle se présente sous l'aspect de belles aiguilles blanches, soyeuses, de saveur très amère ; elle se dissout seulement dans 93 parties d'eau, ce qui permet de l'employer en potion à la dose active d'un gramme, mais ce qui l'avait exclue de la voie hypodermique, jusqu'au jour où TANRET montra que le mélange avec le benzoate ou le salicylate de soude la rendait extrêmement soluble.

Les sels de caféine (bromhydrate, valérianate, chlorhydrate, etc.), sont très peu stables et peu usités. Si l'on veut associer à l'action de la caféine celle des acides composants, il est plus simple de prescrire simultanément du bromure, de la valériane, etc.

La caféine existe dans les feuilles et les grains du caféier ; mais on la retire généralement du thé où elle se trouve en abondance, on la rencontre aussi dans les semences du Paullinia, et dans la noix de kola, qui lui doit, paraît-il, ses principales propriétés physiologiques.

**2° Action physiologique.** — La caféine, dont les effets sont loin d'être identiques à ceux du café, agit, comme un excitant général du système nerveux, sur les centres psychiques, sur les centres moteurs, aussi bien sur ceux qui président aux contractions des muscles striés que sur ceux qui président à la contraction des fibres lisses. On croit aussi qu'elle excite directement les muscles.

A l'état normal, et à doses modérées $0^{gr},10$ à $0^{gr},20$ par jour le sujet éprouve un besoin inusité d'activité mécanique et intellectuelle. Les mouvements sont plus rapides et plus faciles; les idées se succèdent et s'associent avec une facilité inaccoutumée; et si l'on a déjà produit une somme importante de travail, on éprouve une sensation agréable par la diminution de la fatigue. Ces faits bien observés et la constatation que dans de grandes exploitations industrielles, les ouvriers qui prennent du café peuvent travailler davantage sans qu'on augmente leur ration alimentaire, ont amené les physiologistes à classer le café et la caféine dans les *médicaments d'épargne*. Cette dénomination séduisante voile une grave erreur ; elle donne à entendre que l'on peut, grâce à ces substances, donner autant de travail en usant moins, en brûlant moins ses organes, ce qui est une hérésie physiologique. En réalité, c'est tout le contraire : à petites doses, la caféine ne provoque pas de modifications appréciables dans le mouvement de la nutrition; à doses plus fortes, elle augmente la quantité d'urée : c'est-à-dire que si le fonctionnement de la machine organique est plus actif, l'usure de nos matériaux est plus grande, et que par suite il devient nécessaire à un moment donné de réparer les pertes subies en augmentant la nourriture. D'ailleurs l'abus prolongé du café amène une dénutrition remarquable avec un amaigrissement, un ratatinement tout particulier du corps qui a vivement frappé les observateurs.

A dose plus forte, 1 gramme par jour, la caféine « agit d'abord sur les systèmes nerveux et musculaire, pour porter ensuite son action sur le système circulatoire » (HUCHARD). Les convulsions toniques, les trémulations convulsives des membres, puis les paralysies du train postérieur ont surtout frappé les physiologistes; mais il faut bien savoir que si ces troubles peuvent se produire chez l'homme, celui-ci présente de préférence des accès de délire, allant de la simple divagation jusqu'aux actes les plus incohérents et témoignent dans tous les cas d'une excessive irritation des centres moteurs. Chez les sujets convalescents et affaiblis, ces accès peuvent se manifester après l'emploi de doses normales, et il est quelquefois difficile de juger s'ils relèvent du remède ou de la maladie.

Les modifications des fonctions circulatoires présentent deux phases : d'abord ralentissement et renforcement des contractions cardiaques et élévation de la pression artérielle, puis précipitation, affaiblissement et irrégularités des contractions du cœur, affaiblissement de la pression vasculaire.

La quantité d'urine est augmentée, même chez le sujet sain, même en dehors de tout relèvement appréciable de la tension sanguine. Elle serait due, d'après SCHRADER, à une excitation directe de l'épithélium rénal. On a voulu faire de la caféine le diurétique idéal. Certes son action sur la sécrétion urinaire est importante ; mais elle nous a semblé toujours de courte durée, assez infidèle, et bien inférieure à celle d'un médicament qui présente avec elle d'étroites analogies chimiques, la théobromine.

De même que l'excitation de l'écorce cérébrale peut dépasser le but et provoquer le délire, de même l'excitation du système vasculaire peut aussi être excessive, et des phénomènes d'asphyxie locale des extrémités ont été signalés pendant l'administration de la caféine (COMBEMALE).

**3° Usages thérapeutiques**. — Les indications thérapeutiques de la caféine répondent assez bien à ce que nous savons de ses propriétés physiologiques.

a. *Neurasthénie aiguë*. — Agent d'excitation nerveuse et musculaire, elle convient aux *neurasthénies aiguës* qui accompagnent certaines convalescences ; il semble chez ces malades que les idées n'ont plus la force de s'assembler, que la volonté affaiblie ne se transmet plus aux organes moteurs. De petites doses de caféine (0$^{gr}$,10 à 0$^{gr}$,20), associées à un vin généreux, peuvent heureusement stimuler les fonctions cérébro-spinales endormies, et l'usage pourra en être assez longuement prolongé (deux à trois semaines).

b. *Adynamie cardiaque, asystolie aiguë, collapsus, syncope*. — Comme médicament cardiaque, elle est surtout un médicament de circonstance, mais qui, bien manié, peut rendre les plus grands services. Son action sur le cœur est rapide, énergique et courte ; elle ne se fait pas attendre près de vingt-quatre heures, comme celle de la digitale; il n'y a pas d'accumulation de doses. Une demi-heure après une injection hypodermique, les effets sont déjà sensibles; trois ou quatre heures après, ils ont déjà disparu. Les circonstances où il conviendra d'administrer le remède sont donc les suivantes : *adynamie cardiaque, asystolie aiguë, collapsus cardiaque, lipothymie, embryocardie, syncope*. On en trouvera l'emploi, quand ces accidents se produiront au cours d'une cardiopathie valvulaire ou artérielle, mal compensée, au cours d'une myocardite aiguë, compliquant une grave maladie infectieuse (*pneumonie, fièvre typhoïde, variole, diphtérie*), au cours d'un intoxication ou d'une auto-intoxication grave (*empoisonnement minéral* ou *vegétal, urémie, coma diabétique, obstruction intestinale*, etc.), ou enfin chez un sujet sain dont le système nerveux a été brusquement troublé par un traumatisme ou par une violente émotion. Dans tous ces cas, on verra, peu de temps après l'injection de caféine, le malade sortir de sa torpeur, le pouls reprendre sa force et sa régularité, tout en diminuant de fréquence, les couleurs remonter au visage, les yeux devenir plus brillants, la respiration se faire avec plus d'amplitude et de régularité. Si la cause qui allait provoquer une syncope complète et peut-être mortelle est purement accidentelle, le malade est sauvé; si elle persiste, elle peut de nouveau manifester ses effets au bout de trois ou quatre heures, car l'action de la caféine est fugitive; mais cette brièveté trouve une compensation dans ce fait que l'injection peut être renouvelée, et Huchard cite une observation de pneumonie double avec lipothymie et ataxo-adynamie, où il fit avec succès 95 injections de caféine dans l'espace de trente jours.

De pareilles doses, un usage aussi prolongé de la caféine sont d'ailleurs exceptionnels et ne sont permis que dans les cas d'adynamie prolongée. En dehors de ces états de collapsus cardiaque, il n'est pas raisonnable de continuer plus de quatre ou cinq jours la médication caféinique, sous peine de voir le cœur, soumis à trop d'excitations répétées, perdre pour ainsi dire son équilibre et présenter une arythmie de mauvais aloi.

Les indications de la caféine et de la digitale étant souvent les mêmes, il est parfaitement permis d'associer les deux remèdes. Souvent quand la digitale a cessé d'agir, le malade peut se montrer encore sensible à la caféine.

## 4° Modes d'administration et doses :

1° *Usage interne.*

a. Potion gommeuse. . . . . . . . . 120 grammes.
Caféine .. . . . . . . . . . . . . . 1   —

Par cuillerées toutes les heures dans les cas d'hyposystolie avec menaces d'adynamie.

b. Sirop d'écorces d'oranges amères. 500 grammes.
Caféine . . . . . . . . . . . . . . 6   —
Teinture de digitale . . . . . . . 5   —

Deux grandes cuillerées par jour chez les hyposystoliques qui répondent incomplètement à la digitale,

c. Vin de Malaga. . . . . . . . . 500 grammes.
Caféine. . . . . . . . . . . . . 1 à 2   —

Deux verres à bordeaux par jour, au moment des repas chez les neurasthéniques, les convalescents à cœur défaillant.

2° *Voie hypodermique.*

a. Solution faible.
{ Benzoate de soude . . . . . . . 3 grammes.
{ Caféine . . . . . . . . . . . . . 2   —
{ Eau distillée. . . . . . . . . . 6   —

b. Solution forte .
{ Salicylate de soude . . . . . . . 3 gr. 10
{ Caféine . . . . . . . . . . . . . 4 —
{ Eau distillée. . . . . . . . . . 6 —

HUCHARD, à qui l'on doit ces formules, dont la première donne environ 0$^{gr}$,20 de caféine et la seconde 0$^{gr}$,40 par centimètre cube, conseille d'enfoncer l'aiguille profondément. Ce serait le plus sûr moyen d'éviter la douleur qui est souvent vive et persistante, et les abcès qui sont d'autant plus faciles à produire qu'on opère chez des sujets infectés des microbes les plus variés. Dans les collapsus alarmants, on pourrait injecter jusqu'à 2 et 3 grammes de caféine par jour en 8 injections faites de trois en trois heures.

L'addition de sels de soude ne constituerait pas de simples mélanges, mais des sels doubles solubles de soude et de caféine.

D'après Siegert, le salicylate enlèverait à la caféine une partie de ses propriétés diurétiques ; il est donc préférable de prescrire le benzoate.

Le *symphorol*, sulfocaféate de soude n'a qu'une valeur diurétique douteuse et n'est que peu usité ($0^{gr},25$ à $0^{gr},50$).

### § 3. — Strophantus

**1° Caractères botaniques et chimiques**. — « Plante de la famille des Apocynées, qui croît : en Afrique, sur la côte occidentale dans les contrées avoisinant le fleuve Niger, où se trouve la variété, *Strophantus hispidus ;* sur la côte orientale, dans la région des grands lacs et du Zambèze, ainsi que dans l'Inde, où existe le S. *kombé* (variété officinale) ; au Gabon, où l'espèce de S. *glabre*, très riche en substance active, est extrêmement rare ; enfin dans le Haut-Oubanghi (Soudan français) où l'on rencontre le S. *bracteatus* étudié tout récemment par E. Boinet avec l'action antitoxique des capsules surrénales exercée sur ce poison extrêmement toxique, comme sur la nicotine et l'atropine[1]. »

Ce sont les graines de la plante que l'on utilise, après les avoir réduites en une poudre brune, inodore, de saveur douce d'abord, puis amère. Du strophantus Kombé, Catillon, Wurtz, Arnaud, etc., ont extrait un glucoside cristallisable, la *strophantine*. Malheureusement il paraît exister plusieurs variétés de strophantine, les formules données étant variables ($C^{20}H^{24}O^{10}$ d'après Fraser, $C^{34}H^{44}O^{12}$ suivant Laborde). Il est probable que le strophantus comme la digitale contient plusieurs éléments actifs, et que le nom de strophantine s'applique à des produits, différents non seulement par leur composition chimique, mais aussi, ce qui est plus grave, par leurs propriétés médicales.

**2° Propriétés physiologiques**. — Si l'on donne à un animal une forte dose de strophantine en injection intraveineuse, il meurt après avoir passé par les trois phases suivantes : ralen-

---

[1] Huchard. *Traité de thérapeutique appliquée* d'A. Robin, fascicule X, p. 143.

tissement du cœur avec augmentation de la pression artérielle ;
accélération avec maintien de la pression élevée ; ralentissement
du cœur avec abaissement de la pression vasculaire et mort
brusque en diastole ou en systole ; les auteurs ne sont pas d'accord sur ce dernier point. Il semble que la substance agit en
excitant le pneumogastrique, car la section de ce nerf atténue
très notablement les effets cardiaques de l'empoisonnement. Des
phénomènes de vaso-constriction généralisée et des convulsions
surviennent en même temps.

Si l'on administre à l'animal des doses plus modérées et que
l'on continue plusieurs jours l'expérience, il semble d'abord que
l'on s'arrête à la première phase de ralentissement du cœur avec
vaso-constriction ; mais bien qu'on ait dit qu'il n'y a pas d'effets
accumulatifs à redouter, le poison n'en poursuit pas moins silen-
cieusement son œuvre, car plus d'une fois la mort subite vient
interrompre l'expérience (FÜRBRINGER, LÉPINE).

Les effets diurétiques du strophantus ont été affirmés, puis
contestés.

Quant aux strophantines, il faut d'abord que les chimistes se
mettent d'accord sur la formule et le mode d'extraction de ces
glucosides. Il est certain que la strophantine de WURTZ, qui tue
un chien de 11 kilogrammes à la dose de 3 milligrammes, n'est
pas la même que celle de MERCK, donnée impunément par STAHR
à ses malades à la dose quotidienne de 20 milligrammes. Il est
donc inutile de discuter sur l'action de ces substances trop peu
connues, et il est dangereux de les prescrire. Elles peuvent
anesthésier localement les muqueuses, mais elles sont trop irritantes pour être utilisées à ce point de vue.

**3° Usages thérapeutiques.** — Au point de vue thérapeutique, les observations cliniques comme les expériences physiologiques laissent planer de grands doutes relativement aux indications et aux contre-indications. Il est entendu que dans les
cardiopathies bien compensées il ne saurait être question de ce
remède. Dans les cas d'hyposystolie, il conviendrait spécialement,
d'après BUCQUOY, au rétrécissement mitral ; il démitraliserait le
pouls, auquel il donnerait presque les caractères du pouls de

Corrigan. D'après Silva, le strophantus doit être préféré à la digitale, dans les cas où des troubles cardiaques graves dépendent d'une *insuffisance du tonus du myocarde*, et où il y a plus à se préoccuper d'obtenir des contractions plus énergiques des fibres musculaires qu'une régularisation du rythme [1]. On l'a enfin prescrit avec quelque succès dans le *goitre exophtalmique* où il calme la tachycardie, et même dans l'*angine de poitrine* où il devrait être raisonnablement contre-indiqué.

Si le cardiaque présente en même temps des lésions rénales, il faut s'en abstenir ; de même, s'il présente des troubles cérébraux : car comme la digitale, le strophantus n'échappe pas au reproche de causer des désordres dans la circulation cérébrale.

On a signalé l'aphasie transitoire après l'usage de ce remède.

La teinture de strophantus aurait le précieux avantage de causer aux *alcooliques* une sorte de crise avec nausées et diaphorèse, qui serait suivie, sans autre incident, d'un dégoût profond et définitif pour l'alcool.

Le moyen, inoffensif si on l'emploie prudemment, vaudrait la peine d'être essayé. Que ne ferait-on pas pour combattre l'alcoolisme ?

**4° Préparations et doses :**

1° *Teinture.* — De V à XX gouttes par jour. Les teintures exposent à des erreurs ;

2° *Extrait.* — Prescrit généralement en granules ou en pilules à 1 milligramme : de 2 à 4 par jour ;

3° La *strophantine* de Catillon est prescrite de 1/10 à 5/10 de milligramme ;

4° *Injections hypodermiques.* — Un centimètre cube d'une solution contenant un milligramme d'extrait ;

5° On a même fait des *injections intra-veineuses* de strophantine à la dose de 1/10 de milligramme.

Il est sage de suspendre l'usage de ces remèdes dès que le

[1] *Revue internationale de Thérapeutique et de Pharmacologie*, 1899, p. 312.

pouls est ralenti, effet qui se produit en général plus vite qu'avec la digitale.

## § 4. — SPARTÉINE

**1° Caractères chimiques**. — La chimie a isolé du vulgaire genêt à balai (*Spartium scoparium*) deux principes : un alcaloïde non oxygéné, la *spartéine*, et un glycoside, la *scoparine*. Mais tandis que les infusions de la plante ont une vieille et juste réputation de diurétique, la spartéine n'influence pas du tout la sécrétion urinaire.

Soluble à peine dans l'eau, très soluble dans l'alcool et l'éther, la spartéine même est peu usitée ; on emploie le *sulfate de spartéine*, sel soluble dans l'eau et cristallisable.

**2° Effets physiologiques**. — Le désaccord le plus complet règne encore au sujet des propriétés physiologiques et thérapeutiques de cet agent. G. SÉE avait cru pouvoir dire : « Trois effets caractéristiques et constants résultent de nos observations ; le premier qui est le plus important, c'est le relèvement du cœur et du pouls ; le deuxième c'est la régularisation immédiate du rythme cardiaque troublé ; le troisième résultat, c'est l'accélération des battements qui s'impose dans les grandes atonies avec ralentissement du cœur. » Mais cette action tonique a été contestée ; on a prétendu que la spartéine prolongeait la diastole, que sous son influence le cœur se dilatait outre mesure, que souvent elle ralentissait les battements. Elle est douée de propriétés anesthésiques locales.

**3° Usages thérapeutiques**. — La clinique n'a ni confirmé ni infirmé les diverses opinions des physiologistes. Médicament d'action incertaine, on ne recourt généralement à la spartéine qu'après l'échec des autres médicaments cardiaques (digitale, caféine, etc.), c'est-à-dire dans des cas dont la signification pathogénique est obscure, ou lorsque le myocarde dégénéré est devenu incapable de réagir. C'est un remède dont l'étude est à refaire, et sur lequel on ne peut actuellement se prononcer. Les cas d'*atonie cardiaque* avec ralentissement semblent encore ceux où il agit le plus favorablement.

Les solutions de sulfate de spartéine en badigeonnages (4 grammes d'une solution à 5 p. 100) ont amené dans diverses fièvres des abaissements notables de la température.

### 4° **Modes d'administration et doses :**

1° En pilules, potion ou sirop : 0$^{gr}$,10 de sulfate de spartéine par jour ;

2° En injection hypodermique, un centimètre cube ou un demi centimètre cube d'une solution de sulfate de spartéine au cinquantième.

## § 5. — Muguet

1° **Caractères botaniques et chimiques.** — Tout le monde connait le *muguet des bois* ou de *mai* (Liliacées), appelé aussi *lys des vallées* ou *convallaria maïalis*. Assez populaire dans quelques provinces françaises pour le traitement des palpitations, le muguet a été étudié physiologiquement en Russie par Botkin, en France par G. Sée et leurs élèves. Le muguet contient deux principes actifs : le *convallamarine*, glycoside qui jouit des mêmes propriétés que la plante elle-même, et la *convallarine*, qui est purgative.

2° **Effets physiologiques et cliniques.** — D'après G. Sée et Botkin, les effets du muguet seraient très comparables à ceux de la digitale : ralentissement du pouls, élévation de la pression artérielle et diurèse ; si on force les doses, des phénomènes toxiques peuvent éclater. Mais de nombreux observateurs, entre autres Peter et Leyden, contestent ces faits et ne reconnaissent au muguet qu'une action tout à fait infidèle. Ces divergences d'opinion s'expliquent, d'après M. Nathanson, par la différence des doses prescrites et des préparations employées. Ainsi par exemple les résultats négatifs de Leyden ont été obtenus au moyen d'un mélange de 1/3 de fleurs et de 2/3 de racines, dont 1 gramme. 1$^{gr}$,50 ne représente que le vingtième du mélange employé par les médecins russes. Quant à la convallamarine, elle se décompose facilement à l'air ou dans des flacons mal bouchés, et son action dépend de son degré de conservation [1]. Il est certain que les diverses parties de la plante sont inégalement actives, et que pour n'avoir pas tenu un compte suffisant de cette donnée du problème, les observateurs se sont placés dans des conditions mauvaises pour l'étudier. Jusqu'à nouvel ordre on peut considérer le muguet comme un médicament d'une certaine activité pour calmer les *palpitations, relever le pouls,* provoquer une *diurèse* utile à la guérison des *hydropisies.* Il pourra être employé, quand la digitale a épuisé son action, quand la caféine est trop excitante, et qu'il y a lieu de donner au malade le temps de se déshabituer de ces remèdes avant qu'on puisse y recourir de nouveau.

**3° Préparations et doses.** — Les infusions sont peu actives. Les extraits sont les meilleures préparations. On peut les faire avec les diverses parties isolées de la plante, ou mieux avec la plante entière.

Dose : $1^{gr},50$ à 2 grammes par jour, en pilules ou en sirop. CONSTANTIN PAUL recommande la formule suivante :

> Infusion de thym . . . . . . . . . 200 grammes.
> Extrait aqueux de muguet. . . . .  10    —
> Sirop d'écorces d'oranges amères. .  90    —

A prendre par doses de 50 grammes en six jours.

La convallamarine se donne à la dose de $0^{gr},04$ à $0^{gr},10$ en pilules ou en potion, mais les médecins russes vont jusqu'à $0^{gr},30$, quantité réellement un peu forte.

## § 6. — ADONIS VERNALIS

**1° Caractères botaniques.** — L'*adonis vernalis,* plante annuelle de nos pays, fait partie du groupe des Renonculacées, si utilisées dans la médecine des campagnes. Délaissé dans nos pays, il était resté populaire en Russie pour le traitement des

[1] *Semaine médicale,* 1887, p. 271.

hydropisies, et il nous est revenu de là-bas comme médicament cardio-vasculaire après les travaux de BUBNOW et BOTKIN.

**2° Effets physiologiques et cliniques.** — Des études expérimentales et cliniques il résulte que l'adonis vernalis jouit de propriétés physiologiques et thérapeutiques tout à fait comparables à celles de la digitale ; comme elle il augmente la tension artérielle, ralentit et régularise les battements du cœur qu'il renforce ; est notablement diurétique. Il aurait même sur la digitale une supériorité incontestable, en ce sens que son action serait plus rapide et qu'il n'aurait pas d'effets accumulatifs ; son influence cesserait dès qu'on en suspend l'usage.

Malgré des débuts aussi encourageants, malgré les plaidoyers en sa faveur de DURAND, HUCHARD, GRASSET, l'adonis n'a pas fait fortune en thérapeutique et est actuellement très peu employé. Il serait bon cependant d'en user, ses indications étant les mêmes que celles de la digitale, toutes les fois que ce médicament cesse d'agir ou n'est pas toléré.

**3° Préparations et doses :**
1° *Infusion*, 4 à 8 grammes dans 150 grammes d'eau à prendre en 4 fois ;

2° *Teinture :* 2 à 4 grammes en potion ;

3° *Extrait aqueux :* 0$^{gr}$,50 à 1 gramme ;

4° L'*adonidine* est un glycoside amorphe de préparation assez complexe, de composition un peu incertaine, qu'on peut donner en pilules de 0$^{gr}$,005 (2 à 4 et même 6 par jour).

La toxicologie de l'adonis n'est pas encore étudiée ; ce qui oblige à manier les doses avec une extrême prudence.

§ 7. — CORONILLE

**1° Caractères botaniques.** — Plantes de la famille des Papillonacées (Légumineuses), la *Coronilla Scorpioïdes* et la *Coronilla varia* ou *bigarrée* renferment toutes deux un glucoside, la *Coronilline* [1].

---

[1] Voir les travaux de SCHLAGDENHAUFFEN et REEB, SPILLMANN, HAUSHALTER et CARDOT, LUIGI MERAMALDI, GUTH, etc.

**2° Effets physiologiques et cliniques.** — Plantes et principe actif ont été l'objet d'études nombreuses en ces temps derniers, mais n'ont pu être admises sans réserve dans la pratique. Leur action, à laquelle le myocarde n'est pas indifférent, se porte surtout sur le pneumo-gastrique, qui est d'abord excité puis paralysé : de là deux phases, l'une de ralentissement avec renforcement, l'autre d'accélération avec affaiblissement des battements du cœur. Cliniquement, la diarrhée profuse à la suite d'ingestion stomacale, la douleur après l'injection hypodermique, et dans tous les cas la perturbation du rythme cardiaque en font un médicament difficile à manier, et même dangereux (SOULIER).

**3° Doses.** — La posologie est très incertaine : 1° *Extrait*, de 0<sup>gr</sup>,20 à 0<sup>gr</sup>,50 ; 2° *Teinture* 2 à 4 grammes ; 3° *Poudre*, 0<sup>gr</sup>,50 à 1 gramme en infusion. C'est un médicament qu'on ne pourra prescrire qu'à la suite de nouvelles expériences physiologiques.

## § 8. — MÉDICAMENTS CARDIAQUES INUSITÉS

La Physiologie a étudié plus ou moins complètement un nombre considérable de substances qu'elle considère comme des poisons cardiaques, qui par conséquent, prises à doses modérées, pourraient dans un cas donné être utilisées comme médicaments. Leur énumération même incomplète est assez longue. Nous nous bornerons à citer, d'après HUCHARD.

|  | DOSE PAR JOUR | |
| --- | --- | --- |
| *Cactus grandiflora* . . | Extrait fluide. . . . | 1 gramme. |
| *Laurier-rose* . . . . . | Ext. hydro-alcoolique | 0<sup>gr</sup>,05 à 0<sup>gr</sup>,15. |
| *Apocynum cannabinum* | Extrait fluide. | XXX à XL gouttes. |
| *Prunus virginiana*. . . | Poudre . . . . | 2 à 4 grammes. |

A ces substances assez mal connues, mais encore assez maniables, il faut ajouter : L'*Evonymine*, la *Périploca græca*, la *Thevetia nereifolia*, la *Tanghinia venenifera*, l'*Ouabaio* et son principe actif l'*Ouabaïne*, l'*Anagyris fœtida*, l'*Erythrophlœum guineense*, l'*Upas Antiar*, l'*Elléborine* etc., tous agents si dangereux qu'aux doses les plus minimes ils sont mortels pour les animaux et qu'on ne doit pas oser les essayer chez l'homme.

La thérapeutique pourra-t-elle un jour ou l'autre utiliser ces dangereuses ressources? C'est possible. Plusieurs d'entre ces plantes contiennent des glycosides, c'est-à-dire des corps analogues à la digitaline, à la strophantine, et possèdent comme ces dernières la propriété de ralentir le cœur et de faire monter la pression artérielle. Peut-être un jour, quand on connaîtra mieux d'une part la chimie de ces remèdes et d'autre part la physiologie du cœur et des vaisseaux, saura-t-on dire avec précision qu'à tel degré d'hypotension artérielle convient tel glycoside. Mais en attendant que ces lumières inespérées viennent nous éclairer, il faut laisser la plupart de ces médicaments dans les laboratoires et ne pas leur faire les honneurs de la clinique.

## ARTICLE III

## MÉDICAMENTS QUI AGISSENT SUR LES VAISSEAUX

### § 1. — ERGOT DE SEIGLE

**1° Caractères botaniques.** — L'*ergot de seigle* est le mycelium d'un champignon, *claviceps purpurea*, parasite du seigle et de quelques autres graminées. C'est un corps long, cylindroïde, légèrement arqué, marqué de deux sillons, noir à l'extérieur, blanc grisâtre à l'intérieur, d'une odeur forte, d'une saveur nauséeuse. Ce corps s'altère facilement, il doit être conservé dans des flacons bien fermés et dans des endroits secs ; on le réduit en une poudre gris-cendré que l'on peut employer sans autre préparation, ou bien on peut en retirer des extraits, improprement nommés *ergotines*, noms qui donnent une allure d'alcaloïde à des corps complexes et très mal définis.

**2° Principes actifs.** — L'analyse chimique a révélé dans l'ergot de seigle la présence d'un très grand nombre de corps. KOBERT en a retiré l'*acide ergotinique* à propriétés narcotiques et paralysantes ; l'*acide sphacélinique*, qui serait un poison du cœur et produirait la gangrène ; la *cornutine* qui serait un agent puissant de vaso-constriction et de contraction utérine. Plus récemment, Jacoby a décomposé l'acide sphacélinique en *ergochrysine* et en *sphacélotoxine*. Mais tous ces travaux, qui d'ailleurs ont besoin d'être revisés, n'ont aucune conclusion thérapeutique. Tanret seul a réussi à tirer de l'ergot de seigle un corps cristallisable bien défini, l'*ergotinine*, dont la formule $C^{35} H^{40} Az^4 O^6$ paraît fixe, qui a les caractères d'un alcaloïde, se combine avec les acides, et présente à un haut degré les propriétés physiologiques et thérapeutiques de l'ergot de seigle.

**3° Propriétés physiologiques**. — Introduites par la voie buccale, les préparations d'ergot sont rapidement absorbées, et les effets du remède se manifestent de huit à quinze minutes après l'ingestion ; introduites par la voie hypodermique, elles agissent plus rapidement encore. L'élimination est mal connue. De saveur désagréable, l'ergot produit souvent des vomissements, qui s'arrétent en général assez vite, à moins qu'il ne soit impur (Duboué). Dans ce dernier cas, il peut aussi provoquer de la diarrhée.

L'action essentielle de cette substance paraît être de provoquer la contraction des fibres lisses. L'utérus est de tous les organes celui qui en ressent le plus énergiquement les effets. A l'état de plénitude, ses contractions peuvent non seulement être rendues plus énergiques, si elles se produisent déjà spontanément, mais encore être immédiatement déterminées. L'ergot de seigle est donc un véritable abortif. Les tentatives criminelles suivies de succès, les avortements survenant en grand nombre chez les vaches nourries de graminées ergotées le prouvent surabondamment (Pouchet). Les contractions ainsi provoquées sont de véritables contractures, bien différentes des contractions intermittentes physiologiques. A l'état de vacuité, l'utérus peut aussi subir les effets tétanisants de l'ergot, effets qui se traduisent alors par des douleurs locales et l'arrêt du flux menstruel.

La vessie, les trompes, et les organes creux contractiles du bassin et de l'abdomen subissent les mêmes influences, mais avec une moindre intensité, en rapport peut-être avec la minceur relative de leur tunique musculaire. Les mictions sont plus fréquentes, sans augmentation de la sécrétion urinaire.

L'action vaso-constrictive de l'ergot, journellement démontrée par la clinique, est aussi prouvée par de nombreuses expériences (Holmes, Péton, Laborde, etc.). Mais la question de savoir si ce resserrement des vaisseaux est dû à une influence directe du remède sur les tuniques artérielles, ou se produit par l'intermédiaire du système nerveux, n'est pas encore tranchée. Le cœur paraît, lui aussi, légèrement stimulé, sans que les auteurs soient bien d'accord sur les caractères et le degré de ces effets cardiotoniques; on admet cependant que les battements sont réguliers et ralentis.

**4° Toxicité. Ergotisme épidémique.** — L'usage de seigle ergoté dans l'alimentation a souvent produit des maladies graves, à caractère épidémique. Peut-être le *feu sacré* ou *feu de Saint-Antoine* (x<sup>e</sup> siècle) est-il un exemple de cet empoisonnement ; au xvi<sup>e</sup> siècle, les médecins allemands connaissaient bien l'importance toxique de l'ergot, et depuis cette époque, on a eu trop souvent l'occasion d'en étudier les effets (épidémies de Sologne, d'Upsal, de Flandre, de Lyon, d'Allemagne, etc.)

L'*ergotisme* se manifeste sous deux formes principales : *gangréneuse* et *convulsive*. La première, plus grave, survient plus particulièrement après l'usage de l'ergot frais ; la seconde, après l'ingestion des farines conservées, particularité qui s'accorde bien avec la notion déjà ancienne que le seigle ergoté perd assez rapidement ses propriétés thérapeutiques.

Les deux formes débutent par une phase commune, l'*ivresse ergotique*, vertiges, céphalée, hébétude, troubles de la vue et de l'ouïe[1]. Les larges plaques d'anesthésie aux extrémités, les élancements douloureux dans les membres, les sensations de brûlure et de froid annoncent l'apparition de la gangrène qui est

---

[1] Pouchet. L'action de l'ergot de seigle. *Revue internationale de Thérapeutique et de Pharmacologie*, 1898, p. 121.

plus souvent sèche qu'humide et finit par entraîner la perte
de doigts, d'orteils ou même de segments plus étendus. Les
fourmillements insupportables annoncent au contraire l'ergotisme convulsif, qui se caractérise par des secousses involontaires dans les membres, par des contractures intenses et douloureuses, plus tard par des rétractions tendineuses. Quelquefois le délire éclate, et la mort peut survenir. La moelle épinière présente alors des lésions distribuées comme celles du
*tabes incipiens* (Tuczek). Si le malade survit, il peut garder très
longtemps, même indéfiniment, des désordres psychiques, des
convulsions épileptiformes, des vertiges. On a vainement cherché à reproduire expérimentalement ces désordres chez les animaux (Pouchet). Mais des abus thérapeutiques ou l'emploi de
l'ergot dans un but criminel ont pu provoquer chez l'homme la
série complète ou atténuée de ces symptômes.

**5° Indications thérapeutiques**. — Elles sont très nombreuses mais sont presque toutes, sinon toutes, en rapport avec
les effets de l'ergot sur la contractilité des fibres lisses vasculaires ou utérines.

a. *Emploi obstétrical*. — Il était naturel de chercher à utiliser
en obstétrique un remède ayant une action élective aussi nette
sur l'organe de la gestation. Pendant bien longtemps les accoucheurs s'en sont servi pour réveiller les contractions utérines
languissantes et prévenir l'inertie; et les plus expérimentés ne
se rendaient jamais auprès d'une parturiente, sans être munis
d'une sorte de petit moulin à café avec lequel ils pulvérisaient
eux-mêmes l'ergot. Il est certain qu'ils obtenaient des contractions plus énergiques, et quelquefois l'expulsion du fœtus, mais
ils provoquaient aussi d'autres fois des accidents très graves.
C'est qu'en effet la contraction provoquée par l'ergot n'est pas
la contraction rhythmique, intermittente, progressive du muscle
utérin agissant naturellement. C'est une contraction violente,
brutale, persistante, une vraie contracture. Si elle s'exerce sur le
fœtus, sans que la dilatation cervicale soit suffisante pour le
laisser passer, il peut périr par compression, par asphyxie, ou
même avoir ses membres brisés. Si elle s'exerce sur un utérus

abandonné par le fœtus, mais conservant encore le placenta, elle peut provoquer soit le décollement incomplet, soit l'enchatonnement de celui-ci avec toutes leurs conséquences : hémorragie, septicémie, métro-péritonite puerpérale, etc. Depuis vingt ans, en raison de ces faits, les accoucheurs ont formellement rejeté l'ergot de leur pratique, sauf pour les hémorragies après la délivrance. Récemment cependant, MADDEN en redemandait l'emploi dans les présentations du siége, lorsque le col est dilaté et qu'il n'existe aucune disproportion entre le fœtus et la filière pelvienne. Mais en vérité, lorsque toutes ces conditions sont réunies, une intervention chirurgicale faite aseptiquement n'est-elle pas de beaucoup préférable pour la mère et pour l'enfant ?

La délivrance une fois effectuée, s'il y a hémorragie par inertie utérine, l'ergot est un excellent remède. Administré par voie buccale ou par voie hypodermique, il amène au bout de dix à quinze minutes une contraction énergique et persistante de la matrice, dont les larges sinus se trouvent ainsi oblitérés. Quoique rapide, ce moyen hémostatique n'agit pas assez vite dans ces grandes hémorragies qui font couler en quelques secondes de véritables flots de sang; mais il vient ajouter un appoint important aux autres moyens déjà employés (injections chaudes, compression de l'utérus et de l'aorte, etc.), et en maintenant la matrice contractée, il prévient la reproduction d'un accident à laquelle la femme ne survivrait pas.

Lorsque l'involution utérine, c'est-à-dire le retour de la matrice à ses dimensions normales, tarde à se faire, quelques médecins croient l'activer en donnant régulièrement des doses d'ergot pendant quinze jours ou trois semaines. Cette pratique ne semble pas avoir d'inconvénient ; il n'est pas démontré qu'elle ait de grands avantages.

S'il s'agit d'avortement ou d'accouchement prématuré, les règles de l'emploi de l'ergot de seigle seront les mêmes que pour l'accouchement à terme, c'est-à-dire que l'on ne donnera pas le remède tant que le fœtus ou le placenta seront encore dans la matrice; que s'il y a une hémorragie avant leur expulsion, on cherchera à s'en rendre maître par le tamponnement, les injections chaudes ou l'extraction rapide du contenu de l'utérus ; que celui-ci une fois évacué, l'ergot pourra être d'un grand secours pour arrêter ou prévenir les hémorragies par inertie.

b. *Action hémostatique dans les métrorrhagies non puerpérales.* — Les métrorrhagies non puerpérales sont bien combattues par l'usage de l'ergot, et parmi elles, il faut citer en première ligne celles qui accompagnent les *fibro-myomes*. Au point de vue vasculaire la situation est comparable à celle de l'utérus gravide ; les vaisseaux utérins sont largement développés autour du néoplasme et se rompent avec la plus extrême facilité. De là des écoulements redoutables par leur abondance, par leur fréquence par leur continuité. Aux mêmes doses que pour les hémorragies post-partum, l'ergot atténue ou arrête ces pertes ; seulement il faut en continuer longtemps l'usage, l'interrompre de temps en temps pour éviter l'intoxication, et user en même temps des injections chaudes, de l'électrothérapie utérine, des eaux de Salies, en un mot de tous les moyens propres à combattre cette redoutable lésion.

On a cru pouvoir demander plus encore à l'ergot. On avait constaté que sous son influence les fibromes diminuaient de volume et on avait espéré en prolongeant la médication arriver à les faire atrophier. Mais si en se contractant sous l'influence de l'ergot et en expulsant le sang qui gorge les vaisseaux, les fibres lisses rapetissent réellement ces néoplasmes, ceux-ci ne subissent pas la moindre atrophie ; les médications ergotiques les plus prolongées n'ont à ce point de vue rien donné.

Dans les *endométrites hémorragiques*, dans les *épithéliomas de la muqueuse utérine*, dans les *troubles de la ménopause*, les femmes souffrent souvent de pertes sanguines dont la répétition est pour elles une cause d'affaiblissement et quelquefois de mort. L'ergot de seigle est dans ces divers cas un bon hémostatique ; seulement comme la cause des hémorragies persiste, les écoulements de sang ne tardent pas à se reproduire, et il faut sans cesse revenir à ce médicament qui ne peut avoir alors que la valeur d'un palliatif.

Bien des circonstances se présentent où l'ergot ne doit être prescrit qu'avec une grande circonspection. Une jeune femme a des pertes de sang tous les quinze jours, même tous les dix jours ; de ces pertes les unes accompagnent la ponte ovulaire et sont normales ; les autres sont dues à de l'endométrite, sont anormales et doivent être arrêtées. Or l'ergot combattra les unes aussi bien que les autres, car il suspend l'hémorragie mensuelle physiologique aussi bien que les écoulements sanguins pathologiques. Dans d'autres cas, la perte dont se plaint la malade est peut-être le symptôme d'un avortement accidentel ou provoqué ; en donnant l'ergot le médecin va précipiter les événements, alors que le laudanum et l'immobilité auraient tout naturellement arrêté le sang et empêché l'expulsion de l'embryon. On ne saurait donc user de trop de circonspection quand on va prescrire ce remède à une malade que l'on connaît imparfaitement.

c. *Action hémostatique générale.* — Théoriquement, les indications de l'ergot de seigle pour les hémorragies qui surviennent dans d'autres organes que l'utérus sont assez contradictoires. Si un vaisseau est ouvert, l'ergot en le faisant contracter facilite la formation du caillot, mais en augmentant la tension vasculaire, il favorise l'écoulement du sang. La pratique résout heureusement le problème en montrant que le remède agit bien dans la plupart des cas, nous ne disons pas dans tous. Ses effets sont infidèles dans les *épistaxis.* Ils sont plus régulièrement bons dans les *hémoptysies;* depuis plus de dix ans, j'ai régulièrement traité par ce médicament toutes les hémoptysies que j'ai eu à soigner en ville ou à l'hôpital, et je n'ai eu qu'a m'en louer : s'il n'a pas toujours suffi, il a pu dans bien des cas réussir seul à arrêter le crachement de sang et n'a jamais produit d'effet fâcheux. Il me paraît également applicable au traitement des *hématémèses* et des *hémorragies intestinales* de la fièvre typhoïde ; peut-être aussi à celui du flux *hémorrhoidaire,* si on juge à propos de le suspendre. Mais dans ce dernier cas, il ne vaut pas les traitements locaux, l'hamamélis et plusieurs autres moyens hémostatiques. Dans les *formes hémorragiques* des grandes infections, l'ergot de seigle a été prescrit, sans grand succès ; mais les ressources thérapeutiques sont alors si restreintes qu'on peut encore y recourir. Je ne l'ai vu conseillé nulle part contre l'hémorragie cérébrale ; d'ailleurs les fortes tensions artérielles contre-indiquent son emploi, et on sait qu'elles accompagnent souvent ce genre d'hémorragie.

On ne saurait trop veiller à ne pas se servir de cet hémostatique chez les femmes au moment de la période menstruelle, à moins qu'il ne s'agisse d'un écoulement de sang immédiatement menaçant et ne laissant pas le choix des moyens. Agent aveugle comme tous nos remèdes il arrêterait non seulement l'hémoptysie ou l'épistaxis qu'on veut combattre, mais arrêterait aussi ou préviendrait l'hémorragie mensuelle physiologique, qui eut fait alors une dérivation utile. Dans une observation de DE-BIERRE, souvent citée comme un exemple d'intoxication ergotique, je n'hésite pas à croire qu'une partie des accidents est imputable à la diminution du flux cataménial plutôt qu'à l'action directe du remède. Il faudra donc avant de le prescrire s'enquérir minutieusement, non seulement si la femme n'est pas enceinte, mais encore si elle n'est pas menstruée ou sur le point de l'être ; et dans ces éventualités, laisser de côté un agent capable de troubler gravement son économie. La réfrigération locale, les opiacés, les ventouses, etc., devront être alors substitués à l'ergot de seigle.

d. *Fièvre typhoïde.* — Frappé de l'importance des troubles congestifs dans la fièvre typhoïde, DUBOUÉ (de Pau) a essayé de les traiter par l'ergot de seigle et a réussi ainsi à améliorer rapidement les phénomènes ataxo-adynamiques, le ballonnement du ventre, la congestion pulmonaire, à abréger la durée de la maladie, à diminuer la mortalité. Il croit ce médicament aussi efficace que les bains froids ou la quinine et le donne dès le début à la dose de 1$^{gr}$,50 à 3 grammes par jour pour un adulte, de 0$^{gr}$,40 à 1 gramme, pour un enfant de six à douze ans, doses susceptibles d'être augmentées si besoin est. Il insiste sur la nécessité d'avoir de l'ergot d'excellente qualité et de continuer le remède pendant la convalescence.

e. *Accidents paludéens.* DUBOUÉ avait aussi étudié le remède dans la fièvre intermittente, et sans penser qu'il fût un succédané de la quinine, il avait eu plusieurs fois à se féliciter de son

emploi. Plus récemment on a réussi à combattre avec son aide
l'hémoglobinurie paroxystique d'origine palustre ; Jacobi (de
New-York) a vu sous son influence la rate hypertrophiée de la
cachexie malarienne diminuer rapidement de volume et certains
cas invétérés guérir ainsi. Il explique ces succès thérapeutiques
par l'action de l'ergot sur les fibres lisses de la capsule et des
cloisons spléniques. Non seulement l'ergot fait diminuer la rate,
mais il diminue aussi les frissons dans les cas où les accès sont
intermittents ; il peut d'ailleurs être associé à la quinine ou à
l'arsenic.

f. *Actions thérapeutiques diverses.* — L'ergot de seigle a été
encore essayé dans un très grand nombre d'affections où son
emploi semble indiqué d'après ses propriétés physiologiques,
mais où la clinique n'a pas rendu jusqu'à présent son jugement
définitif. Il faut citer en particulier : 1° l'*embryocardie*. Huchard
le prescrit en injections hypodermiques concurremment avec
la caféine ; 2° la *bronchite capillaire*. Il pourrait agir à la fois
sur la congestion et sur la contractilité des bronchioles ; 3° la
*tuberculose pulmonaire*. Dans les formes congestives, Duboué et
plus récemment Crocq (de Bruxelles) ont réussi à décongestionner le parenchyme pulmonaire et à retarder l'évolution de
l'infection bacillaire. Mes observations confirment absolument
cette opinion ; 4° les *anévrismes*. Langenbuch pratiquait des injections sous-cutanées auprès des poches pour en augmenter la
contractilité. Jusqu'à plus ample informé, cette pratique paraît
dangereuse ; il ne faut pas oublier que les parois artérielles sont
désorganisées au niveau du sac et que si l'ergot fait contracter
l'artère en aval et en amont de la dilatation, le sac peut être
exposé à se gonfler et à crever sous l'influence de cette pression
anormale ; 5° la *spermatorrhée* et l'*incontinence nocturne d'urine*.
Que de remèdes, tantôt échouent et tantôt réussissent dans ces
affections à pathogénie obscure et à pronostic si difficile ; 6° le
*prolapsus* du *rectum*. Des injections hypodermiques faites dans
le sphincter anal tous les trois jours, amènent peu à peu la
réduction du prolapsus, au prix d'assez vives douleurs locales,
de ténesme et d'envies fréquentes d'aller à la selle et d'uriner ;
7° le *diabète insipide*. Bénédikt a cité deux guérisons obtenues en

trois semaines. Le médicament serait d'ailleurs rationnellement prescrit dans tous les cas de polyurie et même de diabète sucré d'origine nerveuse ; 8° les *myélites chroniques*. L'ergot de seigle améliore ces affections en atténuant les congestions spinales.

**6° Préparation et doses** : 1° USAGE INTERNE. — a. *Ergot de seigle* fraîchement pulvérisé, 2 à 4 grammes en paquets ou en cachets de 0$^{gr}$,50. Les quatre ou cinq premières doses pourront être prises de demi-heure en demi-heure, les autres seront espacées dans le reste de la journée.

b. *Ergotine Bonjean* ou *ergotine du Codex*. — 1 à 3 grammes par jour en potion.

c. *Ergotine Yvon*. — Extrait aqueux, de couleur brune et d'odeur tenace, représentant son propre poids d'ergot de seigle. 1 à 3 grammes par jour, par prises de X à XV gouttes.

d. A l'étranger, on prescrit aussi le *citrate de cornutine* (3 à 6 milligrammes par jour, BOKAI) contre la spermatorrhée ; le *gallate d'ergotine* (1 gramme, BLASCHKO) contre l'hémoptysie.

2° VOIE HYPODERMIQUE. a. La formule suivante est classique.

Ergotine Bonjean ou extrait aqueux d'ergot .    2 grammes.  
Eau de laurier-cerise . . . . . . . . . . . . . . } àà 10    —  
Glycérine pure . . . . . . . . . . . . . . . . . . . }

Un centimètre cube en injection sous-cutanée. Si cette solution n'est pas absolument fraîche, même quelquefois si elle l'est, l'injection est atrocement douloureuse, et je conseille absolument de renoncer à son emploi.

b. L'*ergotine Yvon*, à la même dose, est à peu près indolore et très active. On peut répéter l'injection deux et trois fois par jour.

c. De même l'*ergotinine Tanret* à la dose d'un quart de milligramme à un milligramme par centimètre cube est très avantageuse.

d. L'*ergotinol* est une préparation allemande, c'est une sorte d'extrait fluide assez complexe, dont un centimètre cube corres-

pond à 0ᵍʳ,50 d'ergotine. Les injections en sont assez douloureuses.

## § 2. — Hydrastis canadensis

**1° Caractères botaniques et chimiques.** — C'est une
Renonculacée de l'Amérique du Nord, dont le rhizome a été
appliqué à des usages médicaux, en Amérique depuis 1867 par
Gordon, et en Europe depuis 1883 par Schatz. Employé d'abord
comme stomachique, il a été étudié ensuite comme agent de
tonicité vasculaire dans les laboratoires, et semble passer
aujourd'hui dans la pratique gynécologique comme succédané de
l'ergot de seigle.

Du rhizome de l'hydrastis, on retire un alcaloïde, l'*hydrastine*
qui donne par oxydation de l'*hydrastinine*.

**2° Effets physiologiques et cliniques.** — Les expériences des
physiologistes ont donné des résultats variés et contradictoires,
sans doute parce que la tension intra-vasculaire présente après
l'injection intra-veineuse une série d'oscillations, d'abaissement
et de relèvement, et que le résultat définitif est difficile à préciser. Les fibres utérines se contractent comme après l'usage de
l'ergot. La saveur est franchement amère.

A fortes doses, mais à un chiffre qui manque encore de précision, l'hydrastis est toxique et paralyse particulièrement les
centres sensitifs.

**3° Usages thérapeutiques :** 1° Comme amer, l'hydrastis
améliore certaines *dyspepsies*.

2° Comme agent de tonicité vasculaire, il rendrait des services
dans les *hémoptysies*, mais il n'a pas fait ses preuves sur ce
terrain comme l'ergot de seigle.

3° Comme médicament interne, il arrête ou mieux encore prévient les *métrorrhagies* et plus particulièrement les *ménorrhagies*.

**4° Préparations et doses :** 1° Usage interne. *a.* Extrait fluide d'hydrastis : LX gouttes en trois fois ; c'est la meilleure préparation.

*b.* Teinture alcoolique : XX gouttes en quatre fois.

*c.* Hydrastine : deux à quatre pilules de $0^{gr},05$.

$2^o$ Voie hypodermique : Solution de chlorhydrate d'hydrastinine à 1/10 ; un centimètre cube ou un demi centimètre cube (Falk).

## § 3. — Cotonnier

**$1^o$ Caractères botaniques, effets thérapeutiques**. — La racine du cotonnier *Gossypium herbaceum* (Malvacées) a été comparée pour ses effets à l'ergot de seigle. Le professeur Mixorow qui l'a bien étudiée, affirme qu'elle ne peut ni provoquer un avortement, ni accélérer un accouchement, ni activer l'involution utérine, qu'elle est peu utile dans les métrorrhagies symptomatiques d'un fibro-myome, mais qu'elle agit très favorablement sur les pertes de sang liées à un processus inflammatoire des organes pelviens.

**$2^o$ Préparation et doses :**
$1^o$ *Infusion* : 4 à 5 grammes pour une tasse, à répéter quatre fois par jour.

$2^o$ *Extrait fluide* : 3 à 4 cuillerées à dessert pendant les hémorragies et ensuite 3 à 4 cuillerées à café.

## § 4. — Hamamélis virginica

**$1^o$ Caractères botaniques**. — L'*Hamamélis virginica* (Hamamélidées) donne une écorce et des feuilles de saveur amère et astringente. Elle contient un principe actif l'*Hamamélitanin* (Straub), dérivé de l'acide tannique, et à la suite de l'ingestion duquel on trouve de l'acide gallique dans l'urine.

**$2^o$ Effets thérapeutiques**. — D'une toxicité à peu près nulle, sauf à doses très élevées, l'hamamélis n'aurait qu'une propriété physiologique importante, mais malheureusement mal démontrée, celle d'agir sur la contractilité de la tunique musculaire des veines (GUY). — Il est très populaire comme remède dans les affections des veines; son influence sur les varices est plus que douteuse ; mais il agit bien sur les hémorrhoïdes, dont il diminue les douleurs, le volume et le flux. J'ai vu une malade en prendre au moment de ses règles ; l'action hémostatique s'est exercée sur l'écoulement sanguin hémorrhoïdal, sans influencer le flux menstruel.

### 3° **Préparations et doses** :

1° USAGE INTERNE. — *a.* Extrait fluide, X gouttes, trois ou quatre fois par jour et même davantage, dans de l'eau ou du sirop. *b.* Teinture alcoolique XX à XXX gouttes.

2° USAGE EXTERNE. — La teinture peut être mêlée à de la vaseline pour des pommades ou à des liniments variés.

## § 5. — MARRON D'INDE

Introduit dans la thérapeutique comme fébrifuge en 1720, le marron d'Inde n'a pu conserver ce titre. Il aurait eu plus tard quelques succès contre les névralgies périodiques et contre les gastralgies. Mais il semblait tombé dans un définitif oubli, quand des essais récents et la pratique vétérinaire semblent devoir le réhabiliter comme vaso-moteur.

L'*huile de marrons d'Inde*, assez efficace dans les accès de goutte et de rhumatisme comme agent topique, calme bien en applications locales les douleurs des hémorrhoïdes procidentes et congestionnées. La *teinture de marrons d'Inde*, prise à la dose de X gouttes trois fois par jour, contribue efficacement au même résultat et fait dégonfler ces veines turgescentes.

La *poudre de marrons d'Inde*, usitée par les vétérinaires dans la pousse ou bronchite emphysémateuse des chevaux, peut rendre de grands services aux emphysémateux avec bronchite sans expectoration abondante, à la dose de deux cachets de 0,$^{gr}$30. (COURTIN, communication orale.)

J'ai eu occasion chez un assez grand nombre de malades de faire l'une ou l'autre de ces prescriptions, quelquefois les deux simultanément; il est rare que je n'aie pas constaté une amélioration rapide.

## § 6. — IODURES ALCALINS

**1° Propriétés physiques et chimiques.** — En dehors de l'iodure de fer déjà étudié (t. I, p. 152), de l'iodure de plomb, seulement utilisé en pommade, les principaux iodures employés en médecine sont :

1° L'*iodure de potassium*, KI, sel déliquescent, cristallisé en grosses trémies cubiques, transparentes, très soluble dans l'eau, l'alcool et la glycérine, et permettant à l'iode de se dissoudre dans l'eau;

2° L'*iodure de sodium*, NaI, cristallisé en tablettes ou en cubes, déliquescent;

3° L'*iodure d'ammonium* $AzH^4I$, très soluble, déliquescent et peu stable;

4° L'*iodure de calcium* $CI^2$, soluble dans l'eau, décomposable à l'air, peu usité;

5° L'*iodure de lithium*;

6° L'*iodure de strontium*, cristallisé en tablettes hexagonales.

Les deux premiers sont les plus usités, et c'est à eux que se rapporte presque exclusivement l'article suivant. Il est de la plus haute importance que les produits soient extrêmement purs; car le mélange d'iode ou d'iodates aux iodures, si fréquent dans les produits du commerce, est de nature à modifier les résultats des expérimentations physiologiques et des observations cliniques.

**2° Absorption.** — Les iodures alcalins sont rapidement absorbés par toutes les muqueuses; ils peuvent être donnés, à faible dose, en injections hypodermiques, procédé un peu douloureux et utilisé surtout pour l'étude de la perméabilité rénale. Quant à l'épiderme normal, ils passaient jusqu'à présent pour ne pas pouvoir le franchir. Mais M. GALLARD a trouvé dans l'urine des quantités d'iode de plus en plus notables en prenant pendant vingt jours des bains de bras et d'avant-bras dans une solution à 5 p. 100 de NaI.

En regard de sujets qui présentent des phénomènes très accentués pour des doses minimes (0,$^{gr}$25 à 0,$^{gr}$50), les autres tolèrent sans aucune manifestation des doses 10 à 20 fois supérieures. Parmi ces phénomènes, les uns sont assez bien connus et constituent des anomalies dans l'élimination ou dans l'action des iodures (voy. plus bas, p. 178), les autres sontd us au remède lui-même agissant sur la nutrition générale ou sur les grandes fonctions, mais ils sont moins précis et diversement interprétés.

**3° Effets physiologiques**. — MM. G. Sée et Lapicque ont voulu distinguer dans l'action des iodures une première phase de vaso-constriction (*phase de l'alcali*), très sensible avec KI, très fugace avec NaI, suivie d'une seconde phase de vaso-dilatation (*phase de l'iode*), égale pour les deux substances. Il est vraiment difficile d'assimiler à un homme, prenant 1 gramme d'iodure par jour par la voie stomacale, des chiens recevant 3 grammes du même remède en injections intraveineuses. Sans tenir compte du mode de pénétration, on ne peut s'empêcher de remarquer que des doses proportionnellement 20 fois plus fortes ne permettent pas de tels raisonnements. Jusqu'à plus ample informé, il est plus sage d'admettre, avec Prévost et Binet, que les iodures aux doses habituellement ingérées n'ont pas d'action manifeste sur la pression intra-vasculaire. Est-ce à dire qu'ils n'agissent pas sur la circulation ? Loin de là. La clinique montre les heureux effets de la médication iodurée dans un très grand nombre d'affections, où le cœur et les artères sont compromis. Mais en constatant la lenteur et la progression régulière de leurs effets, il est à croire qu'ils agissent, non pas en stimulant ou en paralysant les vasomoteurs, mais en modifiant lentement la nutrition des parois artérielles. On a longtemps répété, sans trop bien l'expliquer, que les iodures étaient des *altérants*. Peut-être, entendue dans le sens où nous l'indiquons, mériteraient-ils réellement cette dénomination ; en altérant la nutrition pathologique de l'arbre circulatoire, ils la ramèneraient à son état normal.

Outre leur réputation d'altérants, ils ont eu aussi celles de *résolutifs ;* on leur attribuait la vertu de diminuer l'activité de la nutrition des tissus conjonctifs et interstitiels. Dans les cas morbides où des engorgements glandulaires, des empâtements périarticulaires, des stases viscérales persistent à l'état chronique, l'action fondante des iodures est indéniable. Mais de là à accepter que ces même remèdes font diminuer les glandes normales, atrophient les seins et les testicules, il y a un abîme. Leur usage prolongé entraîne un amaigrissement notable général auquel la dyspepsie qu'ils provoquent a une part certaine.

Quant aux phénomènes d'ivresse, de céphalée, aux vertiges, aux cauchemars, aux lipothymies, qui ont été signalés, ils paraissent attribuables plutôt à l'iode même qu'aux iodures. Mais il faut rappeler que les iodures insuffisamment préparés peuvent contenir de l'iode ou des iodates, et que le mélange avec ces derniers sels permet le dégagement de l'iode en présence du suc gastrique (RABUTEAU).

Les iodures, KI en particulier, ont une saveur métallique des plus désagréables.

**4° Élimination.** — Le rein est pour les iodures la grande voie d'élimination; ils apparaissent dans l'urine très peu de temps après leur absorption et sont complètement éliminés au bout de vingt-quatre à trente-six heures. Dans la néphrite interstitielle, et même dans la néphrite épithéliale qui cependant active l'élimination du bleu de méthylène (BARD), ils mettent beaucoup plus de temps à quitter l'organisme. Quel que soit l'iodure absorbé, on ne trouve dans l'urine que de l'iodure de sodium; le métal combiné à l'iode est éliminé à part, sous forme de sel de potasse ou de lithine; celle-ci se rencontre dans l'urine assez longtemps après que l'iodure de sodium a cessé d'y paraître, lorsqu'on a usé d'iodure de lithium.

Cette réduction constante des iodures en iodure de sodium a fait penser à plusieurs médecins qu'il était indifférent de donner un iodure quelconque, qu'il était plus simple de donner d'emblée NaI, puisque tous les composés ioduriques finissaient par se transformer en cette dernière substance. La thérapeutique clinique proteste contre cette manière de voir; et en outre au point de vue théorique, il est illogique de formuler les remèdes dans la forme même sous laquelle ils sont éliminés, l'organisme les ayant plus ou moins neutralisés avant de les rejeter.

Après le rein, les muqueuses sont la voie accessoire, mais cependant intéressante, de l'élimination. Les iodures sont excrétés avec les larmes, le mucus conjonctival, le mucus pharyngo-laryngien, le mucus nasal, etc. Il est facile de vérifier la présence de ces sels dans ces liquides ; en en déposant une goutte sur un peu de calomel, la présence de l'iodure est décelée par la transformation de la poudre calomélique blanche en une poudre jaune serin (chloroiodure mercureux). Si un malade soumis à l'usage interne des iodures présente des lésions kérato-conjonctivales, on devra éviter de traiter celles-ci par des applications de calomel, car cette même réaction se produira alors dans le cul-de-sac conjonctival, et comme le chloroiodure mercureux est irritant, presque caustique, il pourra en résulter de graves désordres oculaires.

Les glandes bronchiques, les glandes gastro-intestinales servent aussi à l'expulsion des iodures ; mais l'organe le plus intéressant à ce point de vue, c'est la peau, dont les glandes sébacées rejettent des quantités infinitésimales de composés ioduriques, phénomène inaperçu à l'état normal, quelquefois très important au point de vue pathologique.

**5° Accidents provoqués par les iodures.** — Sous l'influence de lésions antérieures, ou par le fait de ces conditions mal connues qui constituent l'idiosyncrasie (t. I, p. 54), les glandes, qui viennent d'être passées en revue, peuvent devenir impropres à l'élimination ou ne la permettre qu'au prix de troubles variés et quelquefois très graves. Les néphrites de toute variété, surtout dans leurs phases aiguës ou subaiguës, sont souvent aggravées par la médication iodurique. Certains sujets éprouvent par le fait du même remède une turgescence et une hypersécrétion telles des muqueuses pituitaire, oculaire et pharyngo-laryngienne qu'ils présentent tous les phénomènes d'une rougeole au début, y compris une céphalée gravative des plus pénibles, et même un léger mouvement fébrile ; les sécrétions bronchiques sont parfois augmentées d'une façon excessive ; exceptionnellement l'œdème des régions glottiques et sus-glottiques a pu être assez intense pour causer des alarmes immédiates. C'est une opinion assez répandue parmi les médecins que les faibles doses d'iodures, sont plus aptes que les fortes à produire de tels accidents, et qu'un sujet qui aura eu mille désagréments avec les premières tolérera mieux les secondes. J'ai vu quelques faits tendant à corroborer cette opinion inexpliquée.

Ces accidents s'ils doivent survenir, surviennent précocement, dès la première dose d'iodure quelquefois. On peut les éviter ou les atténuer en mélangeant le remède à du lait, en le faisant prendre au moment du repas, en l'associant à des diurétiques (iodure de sodium et bicarbonate de soude, iodure de potassium et nitrate de potasse).

Rien n'est plus commun que de constater chez les sujets soumis longuement à l'usage des iodures la présence de quelques pustules d'*acné* à la face, sur la région sternale et dans le dos. Le fait n'a pas habituellement d'importance ; il en acquiert, lorsque par exception l'éruption acnéique est considérable, lorsqu'il y a nécessité, par suite d'une syphilis grave, de persister quand même dans la médication iodurique ; lorsque enfin le médecin, s'abusant sur la nature de ces pustules qu'il croit à tort syphilitiques, augmente les doses d'iodure à mesure que les boutons se développent, et contribue ainsi à l'aggravation du mal qu'il veut combattre. On a longtemps pensé, peut-être sans preuves bien démonstratives, que le passage de l'iodure ou d'un composé iodique à travers les glandes sébacées, était la raison directe de ces acnés. D'après Féré il ne faudrait voir, au contraire, dans cette lésion cutanée qu'une manifestation vulgaire d'un état dyspeptique : les iodures troubleraient les fermentations digestives. De là production dans le tractus gastro-intestinal de substances nocives qui, résorbées par la muqueuse et éliminées par la peau, seraient les véritables agents pathogènes de l'éruption. Ce qui donne à cette opinion un grand caractère de vraisemblance, c'est que si l'on prescrit des médicaments aptes à l'antisepsie gastro-intestinale ou de la levure de bière, l'acné guérit malgré la continuation de la médication iodurique.

Outre cette acné disséminée, on peut observer, mais plus rarement, de l'acné *anthracoïde* (E. Besnier), des *plaques érythéma-*

*teuses* sur le visage, les bras, la poitrine ; des *papules urtica-riennes* aux extrémités et surtout des *bulles pemphigoïdes*. Si, peu de jours après avoir prescrit de l'iodure, le praticien voit sur-venir çà et là sur le corps quelques bulles discrètes, à plus forte raison s'il est en présence de grosses bulles confluentes à la face ou ailleurs, il devra se hâter de suspendre la médication. Car, si le plus souvent l'éruption cesse après la suppression du remède, on l'a vue par contre persister longtemps après et même se com-pliquer de végétations papilliformes au niveau des bulles exco-riées (*pemphigus végétant iodique*).

Ces divers accidents ne sont pas les seuls auxquels est exposé le malade. Une saveur métallique cuivreuse, l'inappétence, un état nauséeux presque permanent obligent quelquefois à se pri-ver du secours de ces précieux remèdes. La diarrhée a été aussi signalée.

Les iodures ont la réputation malheureusement justifiée de prédisposer aux *hémorragies*. Un épithélioma de la langue, pris pour une gomme syphilitique ulcérée et traité comme tel, peut saigner très abondamment. Un tuberculeux, atteint d'une cardio-pathie pour laquelle on croira les iodures nécessaires, aura faci-lement des hémoptysies. On a même incriminé ces remèdes dans la production de certaines hémorragies cérébrales. Mais dans cet ordre de faits, l'accident le plus fréquent, c'est le *pur-pura iodique* ou *iodopotassique* (FOURNIER). Au début de leur maladie, et en coïncidence avec la médication iodurique, maints syphilitiques, surtout des femmes, se voient rapidement cou-verts, sur les membres inférieurs, d'un véritable purpura exan-thématique, sans autre conséquence fâcheuse.

### 6° Usages thérapeutiques des iodures, indications. —

a. *Choix entre* KI *et* NaI. — Au point de vue thérapeutique, l'iodure de potassium et l'iodure de sodium n'ont pas une action identique. Le premier agit bien dans toutes les affections où le second est prescrit avec avantage, mais il agit bien aussi dans d'autres maladies où ce dernier est manifestement inactif ; en outre, dans les cas où les deux iodures pourraient être conseillés, KI est plus rapidement et plus complètement efficace. Par contre il est moins bien et moins longtemps toléré. En conséquence, si l'on veut des effets prompts et énergiques, on prescrira KI; si l'on veut une médication à longue portée, on choisira NaI.

Les affections chroniques de l'appareil circulatoire sont à peu près toutes tributaires de la médication iodurée.

b. *Péricardites et endocardites.* — Quand ces affections sont sorties de leur phase aiguë, quand l'infection qui leur a donné naissance est complètement éteinte, au moment où les néoformations conjonctives achèvent de s'organiser et préparent pour l'avenir soit une symphyse totale ou partielle, soit une lésion valvulaire, le moment est venu de prescrire les iodures. Il est difficile d'évaluer exactement les bienfaits de cette médication. En présence d'une lésion valvulaire constituée, est-il permis de croire que sans les iodures, le rétrécissement eût été plus serré, l'insuffisance plus large? On ne saurait le dire nettement dans un cas particulier. Mais quelques guérisons heureuses obtenues chez de jeunes sujets encouragent à persévérer, pendant le temps fort long que ces altérations mettent à s'établir; d'autres moyens, tels que l'hygiène, la révulsion, etc., peuvent être employés concurremment.

c. *Aortite chronique, dilatation de l'aorte, angine de poitrine.* — Ces diverses lésions ne sont pas identiques; mais elles sont souvent associées, et relèvent toutes trois du même processus : l'endartérite athéromateuse. Toutes trois aussi sont améliorées par les iodures, et en insistant avec une grande autorité sur les avantages de ces médicaments, Potain et Huchard ont rendu le plus grand service. La dyspnée spontanée, la dyspnée d'effort diminuent rapidement; les crises d'angor pectoris deviennent plus rares, moins violentes, moins longues; enfin l'examen physique permet de constater la diminution de la matité aortique. En même temps la douleur rétrosternale s'atténue. Cette amélioration progressive ne s'observe pas malheureusement dans tous les cas; mais on est en droit de l'espérer, quand les lésions ne sont pas trop anciennes, que le malade s'astreint à une hygiène morale et physique sévère et que le remède est régulièrement pris, sauf les intermittences nécessaires, pendant des mois et même des années.

d. *Anévrysmes-intrathoraciques.*— Le danger et l'inefficacité des interventions chirurgicales obligent à se contenter d'un traitement médical. Soit parce que ces graves lésions se rencontrent souvent chez des syphilitiques, soit pour d'autres motifs, NaI est ici notablement inférieur à KI. Celui-ci même ne saurait compter à son actif aucune guérison bien constatée : mais le soulagement de la douleur, la diminution de la dyspnée, le retour d'un sentiment de demi bien-être, quelquefois l'amélioration des phénomènes de compression les plus pénibles, de la paralysie du récurrent en particulier, encouragent à persévérer longtemps dans son administration. S'il recule l'évolution, il ne l'empêche pas, et plus d'un anévrysmatique est mort subitement sans avoir cessé de se traiter.      .

e. *Artério-sclérose.* — La dégénération du système artériel est regardée aujourd'hui comme le point de départ, comme le substratum d'une foule d'états morbides encore assez mal classés, et qui se manifestent par des *méïopragies viscérales* de siège variable, selon les points où prédomine la lésion vasculaire. L'affaiblissement intellectuel, les petits ictus apoplectiques, les accès de dyspnée, les palpitations, l'insuffisance rénale, etc., sont les signes habituels de cette artério-sclérose généralisée, que les flexuosités et l'induration des artères superficielles révèlent plus directement. L'iodure de sodium est le remède le meilleur de ces divers états, remède à continuer longtemps, remède qui ne les guérira pas, mais qui ralentira nettement le travail de désorganisation des artères et retardera ainsi la sénilité précoce dont le malade est menacé.

f. *Scléroses viscérales, myocardite scléreuse.* — Par la prédominance de l'inflammation conjonctive autour des artérioles, les scléroses viscérales se rattachent intimement à l'artériosclérose. Les iodures sont encore ici une des meilleures ressources du praticien. Ils ne suffisent pas à eux seuls à combattre le mal : les prescriptions hygiéniques et diététiques doivent former la base du traitement. Mais on ne saurait se dispenser de donner de l'iodure de sodium dans les *myocardites scléreuses.* Combiné avec le régime lacté KI a donné de nombreux succès à SEMMOLA dans les *cirrhoses* au début. Dans la *néphrite intersti-*

*tielle*, la question est plus délicate, l'irritation produite par l'iode sur l'épithélium rénal étant parfois plus fâcheuse que son action sur les vaisseaux n'est utile. L'examen fréquent de l'urine en quantité et en qualité permettra de juger dans chaque cas la valeur de la médication. Dans les *scléroses cérébrales* et *cérébro-spinales*, dans le *tabes* en particulier, l'efficacité des iodures est bien contestable; mais aussi quelle difficulté, quelle impossibilité devrais-je dire, de juger l'influence d'un remède sur la marche d'une maladie dont l'évolution n'a pas de lois connues, qui présente des exacerbations et des rémissions imprévues et qui peut durer trente ans. La *sclérodermie généralisée* où l'endartérite est si commune et si répandue peut être combattue par les iodures.

g. *Rhumatisme chronique, goutte, obésité*. — Dans ces maladies, le système artériel est rarement indemne. Est-ce à ce titre ou pour tout autre motif que les iodures ont sur elles une action assez favorable ? Quoi qu'il en soit, en dehors de tout état aigu, il est assez avantageux dans la *goutte* et le *rhumatisme* de donner quelques doses de NaI ou de KI : les douleurs articulaires s'apaisent quelquefois, les mouvements deviennent plus faciles. Mais hélas! les insuccès sont bien nombreux. Quant aux *obèses*, ces mêmes remèdes forment un complément utile du traitement diététique qui reste indispensable (t. 1, p. 131-138).

h. *Syphilis*. — Quoi qu'on ait pu dire, l'iodure de sodium est absolument insuffisant dans la syphilis, et contre cette maladie, l'iodure de potassium est le seul qui soit réellement bon. C'était autrefois un axiome de le prescrire à la période tertiaire seulement, le mercure étant réservé à la période secondaire. Plus tard quelques antimercurialistes l'ont donné dès le début, sans avantage bien marqué. La règle plus généralement suivie aujourd'hui est d'en user, quelle que soit la période, contre les accidents qui intéressent le tissu conjonctif et les viscères, c'est-à-dire contre les *syphilides tuberculeuses*, résolutives ou ulcérées, contre les *gommes*, contre les *scléroses viscérales* d'origine spécifique. On ne peut s'empêcher de remarquer que l'iodure trouve encore ici son maximum d'efficacité contre des lésions vasculaires, les endartérites oblitérantes étant l'accompagnement obligé et peut-être l'altération pathogénique de ces diverses lésions syphilitiques. Contre les gommes et les syphilides tuberculeuses, KI est un médicament merveilleux ; si anciennes qu'elles soient, il les arrête dans leur évolution et les fait rétrocéder sans leur permettre de parcourir leurs diverses phases : la gomme ulcérée se cicatrise, la gomme ramollie se fond sans s'ouvrir.

Si de véritables gommes se sont formées dans les viscères, même dans le cerveau, elles subissent la même action bienfaisante, et peuvent complètement guérir, sous la réserve qu'elles n'ont pas encore détruit d'organes essentiels. Mais si la lésion syphilitique a pris la forme scléreuse pure ou scléro-gommeuse alors le succès est toujours nul ou incomplet. Qu'il s'agisse de syphilis cérébrale, pulmonaire ou hépatique, de lésions destructives ou oblitérantes du pharynx, des fosses nasales, etc., c'est à peine si on retardera la marche du mal, on ne le guérira pas.

L'association du mercure à l'iodure de potassium est la règle soit qu'on mélange les deux remèdes dans une même préparation, soit qu'on donne l'iodure à l'intérieur et le mercure en frictions.

Dans les syphilis d'intensité moyenne, en dehors d'indications précises en rapport avec la nature et le siège des lésions, on commence à donner KI vers la fin de la première année, et on en donne ainsi pendant un mois chaque trimestre ; à partir de la troisième année, on fait une cure au printemps et à l'automne puis on cesse après la quatrième. Dans les syphilis graves, on règle sa prescription sur le degré des lésions et sur les résultats du traitement, il ne faut pas hésiter à prescrire de fortes doses d'emblée (*traitement d'assaut*).

Certains malades, hantés par la terreur de la syphilis qu'ils jugent incurable, s'acharnent à prendre de l'iodure pendant de longues années, alors que toute syphilide a disparu. Ils ne réussissent qu'à entretenir chez eux de la dyspepsie, une acné pustuleuse qui les désole et souvent des petites ulcérations linguales dont il est difficile, même pour le médecin, d'attribuer l'origine soit au remède, soit à la maladie.

i. *Dermatoses.* — Il est peu de dermatoses qui n'aient été combattues par l'iodure de potassium, remède qui fait la base avouée ou dissimulée de toute une série de spécialités. Il n'est pas impossible que dans les lésions cutanées invétérées, lorsque la peau est épaissie, infiltrée et que son système vasculaire tend à s'obstruer, KI n'ait une heureuse influence. Mais les indications n'en sont pas nettement posées. VILLEMIN l'avait vanté à la dose d'un gramme par jour contre l'*érythème polymorphe*; HASLUND et les médecins suédois le donnent à des doses fantastiques, jusqu'à 50 grammes par jour, contre le *psoriasis*; LANG le conseille comme remède interne d'effet excellent dans le *chancre mou*. La syphilis a des allures si sournoises; acquise ou héréditaire, elle modifie si fréquemment le terrain de tant de maladies qu'elle peut bien expliquer les services variés de l'iodure de potassium et qu'elle justifie la pratique de bien des médecins, qui ne traitent jamais une maladie chronique, quelle qu'elle soit, cutanée ou viscérale, sans faire une tentative de médication iodurée.

j. *Actinomycose.* — Longtemps avant que l'on ait connu la nature exacte de cette maladie, les vétérinaires du Beaujolais et du Charollais traitaient ses manifestations (langue de bois, ostéosarcome des maxillaires) dans l'espèce bovine par l'iodure de potassium. Actuellement que la maladie est mieux connue chez les animaux et chez l'homme, KI reste encore le remède de choix. Sans doute quelques cas commandent des interventions chirurgicales d'urgence ; mais on devra les faire conservatrices (DUCOR [1]), en comptant que l'iodure donné à la dose de 4 à 8 grammes pendant plusieurs semaines peut amener des améliorations inespérées et faire fondre des néoplasies actinomycosiques, qu'au premier aspect on eut jugées comme fatalement vouées à l'exérèse. Les injections *intra-néoplasiques* de teinture d'iode peuvent être un adjuvant utile. L'iodure de potassium qui agit excellemment contre les localisations conjonctives et cutanées de l'actinomycose, agit encore assez bien contre les localisations osseuses, mais reste presque impuissant contre les foyers viscéraux et surtout cérébraux. Il importe donc

---

[1] DUCOR. *Congrès de l'Assoc. franç., St-Étienne*, 1897, p. 359. (Voy. cette discussion très intéressante : PONCET, BÉRARD, DUCHAMP, REBOUL, etc.)

de donner le remède de bonne heure et à doses suffisantes.

k. *Goitre endémique, goitre exophthalmique.* — La théorie et la pratique sont d'accord pour prôner l'iode dans le *goitre endémique*; mais sur ce point les auteurs ne sont pas suffisamment explicites; ils parlent indifféremment d'iode et d'iodure de potassium : or les deux remèdes sont loin d'avoir des effets identiques. Il serait utile que des observations précises vinssent établir auquel il faut donner la préférence. KI dans ces cas pourra être prescrit à la dose de 2 grammes par jour ; il réussira à la condition que le mal ne soit pas trop ancien, que les premiers signes de crétinisme n'aient pas encore apparu et que le malade ait été soustrait aux causes pathogéniques de son affection (émigration, épuration des eaux potables, etc.).

Dans le *goitre exophthalmique*, TROUSSEAU condamnait formellement les iodures. RENDU ne croit pas ce jugement sans appel. Les observations sont en effet contradictoires pour KI, comme pour la médication thyroïdienne ; il sera sage dans chaque cas de l'essayer avec prudence, prêt à forcer les doses si l'on constate de l'amélioration, à en suspendre l'emploi dans le cas contraire.

l. *Affections des voies respiratoires.* — L'iodure de potassium a été depuis fort longtemps utilisé dans l'*asthme* et l'*emphysème* (potion de BOSSUT). Mais on ne saurait contester que G. SÉE a le premier mis en évidence l'importance de ce médicament dans ces affections et l'a même exagérée. Donné avant l'accès ou au début de l'accès, KI hâte, en activant les sécrétions bronchiques le moment de la crise d'expectoration qui soulage le malade ; donné dans l'intervalle des accès, il en prévient le retour ou les atténue. La dose habituelle est de $0^{gr},50$ à 1 gramme par jour ; la médication doit être indéfiniment prolongée, ou du moins tant que le malade la supporte.

Les bronchites chroniques non tuberculeuses, les scléroses pulmonaires peuvent bénéficier des iodures, au même titre que les autres scléroses viscérales. Mais les lésions tuberculeuses de l'appareil respiratoire les contre-indiquent formellement; le danger de provoquer une hémoptysie est très réel; et si on l'a peut-être exagéré, du moins n'a-t-on jamais bien démontré en pareil cas les avantages du remède.

m. *Tuberculoses.* — Les autres tuberculoses ont été aussi combattues par l'iodure de potassium (quelle maladie ne l'a pas été?), mais avec des résultats bien équivoques. On a cité des succès dans la *méningite tuberculeuse*; mais la syphilis héréditaire peut simuler à tel point cette maladie qu'on est en droit de suspecter le diagnostic; les *arthrites* et les *ostéites tuberculeuses* ne sont pas visiblement influencées par les iodures. Il est d'usage de les prescrire contre les *adénopathies multiples*, grosses ou petites, dans les cas de *tuberculoses atténuées* qui constituent la *scrofule*. Je ne crois pas qu'ils fassent alors beaucoup de bien ni beaucoup de mal. L'iodure de fer, l'arsenic, la médication chlorurée sodique sont des remèdes d'une efficacité beaucoup plus réelle, et ce qui importe plus encore, c'est d'aller chercher et guérir au fond du pharynx, des sinus ou des fosses nasales les ulcérations suspectes et souvent méconnues, qui ont été le point de départ de la première adénopathie et qui en assurent le développement.

n. *Intoxications métalliques.* — Les iodures ont le privilège de favoriser l'élimination des métaux incorporés à notre organisme, ils doivent donc être prescrits dans l'*intoxication mercurielle*, et chez les syphilitiques qui sans être réellement intoxiqués, sont cependant saturés de mercure; dans l'*intoxication saturnine*, où l'état des vaisseaux les réclame directement.

o. *Néoplasmes.* — Dans les *néoplasmes*, on les donne à l'intérieur, faute de mieux; s'il s'agit d'une tumeur ulcérée. on fera mieux de s'en abstenir par crainte d'hémorragie. En pommade, ils sont souvent conseillés au début des cancers du sein; mais ils ne sont pas relevés de la condamnation prononcée par VELPEAU contre ces fondants « qui fondent sur les tumeurs ».

### 7° Modes d'administrations et doses :

*A.* USAGE INTERNE. — Les iodures sont prescrits en solutions aqueuses, en sirops, plus rarement en potions. Ils seront pris au moment même du repas ou au cours du repas, de manière à atténuer immédiatement la saveur qu'ils laissent après leur passage dans la bouche.

La formule devra être établie de façon à ce que chaque cuillerée de solution (15 grammes) ou de sirop (20 grammes) contienne une quantité bien connue d'iodure ; et le nombre de cuillerées à ingérer chaque jour sera très exactement fixé, pour que le malade arrive à prendre la dose voulue. Or rien n'est variable comme cette dose suivant l'effet que l'on veut obtenir.

*a*. Contre l'*asthme* $0^{gr}$, 50 à 1 gramme par jour en deux cuillerées.

*b*. Contre l'*artério-sclérose* et les affections de l'*appareil cardio-vasculaire*, 1 à 3 grammes par jour en deux ou trois cuillerées.

*c*. Contre la *syphilis*, dans les cas bénins ; contre l'*actinomycose* à forme légère, contre le *goitre endémique*, 2 à 4 grammes par jour en deux ou trois cuillerées.

*d*. Contre la *syphilis cérébrale*, contre l'*actinomycose grave*, 4 à 6, 8 et 10 grammes par jour en quatre ou cinq cuillerées. On peut commencer par une dose quotidienne de 4 grammes, mais il faut arriver par une progression très rapide aux doses élevées.

Ces médications à hautes doses ne peuvent pas être continuées au delà de trois à quatre semaines. Mais aux petites doses, KI et surtout NaI pourront être données pendant des années, à la condition de faire chaque mois des interruptions de cinq à dix jours, de les remplacer quelquefois l'un par l'autre, de surveiller l'état de la peau, des voies digestives et surtout des reins, pour être prêt à susprendre la médication dès l'apparition ou l'aggravation de l'albuminurie.

Tous les médicaments végétaux peuvent être associés aux iodures, suivant les indications du cas à traiter (narcotiques antispasmodiques, toniques, etc.). La plupart des médicaments minéraux peuvent l'être aussi (chloral, bromures, etc.); mais quelques-uns, le calomel en particulier, forment avec eux des combinaisons fâcheuses qu'il importe d'éviter. Le mélange avec des diurétiques peut être utile ; mais rien n'est préférable au mélange des solutions avec du lait qui en masque légèrement le goût et atténue notablement leurs effets nuisibles sur le tube digestif.

*B*. Voie hypodermique. — L'intolérance gastrique est quelque fois telle que le malade refuse absolument le remède. Dans ces cas la voie rectale étant souvent aussi insuffisante, on peut essayer la voie hypodermique suivant la formule de LANG.

> Iodure de potassium. . . . . . . . ⎰ ää 5 grammes.
> Eau distillée. . . . . . . . . . . ⎱
> Chlorhydrate de codéine. . . . 0 gr. 05 à 0 gr. 10.

Chauffer légèrement le liquide au bain-marie avant l'injection. Faire une à trois injections d'un centimètre cube chaque jour. La codéine atténue suffisamment la douleur.

*C.* USAGE EXTERNE.

> Pommade avec :
> Vaseline. . . . . . . . . . . . . . 30 grammes.
> Iodure de potassium . . . . . . . 3 à 6      —

## § 7. — BENZO-IODHYDRINE

Sous le nom de *benzo-iodhydrine*, M. BRUEL a étudié un corps à composition définie, qu'il croit appelé à remplacer les iodures dans une grande partie de leurs applications thérapeutiques. Il pense que « l'iode et les iodures alcalins s'assimilent en partie et se localisent dans la substance nerveuse sous forme d'iodhydrine et sont rejetés par désassimilation, également sous forme d'iodhydrines par les diverses sécrétions », et il suppose que cette partie ainsi élaborée étant la seule qui soit véritablement active, il y a intérêt à la présenter à l'organisme sous la forme même qui lui est directement assimilable.

La benzo-iodhydrine est une glycéride neutre, soluble dans l'éther, l'alcool, la benzine, les huiles de pétrole, abandonnant facilement l'iode aux corps qui en sont avides.

Cette substance possède à un degré exagéré les propriétés physiologiques des iodures ; elle peut être toxique ; mais à dose modérée, soit de $0^{gr},10$ à $0^{gr},50$ par jour, elle pourrait être substituée à l'iodure de sodium et même à l'iodure de potassium dont elle aurait tous les effets thérapeutiques. Le contrôle du temps et de l'expérience est nécessaire pour donner la valeur exacte des travaux de M. BRUEL ; mais les premiers résultats que j'ai pu observer leur paraissent favorables.

## § 8. — IODIPINE

*L'iodipine* est un nouveau produit iodé, dont la préparation est basée sur la propriété que les corps gras possèdent de se combiner avec les halogènes. Dans l'iodipine l'iode est uni chimiquement à l'huile de sésame. C'est donc un corps huileux d'un jaune clair.

L'iodipine ne s'absorbe pas dans l'estomac, mais dans l'intestin, et l'élimination de l'iode est extrêmement lente (on a trouvé des traces d'iode dans l'urine au bout de soixante-dix jours).

L'iodipine qui est encore à étudier de très près avant de devenir un médicament courant serait destiné à remplacer les iodures dans leurs diverses applications. On l'a employée dans *l'emphysème* et *l'asthme*, la *syphilis*, *l'artério-sclérose*, le *rhumatisme chronique*, etc.

Ce médicament aurait l'avantage de ne pas présenter les effets fâcheux des iodures (coryza, acné, etc.).

*Doses et modes d'emploi.* — L'iodipine se trouve dans le commerce sous deux formes : à 25 p. 100 et à 10 p. 100. En injection hypodermique on donne de 10 à 20 centimètres cubes d'iodipine à 25 p. 100. Par la voie buccale on donne 2 à 4 cuillerées à café d'iodipine à 10 p. 100 en nature ou en capsules.

## § 9. — NITRITES

L'introduction des nitrites dans la thérapeutique est de date récente. En 1870-1871, pendant le siège de Paris, le colonel CHAMPION observa que les soldats employés dans les magasins de dynamite (la dynamite est un mélange de nitro-glycérine avec une poudre inerte, sable ou silice) présentaient divers troubles cérébraux et circulatoires. Ces phénomènes signalés à l'attention des médecins devinrent le point de départ des travaux de BRUEL, HUCHARD, FRANCK, DUGAU, etc. Aujourd'hui les nitrites sont des médicaments classés, ayant une spécialité rare parmi les agents thérapeutiques, celle de déterminer primitivement la dilatation des vaisseaux. Un assez grand nombre de remèdes topiques ont sans doute la même propriété (moutarde, térébenthine, etc.) ; mais ils ne l'exercent que sur des territoires limités. La vaso-dilatation par action interne appartient presque exclusivement aux nitrites.

## A) Nitrite d'amyle

**1° Caractères physiques et chimiques.** — Le nitrite d'amyle (éther amylnitreux), $AzO^2 C^5 H^{11}$ est un liquide assez mobile, jaune clair, d'une odeur caractéristique de fruit, très altérable à l'air et à la lumière, ce qui oblige à le conserver dans des flacons bien bouchés ou mieux encore dans des ampoules de verre coloré. Il doit être d'une pureté parfaite. Il est excessivement volatil.

**2° Effets physiologiques.** — Il est légèrement irritant pour la peau et les muqueuses ; mais réduit en vapeur pour être inhalé, ce qui est la forme sous lequelle il est le plus communément utilisé, il ne cause pas de désordre sur la muqueuse des voies aériennes. Les effets qu'il produit sont de deux ordres : 1° effets nerveux ; 2° effets sur le sang.

a. *Effets nerveux.* — Les premiers, dus évidemment à l'action des vapeurs nitritées que le sang artériel charrie promptement vers le cerveau, consistent en lourdeur de tête, vertiges, hallucinations de la vue ; et aussi presque immédiatement en une accélération du pouls avec abaissement de la pression sanguine. Le pouls bat de 120 à 150 fois et même davantage, les artères du cou sont animées de secousses comme dans l'insuffisance aortique ; la face se colore vivement par plaques, et cette rougeur s'étend sur la poitrine et les bras, elle ne dépasse guère la région ombilicale et fait totalement défaut aux membres inférieurs. Les vaisseaux cérébraux participent à cette vaso-dilatation, ceux du poumon et peut-être ceux de la rétine y échappent ; on n'a pas de renseignements directs sur ceux du cœur, dont il y aurait cependant grand intérêt à connaître l'attitude en présence de ce médicament.

S'agit-il d'une paralysie des centres vaso-moteurs ? S'agit-il d'une vaso-dilatation active ? Le remède agit-il directement sur les vaisseaux ? Les impressionne-t-il par l'intermédiaire des filets nerveux périphériques ? Les physiologistes ont accumulé les expériences les plus ingénieuses pour résoudre ces problèmes délicats. Mais malgré les travaux de FILEHNE, de FRANCK, de DUGAU de LAUDER-BRUNTON, d'AMEZ-DROZ, de HUCHARD et de bien d'autres, la solution absolue n'est pas donnée. On peut dire seulement que la majorité incline vers l'hypothèse d'une action périphérique.

b. *Effets sur le sang.* — Si l'on prolonge les inhalations ou si l'on donne des doses trop fortes, le sujet ne tarde pas à présenter des convulsions, puis des paralysies plus ou moins étendues, enfin de l'asphyxie. Lorsqu'il a échappé à ces accidents, il n'est point encore guéri ; car les altérations du sang, qui, aux doses thérapeutiques, sont insignifiantes, se manifestent alors sous forme d'ecchymoses, de cyanose ou d'une pâleur excessive. C'est qu'en effet l'hémoglobine a été transformée en méthémoglobine, et que les globules ainsi touchés, tout en paraissant morphologiquement intacts, sont devenus impropres à leurs fonctions respiratoires. Ces graves accidents, ont été bien étudiés chez les animaux, ils l'ont été aussi chez l'homme dans des cas malheureux.

Lorsque des malades recourent fréquemment au nitrite d'amyle, ils s'y accoutument peu à peu, et les phénomènes nerveux, la vaso-dilatation se produisent de moins en moins. Mais le sang continue à subir les effets toxiques, et la destruction réitérée d'un certain nombre de globules finit par déterminer des signes graves d'anémie. En saturant le nitrite d'amyle d'oxyde de carbone, WINKLER a pu éviter cette formation exagérée de méthémoglobine, prévenir ces accidents toxiques, et conserver cependant à ces vapeurs leurs propriétés vaso-dilatatrices. D'ailleurs, s'il faut en croire HAYEM, la toxicité de ce remède aurait été très exagérée ; la méthémoglobine se formerait assez lentement et les globules ne seraient pas détruits. Il est important de n'utiliser que des produits absolument purs.

**3° Usages thérapeutiques.** — Le spasme des vaisseaux, le ralentissement excessif du pouls sont les principales indications, pourvu qu'ils constituent des incidents intermittents et ne réclament pas trop souvent l'application du remède. L'*angine de poitrine* est une des affections où il agit le mieux : dès les premières douleurs précordiales, il faut faire respirer au malade huit à dix gouttes de nitrite d'amyle. Très souvent, mais pas toujours, l'accès avorte, et le malade éprouve un soulagement immédiat. Quelques personnes trop satisfaites de ce résultat finissent par abuser de ces inhalations. Il est probable que le nitrite d'amyle agit à la fois comme sédatif des nerfs sensibles du cœur et comme antispasmodique faisant cesser le resserrement des artères coronaires.

La *dilatation du sinus aortique* avec anémie cérébrale, état vertigineux, et souvent ralentissement du pouls, est une affection où le nitrite d'amyle est indiqué, non pour combattre la lésion même, mais pour traiter les crises intermittentes.

Les *syncopes* qu'elle qu'en soit la cause (anémie cérébrale, nervosisme, chloroforme) sont rapidement améliorées par quelques inhalations ; les *accès épileptiques*, dont le début est marqué par une pâleur excessive de la face, s'en trouvent également bien ; des accès avec congestion céphalique initiale les contre-indiquent.

Bien que la circulation pulmonaire soit peu influencée par l'éther amylnitreux, on a essayé les inhalations dans la *pneumonie* (HAYEM). Les statistiques ne sont pas très satisfaisantes (12 et 21 p. 100 de mortalité) ; et dans les cas qui guérissent, la durée de la maladie n'est pas abrégée.

**4° Modes d'administration et doses.** — Pour avoir un produit pur, le parti le plus simple est de le conserver dans des ampoules de verre coloré, scellées à la lampe et que l'on casse juste au moment de s'en servir. Le liquide est versé sur un mouchoir ou sur un morceau d'ouate, que l'on maintient à quelques centimètres des narines du malade.

Cinq gouttes d'abord, puis renouveler au bout d'un quart d'heure. Les jours suivants augmenter progressivement les doses en tenant compte des effets produits.

Si on se trouvait en présence d'un malade intoxiqué par de

trop copieuses inhalations, la cocaïne en solution à 2 p. 100, à la dose d'un centimètre cube en injection hypodermique, exercerait une action antagoniste utile.

## B) TRINITRINE

**1° Caractères physiques.** — La *trinitrine* ou *nitroglycérine*, la *glonoïne* des homœpathes, $C^3H^5O^9Az^3$, est l'éther nitrique de la glycérine. C'est un liquide stable, huileux, détonant par le choc, ce qui oblige à le manier avec de grandes précautions. Sa saveur est successivement douce et brûlante.

**2° Effets physiologiques.** — Les effets sont tout à fait analogues à ceux du nitrite d'amyle ; mais ils sont moins rapides et moins énergiques, peut-être durent-ils davantage. Comme ce remède, ils se font sentir d'abord sur le système nerveux (congestion cérébrale, bourdonnements, vertiges) et sur l'appareil circulatoire (vaso-dilatation des régions supérieures du corps), puis sur le sang où l'hémoglobine passe à l'état de méthémoglobine, et peut-être même ensuite à l'état d'hématine où elle serait définitivement perdue pour l'oxygénation. Ces derniers effets ne sont pas d'abord très apparents, mais ils n'en sont pas moins réels : le sang d'un animal qui a subi une injection de nitro-glycérine, recueilli au bout de cinq jours, absorbe moins d'oxygène que le sang normal.

**3° Indications.** — Les indications sont les mêmes que pour le nitrite d'amyle, avec cette différence que la trinitrine semble meilleure pour prévenir les accès angineux ou syncopaux que pour les combattre ; elle est aussi employée contre l'*asthme nerveux*. En injections hypodermiques, elle peut faire avorter une attaque d'*épilepsie*.

Son action vasodilatatrice peut être utilisée, lorsqu'on veut éviter les anémies locales que donnent les badigeonnages à la cocaïne. En mélangeant les deux remèdes, on obtient l'anesthésie locale des muqueuses sans que ces dernières deviennent exsangues (GUITTON).

## 4º **Préparations et doses :**

*A.* USAGE INTERNE.

*a.* Solution de HUCHARD.
   Solution alcoolique de trinitrine à 1 p. 100 .   XXX gouttes.
   Eau distillée . . . . . . . . . . . . . . . . . .   300 grammes.
Deux cuillerées par jour.


*b.* Pastilles contenant un milligramme de menthol et un demi-milligramme de trinitrine. Contre les coliques hépatiques.


*B.* VOIE HYPODERMIQUE.

Solution alcoolique de trinitrine à 1 p. 100.   XXX gouttes.
Eau distillée . . . . . . . . . . . . . . . . .   10 cent. cubes.
Une demi-seringue ou une seringue de Pravaz.


## C) NITRITE DE SOUDE

Les nitrites de soude et de potasse ont été plusieurs fois proposés à l'attention des médecins, sans réussir à entrer dans la thérapeutique courante. Cependant depuis quelques années des tentatives plus sérieuses semblent promettre au nitrite de soude une fortune plus heureuse.

PÉTRONE (de Naples), ayant constaté ses propriétés microbicides, l'a employé en injections hypodermiques dans le traitement de la *syphilis* et a réussi à guérir deux cas graves, l'un héréditaire, l'autre compliqué de *cachexie palustre*. La solution employée est à 2 ou 3 p. 100; à une dose plus forte, l'injection serait douloureuse. On débute par $0^{gr},05$ ; et on arrive rapidement à $0^{gr},25$ matin et soir. L'amélioration est rapide; le traitement peut durer un mois. Encouragé par ces résultats, DARCKHÉWITCH (de Kazan) a traité de la même façon, mais à dose plus faible (1 à 6 centigrammes par jour), le *tabes*, affection qu'il considère comme d'origine syphilitique, et a obtenu l'amélioration des troubles visuels et des douleurs fulgurantes. Enfin SAWYER (de Cleveland) a combattu avec succès l'*urticaire chronique* par des

doses de 0gr,06 répétées trois fois chaque jour par la voie buccale.

Nous citons ces faits sans commentaires, attendant le jugement de l'avenir.

### D) TÉTRANITROL

Un peu différent au point de vue chimique des corps précédents, le *tétranitrate d'érythrol* (tétranitrol) employé depuis
quatre ans par Huchard[1] est un médicament vaso-dilatateur et
hypotenseur vraiment efficace. Son action ne commence qu'a-
près un quart d'heure ou une demi-heure, mais elle peut durer
trois, quatre et même cinq heures, avantage précieux si on
songe que la trinitrine épuise ses effets en une heure et demie
au plus.

Sous l'influence du tétranitrol la tension artérielle s'abaisse
de 25 à 20 ou de 21 à 18 ou 16 et la fréquence du pouls augmente (90 à 100 et 110).

On prescrit le médicament aux doses de 1 à 3 et même 6 à 8
centigrammes par jour sous forme de comprimés de 1 centigramme.

Avec un comprimé toutes les quatre heures, on peut maintenir
constamment le malade sous son influence.

### ARTICLE III

### HÉMOSTATIQUES

#### § 1. — PROCÉDÉS GÉNÉRAUX DE L'HÉMOSTASE MÉDICALE

L'*hémostase*, l'arrêt du sang qui coule, est dans un grand
nombre de cas, un des problèmes les plus difficiles qui s'imposent
au praticien. Nous ne parlons pas ici des hémorragies traumatiques qui relèvent de l'intervention chirurgicale, mais des
hémorragies d'origine pathologique qui se font à la surface

---

[1] Huchard, *Acad. de méd.*, 5 mars 1901.

des muqueuses, ou dans les cavités viscérales, ou même dans l'intimité des parenchymes. Leur abondance est souvent un danger immédiat ; leur répétition constitue un danger non moins sérieux ; développées sous l'influence de causes persistantes, elles sont, en effet, sujettes à récidives, soit sur le même point, soit sur un autre, après qu'on les a une première fois arrêtées.

Si le siège de l'hémorragie est une surface muqueuse accessible à la vue, si on peut découvrir le point d'où s'écoule le le sang, on peut recourir à de nombreux moyens : la compression avec des tampons d'ouate hydrophile stérilisée, avec de l'amadou, les badigeonnages avec des solutions vaso-contrictives (cocaïne, antipyrine, etc.), les applications d'eau très chaude (40 à 43°) ou d'eau oxygénée ; nous ne parlons pas du perchlorure de fer dont l'action coagulante et cautérisante désorganise trop complètement les surfaces au contact desquelles on le porte. Dans quelques cas, la ligature d'un vaisseau ouvert, une cautérisation opportune au thermo ou au galvano-cautère ; en désespoir de cause, le tamponnement de la cavité saignante (fosses nasales ou vagin) est une ressource suprême.

Lorsque l'hémorragie provient de l'intestin, du poumon ou du rein, en dehors de quelques circonstances où la chirurgie de plus en plus audacieuse ose actuellement intervenir, c'est à des moyens purement médicaux qu'il faut recourir : moyens provoquant une vaso-constriction générale, directement ou par voie réflexe, moyens agissant sur la coagulabilité du sang, moyens aboutissant les uns et les autres à la formation de caillots qui oblitèrent les vaisseaux ouverts et mettent obstacle à l'écoulement libre du sang au dehors. Parmi les premiers, l'*ergot de seigle*, tous les astringents (*tanin*, *ratanhia*, *cachou*, etc.), les *térébenthinés*, et même les *injection de sérum artificiel* sont constamment utilisés avec le plus grand profit. A ces remèdes, il convient peut-être de joindre l'*ipéca* dont l'effet hémostatique se fait exclusivement sentir dans l'hémoptysie. Les applications de *glace*, l'*eau chaude*, les *révulsifs*, parfois même les *émissions sanguines* sont des agents précieux qui amènent une vaso-constriction réflexe et ferment ainsi l'issue au sang.

Les agents de coagulation sont moins nombreux : ils ne comprennent guère que le *perchlorure de fer*, la *gélatine* et le *chlorure de calcium*. Mais, en revanche, ces médicaments comptent parmi les meilleurs moyens d'hémostase.

Tout en cherchant par tous les moyens à arrêter l'hémorragie, le médecin doit se préoccuper d'en empêcher le retour en luttant contre la cause : *quinine*, dans les hémorragies d'origine paludéenne, si fréquentes au niveau des gencives ; *régime lacté* dans l'hématurie d'origine rénale ; *térébenthine* dans les hémorragies vésicales ; *suggestion*, dans les hémorragies hystériques, etc.

Ces diverses médications ont été ou seront étudiées dans différents chapitres : aucun de ces agents, en effet, n'est exclusivement hémostatique. A côté de cette propriété thérapeutique, chacun d'eux en possède d'autres qui ont amené à le classer dans d'autres groupes, auxquels nous sommes forcé de renvoyer le lecteur. Les seuls qui doivent retenir ici notre attention sont la *gélatine* et le *chlorure de calcium*.


## § 2. — GÉLATINE


**1° Caractères physiques**. — La *gélatine* est extraite des os et des cartilages ; elle est extrêmement abondante dans les extrémités des membres des sujets jeunes (veau, porc, etc.). Elle se présente sous deux formes : en plaques dures, brunes, translucides, cassantes, elle est assez impure ; au contraire, quand elle est très purifiée, elle est en feuilles minces, incolores, transparentes et peut alors servir pour les usages médicaux (grénetine, ichthyocolle). Elle se dissout lentement dans l'eau chaude, qui se prend ensuite en gelée par le refroidissement.

**2° Propriétés physiologiques**. — Étudiée d'abord dans les laboratoires à titre d'hémostatique à action locale, la gélatine a été employée par M. Paul CARNOT dans le traitement des hémorragies des cavités muqueuses, par M. LANCEREAUX dans le traitement des anévrysmes, et a fortement attiré, en raison de ces tentatives, l'attention des physiologistes et des médecins.

Son action coagulante *in vitro*, et même *in vivo*, à la condition d'un contact immédiat avec le sang qui coule n'est contestée par personne. Les solutions gélatineuses, appliquées, sous forme de lavages, aux plaies des animaux en vivisection, arrêtent rapidement les hémorragies en nappe, même les hémorragies provenant de petites veines ou de petites artères, et semblent favoriser les réunions immédiates. Doivent-elles cette propriété à leur acidité ou à un autre mécanisme? On ne saurait encore le dire.

La gélatine n'est pas dialysable ; MM. Laborde, Gley et Camus sont partis de là pour soutenir, en s'appuyant d'expériences insuffisantes, qu'elle est inabsorbable, et par suite incapable d'agir sur la coagulabilité du sang, lorsqu'on l'introduit dans l'organisme par voie d'injection sous-cutanée ou intra-péritonéale. On ne saurait souscrire à ces conclusions. Les solutions à 1 p. 100 ou à 2 p. 100 injectées dans le péritoine ou sous la peau disparaissent en quelques heures, en deux jours au plus, preuve évidente qu'elles sont absorbées. On a dit qu'elles devaient au préalable subir un travail de peptonisation : c'est possible, mais peu probable, les peptones ayant pour propriété de diminuer la coagulabilité du sang.

L'élimination de la gélatine absorbée n'est pas connue.

**3° Usages thérapeutiques**. — a. *Hémorragies en nappe*. — Le sérum chirurgical (solution salée physiologique) additionné de gélatine dans la proportion de 5 à 10 p. 1000 doit être employé tiède, à la température normale du corps. Chauffé à un degré plus élevé, il agirait moins bien. Injecté dans les cavités muqueuses, il arrête les *épistaxis*, les *hémorragies rectales* d'origine *hémorrhoïdaire* ou *néoplasique ;* les *hémorragies utérines*, les *hématuries vésicales*. Ingéré dans l'estomac, il s'opposerait aux *hématémèses* malgré les modifications que peut lui faire subir le suc gastrique.

Il n'est pas prudent de faire des tamponnements avec des linges, des compresses ou de l'ouate, imbibés de solutions gélatineuses. Sans doute, on arrête ainsi les hémorragies, mais la putréfaction inévitable du sang et de la gélatine emprisonnés dans la cavité tamponnée donne lieu à la production de liquides fétides qui peuvent causer de véritables dangers.

L'emploi chirurgical du sérum gélatiné ne semble pas se généraliser.

b. *Anévrysmes intra-thoraciques.* — Les injections sous-cutanées de gélatine ont été appliquées avec succès par M. LANCEREAUX au traitement des *anévrysmes intra-thoraciques*. Elles doivent se faire à la fesse ou dans la paroi abdominale, sont assez douloureuses, sinon au moment même, du moins dans les heures qui suivent ; elles laissent une large boule d'œdème artificiel qui demande un jour ou deux pour être résorbée. Il y a quelquefois un peu de réaction inflammatoire locale, quelquefois aussi un peu de fièvre. Sous leur influence, les tumeurs anévrysmales cessent progressivement de battre, durcissent, diminuent de volume, et arrivent à se transformer en masses fibreuses, à mesure que les phénomènes fonctionnels si pénibles, tels que la douleur et la dyspnée, s'atténuent et disparaissent.

La coagulation du sang dans le sac anévrysmal est l'agent de cette heureuse transformation. Il est superflu d'ajouter que le succès n'est pas toujours aussi brillant et que d'autre part la coagulation en masse du contenu du sac n'est pas parfois sans inconvénient grave (compression de l'artère pulmonaire par le sac durci, oblitération de collatérales importantes). On fera donc bien de n'user du remède qu'à doses modérées et d'espacer les injections d'une quinzaine de jours environ.

Comment la gélatine absorbée et introduite dans la circulation générale va-t-elle faire coaguler le sang dans la poche anévrysmale et pas ailleurs ? Peut-être parce que le sang y est plus disposé qu'ailleurs à se prendre en caillots ? Peut-être aussi parce que les leucocytes chargés de gélatine ont une tendance particulière à se porter dans les organes lésés ? Le même problème peut se poser pour tous les hémostatiques administrés à l'intérieur.

Les injections de gélatine n'ont été appliquées qu'au traitement des anévrysmes intra-thoraciques ; il serait à désirer qu'elles fussent essayées dans les cas d'anévrysmes des membres où elles seraient peut-être aussi efficaces et où l'on pourrait mieux étudier le mécanisme de leur action.

c. *Hémorragies dyscrasiques.* — Elles ont été pratiquées dans les cas d'hémorragies de cause interne, soit chez des hémophiliques (*purpura*), soit dans les maladies infectieuses aiguës (*variole hémorragique*), soit chez les tuberculeux (*hémoptysie*). Leur action immédiate a paru généralement favorable. Lorsque l'écoulement sanguin a lieu par une surface muqueuse accessible aux lavages, ceux-ci peuvent être simultanément appliqués.

d. *Usages divers.* — La gélatine a d'autres usages thérapeutiques. Outre ses applications très nombreuses en *dermatologie* (voy. chap. VII), elle a été depuis un temps immémorial utilisée sous forme de bains, pour les *engorgements chroniques* des *viscères abdominaux* chez les enfants. Ce remède, simple et efficace, est bien délaissé aujourd'hui. Mêlée à la glycérine (p. 126), la gélatine sert à fabriquer une pâte molle, facilement fusible, que l'on peut façonner en ovules ou en cônes, et qui rend les plus grands services dans le traitement local des affections rectales et utérines.

## 4° Préparations et doses :

a. *Solution pour lavages :*

| | |
|---|---|
| Eau distillée. | 1 litre. |
| Chlorure de sodium | 7gr,30. |
| Gélatine. | 5 ou 10 gr. |

Faire stériliser à deux reprises différentes, à 100° ; laisser refroidir et appliquer à la température de 37° environ (P. CARNOT).

Les solutions plus chargées de gélatine se prennent facilement en masse à la température habituelle des chambres de malades et sont peu utilisables.

b. *Solution pour injections sous-cutanées.*

| | | |
|---|---|---|
| Eau distillée. | 100 grammes. | |
| Chlorure de sodium | 1 | — |
| Gélatine. | 1 | — |

LANCEREAUX.

Faire stériliser, et injecter, à la température de 37° ; 10 à 50 centimètres cubes.

c. *Bains gélatineux.* — Pour un bain de contenance moyenne, prendre 500 grammes de gélatine commune, les diluer à froid pendant 12 ou 24 heures dans 5 ou 6 litres d'eau, puis au moment de s'en servir, chauffer à feu doux pour achever la dissolution du produit et verser dans l'eau du bain. Les bonnes femmes des environs de Bordeaux préparent des bains gélatineux en faisant bouillir trois ou quatre pieds de veau dans cinq ou six litres d'eau, et en versant dans la baignoire cette espèce de bouillon d'aspect gras et désagréable. Ce remède populaire est réellement efficace, à la condition d'être administré avec persévérance, chez les enfants atteints d'entérite chronique, d'adénopathie mésentérique, de congestion hépatique, etc. Donner trois bains par semaine.

## § 3. — Chlorure de calcium

En même temps qu'il étudiait la gélatine, P. Carnot faisait connaître les propriétés hémostatiques du *chlorure de calcium.* Ce sel très soluble, cristallisable, de saveur un peu désagréable, diminue la coagulabilité du sang et restaure l'excitabilité des nerfs frappés d'inhibition.

Les applications locales, sous forme de solutions gélatineuses additionnées de chlorure de calcium ont une efficacité incontestable pour arrêter les *hémorragies en nappe* ; à l'intérieur, le même sel est un bon hémostatique pour les *gastrorrhagies,* les *hémoptysies* et les *hématuries.* En le donnant à la fois à l'intérieur (2 grammes), et par la voie rectale (4 grammes), et en l'associant aux grands lavements chauds, Mathieu a pu arrêter les *hémorragies* intestinales de la fièvre typhoïde.

Wright qui a le premier introduit le chlorure de calcium en thérapeutique l'a utilisé à l'intérieur contre l'*urticaire* et les *engelures,* et Crombie s'en est servi avec avantage contre la *pneumonie fibrineuse.*

Les doses sont les suivantes : 1° usage interne, 1gr,20 répété trois fois par jour — à prendre après les repas ; 2º usage externe : solution a 5 pour 100.


CHAPITRE III

# MÉDICAMENTS QUI AGISSENT SUR LES VOIES RESPIRATOIRES

ARTICLE PREMIER

## ANTISEPSIE ET MÉDICATIONS TOPIQUES DES FOSSES NASALES

**1º Progrès de la rhinologie.** — La pathologie des fosses nasales a été transformée depuis quinze ans, ou pour mieux dire, elle a été créée. Non seulement on a découvert dans ces cavités compliquées une foule de lésions que l'on ne soupçonnait pas, et on a eu ainsi l'explication de troubles fonctionnels variés, respiratoires, olfactifs ou douloureux, dont la signification avait été méconnue, mais, ce qui est plus important encore, on a reconnu le lien qui rattache ces lésions à des infections générales, et on a expliqué par elles la pathogénie de bien des affections attribuées autrefois à des causes différentes. L'étude si précise maintenant des suppurations des sinus maxillaires, frontaux ou sphénoïdaux a jeté une vive lumière sur la pathogénie des migraines et des bronchites à répétition, comme celle des végétations adénoïdes a élucidé le mécanisme de l'asthme et de certains arrêts de développement.

La thérapeutique chirurgicale a marché à pas de géant à la suite de ces découvertes : excision de l'amygdale rétro-nasale, ouverture et curettage des sinus, électrolyse de la cloison, cautérisation de la muqueuse des cornets, sont actuellement pour les rhinologistes des opérations journalières. La thérapeutique médicale est restée tout à fait en arrière. On n'a découvert aucun médicament ayant une action propre sur la muqueuse pituitaire. Si les iodures s'éliminent partiellement par ses glandes, ce n'est pas toujours à son bénéfice ; l'opothérapie pituitaire n'a pas été suffisamment essayée ; et, en somme, le traitement médical des affections nasales se borne à l'application topique des modificateurs locaux, des antiseptiques en particulier.

**2° Procédés de la médication topique.** — Les procédés d'application de ces topiques sont : les *badigeonnages*, les *poudres*, les *pommades*, les *pulvérisations*, les *inhalations*, la *douche nasale*, le *bain nasal*, la *douche rétro-nasale*, la *douche* de $CO^2$ et la *douche d'air chaud*.

a. *Badigeonnages.* — Les badigeonnages consistent simplement à toucher un point limité ou toute la surface accessible de la muqueuse avec un tampon d'ouate imbibé d'une solution médicamenteuse et porté au bout d'une longue pince ou d'un stylet spécial.

b. *Poudres.* — Les poudres, bien délaissées aujourd'hui, ce que les anciens appelaient les *errhins*, peuvent être projetées dans les fosses nasales à l'aide d'insufflateurs à poudre dont les marchands d'instruments de chirurgie ont une infinité de modèles, ou bien elles peuvent être simplement portées à l'orifice des narines et reniflées, comme une vulgaire prise de tabac. Elles ne servent guère, et encore rarement, qu'à titre d'hémostatiques (poudre d'alun, de colophane, etc.), à titre de *sternutatoire* pour provoquer l'expectoration chez les gens affaiblis (COIFFIER), ce qui même, d'après cet auteur, ne serait absolument pas sans danger.

Il y a quelques années, on a essayé de les réhabiliter, soit comme agents antiseptiques (salicylate de soude, sous-nitrate de bismuth), soit comme agents mécaniques (carbonate de chaux, talc de Venise) dans le traitement de la coqueluche. Cette tentative n'a pas eu un grand succès.

c. *Pommades.* — Les pommades déposées à l'entrée des narines ont l'avantage de purifier l'air, qui s'y dépouille d'une partie de ses poussières. Elles sont assez utiles dans le coryza des petits enfants. Si elles renferment des substances volatiles, telles que le menthol, les émanations qui s'en dégagent portent leur action profondément. Les pommades liquides, les huiles déposées sur le plancher des narines, glissent jusqu'au voile du palais, quand la tête est penchée en arrière et agissent ainsi sur des points où il serait difficile de les porter directement.

d. *Douches gazeuses.* — La douche de $CO_2$ n'est qu'une application à la rhinologie de l'action thérapeutique si active de l'acide carbonique ; elle devait être signalée ici, en raison de l'ingénieux appareil qu'a imaginé à cette occasion le D^r JOAL (*sparklett nasal*).

La douche d'air chaud sera appréciée plus bas (p. 214).

e. *Douche nasale.* — La douche nasale, le *lavage du nez*, est la circulation d'un courant liquide d'une fosse nasale à l'autre. WEBER a découvert que dans ces conditions, ces cavités fonctionnent comme un siphon, le voile du palais relevé empêchant le liquide de tomber dans le pharynx et lui faisant une sorte de gouttière qui le mène sans difficulté d'une choane à l'autre. Un bock laveur, un tuyau de caoutchouc muni d'un robinet, une canule spéciale à bout olivaire (celle de MOURE en particulier) constituent tout l'outillage. Il est important de faire couler l'eau sous une pression très modérée et de diriger le courant non pas verticalement, comme le vulgaire est porté à le faire, mais horizontalement dans le sens même du plancher. Cette douche de WEBER constitue un excellent lavage des fosses nasales ; elle les débarrasse des caillots, des croûtes, des mucosités qui les encombrent et est par elle-même un agent précieux d'antisepsie. Ce n'est cependant pas une panacée pour les raisons suivantes : 1° elle ne lave que la partie inférieure des cavités ; 2° elle pénètre quelquefois dans les cavités voisines et y propage l'infection en y apportant des germes septiques (otite, sinusite, etc.) ; 3° elle provoque souvent des désordres olfactifs ou une céphalée très pénibles. D'après LICHTWITZ, il faudrait surtout l'employer pour les coryzas chroniques, et en être avare dans d'autres circonstances, spécialement après l'excision des végétations adénoïdes et dans le coryza aigu.

f. *Douche rétro-nasale.* — La douche rétro-nasale dans laquelle la canule courbe est introduite par la bouche, en arrière du voile du palais, et projette le liquide vers le haut du pharynx, atteint des régions inaccessibles à la douche de WEBER, mais est plus compliquée et reste passible des mêmes reproches.

g. *Bain nasal.* — Le bain nasal consiste dans la pratique suivante : introduire, à l'aide d'un cuillère à bec un peu long ou d'une pipette nasale (DEPIERRIS), une certaine quantité de liquide tiède dans une des fosses nasales et renverser la tête en arrière. Le voile du palais se relève et empêche la chute du liquide dans les voies aériennes; avec un peu d'habitude, le malade arrive à respirer librement par la bouche. Ce bain nasal a l'avantage de porter les principes médicamenteux dans toutes les parties de la cavité naso-pharyngienne.

h. *Pulvérisations et humages.* — Les pulvérisations et les humages seront étudiés avec les médications topiques de l'appareil broncho-pulmonaire. Elles portent jusque vers les derniers replis de la muqueuse olfactive des principes antiseptiques et modificateurs, et cela sans danger et sans douleur. Elles sont pourtant un peu dédaignées par les rhinologistes, qui semblent oublier le fait important signalé par SALES-GIRONS : un brouillard mouille mieux qu'une averse.

**3° Indications** — Les substances qu'avec ces différents procédés, on peut introduire dans les fosses nasales sont : *antiseptiques, astringentes, caustiques, anesthésiques, hémostatiques.* Quand il s'agira de choisir une de ces substances, le médecin se souviendra que la pituitaire est une muqueuse très délicate, ennemie des antiseptiques forts (sublimé) ou irritants (acide phénique), désagréablement impressionnée par les liquides froids et même par l'eau pure, et dont il importe au plus haut point de respecter l'intégrité en raison des propriétés bactéricides de ses sécrétions (WURTZ, LERMOYEZ).

L'*ozène,* le *coryza chronique,* le *catarrhe naso-pharyngien* réclameront le bain nasal, la douche de WEBER et la douche rétro-nasale; les pulvérisations conviendront mieux au coryza aigu ou subaigu.

Il importe surtout de faire un examen direct et minutieux de toutes les parties de la muqueuse nasale accessibles à la vue : on découvrira souvent des lésions très limitées qu'une cautérisation ou une application antiseptique permettront de traiter et de guérir.


ARTICLE II

# HYGIÈNE RESPIRATOIRE DANS LES AFFECTIONS BRONCHO-PULMONAIRES

**1° Toxicité de l'air respiré.** — De même que le dyspeptique ne peut améliorer ses fonctions digestives que par un choix judicieux des aliments, de même le sujet atteint d'une affection aiguë ou chronique des voies respiratoires ne réussit à la guérir qu'en réglant avec la plus scrupuleuse méthode les qualités de l'air qu'il respire. C'est banal, tant c'est simple ; et cependant quoique depuis des siècles l'importance de l'air, ce *pabulum vitæ* comme disaient les anciens, ait été justement appréciée dans le traitement et la prophylaxie des maladies générales, il n'y a pas bien longtemps qu'on a compris que cette importance n'est pas moindre dans la cure des maladies broncho-pulmonaires.

L'air confiné, l'air qui ne se renouvelle pas, l'air déjà respiré par d'autres ou par nous-mêmes et que nous respirons encore est toxique. Ce fait est facile à saisir dans les grandes agglomérations, toutes les fois qu'une assemblée nombreuse est enfermée dans une salle insuffisamment aérée : il n'est pas moins réel, quoique moins tangible, quand il s'agit d'une chambre, où le malade, ses gardiens et sa famille consomment l'air sans le renouveler. L'entourage sort, va respirer au dehors et ne pâtit pas de cette hygiène lamentable ; le malade inhale un air de plus en plus malsain, et finit par succomber à une intoxication inaperçue, qui s'ajoute au mal dont il souffre et en détermine l'aggravation fatale.

Comment cet air confiné et déjà respiré est-il toxique ? Les belles recherches entreprises par A. Robin sur le *chimisme respiratoire*, si heureusement mis en parallèle avec le *chimisme stomacal*, nous l'apprendront sans doute bientôt. Actuellement on ne peut rien préciser. On ne saurait incriminer, pour les cas ordinaires la faible proportion de $CO_2$ qui se répand dans l'atmosphère ; d'autre part, l'air expiré ne contient pas de microbes (STRAUS et W. DUBREUILH). Mais il faut tenir compte des principes volatils toxiques éliminés par le poumon, et aussi insaisissables en eux-mêmes que les toxines urinaires ; il faut tenir compte que, dans les efforts de toux, les malades projettent autour d'eux de petits amas de mucus chargés de germes pathogènes, qui rendent si dangereux pour l'entourage le voisinage immédiat des tubercu-leux ; il faut enfin se rappeler que l'air ne se souille pas seulement par les *déjections respiratoires*, mais par les émanations cutanées, fécales, urinaires, et que toutes ces influences réunies font de l'air non renouvelé une *saumure* fétide (PÉTER) où le malade macère à son préjudice.

**2° Importance de la pureté de l'air**. — La pureté de l'air est donc dans les maladies respiratoires, une condition *sine qua non* de guérison. Elle est malheureusement difficile à obtenir surtout dans les villes. Pour y arriver, il y a un certain nombre de mesures que nous allons indiquer sommairement.

a. *L'habitation*. — En prenant les choses au principe, il faudrait que les maisons fussent construites suivant les règles d'une sage hygiène, que l'aération en fût possible dans toutes les parties et qu'il n'y ait pas de ces recoins obscurs où les germes, les éléments toxiques s'accumulent à certains moments pour se répandre plus tard dans tout l'édifice. C'est là un desideratum important à signaler aux architectes, que la question des moulures et des *nids à poussières* devrait préoccuper à d'autres points de vue que celui de l'art.

b. *L'ameublement*. — Après l'habitation, l'ameublement. Le malade sera soustrait à cet emprisonnement dans les tentures, les tapis et les rideaux qui font de certaines chambres des antres obscurs. Quoi de plus malsain que ces tapis cloués sur les planchers, dans l'épaisseur desquels s'accumulent des saletés pendant des hivers entiers, et d'où s'élève sous la moindre pres-sion de petits nuages de poussière, poussière non seulement fâcheuse à raison de sa qualité de corps étranger, mais surtout à raison des principes nocifs dont elle est le véhicule. Quant aux rideaux, ils font tomber d'en haut sur le malade les mêmes poussières qui d'en bas se soulèvent du tapis, et empêchent en outre l'air pur de pénétrer jusqu'au lit. La chambre sera donc aussi simplement meublée que possible, le plancher sans tapis, le lit sans rideaux. L'aération en sera faite régulièrement. Si la maladie est longue, si les circonstances le permettent, le malade sera porté le jour dans une autre pièce et ramené le soir dans sa chambre qui aura été aérée toute la journée. Ces précautions sont particulièrement bonnes pour les enfants atteints de *coqueluche*.

Pour éviter l'accumulation de l'air respiré autour du malade, d'Arsonval avait imaginé un appareil qui aspirait l'air et le rejetait au dehors. Cette machine un peu compliquée n'est pas entrée dans la pratique, mais elle répondait à une indication des plus rationnelles.

**3° Cure d'air**. — Tout ce qui précède ne constitue en somme que de vulgaires précautions hygiéniques, très importantes d'ailleurs malgré leur vulgarité.

La cure d'air, celle qui considère l'air comme un remède à doser avec les mêmes précautions que tout autre agent thérapeutique, est de création toute contemporaine. Elle est due aux travaux et aux observations de Brehmer, Bennett, Dettweiler, Peter, Daremberg, Grancher, Landouzy, Letulle, Lalesque. Elle a été spécialement appliquée à la phtisie pulmonaire ; mais il est certain que la même formule peut convenir à d'autres maladies.

Il n'existe pas de climat spécifique contre la tuberculose. Le choix d'un climat n'en reste pas moins d'une importance capitale pour les considérations d'altitude, d'hygrométrie, de température, etc., mais en fait d'air la question primordiale, unique presque, c'est la *pureté*. Ainsi d'ailleurs s'explique le succès de toutes les stations nouvelles : un tuberculeux est amené par son choix ou par le hasard dans une région saine et presque déserte, il y guérit, parce que l'air y est pur et que lui-même y a vécu suivant les lois d'une sage hygiène. Si c'est un personnage connu ou influent, ou si son médecin publie cette guérison inespérée, le bruit s'en répand ; les tuberculeux affluent dans cette région bénie. Mais peu à peu l'encombrement s'établit, les habitations mal aérées se contaminent, des municipalités inintelligentes ne prennent aucune mesure pour le drainage du sol qui se souille à son tour, et par l'inobservation des règles élémentaires de l'hygiène privée et publique, le climat de guérison peut devenir un foyer de propagation du mal; car ce qui faisait la valeur du climat, c'était la pureté de l'air, et on n'a rien fait pour la conserver. Hâtons-nous de dire que depuis quelques années les choses changent et que l'hygiène des stations où l'on fait la cure d'air ne laisse plus ou laisse beaucoup moins à désirer.

Où donc chercher l'air pur ? Les heureux de la fortune peuvent choisir leur station, les plus modestes se contenteront d'un séjour dans une campagne voisine de leur domicile ; les pauvres seront obligés de rester chez eux, mais en observant les lois de l'hygiène et en renouvelant soigneusement l'air de leurs logements trop étroits, ils pourront se placer dans des conditions le plus souvent acceptables.

On a construit dans des conditions variées d'altitude, d'exposition et de climat, des *sanatoria* où l'on soumet les tuberculeux à la double cure d'air et de repos. Ces établissements sont remarquables par la méthode hygiénique qui y est appliquée, par la discipline médicale qui y est rigoureusement observée ; et ils peuvent tous présenter des statistiques brillantes de guérisons (FALKENSTEIN, GOBERSDOFF, LEYSIN, DURTOL, LE CANIGOU, VILLE-PINTE, etc.). Mais en dehors de cette discipline, ils n'apportent aucun élément spécifique de guérison, et si le malade a le courage de s'appliquer à lui-même cette discipline rigoureuse, de faire de sa maison un sanatorium (*home-sanatorium* de LANDOUZY), il peut arriver au même résultat par la *cure libre* (LALESQUE).

L'air est un médicament qu'il faut savoir doser. Il sera respiré au repos, dans la position étendue, qui permet la libre circulation du sang et permet aussi sans fatigue une suffisante amplitude des mouvements respiratoires [1]. Cette aération, à

---

[1] La question du repos, second élément de la cure, sera reprise plus bas.

laquelle on s'habitue par des augmentations progressives, sera d'abord *diurne*, puis *nocturne*. La cure de jour se fera, suivant les circonstances, soit dehors en pleine campagne, soit dans des galeries couvertes, mais ouvertes ; elle durera d'abord trois ou quatre heures, puis davantage, puis finira par comprendre toute la journée. La disposition des galeries, l'orientation des paravents ou des tentes-abris utilisés pour cette cure seront combinées de façon à ce que le malade puisse, comme don César, « Vivre la tête à l'ombre et les pieds au soleil ». Si la faiblesse du malade ne permet pas son transport au dehors, c'est par la fenêtre largement ouverte au-devant du lit que se fera la cure d'air. L'aération nocturne demandera aussi la même progression : ouverture d'une fenêtre dans la chambre voisine, puis dans la chambre même avec fermeture et ensuite ouverture des persiennes. Les petits ventilateurs placés dans les fenêtres ne sont pas considérés comme suffisants. Les fenêtres peuvent être fermées un moment le soir et le matin quand le soleil se couche et un peu avant qu'il ne se lève.

Malgré leur répugnance instinctive, la plupart des malades s'acclimatent à cette cure et en bénéficient. Leur grande objection, c'est la peur des refroidissements ; mais elle comporte une réfutation appuyée de plusieurs arguments. Le premier, c'est que les inflammations broncho-pulmonaires sont causées par l'air froid agissant sur les extrémités ou la surface cutanée plutôt que par l'inspiration. Or il est toujours recommandé que le sujet soit vêtu chaudement, couvert d'un édredon ou d'une fourrure, et si dans la nuit la température descend à 8°, on entretiendra du feu dans la chambre. En second lieu, il se fait rapidement une accoutumance, un endurcissement (DETTWEILER) ; en allant progressivement, en suspendant la cure d'air au moment où la sensation du froid va devenir pénible et provoquer des réflexes vasculaires fâcheux, on arrive peu à peu à aguerrir les malades contre le froid et à leur faire perdre l'habitude de transpirer. Des frictions sèches ou alcooliques, des applications méthodiques d'eau froide sur les extrémités, contribuent à cet endurcissement.

Un point particulier me semble cependant devoir être noté : il est de la plus haute importance que la respiration se fasse par le nez. Si les fosses nasales sont obstruées (coryza chronique, hypertrophie de la muqueuse des cornets, végétations adénoïdes) l'air froid au lieu d'être tamisé et réchauffé arrive brusquement dans le larynx et peut y exercer une influence fâcheuse. Je crois avoir vu plusieurs cas où l'échec de la cure d'air a été dû à l'insuffisance de la respiration nasale. Il est bien entendu en outre que le renouvellement de l'air doit se faire sans brusquerie, sans violence, à l'abri de ce que le vulgaire appelle si justement les *courants d'air*.

**4° Indications de la cure d'air.** — a. *Tuberculose pulmonaire.* — C'est spécialement pour cette terrible infection que la cure d'air a été créée. Son application a été ainsi résumée par LALESQUE. « Le tuberculeux, quelle que soit la forme de la maladie, quelle qu'en soit la période anatomique, quelles qu'en soient les complications intercurrentes, doit vivre d'une façon constante en air pur, frais, renouvelé. En d'autres termes, il doit être soumis à une aération diurne et nocturne, et cela, quel que soit l'état de l'atmosphère. Ni le froid, ni la chaleur, ni l'humidité, ni la sécheresse, ni le vent, ni la pluie, ni même le brouillard ou la neige ne sauraient en aucun cas devenir une contre-indication à cette aération continue. »[1] Ces conseils sont tout à fait justes : en les suivant à la lettre, en prenant d'ailleurs pour le renouvellement de l'air, les précautions d'accoutumance nécessaires, on ne guérit pas hélas ! tous les tuberculeux, mais on en guérit un certain nombre. Les statistiques des sanatoria sont à ce sujet consolantes : à Falkenstein, 13 guérisons p. 100, à Davos 20 p. 100, à Ormesson, 40 p. 100.

Pour une maladie si longtemps réputée incurable, n'est-ce pas un admirable résultat ? Si la guérison n'est pas obtenue, on est à peu près certain avec la cure d'air d'atténuer la toux, de modérer les sueurs, de calmer la fièvre, de relever l'appétit, c'est-à-dire d'améliorer les symptômes les plus pénibles et de donner au malade le maximum possible de survie. Un fait d'ailleurs suffit

---

[1] LALESQUE. *La cure libre de la tuberculose pulmonaire,* Journal de médecine de Bordeaux, 1899.

à montrer combien cette méthode commence à être appréciée : en Allemagne, les compagnies d'assurances ouvrières exigent que leurs clients devenus tuberculeux se soignent dans un sanatorium.

b. *Bronchite, broncho-pneumonie, coqueluche, asthme.* — L'air pur est important dans la plupart des affections aiguës des voies respiratoires. Il est certain qu'en pareil cas il doit être amené au malade avec les précautions que comporte son état et que la question de température ambiante reprend ici toute son importance. Mais le médecin se rappellera que rien n'est plus dangereux pour un malade que l'air confiné. Quant à la *coqueluche*, on sait quelle est l'importance du *changement d'air* : dès le début, il est sage de faire changer souvent de chambre les enfants coquelucheux, de les faire sortir, quand le temps est doux, tout en évitant les refroidissements qui sont chez eux dangereux. Si la coqueluche s'éternise, le déplacement s'impose et hâte la guérison. Dans les broncho-pneumonies coquelucheuses, le changement d'air est un remède héroïque ; j'en ai vu trois cas très menaçants céder brusquement à un simple déplacement. Il n'est pas nécessaire d'aller chercher au loin des climats spéciaux : la grande indication est de soustraire le malade à l'atmosphère qu'il a lui-même infectée. Pour les *asthmatiques* on sait qu'ils ne peuvent s'habituer à certains climats et se trouvent très bien dans d'autres localités, sans que l'on puisse saisir à quelles différences d'altitude, d'exposition ou de température tiennent ces influences.

c. *Bronchites chroniques des vieillards.* — Les vieillards ont aussi besoin d'air fréquemment renouvelé ; mais chez eux le ralentissement de la nutrition est tel qu'ils sont mal armés pour résister au froid, ils devront se résigner à garder la chambre tout l'hiver. « Nous en connaissons plusieurs qui autrefois éprouvés par d'incessantes bronchites, n'ont plus depuis qu'ils ont pris ce sage parti qu'un rhume très court à chaque changement de saison, se portent bien dans l'intervalle, et supportent à merveille leur hivernage[1]. » L'*anémie*, le *nervosisme* se trouvent bien de la cure d'air.

---

[1] Barth. *Thérapeutique des maladies des organes respiratoires,* p. 128.

**5° Cure par l'air surchauffé**. — A tort ou à raison, on a considéré les chaufourniers, comme indemnes de phtisie, et on a tenté de guérir la phtisie par l'*air surchauffé* (WEIGERT) que l'on pensait être l'agent de cette immunité. Certaines expériences aujourd'hui contredites permettaient alors de croire que le bacille de KOCH ne supportait pas une température de plus de 42°; or ils ne sont détruits qu'à 80°. En outre Mosso et RONDELLI ont établi qu'avec des inhalations d'air surchauffé à 160°, la température de l'air trachéal et du sang pulmonaire montait à peine de quelques dizièmes de degré : les bases théoriques manquent donc à cette *thermoaérothérapie*. Les bases cliniques lui manquent également : car le traitement de WEIGERT n'a jamais réussi qu'à donner un peu d'érythème ou même d'œdème pharyngo-laryngé à ceux qui l'ont essayé.

Mais si ce traitement est en défaut pour la tuberculose pulmonaire, il reste bon pour la phtisie laryngée (CLADO), et pour un certain nombre d'affections des fosses nasales, telles que les *rhinites spasmodiques* et *subaiguës*. Les difficultés d'instrumentations et de technique, très considérables au début ont été en partie résolues par GAUTIER et LARAT, par LERMOYEZ et MAHU et paraissent l'être aujourd'hui définitivement par LICHTWITZ dont l'appareil rend cette médication tout à fait pratique[1].

**6° Bain d'air comprimé**. — Les variations de pressions de l'air atmosphérique ont sur notre organisme une influence considérable, trop peu analysée comme toutes les influences que nous subissons quotidiennement. On sait dans la vie commune combien les arthritiques souffrent des oscillations barométriques qui annoncent les orages ; on sait aussi dans les grands travaux hydrauliques quelles sont les conséquences terribles d'une décompression trop rapide pour ceux qui ont travaillé dans l'air comprimé. Au point de vue physiologique, les travaux de VIAULT nous ont appris que l'hyperglobulie est le résultat des premières heures de séjour dans l'air raréfié des hautes montagnes, et nous devons à P. BERT de précieuses notions sur les échanges

---

[1] MARIUS MÉNIER. *Du traitement aérothermique en particulier en rhinologie*, Thèse de Bordeaux, 1901.

gazeux qui se font dans l'air comprimé. Mais les conséquences thérapeutiques de ces découvertes sont lentes à se développer.

Des bains d'air comprimé ont été organisés dans plusieurs hôpitaux allemands et dans quelques villes de France. Ce sont des chambres hermétiquement closes où le malade respire une heure et demie chaque jour ou tous les deux jours, tandis que l'air y est refoulé lentement à la pression de 2/5 d'atmosphère (30 centimètres de mercure). Chez les obèses on n'atteindra même pas ce chiffre. La décompression doit durer au moins une demi-heure.

Ce point est de la plus haute importance ; si le malade était brusquement ramené à la pression atmosphérique, il serait exposé à des déchirures du tympan, à des hémorragies, à des paralysies.

L'*emphysème* est amélioré : la dyspnée diminue, le cœur se régularise, la nutrition est renforcée, et le bénéfice de cette amélioration dure plusieurs jours. Ce fait est à rapprocher de cette opinion de LINDLEY que les asthmatiques se trouvent bien dans les régions situées au-dessous du niveau de la mer (vallée du Jourdain, vallée de Conchilla, en Californie, etc.). Les *adhérences pleurales* avec *déformation thoracique*, la *coqueluche*, bénéficieraient aussi des bains d'air comprimé.

La théorie explique mal ces améliorations produites dans un milieu où la pression augmente, ou doit du moins augmenter à la fois, à la surface externe du corps et dans l'arbre bronchique. Il semblait plus logique, pour faciliter le jeu de la respiration, de faire les inspirations dans l'air comprimé et les expirations dans l'air raréfié. De nombreux appareils ont été imaginés pour arriver à ce résultat (WALDENBURG, DUPONT, BIEDERT). Plus ou moins simples, mais très ingénieux, ils peuvent être adaptés au traitement de l'*emphysème*, de la *dilatation* des *bronches* avec *début* de *sclérose pulmonaire*. « Mais on n'oubliera pas que l'expiration dans l'air raréfié fait ventouse en quelque sorte sur la muqueuse bronchique et serait capable, en cas de fragilité des vaisseaux, de déterminer des hémoptysies » (BARTH). On commencera donc par des différences très faibles et on ne dépassera pas 1/60ᵉ d'atmosphère ; on s'abstiendra complètement de ces pratiques chez les tuberculeux. Les bains d'air comprimé sont préférables ; mais leur installation est très dispendieuse.

ARTICLE III

# MÉDICAMENTS SÉDATIFS DE LA TOUX

**1° Discipline de la toux**. — Calmer la toux a été de tout temps un des premiers objets de la médecine ; aujourd'hui encore, médecins et malades recherchent avec avidité les remèdes capables d'obtenir ce résultat ; et comme, à l'exception de l'opium, tous les médicaments sont infidèles, on en propose chaque jour de nouveaux, bien vite oubliés le lendemain.

Les études cliniques les plus récentes ont montré que la volonté, que la résistance au besoin de tousser est un des meilleurs moyens de diminuer la toux ; elles ont fait reconnaître que souvent la toux est au début un acte volontaire, déterminé par le désir d'expulser un crachat, et que cet acte se répète ensuite sans nécessité, de même qu'un malade gratte une région jadis prurigineuse, mais qui a depuis longtemps cessé de l'être. Dans les sanatoria allemands, pour les tuberculeux, on ne permet de tousser qu'à la condition de cracher : la toux diminue dès qu'elle est disciplinée [1].

Ce moyen ne peut malheureusement s'appliquer à tous les cas ; et bien souvent encore il faudra recourir à un remède *béchique* (βήξ, toux).

**2° Tisanes**. — Les tisanes sont aujourd'hui démodées. Elles peuvent convenir à titre de boissons chaudes, sucrées, émollientes ou astringentes, au début des bronchites *a frigore* ; elles deviennent inutiles, nuisibles même, si on en prolonge longuement l'usage.

Les *fleurs pectorales* du Codex comprennent : le *bouillon blanc*,

---

[1] LALESQUE. *La discipline de la toux chez les tuberculeux*, Journal de médecine de Bordeaux, 1901.

les pétales de *coquelicot*, les fleurs de *guimauve*, les fleurs de *mauve*, les capitules de *pied-de-chat*, les capitules de *tussilage*, les fleurs de *violette*. Les fruits pectoraux sont les *dattes*, les *figues*, les *jujubes*. Les *capillaires*, la *scolopendre*, le *lierre*, l'*hysope*, à l'inverse des plantes précédentes qui sont émollientes, servent à composer des boissons astringentes, également réputées pour apaiser la toux.

L'*erysimum* (*Sisymbrium officinale, velar, herbe au chantre*) a une vieille réputation dans le traitement des laryngites, réputation qu'il devrait à une lettre de M<sup>me</sup> de SÉVIGNÉ. Remède populaire, il a reçu récemment sa naturalisation scientifique d'un travail du D<sup>r</sup> HERMARY, qui en recommande l'emploi dans les *laryngites* aiguës avec *enrouement* et *aphonie*, et même dans les *laryngites chroniques simples*. On prescrit trois tasses par jour d'infusion chaude de 30 grammes d'erysimum, édulcorées chacune avec 20 grammes de sirop d'erysimum simple ou composé.

La *phellandrie aquatique* (*Phellandrium aquaticum, Ombellifères*) a eu ses fervents comme SANDRAS, qui croyait à son efficacité contre la tuberculose pulmonaire (SOULIER) et prescrivait 1 à 2 grammes de semences dans du miel ou du sirop.

Le *rhizome d'aunée* (*Inula helenium*), à la fois béchique et antiprurigineux, se donne en décoction, et tend à reprendre une certaine réputation comme tonique des bronches.

Le *lichen d'Islande*, la *mousse perlée* (Carragahen), la *graine de lin* servent à faire des tisanes mucilagineuses qui seront toujours utiles dans les toux quinteuses et incessantes des jeunes sujets, de même que l'*huile d'amandes douces* et la *gomme* qui entrent dans la composition des *loochs*, de même que le *miel* et la *manne* dont l'action rafraîchissante et laxative est toujours la bienvenue dans les bronchites rebelles.

Tous ces moyens, tous ces remèdes doivent être connus et utilisés par le praticien ; ce sont de modestes palliatifs, capables de rendre de vrais services. Mais si la toux est opiniâtre, incessante, si elle entretient une insomnie fatigante ou dangereuse, il faut s'adresser à des médicaments à action plus générale, capables d'agir sur les centres nerveux dont l'excitation réflexe produit la toux. Ces remèdes, dont l'opium et la belladone sont les deux meilleurs exemples, seront étudiés avec les modificateurs du système nerveux.

**3° Sédatifs de la toux de la coqueluche.** — La toux quinteuse de la coqueluche a naturellement exercé la sagesse des praticiens, elle a surtout exercé leur patience ; car le nombre des spécifiques proposés est si considérable qu'il suffit à lui seul pour prouver l'insuffisance de chacun d'eux. L'action du phénol et de la résorcine, celle des poudres sternutatoires, celle des antispasmodiques généraux a été ou sera étudiée ailleurs ; il faut ici mentionner quelques remèdes dont le seul effet thérapeutique se bornerait à diminuer ou à modérer les toux spasmodiques.

a. *Grindelia robusta.* — Les sommités fleuries de la *grindelia robusta* (Synanthérée de l'Amérique du Nord) ont été conseillées par Huchard et Constantin (Paul), dans l'*emphysème*, dans l'*asthme*, dans la *laryngite striduleuse*, dans la *coqueluche*. Leurs effets, sans être nuls, me semblent un peu au-dessous de la réputation qu'on a voulu leur faire. La préparation la plus usitée est l'*extrait fluide* à la dose, par fractions de 0 gr. 50, de 1 à 2 grammes par vingt-quatre heures.

b. *Drosera.* — Venu de la médecine homœopathique, et jugé inutile après des essais tentés chez les enfants par Labric, Archambault et J. Simon, ce remède a été réhabilité par Barth[1]. Le *drosera rotondifolia* (Droseracées) croît dans les terrains granitiques, caché au milieu des mousses ; c'est une plante carnivore et insectivore. « La coqueluche n'est ni jugulée ni avortée ; elle suit son cours sans abréviation notable, mais elle est en quelque sorte dépouillée de tous ses symptômes pénibles ; les quintes perdent leur intensité, deviennent moins fréquentes (12 à 15 par jour au lieu de 30 à 40) ; les vomissements cessent entièrement, et ce seul fait, en empêchant la détérioration de l'état général, contribue plus que tous les soins à écarter les

---

[1] Barth, *Thérapeutique des maladies des organes respiratoires*, p. 104.

complications thoraciques. » Mais il faut se méfier de l'accoutumance qui est très rapide. Aussi, la dose initiale de teinture de drosera, comprenant autant de gouttes que l'enfant compte de mois et répétée trois fois par jour, doit-elle être augmentée peu à peu jusqu'au triple, sauf intolérance de l'estomac. L'appréciation de BARTH est peut-être un peu enthousiaste ; mais elle est plus juste que le dédain absolu dont on avait accablé ce médicament.

c. *Goménol*. — Le goménol est une essence naturelle retirée des feuilles d'une variété de *melaleuca viridiflora* de la Nouvelle-Calédonie. C'est un liquide oléagineux, d'odeur douce et aromatique, qui serait une sorte de *terpinol naturel*. Ch. LEROUX et PASTEAU ont reconnu à cette substance une action favorable dans les bronchites chroniques et la tuberculose, mais l'ont surtout étudiée dans la *coqueluche*, au moyen d'injections d'huile goménolée à 1/5, dans la région fessière. Grâce à ce traitement, ils ont vu les quintes diminuer d'intensité et surtout de nombre, les vomissements disparaître, la maladie se terminer rapidement. Les injections doivent être faites quotidiennement, sans interruptions jusqu'au quatrième ou au cinquième jour après la dernière quinte. On n'a observé ni accidents ni complications ; on pourrait peut-être administrer le traitement au cours d'une broncho-pneumonie coquelucheuse, mais le fait n'est pas encore démontré. Les doses initiales seront toujours faibles :

```
Huile goménolée à 1,5e, de 1 à 2 ans. . .    3 à  5 cent. cubes.
       —              de 2 à 3 ans. . .    7 à  8     —
       —              de 3 à 8 ans. . .   10 à 15     —
```

On peut aussi donner l'huile goménolée en lavements, à peu près aux mêmes doses.

d. *Bromoforme*. — Homologue du chloroforme, le bromoforme $CHBr^3$, liquide volatil, à odeur éthérée, avait été classé par RABUTEAU parmi les anesthésiques. Il n'est point employé à ce titre, mais est actuellement préconisé contre la *coqueluche* et les *toux spasmodiques*.

Ingéré dans l'estomac, il s'élimine en partie par les bronches en nature, et en partie par l'urine sous forme de bromure. Il détermine rapidement, surtout chez les enfants, une somnolence invincible, qui, si la dose est trop forte, devient du coma avec cyanose et asphyxie ; une seule fois la mort a été observée. Quelquefois il survient aussi des exanthèmes et même des lésions rappelant le pemphigus végétant iodique.

A doses modérées, le bromoforme calme bien les toux quinteuses de la *grippe* ou des *bronchites spasmodiques*, mais il a été surtout employé dans la *coqueluche* [1]. Il diminue le nombre des quintes et la durée de la maladie, et doit être administré à doses progressives, de manière à tâter la susceptibilité de l'enfant ; il est bon d'interrompre le traitement de temps en temps. Associé à l'azotate de soude, il calmerait l'agitation des *déments*.

Soluble dans l'alcool, le bromoforme se précipite dans l'eau ; souvent les accidents toxiques ont été déterminés par les dernières cuillerées des potions, au fond desquelles le remède s'était déposé. Aussi a-t-on intérêt à ne formuler que des préparations où le bromoforme soit complètement dissous, par exemple les mélanges avec du rhum et un peu de chloroforme qui rend la dissolution parfaite (GAY). MARFAN prescrit au-dessous de cinq ans autant de fois IV gouttes que l'enfant a d'années ; au-delà de cinq ans, on débute par XX gouttes et, par progression lente, on arrive à XL. La dose quotidienne doit toujours être fractionnée en trois prises.


## ARTICLE IV

## MÉDICAMENTS ANTIDYSPNÉIQUES

Après la toux, la dyspnée est le plus important des troubles fonctionnels dans les affections des voies respiratoires ; le médecin trouve dans la thérapeutique de nombreux moyens pour la combattre. Comme pour tout autre symptôme, si on peut s'attaquer directement à la cause de la dyspnée, le succès

[1] CHARPENTIER, Thèse de Paris, 1899.

sera facile et complet : combattre les infections et les intoxications, dégager la circulation pulmonaire par des révulsifs ou par des émissions sanguines, supprimer les lésions éloignées, comme les polypes des fosses nasales, qui par voie réflexe gênent la respiration ; tous ces procédés et les procédés analogues sont les meilleurs agents de la médication antidyspnéique. De même encore on atténuera la dyspnée des cardiaques par la digitale, celle des hydropiques par les purgatifs et le régime lacté.

Cependant les moyens appelés à agir d'une façon définitive, ou tout au moins durable, ne sont pas toujours assez rapides : le malade suffoque, et il faut avant tout le sauver d'une asphyxie imminente. C'est alors qu'interviennent des procédés simplement palliatifs sans doute, mais qui conjurent le danger immédiat et donnent à des médicaments curatifs le temps d'exercer leur influence. De ce nombre sont les *inhalations d'oxygène* (t. 1, p. 145) ; la *respiration artificielle* ; enfin l'*opium* et la *morphine*, si utiles dans les dyspnées avec points de côté, dans les dyspnées nerveuses, toxiques, peut-être même anémiques, que seuls une adynamie extrême ou le collapsus cardiaque peuvent alors contre-indiquer. Mais en dehors de ces ressources, qui sont étudiées dans divers chapitres de ce Précis, la matière médicale possède un certain nombre de substances propres à calmer la dyspnée, surtout celle qui se présente sous forme d'accès paroxystiques, dans l'*asthme vrai* ou dans les *asthmes* symptomatiques.

**1° Datura**. — Le *datura stramonium, pomme épineuse,* est une plante de nos pays, qui croit dans les terrains sablonneux, donne en été de grandes fleurs blanches, et se reconnaît en tout temps à ses feuilles vert sombre, à dentelures aiguës, assez semblables à celles de l'épinard.

Des feuilles, seules employées en médecine, on a retiré un alcaloïde, la *daturine*, absolument inusité. Comme la belladone, à la famille de laquelle il appartient (Solanées), le datura dessèche la gorge, dilate la pupille, accélère le pouls et la respiration, et peut amener la mort par collapsus et hypothermie.

A l'intérieur, le datura n'est presque jamais employé ; mais ses feuilles desséchées et roulées en cigarettes sont un bon remède contre l'asthme. Le malade, au moment même de l'accès, fume une demi-cigarette ou une cigarette entière et est souvent soulagé. « La cigarette ESPIC, vantée par TROUSSEAU, se formule ainsi :

Feuilles choisies de belladone. . . . . . . . 0gr,36.
—         de jusquiame . . . . } àà 0gr,18.
—         de datura . . . . . . }
—         de phellandrie aquatique. 0gr,06.
Extrait d'opium . . . . . . . . . . . . . . 0gr,08.
Eau de laurier-cerise . . . . . . . . . . . q. s.

« Les feuilles séchées et hachées sont humectées avec de l'eau distillée de laurier-cerise, dans laquelle on a fait dissoudre l'extrait d'opium ; on les façonne ensuite en cigarettes avec un papier imbibé d'une macération des mêmes plantes dans l'eau de laurier-cerise. » (BARTH, *loc. cit.*, p. 152.)

Quand les malades ne savent pas fumer, les mêmes feuilles réduites en poudre sèche et grossière sont brûlées sur une soucoupe, et le malade en respire les vapeurs directement ou en les dirigeant vers ses narines à l'aide d'un cornet.

**2° Papiers médicamenteux, pyridine.** — Les cigarettes roulées dans du papier arsenical (t. I, p. 222), les papiers imbibés de solutions nitrées (t. II, p. 268), les papiers médicamenteux les plus divers donnent par leur combustion des vapeurs qui soulagent ou calment tout à fait les accès d'asthme. Ce sont des remèdes à conserver dans la pratique. En 1885, G. SÉE et BOHCHEFONTAINE ont émis l'opinion que ces substances si diverses devaient leur action commune à la production constante, dans leur combustion, d'un liquide incolore, volatil, odorant, la *pyridine*, C⁵H⁵Az.

Ce liquide inhalé à des animaux paralyse les terminaisons des nerfs moteurs (SANDERSON) ; inhalé par des *asthmatiques au moment d'un accès*, il calme très rapidement l'oppression et provoque un sommeil irrésistible ; puis il augmente l'expectoration. BARTH, sans nier l'efficacité de la pyridine, se refuse à la reconnaître comme le seul élément utile des fumigations antiasthmatiques, et conseille de recourir aux divers papiers médicamenteux, si la pyridine est inefficace.

G. SÉE conseille, au moment de l'accès, de verser dix à quinze gouttes sur un mouchoir que l'on maintient au-devant du nez et de la bouche. Pour en prévenir le retour, il prescrit de verser 4 ou 5 grammes de pyridine au centre d'une pièce de 25 mètres carrés et de placer dans un angle le sujet qui respire l'air mêlé de vapeurs pyridiques. Les séances peuvent durer de vingt à trente minutes et être répétées trois fois par jour.

**3° Lobélie enflée**. — La lobélie enflée (*lobelia inflata*) ou tabac indien, est une plante de la famille des Campanulées, dont les propriétés sédatives de la dyspnée sont tantôt vantées et tantôt oubliées. DRESER a montré que la *lobéline* fait disparaître l'action du pneumogastrique sur la contractilité des muscles de REISSESSEN. L'usage de ce remède est donc rationnel dans l'*asthme* ; peut-être la dose classique de 2 grammes par jour est-elle trop faible. MONCORVO l'a employé avec succès à la dose de 8 à 15 grammes par jour sans accident. Il faut se méfier de la lobéline qui est souvent impure et toxique.

**4° Québracho**. — Il y a quelques années, MM. HUCHARD et ELOY ont publié d'importants travaux sur l'écorce du *québracho blanco* (Apocynée de l'Amérique du Sud), plante très riche en principes actifs : *aspidospermine*, *québrachine*, *aspidospermatine*, etc. De ces études, il semble résulter que la teinture de québracho (1 à 3 grammes dans une potion de 120 grammes) est utile dans l'*asthme*, l'*emphysème* et les *dyspnées fonctionnelles*. La pratique ne s'est pas encore prononcée à ce sujet.

**5° Iodure d'éthyle**. — La plupart des anesthésiques sont aptes à calmer les dyspnées ; mais parmi eux l'*iodure d'éthyle*, insignifiant comme anesthésique général, est au contraire très employé comme sédatif de l'oppression. C'est un liquide incolore, d'odeur éthérée, de saveur piquante, $C^2H^5I$. Il est très volatil et se décompose à la lumière en donnant de l'iode. Il est très rapidement absorbé par les voies respiratoires, et même par la peau (LINOSSIER). Cette absorption pourrait même suffire au traitement ioduré dans la *syphilis*.

L'action sédative de l'iodure d'éthyle sur la respiration est appréciable même chez l'homme sain, mais elle est surtout sensible dans les accès d'*asthme* et de *dyspnée cardiaque* qu'il apaise rapidement.

L'iodure d'éthyle doit se conserver dans des flacons de verre brun, ou mieux encore dans des ampoules scellées que l'on casse au moment voulu. On peut faire une série d'inhalations, de six à dix gouttes.

## ARTICLE V

## EXPECTORANTS

La nécessité de faciliter l'expectoration se présente dans deux circonstances : 1° lorsque les voies respiratoires sont encombrées d'exsudats fibrineux, visqueux ou muco-purulents qui empêchent la libre circulation de l'air; 2° lorsque les muscles de REISSESSEN et les forces expiratrices sont affaiblis et incapables de rejeter au dehors les exsudats, même très fluides. Les deux conditions se trouvent souvent réunies, et les mêmes remèdes semblent aptes à modifier l'une et l'autre ; en même temps ils excitent la contractilité des bronches et la sécrétion des glandules, de telle sorte qu'ils contribuent à la fois à la fluidification et à l'expulsion des crachats.

Les *vaporisations*, les *vomitifs*, les *tisanes béchiques* (lierre terrestre, capillaire, hysope), l'*oxymel scillitique*, l'*acétate de potasse* sont tous des expectorants dont la valeur a été appréciée dans d'autres parties de cet ouvrage. Quelques autres remèdes doivent être indiqués ici.

**1° Polygala seneka et quillaya.** — Le polygala seneka est une plante de l'Amérique du Nord, dont la racine employée en infusion, en petite quantité, augmente notablement les sécrétions bronchiques. Il est utile dans les bronchites aiguës, au début, quand la toux est sèche et les crachats peu abondants.

La tisane, faite avec l'écorce du *quillaya saponina* (bois de Panama, (5 grammes pour 200), se donne par cuillerées toutes les heures; elle a le même effet que celle de polygala, et contient cinq fois plus de *saponine*, principe actif auquel ces plantes doivent leurs principales propriétés.

**2° Chlorhydrate d'ammoniaque.** — La plupart des sels ammoniacaux sont expectorants; le plus utile à ce point de vue est le *chlorhydrate d'ammoniaque*, AzH⁴Cl, sel cristallisé, d'une saveur piquante, dont l'usage, un peu oublié en France, a été en 1891 préconisé de nouveau par MAROTTE dans la *bronchite grippale*. Tonique et stimulant en même temps qu'expectorant, il aurait même, au dire de TEISSIER, une action microbicide sur les germes pathogènes de l'influenza; on le donne en potion à la dose de 2 grammes.

**3° Antimoniaux (kermès et oxyde blanc).** — Le *kermès minéral* est un mélange d'oxyde et de sulfure d'antimoine et d'antimonite de soude : c'est une poudre rougeâtre, légère, insoluble. Elle est absorbée en présence des acides de l'estomac, et agit sur les bronches dont elle fait contracter les fibres musculaires et dont elle fluidifie les sécrétions. C'est un bon expectorant ; mais il provoque facilement des nausées et compromet rapidement l'appétit. Il trouve son indication toutes les fois que les voies respiratoires sont encombrées d'exsudats visqueux difficiles à rejeter, qu'il s'agisse d'une *pneumonie*, d'une *bronchite*, d'une *phtisie*. C'est un évacuant des bronches. On a quelquefois tenté de l'utiliser, à titre de contro-stimulant, comme succédané du tartre stibié, mais cette pratique n'a pas prévalu.

On le donne à la dose de 20 à 50 centigrammes chez l'adulte, dans une potion calmante, ou en tablettes de 1 ou 2 centigrammes.

Il faut le faire prendre en dehors des repas et ne pas en prolonger l'usage.

L'*oxyde blanc d'antimoine*, en réalité le *biantimoniate de potasse*, est une poudre blanche insipide et insoluble qui a les

13.

mêmes actions que le kermès, mais à un degré beaucoup moindre.

En potion, à la dose de 1 à 3 grammes.

ARTICLE VI

## MODÉRATEURS DES SÉCRÉTIONS BRONCHIQUES

### § 1. — TÉRÉBENTHINÉS

**1° Caractères physiques et chimiques**. — Les térébenthines forment un groupe pharmaceutique assez nombreux.

La *térébenthine* proprement dite est le suc qui s'écoule par des incisions du tronc de plusieurs arbres de la famille des conifères. On distingue la *térébenthine de Bordeaux (Pin maritime)* ; la *térébenthine de Venise (Mélèze)* ; la *térébenthine des Vosges (Sapin argenté)*. Par la distillation on sépare de ces sucs naturels : 1° l'*essence* de *térébenthine*, qui est employée en médecine plutôt que la térébenthine proprement dite, et qui est une sorte d'huile essentielle et volatile ; 2° la *colophane*, résine utilisée comme hémostatique.

En manipulant la térébenthine, on obtient un grand nombre de dérivés, le *térébène*, le *rétinol*, etc. Nous n'en retiendrons que deux : la *terpine* ou bihydrate de térébenthène, corps cristallisé, soluble à 1/250 ; le *terpinol*, liquide huileux, à odeur de jacinthe, insoluble, obtenu en distillant une solution de terpine dans de l'eau acidulée de HCl.

**2° Propriétés physiologiques**. — L'essence de térébenthine appliquée sur la peau est très irritante et détermine d'abord de la rubéfaction, puis l'apparition de vésicules, plus tard une desquamation très étendue. Ingérée dans l'estomac, elle est tolérée à petites doses ; mais à partir de 6 à 8 grammes, elle donne du pyrosis, de la brûlure à l'épigastre, des vomissements, des selles dysentériformes ; à 15 ou 20 grammes, elle serait réellement toxique.

On est peu fixé sur les transformations qu'elle subit dans

l'organisme : on sait seulement que les principes volatils s'éliminent par la respiration et donnent à l'haleine leur odeur propre, tandis que d'autres s'échappent avec l'urine, à laquelle ils communiquent le parfum de la violette. L'absence de cette odeur après absorption de térébenthine, ou le retard de son apparition, indiquent un fonctionnement défectueux du rein, insuffisance souvent prémonitoire du mal de BRIGHT. De fortes doses provoquent l'albuminurie.

Dans les cas d'inhalations prolongées de térébenthine ou d'intoxication par cette substance, on a observé des vertiges, de la céphalée, des troubles sensoriels, et même le coma et la mort.

L'action phlogogène de la térébenthine injectée dans le tissu cellulaire sous-cutané sera étudiée avec la révulsion.

Ces différents phénomènes appartiennent à peu près exclusivement à l'essence de térébenthine, ou du moins n'ont été relevés qu'à propos de ses effets ; la terpine et le terpinol semblent avoir des propriétés beaucoup moins irritantes, spécialement pour les voies digestives. Quant à l'action sur les voies respiratoires, elle est la même pour toutes ces substances, et peut se résumer ainsi : excitation de la sécrétion bronchique par les *très petites doses;* dessiccation de la muqueuse respiratoire par les *doses fortes* ou même *modérées.* En s'éliminant par l'appareil pulmonaire, ces produits contribuent à l'aseptiser dans une certaine mesure ; car ils *ozonisent* l'air, et par conséquent exercent indirectement autour d'eux une action bactéricide.

**3° Indications.** — a. *Période de déclin des bronchites.* — Le moment le plus favorable pour donner les térébenthinés, c'est la *période de déclin des bronchites,* alors que la fièvre est tombée depuis plusieurs jours, que l'expectoration est facile, abondante, muco-purulente, mais que par son abondance elle gêne encore un peu la respiration, et surtout épuise le malade. Ils agissent alors assez rapidement en rendant les crachats moins abondants et plus clairs; ils abrègent la convalescence.

Je considère que donnés prématurément *au début d'une bronchite aiguë, d'une broncho-pneumonie,* ils ne peuvent faire aucun bien. Chez les *vieillards catarrheux,* il ne faut pas en user hors de propos; dans plusieurs cas j'ai vu sous leur influence les expectorations habituelles s'arrêter brusquement, et les malades présenter des suffocations continues avec congestion pulmonaire, qui ne cédaient que lentement avec le retour progressif de l'expectoration quotidienne habituelle.

Son action anticatarrhale permet de l'employer utilement chez les *tuberculeux*. RICHET et HÉRICOURT ont noté une notable survie des animaux inoculés, auxquels ils faisaient inhaler de l'essence de térébenthine.

b. *Gangrène pulmonaire.* — Dans cette affection, dans les *bronchites fétides*, la térébenthine est un des meilleurs agents d'antisepsie pulmonaire. Elle peut être administrée à l'intérieur, et être également donnée en inhalations; elle agit en désinfectant les voies respiratoires, et comme en pareils cas le malade meurt surtout de la résorption des produits fétides développés dans le foyer de sphacèle, elle exerce une action préservatrice de premier ordre et donne au malade le temps d'éliminer son eschare. Les crachats perdent leur fétidité, ainsi que l'haleine; la fièvre baisse, les phénomènes généraux s'améliorent. Le traitement doit être intensif.

c. *Diphtérie.* — La diphtérie nasale, pharyngée, laryngée, bronchique, peut être traitée de la même façon. Il y a quelques années, DELTHIL avait formulé une série de prescriptions un peu compliquées, mais qui avaient une réelle utilité. Le *sérum antidiphtérique* a fait rentrer dans l'ombre tous ces traitements locaux, aussi bien les inhalations térébenthinées que les collutoires phéniqués et le sulforicinate de soude; mais il est bon d'en garder le souvenir. On sera heureux un jour ou l'autre de les associer à la sérothérapie.

d. *Affections des voies urinaires.* — Il importe ici de faire une distinction capitale : les térébenthines peuvent faire du bien aux lésions inflammatoires et purulentes des voies d'excrétion : bassinet, uretère, vessie, urèthre; mais elles font sûrement du mal aux lésions de l'appareil sécréteur : *néphrites interstitielles* ou *épithéliales*, etc. Un diagnostic précis est donc la base essentielle d'une bonne prescription.

Dans les *cystites*, la térébenthine, l'essence de térébenthine en particulier, a le privilège de calmer la douleur, de diminuer le nombre des mictions, de tarir plus ou moins complètement la suppuration, de rendre l'urine plus claire et moins alcaline. Elle agit donc contre tous les éléments de la maladie, et rend souvent les meilleurs services, soit dans les *cystites des vieillards*, soit dans les *cystites blennorrhagiques* après la période aiguë. TROUS-SEAU la recommandait dans les *névralgies viscérales* des femmes ; on en retire généralement de grands avantages dans la *sciatique*. Agit-elle directement sur les nerfs viscéraux ou bien ne réussit-elle que lorsque ces névralgies sont symptomatiques d'une cystite diagnostiquée ou méconnue qu'elle guérit? La question vaudrait la peine d'être étudiée.

Les *uréthrites simples* ou *blennorrhagiques* demandent les térébenthines dans les mêmes conditions où elles ont besoin de copahu ou de santal, lorsque ceux-ci ne sont pas tolérés (voy. ch. IV). Comme ces remèdes, elles n'agissent qu'après ingestion et par élimination.

Dans les *pyélites calculeuses* ou autres, elles ont la même influence favorable que dans la cystite et constituent un traitement d'attente jusqu'au jour où le malade est débarrassé de ses concrétions, spontanément ou chirurgicalement.

e. *Hémorragies.* — La térébenthine a des propriétés hémostatiques qui lui ont mérité d'être incorporée dans la plupart des eaux hémostatiques et d'être prescrite isolément contre les *métrorragies*, les *hémoptysies*, etc. On a voulu au même titre la conseiller contre les *hématuries*. Si le sang vient de la vessie, le conseil est parfait ; mais si le sang vient du parenchyme rénal, il vaut mieux s'abstenir. Il est rare que la perte de sang soit telle qu'elle menace directement la vie ; on a le plus souvent le loisir de l'arrêter par d'autres procédés ; et si on y est arrivé à l'aide des térébenthines, c'est souvent au prix d'une irritation grave de ce parenchyme et d'une aggravation ultérieure du mal (tuberculose, néphrite).

f. *Affections du foie et des voies biliaires, empoisonnement par le phosphore.* — Le remède de Durande, si vanté jadis contre les coliques hépatiques, comprenait une partie d'essence de térébenthine et deux d'éther. Doit-il son efficacité à l'action antispasmodique du second ou à l'action dissolvante de la première sur les calculs biliaires? Quoi qu'il en soit, il est assez efficace. Seulement, comme il est d'une ingestion fort désagréable, il vaut mieux donner simultanément des perles d'éther et des capsules d'essence.

ANDANT a jadis recommandé la térébenthine comme antidote du phosphore. Son opinion a été acceptée, mais on a voulu réduire l'efficacité du contre-poison aux sept ou huit premières heures. Or, ce n'est pas exact; RONDOT a parfaitement démontré que l'usage de la térébenthine devait être continué avec persévérance pendant plusieurs jours, même pendant l'*ictère phosphoré*, et que c'était le meilleur, sinon le seul remède capable de sauver alors le malade.

g. *Rhumatisme articulaire, névralgies.* — L'essence de térébenthine fait partie du baume de FIORAVANTI, préparation complexe à la fois calmante et excitante, et depuis longtemps employée pour stimuler les fonctions de la peau, calmer les douleurs du rhumatisme musculaire et les névralgies subaiguës des membres. Associée à des liniments huileux, simples ou calmants, l'essence de térébenthine est très employée, à juste titre, dans les rhumatismes subaigus; elle calme les douleurs, fait diminuer le gonflement. On peut aussi l'employer pure, mais avec prudence, à cause de son action irritante sur la peau.

4° **Modes d'administration et doses**. — *A*. ESSENCE DE TÉRÉBENTHINE.

a. *A l'intérieur.*

1° 1 à 4 grammes en capsules de. . . . . . . . 0ᵍʳ,25
2° Sirop de térébenthine du codex. . . . . . . . 50 à 100 gr.
3° Potion contre l'empoisonnement phosphoré.

Essence de térébenthine . . . . . . . . . . . . 4 gr.
Julep gommeux . . . . . . . . . . . . . . . . . 120 —

b. *En inhalation.* — Pour le *croup*, on peut brûler l'essence de térébenthine dans un vase de fer placé lui-même au milieu d'un vase plein d'eau, ou bien suivant le procédé de DELTHIL, faire brûler un mélange de 30 grammes d'essence et de 40 grammes de goudron dans une pièce close où le malade reste une demi-heure ; il est ensuite rapporté dans sa chambre où l'on vaporise constamment de la térébenthine dans un bain-marie à 60°. L'opération est renouvelée toutes les deux heures.

Pour la *gangrène pulmonaire*, on peut user de ce même procédé ou de procédés analogues ; mais le moyen le plus simple est d'user d'un flacon à deux tubulures, au fond duquel on met un mélange d'essence de térébenthine, de teinture d'eucalyptus, d'iodoforme ou de toute autre substance antiseptique volatile. L'air que le malade respire, comme s'il fumait un narguilhé, arrive dans ses voies respiratoires avec les vapeurs antiseptiques dont il s'est chargé en barbotant dans le liquide.

c. *Usage externe*. — En frictions, pure ou associée à des liniments huileux ou alcooliques.

Bains térébenthinés, avec 25 grammes d'essence par bain.

Bains de vapeur térébenthinés, dans lesquels la vapeur a passé sur des copeaux de bois de pin très résineux.

*B*. TERPINE. — Elle ne s'emploie qu'à l'intérieur, à la dose de $0^{gr},50$ à 1 gramme en pilules de $0^{gr},10$ ou en cachets de $0^{gr},20$.

*C*. TERPINOL. — Exclusivement employé à l'intérieur, à la dose de $0^{gr},50$ à 1 gramme en capsules de $0^{gr},10$.

*D*. SÈVE DE PIN. — Au lieu d'employer la térébenthine ou ses dérivés, on peut utiliser le suc même, la sève du pin maritime, avant d'en avoir isolé la colophane et les autres résidus. On peut la prescrire en solution ou en sirop ; ce produit, surtout si on le prend pour ainsi dire à l'état naissant, très frais, avant qu'il ait subi l'influence du temps et des oxydations toujours nocives aux substances organiques, serait efficace contre les *affections chroniques des bronches*, même contre la *phtisie* (KÉRÉDAN).

## § 2. — GOUDRON

**1° Propriétés physiques et thérapeutiques**. — La térébenthine et ses dérivés ne sont pas les seuls produits que la matière médicale emprunte aux arbres résineux. En distillant à sec ces

bois, on obtient une matière noire, poisseuse, gluante, empyreumatique, le *goudron végétal, pix liquida.* C'est du goudron de
hêtre qu'on retire la créosote dont il sera question plus bas.
Le goudron vulgaire, extrait du bois de pin, comprend de la
*créosote,* du *gaïacol,* du *toluol,* du *phénol,* de la *pyrocatéchine,*
etc. Ce goudron est absorbable par la peau et les muqueuses ;
comme les produits térébenthinés, avec lesquels il a plus d'une
affinité, il s'élimine par la muqueuse bronchique, et en partie
aussi par l'urine dont il augmente l'abondance, mais à laquelle
il ne communique pas le parfum de la violette. A doses excessives, il détermine des phénomènes semblables à ceux de l'empoisonnement phéniqué.

Le goudron est un remède populaire et réellement utile dans
les *bronchites chroniques* et dans les *cystites.* Ses indications sont
sensiblement les mêmes que celles de la térébenthine à ce point
de vue. Mais en outre il trouve constamment son emploi en dermatologie et convient aux *psoriasis,* aux *eczémas torpides* à tendances
siccatives et desquamatives, à certains *eczémas variqueux.*

### 2° Préparations et doses.

a. *A l'intérieur.* — 2 à 4 grammes en pilules ou en capsules
de 0gr,30.

Eau de goudron, 5 grammes par litre, comme eau de table.
Sirop de goudron.

On donne le nom d'*élatine* à une infusion filtrée de goudron
à 20 grammes par litre.

b. *Inhalation.* — On peut simplement remplir de goudron, qui
sera fréquemment renouvelé, des assiettes que l'on disposera sur
plusieurs points de la chambre du malade ; on se servira d'appareils spéciaux appelés *goudronnières,* où sont multipliées les
surfaces d'évaporation, ou encore du procédé de Delthil (p. 230).

c. *Usage externe.* — Pommade à 1/10 avec vaseline, axonge,
lanoline, etc.


## § 3. — Eau de pin gemmé

La distillation de l'eau dans laquelle on maintient des fragments de bois de pin gemmé, c'est-à-dire dont la résine a été

épuisée, donne un liquide clair, à odeur et à saveur résineuses : *l'eau de pin gemmé*, qui a des propriétés hémostatiques locales, qui peut avantageusement être prescrite en lotions dans les cas d'*hémorragie capillaire*, et qui peut être également prescrite à la dose de deux ou trois verres à l'intérieur dans les cas d'*hémorragies viscérales*.

## § 4. — BOURGEONS DE SAPIN

On désigne ainsi les bourgeons du *pin sylvestre* qui, très riches en résine et en térébenthine, ont les mêmes propriétés et par conséquent les mêmes usages thérapeutiques que celle-ci. On les emploie en infusion (25 grammes pour un litre).

## § 5. — BALSAMIQUES

Les résines solides, molles ou liquides, qui contiennent ensemble ou séparément de l'acide benzoïque et de l'acide cinnamique, forment, sous le nom de *baumes* ou de *substances balsamiques*, un groupe thérapeutique naturel. Elles ont été autrefois très employées intus et extra ; bien démodées aujourd'hui, elles ont leur nom à peine connu des jeunes générations médicales. Le *styrax* et le *storax* ne sont plus usités, même à l'extérieur ; le *baume du Pérou*, extrait du *myroxilon peruiferum*, trouve encore son emploi en dermatologie ; mais il a été complètement délaissé à l'intérieur, à moins que les travaux de LANDERER sur l'acide cinnamique ne viennent à le réhabiliter (p. 245) ; le *benjoin* n'est plus appliqué qu'en dentisterie à titre d'isolant, et ne sert même plus à la préparation de l'acide benzoïque, que l'on obtient par d'autres procédés. Le seul baume dont on se serve encore pour le traitement des affections des voies respiratoires, c'est le *baume de tolu, myroxylon toluiferum* (Légumineuses). On l'emploie surtout sous forme de tablettes ou de sirop.

Son action, comparable à celle des térébenthines, mais moins énergique, consiste à modérer les sécrétions des muqueuses bronchique et génito-urinaire. On peut le prescrire au *déclin des bronchites aiguës*, et même, d'après Trousseau et Pidoux, dans les *bronchites aiguës*. Il entre dans la composition des célèbres pilules avec lesquelles Morton (t. I, p. 199) prétendait guérir non seulement les *bronchites chroniques*, mais même la *phtisie scrofuleuse*. Il est certain que le tolu est un bon remède pour modérer les expectorations abondantes.

Le *baume de copahu*, à action prédominante sur la muqueuse urinaire, agit aussi dans les *catarrhes bronchiques*; mais son action fâcheuse sur l'estomac ne permet guère de l'employer en pareil cas.

## § 6. — Gommes résines

Elles ne seraient qu'un souvenir thérapeutique, si quelques-unes d'entre elles n'entraient dans la composition de remèdes complexes, eux-mêmes d'ailleurs très délaissés. L'*opoponax* fait partie de la *thériaque;* le *galbanum* entre dans la composition du *diascordium*, du *baume de Fioravanti*, etc.; la *gomme ammoniaque*, le *sagapenum* ne sont jamais plus prescrits, etc. Et pourtant ces vieux remèdes ont été longtemps vantés comme doués d'importantes propriétés anticatarrhales.

## § 7. — Eucalyptus

**1° Propriétés botaniques et thérapeutiques**. — L'eucalyptus globulus (Myrtacées) est un arbre gigantesque (50 mètres de haut) de l'Australie. Il possède une telle affinité pour l'eau qu'il peut puissamment contribuer à la dessiccation des marais. On retire de ses feuilles une essence dont la partie active est l'*eucalyptol*, $C^{10}H^{18}O$, liquide incolore, d'odeur aromatique, de saveur brûlante, qui absorbe l'oxygène et l'ozonise.

L'eucalyptus serait un antiseptique fort d'après les uns, faible d'après les autres; on l'a cru capable d'arrêter l'évolution du *bacille* de Koch, et aussi de l'*hématozoaire* de Laveran.

L'eucalyptol s'absorbe par toutes les voies et s'élimine par les voies bronchiques et rénales, comme les térébenthines avec lesquelles il présente plus d'une affinité. A fortes doses, il détermine de la céphalée, de l'ivresse, de la prostration intellectuelle.

La véritable indication de l'eucalyptus, c'est la *gangrène pulmonaire*, c'est aussi la *bronchite fétide*. En pareil cas, donné en inhalations ou à l'intérieur, il désinfecte les crachats et aseptise véritablement les voies respiratoires. Très préconisé par ROUSSEL contre la *phtisie*, il rend des services chez les sujets apyrétiques qui crachent beaucoup ; il est au contraire nuisible dans les formes sèches et fébriles. Son efficacité semble réelle dans certains cas de *paludisme* et d'*actinomycose ;* il aurait aussi une sorte d'action antidotique à l'égard de la *strychnine*.

On l'a appliqué en lotions alcooliques dans la *scarlatine* avec assez de succès, et en pommade dans la *rougeole* avec des résultats lamentables.

**2° Préparations et doses**. — a. *Teinture d'eucalyptus*. — A l'intérieur, 1 à 2 grammes en potion ; en inhalations.

b. *Eucalyptol.* — Associé à une huile végétale à 5/20 pour pratiquer des injections hypodermiques, qui sont quelquefois très douloureuses.


## ARTICLE VII

## LES PRÉTENDUS SPÉCIFIQUES DE LA TUBERCULOSE PULMONAIRE

On pourrait écrire plusieurs volumes avec la seule histoire des remèdes auxquels on a attribué le privilège de guérir la phtisie pulmonaire. Le nombre formidable de décès que cause annuellement cette maladie montre quel peu de valeur ont ces prétendus spécifiques. Cependant, sans avoir les vertus héroïques qu'on leur souhaitait, quelques-uns sont des adjuvants utiles dans le traitement de la tuberculose ; tels sont : la *créosote* et ses dérivés, l'*acide fluorhydrique*, le *cinnamate de soude*. Le *soufre* et l'*arsenic*, dont l'utilité est quelquefois si nette, mais dont l'indication précise est difficile à saisir, ont été étudiés avec les médicaments de la nutrition (t. I, p. 196 et 215).

## § 1. — CRÉOSOTE

**1° Des diverses créosotes.** — La créosote « est ce que nous avons de moins mauvais contre la tuberculose ». Découverte en 1832 par HEIDENBACH, puis discréditée par MARTIN-SOLON, elle a été réhabilitée en 1877 par BOUCHARD et GIMBERT; environ 250 auteurs ont publié des travaux sur ses effets thérapeutiques; mais c'est avant tout à BURLUREAUX, qui l'a étudiée avec une persévérance et un sens clinique admirables, que l'on doit les plus importantes notions.

Le nom de créosote désigne malheureusement des produits différents : 1° la *créosote de houille*, liquide caustique, mélange de phénol et de crésylol, uniquement employée par les dentistes pour calmer les douleurs de la *carie dentaire ;* 2° la *créosote de goudron de bois*, de *hêtre* en particulier, liquide huileux, faiblement coloré en jaune, d'odeur *sui generis*, de saveur brûlante, peu soluble dans l'eau, mais soluble dans l'huile, mélange de *monophénols, de gaïacol*, de *créosol* et d'*homocréosol ;* 3° enfin la *créosote* dite de *synthèse*, préparée par le mélange en proportions définies de *monophénols* et d'*éthers de phénols*, tous obtenus par synthèse, et qui devrait être, d'après BURLUREAUX, seule employée en médecine. La première n'est jamais utilisée en dehors de ses applications dentaires; mais il est certain que les deux dernières sont ou peuvent être indifféremment livrées par les pharmaciens.

**2° Action antiseptique.** — BOUCHARD a constaté que la créosote à 0.8 p. 1000 empêchait le développement du bacille de KOCH dans du bouillon peptonisé; il a noté aussi que les lapins inoculés de bacilles et recevant journellement de la créosote étaient préservés de la tuberculose, mais ces dernières expériences n'ont pas été confirmées. D'ailleurs les plus enthousiastes partisans de la créosote renoncent à voir en elle un agent spécifique des microbes pathogènes de la phtisie. Mais il faut noter qu'elle augmente la réaction agglutinante du sérum des chèvres (ARLOING).

**3° Absorption et élimination**. — La créosote est absorbée par toutes les voies (muqueuses et hypoderme) et probablement aussi par l'épiderme sain. Elle s'élimine par l'urine, sous forme de créosotosulfate de potasse (SAILLET).

**4° Action locale**. — En contact avec la peau, elle est, suivant le degré de concentration de la solution, astringente ou caustique ; l'estomac la tolère souvent assez mal à la dose de 1/1000 (vomissements), et même s'il l'accepte, il peut après un usage prolongé être atteint d'une inflammation interstitielle avec atrophie des glandes (HAYEM).

**5° Tolérance et intolérance**. — Au point de vue pratique, la question la plus importante est celle de la tolérance ou de l'intolérance. BURLUREAUX et son élève ROBERT SIMON semblent être les seuls à l'avoir bien posée. Quelle que soit la voie d'introduction du remède, des phénomènes de saturation, d'intolérance, ou même d'empoisonnement mortel peuvent se produire ; ils sont plus violents après l'injection sous-cutanée qu'après l'ingestion, plus violents peut-être encore après l'application sur la peau saine, mais ils sont les mêmes et se manifestent toujours à peu près dans le même délai. À un *premier degré*, tout se borne à une saveur créosotée passagère dans le pharynx, à un peu d'hypothermie, objective plutôt que subjective, puis à quelques vertiges ; au *second degré*, le goût créosoté persiste, sauf pendant les repas ; la sueur est abondante, l'urine est émise claire et noircit consécutivement ; le malade est courbaturé, souffre de la tête ; au *troisième degré*, la saveur est intolérable, l'urine est noire à l'émission, la température baisse insensiblement quelquefois jusqu'à 33°, et de six à sept heures après l'absorption du remède éclate un frisson d'intensité variable avec cyanose, algidité, sueurs profuses et angoisses. Le malade peut parfois rester déprimé jusqu'à la mort ; mais le plus souvent il s'en relève. Dans une forme suraiguë (*quatrième degré*), il y a des symptômes méningitiques.

Ces phénomènes d'intoxication ne doivent pas être confondus avec ces suffocations instantanées, avec saveur créosotée au pharynx, qui éclatent inopinément au cours d'une injection et qui relèvent du double mécanisme de l'empoisonnement et de l'embolie pulmonaire.

A quel degré de saturation se produit l'intolérance ? Quelle est la dose maximum qu'il est permis d'atteindre ? C'est ici que la conception de BURLUREAUX est réellement originale. Il n'y a pour lui ni dose physiologique ni dose toxique ; certains sujets en tolèrent de très fortes, d'autres n'en supportent pas d'extrêmement faibles. C'est là, du reste, la constatation d'un fait clinique contre lequel personne ne peut s'élever ; et interprétant ces observations, BURLUREAUX et ROBERT SIMON concluent : « L'intolérance de l'organisme à l'égard de la créosote n'est le fait ni d'une lésion particulière ni d'une maladie propre, ni d'une condition spéciale du sujet : elle est passagère ou permanente, proportionnelle à la diminution passagère ou permanente de la résistance vitale ; sa cause dernière réside dans un état de déchéance de l'organisme tel qu'il ne peut plus être fait appel à ses moyens de défense [1]. » On conçoit combien il est difficile d'évaluer à l'avance le degré de cette résistance vitale : ni la phase, ni l'étendue des lésions tuberculeuses, ni les lésions du foie ou des reins, ni même la fièvre ne sont par elles-mêmes des contre-indications. Si elles commandent en général une grande réserve dans le dosage des premières injections, si elles sont souvent notées dans les cas d'intolérance, c'est parce que le sujet peut et doit être affaibli ; mais si au contraire il est résistant, non seulement elles permettent, mais elles demandent l'usage de la créosote et seront améliorées par elle. Il en résulte que le degré de tolérance pour la créosote est un élément important du pronostic. Telle est la doctrine de BURLUREAUX : nous ne pouvons affirmer qu'elle réponde exactement à la réalité ; mais comment ne pas accorder une grande autorité à un homme qui prescrit depuis plus de vingt ans ce remède avec autant de patience et de conscience !

**6° Usages thérapeutiques.** — a. *Tuberculose pulmonaire.* —

---

[1] ROBERT SIMON. *Créosote, tolérance et intolérance.* Paris, 1899.

Les cas qui semblent le mieux adaptés au traitement par la créosote sont les cas à *marche lente, apyrétiques, à foyers limités, sans hémorragies, avec crachats abondants.* On voit alors la toux diminuer au bout d'une quinzaine de jours, les crachats devenir moins abondants ; l'appétit et les forces se relèvent, le poids corporel augmente. En un mot on obtient les signes d'une amélioration progressive.

Dans les formes *hyperémiques, hémoptoïques, fébriles, à évolution rapide,* la plupart des auteurs ont peur de la créosote. D'après BURLUREAUX, si le remède a échoué, c'est que le pronostic était radicalement fatal, ou plus souvent encore, c'est parce que l'on a donné des doses incompatibles avec l'état des forces du sujet. Si l'on avait donné d'abord des doses faibles, qu'on eût baissées même si l'intolérance s'était manifestée, puis si après avoir trouvé la dose tolérée, on l'eût maintenue quelque temps et relevée ensuite peu à peu, comme lui-même l'a fait souvent, on aurait eu certainement plusieurs succès là où l'on n'a compté que des échecs.

Le traitement par la créosote mérite en somme d'être pris en grande considération ; mais il doit être l'objet d'une surveillance incessante de la part du médecin, qui considérera cette substance non pas comme un spécifique de la tuberculose, non pas comme un antitoxique, mais comme un médicament propre à exciter les activités cellulaires, à relever les défenses de l'organisme, et l'associera aux autres moyens de traitement (cure d'air et de repos, alimentation, etc.).

Une dernière question ne me paraît pas avoir été suffisamment étudiée : si l'on a dépassé la dose tolérée, est-il à craindre qu'après avoir échappé aux accidents d'intoxication, le malade n'ait ses lésions aggravées par la médication ? La tuberculose pulmonaire aura-t-elle de ce fait reçu un coup de fouet ? L'avenir nous éclairera sur ce point.

b. *Tuberculoses laryngées péritonéales, etc.* — Elles peuvent être améliorées comme la tuberculose pulmonaire, dans les mêmes conditions.

c. *Bronchites chroniques ou bronchites à répétition.* — Toutes les fois qu'un malade crache beaucoup, surtout s'il n'a pas de fièvre, la crésote peut améliorer son état et diminuer l'expectoration.

d. *Dyspepsie*. — KLEMPERER donne quelques gouttes de solution créosotée à 1/15 pour stimuler les contractions de l'estomac.

e. *Chéloïdes*. — MARIE injecte dans les cicatrices chéloïdiennes de l'huile stérilisée créosotée à 20 p. 100 et provoque ainsi, au prix de quelques heures de douleurs, la formation d'une eschare sèche à laquelle succède plus tard une cicatrice plate.

**7° Modes d'administration et doses.** — On a une certaine tendance à forcer la dose de créosote ; ce ne peut être que fâcheux, car la créosote, comme le remarque très judicieusement MANQUAT, entraine une déperdition importante de soufre et de potasse (créosoto-sulfate de potasse). En se conformant au principe de BURLUREAUX, en débutant par de très faibles doses, 6 à 8 centigrammes, en augmentant lentement, en s'arrêtant au premier soupçon d'intolérance, on ne risque pas de dépasser le but.

a. *Voie cutanée*. — Les frictions faites à la surface de la peau peuvent suffire à l'absorption de la créosote ; les solutions alcooliques à 20 p. 100 sont plus actives que les solutions huileuses et même que la créosote pure. Elles abaissent la température, provoquent de la sueur et de la polyurie : elles sont peu usitées.

b. *Voie hypodermique*. — C'est le mode d'introduction préféré par BURLUREAUX ; il emploie une solution à 1/15 d'huile d'olive parfaitement stérilisée, commence par injecter de petites quantités, 2 ou 3 centimètres cubes, puis augmente progressivement et arrive jusqu'à 40 et 50 et même davantage. La pénétration doit être lente, 20 grammes par heure ; elle est réglée par un appareil spécial à pression d'air. L'expérience antérieure sur les animaux a permis de constater que la créosote est absorbée, alors que l'huile occupe encore le foyer de l'injection. Celle-ci doit être faite dans les lieux ordinaires d'élection pour les injections hypodermiques ; elle est quelquefois douloureuse et dans ce cas il n'est pas rare de voir survenir des phénomènes d'intolérance. Si ceux-ci se produisent en dehors de toute circonstance ayant pu déprimer l'organisme, il faut suspendre immédiatement le traitement ; sinon on pourra renouveler l'injection tous les deux ou trois jours.

La dose de 1 gramme est en général très suffisante.

c. *Voie stomacale.* — L'estomac parait mieux tolérer les pilules que la solution ; il accepte bien des pilules de 0,10 et se révolte contre une solution à 1 p. 1000. On pourra donner **8** à 10 pilules par jour.

L'*huile de foie de morue créosotée* à 20 centigrammes par cuillerée est d'un usage courant ; on donne aussi de la *glycérine créosotée* à peu près dans les mêmes proportions.

DUJARDIN-BEAUMETZ a présenté un *vin créosoté* à 18 p. 1000 dont on prend un verre à liqueur ou une cuillerée et dont il est facile de varier la formule.

La créosote peut aussi être associée au lait.

d. *Voie rectale.* — Les suppositoires creux à la créosote sont un bon moyen de faire absorber le remède. La muqueuse rectale le tolère bien et permet ainsi à l'estomac et à l'hypoderme de se reposer.

On peut donner des lavements suivant la formule de REVILLET :

```
Créosote. . . . . . . . . . . . . . . .   2 à 4 gr.
Huile d'amandes douces . . . . . . . . .  25 gr.
Jaune d'œuf. . . . . . . . . . . . . . .   nº 1.
```

Il est entendu que ce n'est pas une dose de début.

Le lait serait un excellent véhicule (TURCHET). Il dissout ou émulsionne la créosote, qui ainsi mélangée se conserve plusieurs mois. Une cuillerée de lait peut facilement contenir 50 centigrammes de créosote ; ajoutée à la quantité voulue d'eau bouillie, elle donne extemporanément un lavement tout préparé.

Enfin CARLES préconise la préparation suivante :

```
Créosote de hêtro . . . . . . . . . . .  10 gr.
Teinture de bois de Panama . . . . . . .  80 —
Eau distillée . . . . . . . . . . . . .  60 —
```

mélange où la créosote est non pas émulsionnée, mais dissoute grâce à la teinture de bois de Panama, et qui contient exactement un gramme de créosote par cuillerée à soupe.

## § 2. — GAÏACOL

**1° Caractères physiques et physiologiques.** — Le gaïacol est un des principaux éléments (25 p. 100) de la créosote ; obtenu par la distillation de ce corps, c'est un liquide sirupeux ; obtenu par synthèse, il est solide et cristallisé. Dans les deux cas il dégage une forte odeur créosotée.

C'est un des premiers corps pour lesquels l'absorption cutanée a été constatée d'une façon indubitable (LINOSSIER et LANNOIS) ; on pourrait retrouver dans l'urine plus de la moitié du gaïacol étalé à la surface de la peau. Le mélange d'huile ou de glycérine retarde beaucoup cette absorption.

L'action du gaïacol semble plus énergique et plus rapide quand il est appliqué sur la peau que s'il est absorbé en injections hypodermiques ou par une muqueuse. On a prétendu établir qu'elle dépendait alors d'excitations ou d'inhibitions réflexes ; mais R. SIMON s'élève avec raison contre cette théorie et montre qu'il s'agit essentiellement d'une action chimique par absorption.

Les effets physiologiques du gaïacol sont ceux des antithermiques analgésiques (t. I, p. 449) : influence peu marquée sur la sensibilité normale, abaissement rapide et quelquefois excessif de la température fébrile, surtout si le remède est appliqué au moment d'une chute spontanée de la fièvre. Cette hypothermie provoquée arrive quelquefois au collapsus et à la mort. Si bien que RONDOT, qui a bien étudié les badigeonnages gaïacolés, donne simultanément ou préalablement de la caféine ou de la spartéine pour prévenir les effets cardiaques de l'intoxication. L'urine reste généralement abondante, il y a des sueurs profuses auxquelles on a par erreur attribué le refroidissement ; elles le suivent au lieu de le précéder.

Pris à l'intérieur, le gaïacol serait moins toxique que la créosote.

**2° Indications.** — a. *Tuberculose pulmonaire.* — Donné par la voie stomacale ou rectale, le gaïacol a les mêmes indications que la créosote ; et probablement la tolérance de l'organisme dépend des mêmes conditions que pour elle ; à l'actif du gaïacol, on note qu'il fatigue un peu moins les voies digestives.

La *pleurésie tuberculeuse* et la *pleurésie simple*, qui est d'ailleurs si souvent « fonction de tuberculose », ont été souvent améliorées par les injections de gaïacol iodoformé de PICOT ; les échecs ont été aussi très nombreux.

SCIOLLA, puis BARD ont fait des badigeonnages de gaïacol contre la *tuberculose aiguë ;* soit par son action antithermique, soit en excitant la nutrition, ce procédé a semblé quelquefois amener un temps d'arrêt dans la marche inexorable du mal ; et en présence de ces cas où tout semble désespéré, il ne faut pas hésiter à y recourir ; mais à la condition que le sujet soit encore vigoureux et ne manifeste pas d'intolérance. On peut ainsi obtenir une trêve d'une durée appréciable.

A la période cavitaire, les badigeonnages sont formellement interdits.

b. *Pyrexies.* — L'action antithermique du gaïacol étalé sur la peau a été recherchée au cours de la *fièvre typhoïde* et d'autres grandes infections fébriles. Malgré l'autorité de ceux qui le conseillent, je n'ose engager à les imiter.

c. *Névralgies, douleurs.* — On a fait bénéficier de son action analgésiante la *sciatique*, les *névralgies intercostales*, les *douleurs* des *rhumatismes* ou des *arthrites aiguës*, l'*arthrite blennorhagique*. On a même tenté, mais avec un succès médiocre, de badigeonner les gencives pour modérer la douleur de l'avulsion des dents.

### 3° Modes d'administration et doses :

*a.* Mêmes doses pour l'usage interne que la créosote.

*b.* Associations médicamenteuses très variées ; vins phosphatés, quinquina, etc.

*c.* Voie hypodermique. — Comme pour la créosote ou encore :

| | |
|---|---|
| Huile d'olive. . . . . . . . . . . . . . | 1 cent. cube. |
| Gaïacol . . . . . . . . . . . . . . . . | 0$^{gr}$,05. |
| Iodoforme . . . . . . . . . . . . . . . | 0$^{gr}$,01. |

PICOT.

De 1 à 3 centimètres cubes chaque jour. L'injection est souvent très douloureuse.

*d.* Usage externe. Pur, en badigeonnages.

Mélange à parties égales d'huile d'olive ou de glycérine et de gaïacol. L'effet est alors atténué. Si on fait des badigeonnages quotidiens, il est bon de choisir chaque jour une région nouvelle. Ne pas badigeonner chaque fois une trop large surface : 10 centimètres de côté sont suffisants.

### § 3. — Dérivés et composés de la créosote

Le *créosotal*, découvert par Heyden, est un composé d'acide carbonique et de créosote (carbonate de créosote) ; il a été étudié par Chaumier ; le *carbonate de gaïacol* a été préconisé par Seifert et Hölscher ; on a fabriqué des *phosphates de gaïacol*, des *benzoates*, des *succinates*, des *tannates de gaïacol*, etc. ; le *créosal* est une combinaison de tanin et de créosote, il en est de même du *tanosal* ; on pourrait facilement allonger cette liste.

Tous ces produits ont une double action : celle de la créosote qui est prédominante, celle du produit annexe (acide benzoïque, tanin, etc.) qui est accessoire. Ces deux actions sont distinctes, parce que dans l'intestin ces corps se dédoublent. C'est même là la seule raison de leur introduction dans la thérapeutique ; on a dit que masquée par ce produit annexe, la créosote traversait l'estomac sans le fatiguer et ne se trouvait libérée que dans l'intestin en milieu alcalin. Cette considération est peut-être exacte ; elle n'est pas parfaitement démontrée.

En réalité, tous ces dérivés ont les mêmes indications, les mêmes contre-indications, les mêmes effets que la créosote ou le gaïacol et se donnent aux mêmes doses. Ils conviennent mieux pour l'ingestion stomacale, mais se prêtent moins bien aux injections hypodermiques ou aux badigeonnages qui sont les voies d'élection pour ces deux remèdes.

Le *thiocol*, également dérivé de la créosote, a été récemment vanté en Allemagne par Rossbach. Il serait capable de guérir la tuberculose au premier et au second degré, et de l'améliorer au troisième. Très soluble dans l'eau il est sans action fâcheuse sur l'estomac aux doses usuelles de 1 à 3 grammes par jour.

## § 4. — CINNAMATE DE SOUDE (HÉTOL)

Le traitement de la tuberculose pulmonaire et des autres tuberculoses par l'acide cinnamique est l'œuvre de LANDERER.

Cet acide est un des éléments du baume du Pérou; mais on utilise surtout l'acide cinnamique de synthèse.

D'après l'éminent médecin de Stuttgard, ces remèdes injectés dans les veines produisent rapidement une forte hyperleucocytose; les globules blancs ainsi multipliés s'emparent de la substance injectée et vont se porter, en vertu d'affinités inexpliquées, autour des foyers tuberculeux. Ainsi s'organiserait une zone d'éléments embryonnaires, puis de tissu conjonctif qui amènerait peu à peu la sclérose et la guérison de ces foyers. Les bacilles y deviendraient de plus en plus difficiles à colorer et finiraient par disparaître.

Le traitement provoque une véritable congestion pérituberculeuse : il faut donc maintenir le malade au repos complet ; quelquefois cette congestion trop intense prend les caractères d'une vraie pneumonie, ou se complique d'hémoptysies. Il faut alors suspendre la médication. Comme pour tous les traitements actifs de la tuberculose, les formes aiguës, les hémoptysies, les lésions trop avancées sont des contre-indications.

LANDERER établit une statistique des plus favorables, allant de 36 à 90 p. 100 de guérisons, suivant la période du mal où le traitement est commencé. Les tuberculoses péritonéales, laryngées, articulaires, osseuses, seraient justiciables du même traitement qui n'échouerait que devant les localisations méningées. Il faut laisser à l'avenir le soin de se prononcer sur une méthode qui s'appuie sur des études physiologiques des plus remarquables, mais dont les résultats cliniques sont encore à justifier.

L'acide cinnamique ou plutôt le cinnamate de soude est donné

14.

par injection hypodermique ou intraveineuse, naturellement
avec la plus rigoureuse asepsie. Les injections sont faites d'abord
tous les jours ou tous les deux jours ; on emploie une solution
à 0,10 p. 100 et on injecte d'abord un milligramme, puis on progresse jusqu'à un centigramme ; on peut alors se servir d'une
solution à 0,50 p. 100.

## § 5. — ACIDE FLUORHYDRIQUE

On a souvent fait la remarque que les ouvriers travaillant dans
les ateliers de gravure sur verre, ateliers où l'acide fluorhydrique
est journellement employé, ne devenaient pas phtisiques ou
guérissaient quand ils l'étaient auparavant. Cette constatation a
naturellement amené les médecins à essayer cet acide, HFl, gaz
incolore et d'odeur piquante et caustique, dans le traitement de
la phtisie.

Sa valeur antimicrobienne à l'égard du bacille de KOCH a été
diversement appréciée, mais elle paraît réelle. Les résultats cliniques de son emploi sont jusqu'à présent peu importants.
« Dans une chambre hermétiquement close, SEILER injectait par
mètre cube 10 litres d'air saturé de vapeurs par barbotage dans
un flacon à demi rempli de HFl au tiers. GARCIN porte la dose à
30 litres ; cet air était renouvelé tous les quarts d'heure ; le malade restait une heure dans la cabine » (BARTH). D'autres procédés ont été employés. Mais tous ont pour objet de donner au
maximum possible les vapeurs de HFl, de les faire respirer en
espace clos, et aucun ne cherche à réaliser les conditions de
continuité, d'aération et de faible tension qui existent justement
dans les ateliers de verrerie. Il ne s'agit pas en effet de faire
pénétrer dans les bronches de fortes doses qui amènent forcément le spasme des muscles de REISSESSEN, gênent la respiration et ne pénètrent pas jusqu'aux alvéoles. Il faut au contraire
que HFl soit en quantité si faible qu'il puisse traverser les
bronches sans les irriter et arriver aux alvéoles pour y exercer
son action microbicide. C'est seulement quand une expérience
suffisamment prolongée aura été tentée dans ces conditions,
que l'on pourra se prononcer sur la valeur curative de HFl

dans la tuberculose pulmonaire, valeur qui semble avoir été tantôt exagérée, tantôt injustement dépréciée.


## ARTICLE VIII

## ANTISEPSIE PULMONAIRE ET MÉDICATIONS TOPIQUES


**1° Difficultés de l'antisepsie pulmonaire.** — On s'est fait beaucoup d'illusions sur la valeur de l'antisepsie pulmonaire. Le jour où l'on a connu les germes pathogènes, le bacille de Koch en particulier, on a semblé croire qu'en introduisant dans les voies aériennes un agent microbicide approprié, on allait presque sûrement tuer ces germes et guérir le malade. Il n'en est pas malheureusement ainsi : car rien n'est plus difficile à obtenir que la rencontre du microbe et de l'agent antiseptique.

Les bactéries vivent dans l'épaisseur, dans l'intimité de nos tissus ; le bacille de Koch en particulier règne au centre des masses caséeuses, au centre de granulations où ne pénètrent ni ramifications bronchiques ni vaisseaux sanguins. Ils sont donc merveilleusement placés pour échapper à l'action de nos remèdes et ils y échappent souvent. Sans doute quand le ramollissement a commencé, quand la tuberculose est *ouverte*, suivant l'expression si juste de Grancher, des foules de bacilles tombent dans les voies aériennes, peuvent y pulluler, y déterminer des inoculations et des intoxications secondaires ; il en sera de même dans toute lésion à exsudat alvéolaire ou bronchique. Ces microbes ainsi échappés à l'intimité de nos tissus seront peut-être plus vulnérables ; mais alors même que nous réussirions à détruire tout ce groupe, il n'en resterait pas moins une quantité plus considérable encore dans les parois des cavernes ou dans les interstices du parenchyme pulmonaire.


**2° Procédés d'antisepsie.** — Quels moyens avons-nous de combattre directement par la méthode antiseptique les germes pathogènes ainsi émigrés dans la cavité des voies respiratoires ? On peut chercher à les atteindre par deux procédés différents :

1° en faisant absorber au malade des médicaments qui s'éliminent par la respiration et en aseptisant ainsi de dedans en dehors tout l'arbre aérien ; 2° en introduisant directement dans le larynx ou la trachée des substances antiseptiques, destinées à être absorbées par la muqueuse respiratoire.

**3° Antisepsie par éliminations médicamenteuses.** — Le premier procédé, bien que très indirect, est cependant assez bon. Nous avons vu que les térébenthines, les goudrons, l'eucalyptus, la créosote, le soufre ont une action des plus remarquables sur certaines maladies de l'appareil respiratoire. Il n'est pas démontré que ces remèdes agissent à titre d'antiseptiques. On peut croire néanmoins que leur qualité microbicide n'est pas étrangère à leur efficacité thérapeutique.

**4° Antisepsie directe.** — Le second procédé, très populaire parce qu'il correspond à une conception très simpliste du rôle des microbes et du moyen de les combattre, n'a peut-être pas toute la portée qu'on aimerait à lui reconnaître. Il comprend une série de moyens qui sont : 1° les *pulvérisations* ; 2° les *fumigations* ; 3° les *inhalations* ; 4° les *injections intra-trachéales* ; 5° les *insufflations de poudres médicamenteuses* ; 6° les *injections intra-parenchymateuses*. Ces différents moyens sont loin d'être équivalents l'un à l'autre, ils ne s'adaptent pas aux mêmes remèdes et surtout n'agissent pas sur les mêmes points de l'appareil respiratoire. Il importe d'être fixé sur leurs indications respectives.

a. *Pulvérisations.* — La pulvérisation consiste à réduire les liquides en gouttelettes aussi fines que des grains de poussière ; on obtient ce résultat en brisant un mince jet contre un plan incliné (procédé de Sales-Girons) ou en faisant traverser ce jet par la colonne d'air d'une soufflerie (procédé de Richardson). La poussière liquide est directement projetée dans la bouche ou les fosses nasales : l'observation démontre qu'une quantité infinitésimale dépasse seule la glotte ; la plupart des sphérules liquides s'accumulent à la base de la langue et sont ensuite déglutics ; ces pulvérisations, très bonnes pour le traitement local des lésions buccales, pharyngiennes et nasales, ne peuvent convenir au traitement topique des affections broncho-pulmonaires.

Avec les pulvérisations à vapeur si répandues maintenant, les liquides médicamenteux sont réduits à un état de division extrêmement ténu, et même en partie vaporisés ; cependant il n'est pas probable qu'ils pénètrent beaucoup plus loin que la glotte.

b. *Fumigations.* — Les fumigations font pénétrer dans les voies aériennes, non plus une pluie de gouttelettes, mais un nuage de vapeur obtenu par l'échauffement à un degré suffisant des substances médicamenteuses. Très employées autrefois pour l'absorption des vapeurs de cinabre dans le traitement de la syphilis, les fumigations sont un peu oubliées aujourd'hui, malgré les succès relevés par M. DELTHIL dans le traitement de la diphtérie, à l'aide des fumigations de térébenthine et de goudron ; quelques médecins prescrivent encore des fumigations émollientes ou aromatiques, que le malade respire soit en couvrant d'un même voile sa tête et le vase plein de liquide bouillant, ce qui peut amener un peu de congestion céphalique, soit en recueillant ces vapeurs dans un entonnoir ou un cornet dont il introduit l'extrémité dans une narine. Favorable au traitement local des premières voies et à l'absorption par elles des substances volatilisées, ce procédé n'intéresse pas directement le poumon, la condensation par refroidissement ramenant toutes les vapeurs à l'état de sphérules liquides qui s'arrêtent au larynx. Cependant, sous forme de cigarettes ou de fumées dégagées par la combustion de poudres végétales et de papiers, il est employé très fréquemment et avec grand succès dans le traitement palliatif de l'*asthme*.

c. *Inhalations.* — Le vrai moyen d'agir directement sur le parenchyme pulmonaire, ce sont les *inhalations*, c'est-à-dire l'introduction dans les voies aériennes de vapeurs médicamenteuses dégagées à la température ambiante. On n'a pas alors à redouter la condensation ; les vapeurs mélangées à l'air inspiré pénètrent jusqu'au fond des alvéoles pulmonaires. L'absorption est rapide et sûre, c'est ainsi qu'on fait absorber aux malades de l'éther, du chloroforme, du nitrite d'amyle, etc. On a imaginé pour ces inhalations une foule de procédés divers. Les uns cherchent à faire pénétrer rapidement de grandes quantités de vapeurs dans les cavités respiratoires ; les autres assurent le mélange plus intime de ces vapeurs avec l'air, et rendent plus certaine que les premiers la diffusion du médicament dans les parties les plus éloignées des voies respiratoires. L'appareil le plus simple est un flacon à deux tubulures conforme à la figure ci-jointe et tel que l'air n'est respiré qu'après avoir barboté dans un liquide médicamenteux propre à dégager des vapeurs (teinture d'eucalyptus, mélange de térébenthine, d'alcool, d'iodoforme, etc.). On prescrira deux,

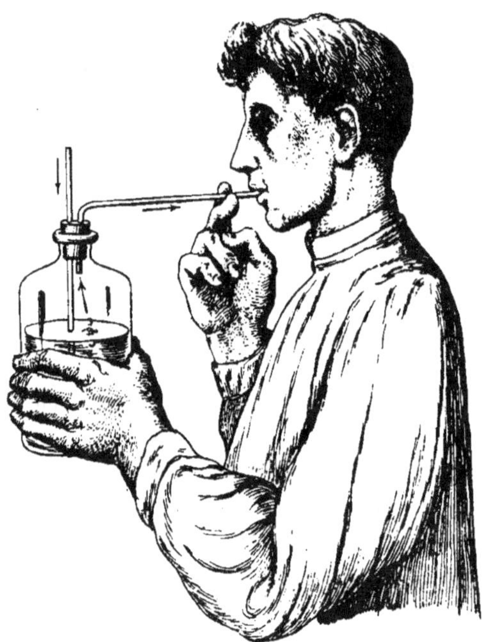

Fig. 1.

quatre, six, dix séances par jour de cinq à dix minutes. Il importe que le malade respire naturellement et sans accélérer le rythme, comme il a trop souvent tendance à le faire au prix d'une fatigue inutile.

Dans les stations minérales, on a imaginé, sous le nom de *humages*, une foule d'appareils destinés à permettre l'inhalation des vapeurs qui se dégagent naturellement de certaines sources et dont la description suffirait à elle seule à tout un volume.

Au *Mont-Dore*, ces inhalations se font par un procédé différent : les vapeurs arrivent dans des chambres closes et saturent l'atmosphère que respirent les malades.

Dans la pratique courante, de semblables moyens sont à peu près inapplicables; cependant on les a utilisées pour les inhalations de vapeurs fluorhydriques, de térébenthine (DELTHIL), et même de créosote (TAPRET). Ces tentatives n'ont pas donné les résultats espérés ; il est probable que si on les reprenait avec la précaution d'assurer régulièrement le renouvellement de l'air et de maintenir les vapeurs médicamenteuses, à une plus faible tension, on obtiendrait plus de succès : la respiration en espace clos et avec un excès de vapeurs rend promptement le milieu irrespirable et ne permet pas de juger la valeur thérapeutique des véritables atmosphères médicamenteuses, telles qu'on les observe dans certains ateliers (gravure sur verre, HFl) et dans certains climats (air ozonisé et térébenthiné d'Arcachon).

C'est la même raison, sans parler des difficultés d'application, qui a fait tomber dans l'oubli les essais si rationnels de G. SÉE pour faire respirer les malades dans des chambres à air comprimé et saturé de substances volatiles (créosote, eucalyptol, etc.).

Il est à noter que toutes ces inhalations ont pour effet, non pas autant d'assurer l'antisepsie pulmonaire, que de permettre une absorption rapide de remèdes qui pénètrent directement dans le sang, sans avoir subi l'action des sucs digestifs. Je me suis souvent demandé si ce n'était pas là la meilleure voie à suivre pour faire pénétrer dans la circulation des substances destinées à agir sur l'endocarde gauche dans les *endocardites ulcéreuses* ; mais je n'ai jamais eu l'occasion de l'essayer.

d. *Injections intra-trachéales.* — Puisque les gouttelettes liquides s'arrêtent à la glotte, on a pensé à assurer la dissémination des solutions dans l'arbre aérien, au moyen d'injections intra-trachéales par la voie buccale : une simple seringue et une canule en forme de tube de CHAUSSIER suffisent. Mais il n'est pas toujours facile de pénétrer dans le larynx, et alors même que le tube y a été correctement introduit, il est à craindre que le liquide injecté ne dépasse pas les grosses bronches, la muqueuse respiratoire ayant une facilité d'absorption extraordinaire. Par contre les inhalations, et même les pulvérisations (CASSAET et BEYLOT), les instillations d'huiles médicamenteuses par une plaie trachéale permettent la pénétration des médicaments jusqu'aux limites de l'arbre aérien. A ce sujet, on ne saurait trop insister sur la surveillance que l'on doit exercer sur la plaie après la trachéotomie. L'air qui pénètre directement dans la trachée, sans avoir pu se réchauffer ni se débarrasser de ses poussières en suivant le trajet des fosses nasales, favorise le développement des broncho-pneumonies; il faut donc avoir soin de placer au-devant de la canule, une pièce de mousseline ou une mince couche d'ouate qui filtrera l'air. D'un autre côté l'instillation par la plaie trachéale de quelques gouttes d'huile mentholée met obstacle à la progression des membranes diphtériques.

En somme, malgré de très nombreux travaux et malgré les inventions les plus ingénieuses, la physiologie et la technique des médications intra-bronchiques n'ont pas trouvé leur vraie formule; elle ne sera donnée que par un médecin qui sera à la fois familier avec la connaissance exacte du chimisme respiratoire et avec celle des lois de la physique sur les mélanges des gaz et des vapeurs.

e. *Insufflations de poudres.* — Les poussières pénètrent au fond du parenchyme pulmonaire : témoin l'*anthracose* et les *pneumonoconioses.* Mais cette introduction lente et longtemps prolongée ne peut être imitée en thérapeutique. Les insufflations de poudres sont cependant utiles dans certaines affections des fosses nasales, du pharynx et du larynx. La projection d'antipyrine finement pulvérisée, à l'aide d'un petit insufflateur, est un assez bon moyen de calmer pour quelques heures les douleurs de la phtisie laryngée et permet ainsi de faire les repas sans trop de souffrances. A l'aide d'un tube de verre à double courbure, LEDUC fait aspirer au malade même, de deux à six fois par jour, un mélange de diiodoforme et de chlorhydrate de cocaïne et a pu guérir plusieurs tuberculoses laryngées.

f. *Injections intra-parenchymateuses antiseptiques.* — Elles ont été essayées sans grand succès. En outre la difficulté de préciser assez bien la profondeur des lésions qu'on pourrait ainsi traiter, la crainte d'atteindre un gros vaisseau ont empêché ce moyen thérapeutique de se généraliser.


# CHAPITRE IV

## MÉDICAMENTS QUI AGISSENT SUR LES VOIES URINAIRES

### ARTICLE PREMIER

#### HYGIÈNE DANS LES AFFECTIONS DES VOIES URINAIRES


Il ne saurait y avoir de meilleur préambule à l'étude des remèdes qui agissent sur les voies urinaires que les quelques lignes suivantes de Claude BERNARD : « Si l'on observe l'urine des herbivores, d'un lapin, d'un bœuf, d'un cheval, d'un mouton par exemple, on la trouve généralement trouble comme laiteuse et alcaline. Au contraire, l'urine d'un animal carnivore, celle d'un chien, celle d'un homme, est transparente, limpide et acide, renfermant relativement plus d'urée. Ces différences ne sont aucunement liées à l'espèce animale ; elles sont le simple résultat d'un régime alimentaire différent ; et ce qui le prouve c'est qu'on peut rendre l'urine du chien alcaline et pauvre en urée en nourrissant l'animal avec des pommes de terre, des féculents, et inversement, on peut rendre l'urine du lapin transparente, acide, riche en urée, en en faisant un carnivore, en le nourrissant avec du bœuf bouilli. On peut donc rendre l'urine semblable chez les animaux en les soumettant à un régime alimentaire semblable. Mais le meilleur procédé pour les ramener à cette identité de régime alimentaire, c'est de les mettre à jeun. Tout animal est ramené alors à être un carnivore, car il vit de sa propre substance. Si dans ces conditions on examine ses urines, on les trouve acides et transparentes [1]. » Claude Bernard établit ensuite que la réaction des liquides de l'intestin grêle est la même que celle de l'urine ; et que d'une manière générale, les aliments qui donnent des cendres alcalines rendent l'urine alcaline, ceux qui donnent des cendres acides rendent l'urine acide.

Par un régime approprié, le médecin est donc maître de régler à son gré, dans certaines limites, la composition du liquide urinaire. Du moins en est-il ainsi à l'état normal. Mais il semble que ce pouvoir soit singulièrement atténué le jour où le rein devient malade. La perméabilité rénale est alors modifiée, certaines substances passant plus rapidement dans l'urine, d'autres beaucoup plus nombreuses passant plus lentement. Les règles de l'hygiène normale ne sont plus applicables à l'hygiène thérapeutique. La question alimentaire dans les maladies du rein a été d'ailleurs étudiée (t. I, p. 142). Les récents travaux d'A. Robin ont montré qu'il n'est pas possible *a priori* de permettre ou de défendre un aliment déterminé à un albuminurique. L'état du rein n'est pas en effet seul à considérer, il faut tenir compte de l'état de l'intestin et du foie. Si ces organes ont un bon fonctionnement antitoxique, certaines substances pourront être ingérées sans danger, qui seraient au contraire fortement toxiques pour un homme dont le foie et l'intestin neutraliseraient mal les poisons.

Le seul principe à formuler c'est de n'introduire dans les voies digestives que le minimum de toxines possible et de combattre par tous les moyens les auto-intoxications. Chargé de rendre au monde extérieur tous les poisons de l'organisme, le rein souffre plus que tout autre organe de ce contact incessant avec les substances qui le traversent. On a donc un intérêt de premier ordre à les réduire à leur minimum, et on y arrive en faisant de l'hygiène générale, au point de vue de l'alimentation, de l'aération, de l'exercice, etc.

Il faut encore être avare de remèdes facilement toxiques et réputés pour troubler le fonctionnement du rein : antisep-

---

[1] Cl. Bernard. *Leçons sur le diabète.* p. 90.

tiques internes, antithermiques, vésicatoires, etc., se rappelant que si chaque dose de substance absorbée se dissémine dans toute l'économie, et peut ainsi n'influencer que faiblement chaque partie, la presque totalité du médicament finit par traverser le rein qui en reçoit en réalité à lui seul autant que l'organisme tout entier. Si tous les appareils peuvent souffrir des abus en thérapeutique, l'appareil urinaire est certainement celui qui en est la plus habituelle victime.

« D'autre part, les altérations rénales sont une cause suffisante de non-élimination des substances médicamenteuses absorbées. Ce danger est à craindre surtout avec les médicaments qui dans les circonstances physiologiques s'éliminent avec une extrême rapidité par les urines. Dans les cas de néphrite, l'emploi de ces médicaments doit faire redouter les effets cumulatifs qui font défaut dans toute autre maladie. Ainsi donc le médecin doit se préoccuper au moins autant de ce qu'il ne doit pas faire que des moyens qui sont à sa disposition pour combattre l'affection, et il ne doit pas perdre de vue que la nature même de l'organe lésé lui impose des réserves indispensables dans sa thérapeutique [1]. »

L'exercice musculaire sera régulier, sans jamais être excessif, au point d'encombrer la circulation de toxines que le rein ne pourrait éliminer et dont il aurait à souffrir.

Les fonctions de la peau seront très surveillées ; on évitera avec le plus grand soin les refroidissements, plus redoutables chez les brightiques que chez tout autre malade.


## ARTICLE II

## ANTISEPSIE DES VOIES URINAIRES

L'antisepsie des voies urinaires peut se réaliser pour l'urèthre et la vessie par des lavages ; pour les reins, les bassinets et les uretères, il faut se contenter de médicaments internes, sur l'ac-

---

[1] LABADIE-LAGRAVE, *Urologie clinique et maladies des reins*, p. 520.

tion germicide desquels on compte au moment où ils s'éliminent avec l'urine. Malheureusement ces substances ont été en général si complétement modifiées par l'organisme, qu'elles ont perdu leurs propriétés antiseptiques. Cependant on peut se servir avec avantage de l'acide borique, de l'acide phénique, des salicylates, et en particulier du salol (voy. t. I, p. 375) ainsi que de la térébenthine et du goudron. Les dérivés du benjoin méritent une mention spéciale.

## § 1. — ACIDE BENZOÏQUE ET BENZOATES

**1° Caractères physiques et chimiques.** — L'*acide benzoïque* se rencontre dans le *benjoin* ; et c'est même de ce dernier corps que l'on devrait toujours extraire l'acide benzoïque médicinal ; mais on le trouve aussi dans plusieurs végétaux à essence (girofle, vanille, anis, etc.) et dans le baume du Pérou ; on peut enfin le préparer par synthèse. Il se présente sous forme d'aiguilles blanches ou jaunissantes, d'odeur suave ; il est soluble et volatil.

Les *benzoates* de *soude*, de *lithine*, d'*ammonium*, de *bismuth*, etc., sont employés en thérapeutique.

**2° Propriétés antiseptiques et physiologiques.** — L'acide benzoïque, après avoir eu pendant quelque temps la réputation d'un antiseptique puissant, a été reconnu comme n'ayant au contraire qu'un faible pouvoir germicide. Mais il n'en rend pas moins indirectement de grands services dans les affections suppuratives des voies urinaires : il se transforme en effet dans le rein en acide hippurique en se combinant au glycocolle, qui résulte lui-même de la désassimilation des albuminoïdes, et cet acide « non seulement sature le carbonate d'ammoniaque des urines qui commencent à se décomposer, mais exerce aussi une action topique favorable sur la muqueuse des voies urinaires, ce qui est d'une haute importance pour obvier à l'une des causes de la production des calculs phosphatiques secondaires [1] ».

[1] ALBERT ROBIN, *Thérapeutique appliquée*, fascicule II, p. 198.

Le benzoate de soude jouit de la même propriété.

Ces deux corps pris à haute dose — 15 grammes environ — peuvent déterminer des accidents graves ; mais leur coefficient de toxicité est mal connu. A dose usuelle, le benzoate de soude fatigue moins l'estomac que l'acide benzoïque ; il peut quelquefois provoquer un érythème très prurigineux à larges plaques.

**3° Indications**. — Les *pyélites*, les *cystites purulentes*, à l'état aigu comme à l'état chronique, sont souvent améliorées par les benzoates ; la fermentation ammoniacale diminue ainsi que les troubles si variés qui en sont la conséquence ; l'urine devient plus claire.

« Le benzoate de soude possède aussi des propriétés expulsives qui pourront être utilisées, quand la *pyélite* sera sous la dépendance de la *lithiase urique*. Dans ce cas l'urine rendue après deux à trois jours, laisse déposer un sédiment où le pus surmonte une couche plus dense, grisâtre, formée d'urate de soude ; puis le dépôt d'urate s'atténue, et vers le dixième ou le douzième jour survient une légère attaque de colique néphrétique avec expulsion de graviers [1]. »

A. ROBIN prescrit le benzoate de soude dans la *fièvre typhoïde*, dans l'espoir de parachever l'oxydation des matériaux incomplètement brûlés et d'en activer le rejet.

On a vanté ces remèdes dans les *bronchites* à titre d'expectorants, dans le *rhumatisme articulaire aigu* et dans l'*urémie*, mais sans en démontrer l'efficacité.

**4° Préparations et doses :**

a. *Acide benzoïque sublimé*, pilules de $0^{gr},10$, de 4 à 10 ou 20.

b. *Benzoate de soude*, dose quotidienne de $0^{gr},50$ à 4 grammes en solution ou en pilules de $0^{gr},10$.

c. *Benzoate d'ammoniaque*, $0^{gr},50$ à 2 grammes par jour, recommandé dans les bronchites, contre-indiqué dans la gravelle phosphatique.

d. *Benzoate de lithine*, $0^{gr},50$ à 2 grammes par jour, utile dans la goutte et la gravelle urique.

---

[1] A. ROBIN, *loc. cit.*, p. 199.

c. *Benzo-naphtol, benzoate de bismuth, benzoate de mercure* (voy. naphtol. bismuth, mercure).

## § 2. — Huile de Haarlem

Dans le cas de gravelle urique, « à défaut du benzoate de soude, ou quand on devra le suspendre pour un motif quelconque, on s'adressera à un vieux médicament qui mérite de réapparaître dans la thérapeutique : c'est l'*huile de Haarlem*. Elle paraît formée d'huile pyrogénée de baies de laurier et d'huile de cade ; on la trouve dans le commerce sous trois espèces : l'huile transparente et incolore, l'huile brunâtre visqueuse, l'huile brunâtre très fluide, à odeur de cire à cacheter ; c'est cette dernière qu'il convient d'employer[1] ». Elle est quelque peu irritante ; on la mélangera à de l'eau sucrée ou gommée, ou même à du sirop de baume du Canada, et on en prescrira de V à XV gouttes par jour.

## § 3. — Urotropine

**1° Caractères généraux et usages thérapeutiques.** — Nicolaïer a introduit ce médicament comme doué de propriétés diurétiques, litholitiques et antiseptiques. Il avait constaté les premières par l'observation directe ; les secondes en vérifiant que l'urine des malades soumis à l'usage de ce remède pouvait *in vitro* dissoudre des concrétions uratiques ; les troisièmes, en étudiant la constitution chimique de ce corps qui donne en se décomposant de la formaline et de l'ammoniaque. C'est en effet une hexaméthylentétramine.

Des études de contrôle ont bientôt établi (Vindevogel) que les effets diurétiques sont contestables, que l'action litholitique est difficile à établir. Mais il est certain que l'urotropine, qui reste intacte dans le sang, donne dans les voies d'excrétion de l'urine de la formaline qui est antiseptique. Ce remède réussit assez bien dans les *pyélites*, dans les *cystites*, dans les *uréthrites*

[1] A. Robin. *loc. cit.*

*postérieures chroniques.* Il est sans action sur les inflammations tuberculeuses. Il modifierait heureusement la *phosphaturie.*

**2° Doses.** — On a prescrit jusqu'à 6 et 8 grammes par jour ; mais on risque alors de provoquer des douleurs vésicales, du ténesme, des hématuries. Il vaut mieux s'en tenir à des doses moindres : 1 gramme à 1$^{gr}$,50 par jour ou même 2 grammes, que l'on donne en une seule fois, en solution dans de l'eau, le matin à jeun. La médication peut être prolongée longtemps sans accident.

## § 4. — UVA URSI, ARBUTINE

La tisane d'*uva ursi* (*raisin d'ours* ou *busserole*) est réputée depuis longtemps pour ses propriétés diurétiques et astringentes. On a retiré des feuilles de cette Éricacée, outre beaucoup de tanin, un glycoside, *l'arbutine*. Celui-ci s'éliminerait par l'urine, sans être modifié, sauf une petite partie qui se transformerait dans la vessie même en glycose et en hydroquinone. Ce dernier corps, à l'état naissant, jouirait de propriétés antiseptiques assez importantes ; ce qui permettrait à l'arbutine d'améliorer notablement les *pyélites, cystites chroniques, uréthrites*, et en général les affections suppurées des voies urinaires inférieures.

L'arbutine n'est pas toxique et peut être absorbée en assez forte quantité. Les doses usuelles sont de 0$^{gr}$,50 à 0$^{gr}$,60 par jour, pris en granules de 0$^{gr}$,04 ou 0$^{gr}$,05 toutes les heures.

ARTICLE III

# MÉDICAMENTS DIURÉTIQUES

On donne le nom de *diurétiques* aux agents capables d'augmenter la sécrétion urinaire. Leur utilité a été comprise dès la plus haute antiquité par les médecins qui cherchaient à provoquer par leur emploi les crises urinaires si fréquentes au décours des maladies infectieuses aiguës. Leurs indications générales peuvent se résumer ainsi :

*a*. Lorsque l'urine est peu abondante, et que les voies d'excrétion sont enflammées et encombrées de sécrétions irritantes (pus blennorragique en particulier), il y a intérêt à la diluer en augmentant la sécrétion rénale ; on contribue ainsi à atténuer la douleur et l'inflammation.

*b*. Lorsque le rein fonctionne médiocrement et que les toxines alimentaires, les principes médicamenteux, les leucomaïnes s'accumulent dans l'organisme et menacent de l'intoxiquer, il y a utilité à activer la dépuration urinaire : l'*insuffisance rénale* indique l'emploi des diurétiques.

*c*. Si cette insuffisance est le fait d'un trouble circulatoire, d'une *cardiopathie artérielle* ou *valvulaire*, l'indication reste entière ; la diurèse sauve l'économie à demi intoxiquée, et facilitant le jeu du cœur, elle fait disparaître comme par enchantement les *œdèmes*, l'*ascite*, l'*hydrothorax* qui compliquent la maladie. Les *hydropisies*, les *épanchements* sont donc des indications excellentes de l'emploi des diurétiques, mais à la condition qu'ils soient sous la dépendance d'une lésion vasculaire. Les épanchements d'origine inflammatoire (pleurésies, péricardites) ne sont nullement modifiés par ces remèdes ; et quant aux hydropisies d'origine rénale, quant à l'insuffisance de la dépuration urinaire dépendant d'une altération des reins eux-mêmes, l'indication des diurétiques est ici difficile à apprécier, car elle se double d'une contre-indication. Si d'une part il est bon de faire disparaître les hydropisies, et de sauver le malade d'une intoxication imminente, d'autre part il faut avoir présent à l'esprit que les diurétiques ne peuvent ici obtenir ce résultat qu'en forçant au travail des organes déjà malades et fatigués. Il sera donc sage de dépurer l'économie par d'autres moyens (purgatifs, sudorifiques, émissions sanguines), et ne recourir aux diurétiques qu'en désespoir de cause. C'est d'ailleurs dans ces cas que l'on a pu voir leur emploi intempestif ou prolongé amener des poussées aiguës de néphrite parenchymateuse.

L'*albuminurie* ne constitue ni une indication ni une contre-indication. Le point à considérer pour elle, comme pour les hydropisies, comme pour l'insuffisance rénale, c'est son origine. Si la lésion primitive est au cœur, les diurétiques pourront être utiles ; si elle est aux reins, ils pourront être fâcheux.

La classification des diurétiques a longtemps tourmenté les thérapeutes, elle est actuellement loin d'être définitive ; on les divise en trois catégories :

1° Ceux qui en augmentant la masse totale du sang déterminent par contre-coup la polyurie ;

2° Ceux qui agissent sur la sécrétion urinaire par l'intermédiaire d'un relèvement de la tension cardio-artérielle ;

3° Ceux qui agissent sur l'épithélium rénal ou sur les nerfs sécréteurs du rein. Il faut bien avouer que l'on met dans cette dernière classe des diurétiques qu'on n'a pas pu ranger dans les deux autres, mais que l'on n'est rien moins que fixé sur leur mode d'action.

## § 1. — DIURÉTIQUES AQUEUX

Le moyen le plus simple d'augmenter la sécrétion urinaire, c'est d'ingérer beaucoup de liquide, en particulier beaucoup d'eau ; et si simple qu'il soit, ce moyen n'est pas encore bien connu au point de vue de ses effets précis et de son mécanisme. Il est certain, par exemple, que la même quantité d'eau pure donnée en lavement procure une diurèse plus complète et plus rapide que si elle est prise en boisson ; il est certain que les boissons fraîches sont plus diurétiques que les chaudes ; il est certain que des eaux à minéralisation insignifiante activent les fonctions du rein d'une manière incomparable, et il est certain aussi que toutes ces particularités ne sont pas encore expliquées. Le malade, dont on veut augmenter la diurèse sera maintenu dans une atmosphère fraîche, sinon c'est par la transpiration qu'il éliminera les liquides ingérés.

Les boissons diurétiques sont : le lait, dont il a été suffisamment question, les eaux alcalines, et diverses tisanes dont l'action justifie presque toujours la vieille réputation. Parmi les plus usitées, on peut citer : les tisanes de *queues de cerises*, de *pariétaire*, de *bourrache*, de *fleurs de genêt*, de *chiendent*, de *stig-*

*mates de maïs ;* elles agissent par leur abondance même ou par certains principes qu'elles renferment en petite quantité (sels de potasse, glycosides, etc.). On en prend par jour un à deux litres.

Récemment WINTERNITZ, a préconisé la décoction de feuilles de bouleau (*Betula alba*) à la dose de 30 grammes pour 200 gr.

L'avantage de ces boissons est de faire sécréter une plus grande quantité d'urine, et comme cette urine entraîne toujours avec elle de l'urée, de l'acide urique, etc., elles ont un rôle de dépuration modeste, mais réel. Mais il ne faut jamais oublier de mettre en balance chaque jour le volume des boissons ingérées et celui de l'urine émise. Si le dernier est supérieur au premier, l'action est parfaite et le malade se trouve bien ; si les deux volumes sont sensiblement égaux, on peut encore se louer de la médication. Mais si l'urine ne représente que les 2/3 ou la moitié des tisanes prises, quelle que soit alors la quantité absolue, on est dans une très mauvaise voie. L'excès de liquide absorbé, après avoir dilaté et fatigué les voies digestives, finit par surcharger le système veineux ou la circulation pulmonaire, et contribue précisément à augmenter les œdèmes, les congestions, la dyspnée que l'on voulait combattre à l'aide de ses propriétés diurétiques. Le point important n'est pas d'uriner beaucoup, c'est d'uriner au moins autant que l'on boit ; en négligeant de faire quotidiennement cette comparaison, on risque de se méprendre sur les effets du remède prescrit et de nuire au malade.

### § 2. — DIURÉTIQUES PAR ACTION CARDIO-VASCULAIRE

Ces substances ont été étudiées avec le groupe des remèdes cardiaques, tels que la *digitale*, le *strophantus*, le *muguet*, la *caféine*. Il suffit de les rappeler ici pour mémoire et de se reporter au chapitre II (voy. t. II, p. 130).

### § 3. — DIURÉTIQUES PAR ACTION DIRECTE SUR LE REIN

En outre des remèdes qui vont être étudiés dans les pages suivantes, il faut comprendre dans le même groupe le *calomel,* dont les effets diurétiques, spécialement dans les cirrhoses hépatiques, ont déjà été signalés (voy. t. I. p. 336).

## A) SCILLE

**1º Caractères botaniques et chimiques**. — Connue dès les premiers temps de la médecine, la *scille* est une de ces plantes médicamenteuses dont les praticiens font un usage constant et dont l'étude a été peu approfondie par les physiologistes. Elle croit dans toute la région méditerranéenne. C'est une liliacée, dont on utilise le bulbe, grosse masse piriforme, formée d'écailles imbriquées, sèches et brunes à la surface, charnues et épaisses au centre. Ce sont ces dernières qui desséchées doivent seules être employées à la préparation des remèdes.

L'analyse chimique a découvert dans la scille : 1º un glucoside, la *scillaïne* ou *scillitoxine ;* 2º une matière résineuse jaune, la *scillipicrine ;* 3º une substance éméto-cathartique, la *scilline ;* 4º enfin des raphides d'oxalate de chaux (POUCHET).

**2º Propriétés physiologiques**. — En abordant l'étude physiologique de cette drogue on est frappé de ce fait que la scille fraîche possède une action nécrosante sur les éléments vivants, et que desséchée elle agit sur la mécanique circulatoire (POUCHET). La scille en nature parait d'ailleurs beaucoup plus active que ses alcaloïdes et ses glycosides. A dose forte, elle détermine une entérite cholériforme grave. parfois mortelle ; à dose moins élevée, elle agit comme un purgatif légèrement irritant ; à dose faible, elle exagère toutes les sécrétions : intestinale, urinaire et même bronchique. Suivant GUBLER, la diurèse est d'autant plus forte que l'action purgative est moindre, et *vice versa ;* elle se produit d'autant plus aisément que le tube digestif est plus sain et résistant. Cette diurèse, comme la diurèse digitalique, s'accompagne d'un relèvement très accentué de la tension artérielle ; on admet cependant qu'elle est due surtout à une action élective de la scille sur l'épithélium rénal.

**3º Usages thérapeutiques**. — La scille est spécialement utilisée dans les *hydropisies d'origine cardiaque ;* ses effets diurétiques, sensibles surtout chez les sujets dont le rein fonctionne insuffisamment, amènent l'écoulement rapide des épanchements. En pareil cas, son association à d'autres diurétiques ou à des purgatifs donne des résultats excellents. Même employées localement sur des régions œdémateuses, les préparations de scille peuvent quelquefois donner lieu à une diurèse salutaire. Leur action dans ce cas est intéressante ; la diminution de l'œdème au niveau même de l'application du topique montre qu'il faut tenir compte de l'influence vaso-constrictive du remède.

Leurs effets dans les *hydropisies d'origine rénale* ou *cachectique* sont beaucoup moins heureux, quelquefois même fâcheux.

Ces remèdes étaient autrefois très populaires dans les affections aiguës des voies respiratoires : *bronchites, pleurésies*, etc. Il est certain qu'ils rendent les sécrétions bronchiques plus fluides, plus faciles à expectorer; à ce point de vue ils sont utiles dans les *catarrhes secs* et dans la *coqueluche*, lorsque le rejet des mucosités est particulièrement pénible. Il semble que sous leur influence la toux devienne quelquefois plus fréquente.

### 4° Préparations et doses :

1° *Poudre* : de 0gr,10 à 0gr,30 en pilules.

Les pilules de BOUCHARDAT ont une réputation très méritée (voy. p. 146).

2° *Oxymel scillitique* : composé de vinaigre scillitique (1 partie) et de miel (4 parties) — de 15 à 45 grammes — en potion ou dans des tisanes ; chez les enfants donner des doses quatre fois moindres et fractionnées.

3° *Teinture de scille* : employée surtout à l'extérieur, mélangée à la teinture de digitale.

4° *Vins diurétiques : a.* Vin de Trousseau (voy. p. 146).

*b.* Vin diurétique amer de la Charité, ou vin de scille composé, dont la formule très complexe est la suivante : racines d'asclépiade, racine d'angélique, squames de scille, maïs, baies de genièvre : ãã, 15 grammes; écorce fraîche de citron, feuilles d'absinthe, feuilles de mélisse : ãã, 30 grammes; quinquina gris, écorce de Winter : ãã, 60 grammes; alcool à 60 degrés,

200 grammes ; vin blanc, 4 litres, — faire macérer pendant dix jours. Ce vin ne contient pas de digitale ; on le donne à la dose de 2 à 4 cuillerées par jour.

### B) GENIÈVRE

Les *baies de genièvre* (*Juniperus communis*) entrent dans la composition de la plupart des vins diurétiques. Mais bien que douées de propriétés stimulantes très actives pour le rein, elles sont peu usitées à l'état isolé. Cependant on peut prescrire des infusions (5 gr. pour 500 gr. d'eau), des fumigations utiles pour calmer les douleurs du rhumatisme ou faire dégonfler les membres œdématiés. L'huile volatile de genièvre se donne à la dose de II à VI gouttes dans de l'eau, comme l'huile de Haarlem dans la composition de laquelle elle entre peut-être.

### C) THÉOBROMINE

**1° Propriétés physiques et physiologiques.** — La *théobromine*, principe actif du cacao (*Theobroma cacao*) est une diméthylxanthine ; elle est homologue à la caféine qui est une triméthylxanthine ; c'est une poudre blanche cristalline, à peu près insoluble dans l'eau. Il serait intéressant de savoir comment, malgré cette insolubilité, elle est absorbée, s'il est vrai comme l'affirme VILLEJEAN, qu'elle soit éliminée par le rein sans aucune altération.

C'est un diurétique des plus actifs, qui manifeste son action dès le premier jour, qui ne détermine aucun phénomène d'accumulation ni d'accoutumance, qui est à ce double titre bien différent de la digitale. Les effets diurétiques appréciables à l'état normal, sont beaucoup plus accentués quand la sécrétion urinaire est insuffisante. BARDET admet qu'elle a surtout une action vaso-motrice ; HUCHARD et la plupart des auteurs pensent au contraire qu'elle agit directement sur l'épithélium rénal ; aucune des deux opinions n'est définitivement prouvée.

**2° Indications.** — L'indication la plus importante de la théobromine, est, à n'en pas douter, l'*œdème chronique des membres inférieurs*, avec ou sans ascite, *chez les cardiaques*. Dès le premier jour de l'usage du remède, au plus tard dès le lendemain, la diurèse augmente dans d'énormes proportions, passe de 500 centimètres cubes à 1 500 centimètres cubes, pour atteindre au bout de quelques jours de 3 à 4 et même 5 litres. En même temps on voit les membres et le ventre dégonfler, la peau se rider et desquamer ; le malade respire plus librement, les palpitations et l'angoisse s'atténuent, le sommeil revient. Qu'il s'agisse de lésion aortique ou de lésion mitrale, le résultat est le même ; il peut se produire même quand la digitale et la caféine ont échoué ; mais comme pour la digitale, il est bon de faire précéder son emploi d'une purgation, du régime lacté, au besoin d'une petite émission sanguine.

Les *œdèmes* liés à une *néphrite chronique* peuvent être largement améliorés par le même remède, mais d'une façon moins constante que les œdèmes cardiaques. Il serait inutile et peut-être dangereux de l'employer dans la néphrite aiguë *a frigore* ou dans la néphrite scarlatineuse. Lorsqu'il s'agit d'hydropisie sous la dépendance d'une lésion du cœur, l'albuminurie n'est pas une contre-indication. En dehors du syndrome hydropique, l'action de la théobromine sur les cardiopathies est insuffisante ou peut-être n'a pas été suffisamment étudiée. Si les palpitations et la dyspnée cardiaque sont améliorées, ce résultat est dû à la crise urinaire provoquée par le remède.

Quelques accidents ont été signalés comme attribuables à la théobromine : céphalée, gastralgie, vomissements, diarrhée. On n'a jamais noté de phénomènes graves ; l'augmentation de l'albumine urinaire a été quelquefois remarquée, mais sans qu'on puisse affirmer qu'elle provienne de l'usage du médicament.

**3° Doses.** — La théobromine ne peut guère s'employer qu'en cachets. On donne par jour de 4 à 8 et 10 cachets de 0$^{gr}$,50, soit au maximum 5 grammes. Il est bon de n'arriver que progressivement à cette dose, et de suspendre la médication au bout de cinq ou six jours, pour la reprendre ultérieurement s'il y a lieu.

### D) DIURÉTINE

La *diurétine* est un corps mal défini : simple solution de théobromine dans du salicylate de soude, suivant les uns ; combinaison véritable (salicylate double de soude et de théobromine). suivant les autres. Son action n'est pas meilleure que celle de la théobromine ; peut-être même, s'il en est pour celle-ci comme pour la caféine (voy. t. II, p. 154) serait-elle moins bonne. Mais sa solubilité permet de l'employer chez les malades qui ne peuvent pas avaler de cachets. Les doses sont les mêmes que pour la théobromine, et les indications aussi.

### E) SUCRES : SACCHAROSE, LACTOSE, GLYCOSE

**1° Effets physiologiques et thérapeutiques.** — G. SÉE avait cru pouvoir établir que l'élément diurétique du lait est le *sucre de lait* ou *lactose ;* après lui, DUJARDIN-BEAUMETZ a reconnu les effets diurétiques du *glycose ;* plus tard on a étudié ceux du *sucre de canne* ou *saccharose*. Il est incontestable que tous les sucres, ce dernier surtout, provoquent une diurèse importante. mais il a fallu beaucoup en rabattre de l'enthousiasme de G. SÉE.

L'avantage de ces substances, c'est qu'elles ne sont nullement toxiques, qu'elles fatiguent peu ou pas les voies digestives. qu'elles ont une valeur nutritive importante. L'inconvénient, c'est qu'elles ont une action thérapeutique très infidèle, et qu'elles échouent presque forcément quand l'albumine urinaire arrive aux environs de 1 gramme par litre. Elles peuvent être surtout essayées dans les *hydropisies cardiaques,* quand la digitale a échoué.

Il semble bon de les faire ingérer à doses massives ; pris à doses fractionnées les sucres ne modifient que très peu la diurèse.

**2° Doses.** — 80 à 100 grammes par jour de saccharose, de lactose ou de glycose, en deux ou trois fois dans la journée, mêlés à une tisane diurétique ; à doses plus fortes, on risque de provoquer la glycosurie alimentaire. Les malades ne sont pas astreints à un régime spécial. L'effet diurétique se produit rapidement : il est inutile d'insister si au bout de peu de temps, on n'a obtenu aucun résultat appréciable. Dans les cas où elle agit bien, la médication doit être interrompue à peu près de huit en huit jours.

### F) Azotates et acétates

**1° Azotate de potasse**. — L'azotate ou nitrate de potasse est un médicament passé de mode. Substance blanche cristalline, très soluble, de saveur fraîche et piquante, déflagrant sur les charbons ardents, l'azotate ou nitrate de potasse, ou salpêtre a été autrefois fort employé. Il s'absorbe avec une facilité extrême et s'élimine presque aussitôt par le rein, de sorte qu'on peut impunément à doses successives en ingérer des quantités qui prises en une seule fois auraient causé la mort (30 à 40 grammes). Les accidents toxiques observés dans ce dernier cas sont ceux de l'empoisonnement potassique ; les phénomènes physiologiques déterminés par les doses modérées sont la diurèse, la diminution de l'urée, le ralentissement du pouls.

Les indications paraissent aujourd'hui assez restreintes. Dans l'insuffisance rénale d'origine cardiaque, on préfère les diurétiques qui agissent sur la tension artérielle ; lorsque le rein est enflammé, surtout dans les poussées aiguës, on redoute l'action de ce sel sur l'épithélium. Les *épanchements pleurétiques* à leur période subaiguë, les *diminutions* de *la sécrétion urinaire* d'origine *réflexe*, peuvent légitimer son emploi. Il serait inutile ou même nuisible dans le *scorbut*, que l'on a cependant attribué au défaut de sels de potasse dans le sang. Peut-être une de ses meilleures indications est-elle le *rhumatisme articulaire aigu*, où il est souvent employé dans la poudre de DOWER.

PRÉPARATIONS ET DOSES :

a. *Usage interne*, 2 à 4 grammes par jour en solution dans une tisane diurétique.

b. *Papier nitré*. — Papier imbibé d'une solution de 125 grammes de nitrate de potasse dans 1 litre d'eau et dont la combustion est réputée préventive et curative des accès d'asthme.

**2° Azotate de soude**. — L'azotate de soude présente à peu près les mêmes propriétés que l'azotate de potasse ; il peut se prescrire aux mêmes doses, il est moins usité.

**3° Acétate de potasse.** — L'acétate de potasse est un sel blanc léger, piquant, à action diurétique et légèrement purgative. Il s'élimine en grande partie par l'urine qu'il tend à rendre alcaline, et par les sécrétions bronchiques, qu'il rend plus fluides.

Son action diurétique est très fréquemment utilisée, puisqu'il entre pour une part importante dans la composition du vin de Trousseau. Il y a une trentaine d'années, à l'hôpital Saint-André de Bordeaux, on ne manquait jamais de prescrire une potion à l'acétate de potasse aux enfants atteints du croup. Certes l'acétate de potasse n'a aucune action directe sur la *diphtérie*, mais il m'a toujours semblé que sous son influence les membranes laryngo-trachéales se désagrégeaient et se détachaient plus facilement. L'antisepsie et la sérothérapie ont relégué dans l'ombre ce remède, dont les effets n'étaient pourtant pas insignifiants.

*Dose :* 1 à 4 grammes par jour en potion ou en solution.

**4° Acétate de soude**. — L'acétate de soude, moins soluble que le précédent paraît avoir les mêmes propriétés et s'emploie aux mêmes doses.

ARTICLE IV

## MÉDICAMENTS ANURIQUES

En regard des médicaments diurétiques, il serait logique d'énumérer les médicaments qui ralentissent la sécrétion urinaire, les *anuriques*, tels que les bromures, la valériane, le tanin, l'antipyrine. Mais pour ces substances, l'action anurique est plutôt un de leurs inconvénients qu'un de leurs avantages. Dans les néphrites interstitielles l'urine est souvent trop abondante, mais il y aurait inconvénient à restreindre la sécrétion, ce qui entraînerait peut-être la rétention dans l'organisme de matériaux destinés à l'élimination. En dehors des polyuries nerveuses et du diabète, il est rare que l'on cherche à diminuer la quantité d'urine. L'étude des remèdes anuriques sera donc mieux à sa place dans d'autres chapitres, en particulier dans celui qui traitera des agents modificateurs du système nerveux.

ARTICLE V

## MÉDICAMENTS QUI MODIFIENT LA COMPOSITION DE L'URINE

Ils sont moins nombreux que ceux qui modifient la quantité de ce liquide. Mais par contre ils sont importants en raison de leur activité même. En outre de ceux qui vont être énumérés ci-dessous, il faut rappeler que les antiseptiques urinaires, que les balsamiques, les térébenthines jouissent aussi de cette même propriété.

### § 1. — LES LITHONTRIPTIQUES

Il faut remonter jusqu'à Pline l'Ancien pour trouver les premières tentatives faites dans le but de dissoudre à l'aide de médicaments appropriés les calculs des voies urinaires. Longue serait la liste des remèdes appelés *lithontriptiques*. Malheureusement aucun n'a jamais donné de succès ; si quelques-uns par leur alcalinité ont amélioré les troubles fonctionnels, si les eaux alcalines ont pu quelquefois désagréger des amas de sable fin (ce qui est réellement utile), si même elles ont pu exceptionnellement amener l'éclatement d'un calcul, jamais on n'a fait fondre une pierre ni dans la vessie ni dans le bassinet. La médication alcaline judicieusement appliquée (voy. t. I, p. 180), surtout sous forme d'eaux minérales, le régime combiné de manière à donner à l'urine la réaction que l'on juge la meilleure et à éviter l'introduction dans l'organisme d'éléments fâcheux tels que l'acide oxalique (voy. t. I, p. 142) restent les meilleurs moyens préventifs et médicalement curatifs des diverses lithiases urinaires. Cependant les injections acides, si elles sont incapables de dissoudre les concrétions phosphatiques entravent parfois leur marche. A ce titre les injections d'acétate de plomb, d'acide chlorhydrique de Thompson méritent d'être recommandées [1].

## § 2. — Colchique

**1° Caractères botaniques**. — « Le *colchique d'automne* appartient à l'ordre naturel des Mélanthacées, qui renferme plusieurs autres plantes douées également de propriétés très énergiques : telles sont par exemple le *veratrum album* ou ellébore blanc ; le *veratrum viride* et l'*assagræa officinalis* ou cévadille. Les bulbes et les semences sont à peu près les seules parties usitées, cependant on s'est quelquefois servi des fleurs. Toutes les parties de la plante possèdent un goût amer et un peu âcre dû évidemment à la présence d'un principe particulier [2] ». Cette plante aux grandes fleurs lilas ou rosées est très commune dans nos prairies ; elle était sans doute utilisée par la médecine gréco-romaine : les *hermodactes* de Paul d'Egine et de Sérapion étaient probablement des produits extraits des colchiques, déjà très renommés dans le traitement de la goutte.

On a isolé deux principes la *colchicine* et la *colchicéine* dont la formule chimique n'est pas encore très bien établie.

**2° Propriétés physiologiques**. — Il est certainement suranné de ranger encore ces substances parmi celles qui modifient la composition de l'urine ; car les effets de ce genre qu'on leur attribuait sont généralement niés aujourd'hui. Mais nous les laissons provisoirement dans cette classe en attendant qu'on les puisse catégoriser ailleurs.

On a dit autrefois que le colchique était diurétique ; qu'il rendait l'urine neutre ou alcaline, qu'il augmentait l'émission de l'urée et de l'acide urique. Garrod par des observations extrêmement précises a montré qu'il n'en était rien à l'état normal ; que même chez les goutteux, même pendant l'accès de goutte, il n'y avait sous son influence ni diurèse, ni élévation du chiffre de

[1] Poisson, *loc. cit.*, p. 474.

[2] Garrod, *La goutte, sa nature, son traitement*. Traduction française, p. 425.

l'urée et de l'acide urique. Quelquefois à la fin de l'accès il y a une petite décharge critique d'acide urique ; mais elle est loin d'être constante, et se produit par le fait de l'évolution morbide et indépendamment du remède ; elle peut manquer dans les accès traités et guéris par le colchique. L'acide urique ne parait pas non plus diminuer alors dans le sang.

L'usage prolongé de la teinture de colchique amènerait chez les sujets sains des douleurs articulaires et musculaires, de la céphalalgie, de la tuméfaction des gencives, du prurit (Schulz).

**3° Usages thérapeutiques.** — Le colchique a été essayé dans le rhumatisme sans succès appréciables, mais en revanche il est le remède héroïque, presque spécifique de l'*accès de goutte*. Donné à propos et à bonne dose, il peut juguler l'accès en deux jours. Les cas où il agit le mieux sont ceux où la fluxion articulaire se complique de mouvement fébrile, de sudation et d'accélération des mouvements respiratoires. On peut le prescrire avec avantage dans la *goutte chronique*, au moment des exacerbations ; *dans l'intervalle des accès de goutte*, donné au moment où les symptômes prémonitoires commencent à se manifester, il aurait le pouvoir d'empêcher le développement des paroxysmes.

Les *bronchites*, les *conjonctivites* et généralement toutes les *affections de nature goutteuse* peuvent être traitées par ce remède : de même la *furonculose* des arthritiques qui s'améliore par de petites doses longtemps continuées.

Le mécanisme de son action est inconnu. Il n'est pas démontré qu'il diminue la proportion d'acide urique dans le sang, il n'empêche pas la formation des tophus ; son influence sur le système nerveux est indéterminée. Cette incertitude, jointe à la rapidité vraiment surprenante de son action, l'ont rendu suspect à plus d'un médecin. On a prétendu qu'il hâtait l'éclosion des accès ultérieurs, qu'en supprimant trop brusquement l'accès de goutte, il amenait dans l'organisme une perturbation dangereuse, que l'on pouvait alors redouter de graves métastases cardiaques ou cérébrales. Qu'y a-t-il de fondé dans ces terribles reproches ? La clinique ne s'est pas nettement prononcée et la physiologie n'a rien expliqué. Cependant si les lésions de néphrite goutteuse sont déjà avancées, il est prudent de renoncer à ce médicament.

**4° Préparations [1], modes d'administration et doses :**

a. *Vin de semences de colchique :* 5 à 10 grammes ;

b. *Vin de bulbes :* 10 à 20 grammes ;

c. *Poudre :* 0$^{gr}$,05 à 0$^{gr}$,20 en pilules ;

d. *Teinture de semences :* 1 à 2 grammes (préparation d'un maniement très délicat) ;

e. *Colchicine :* 1 à 3 granules d'un milligramme (même observation).

Garrod conseille d'associer au vin de colchique, le carbonate et le sulfate de magnésie pour en composer une potion qui entretient l'activité des sécrétions intestinales et urinaires et accroît l'alcalinité des liquides de l'organisme.

Bien que quelques médecins engagent à commencer par une dose faible, et à augmenter progressivement, la pratique contraire semble prévaloir, c'est d'ailleurs celle de Lécorché si compétent en la matière : on commence par une forte dose, par exemple LX gouttes de teinture en trois fois le premier et même le second jour, puis on diminue de XX gouttes tous les deux jours ; les douleurs sont généralement calmées au bout de trois ou quatre jours ; on cesse l'emploi du remède dès que les effets sont produits. Inversement Schulz dilue la teinture de semences avec l'alcool dans les proportions de 1/10 et donne par jour XX à XL gouttes du mélange.

## § 3. — Sels de strontium

**1° Effets physiologiques et thérapeutiques.** — Longtemps réputés toxiques les sels de strontium ont été reconnus inoffensifs par Laborde à la condition d'être purs de tout mélange de baryum. Le *bromure*, l'*iodure* et surtout le *lactate de strontium*

[1] La célèbre *Liqueur Laville* connue de tous les goutteux, contient, dit-on, des principes extraits du colchique ; mais ce n'est pas certain.

ont été essayés, et on a cru trouver en eux, dans le dernier surtout, un remède direct à l'albuminurie. Il est certain que sous son influence les fortes quantités d'albumine urinaire des néphrites parenchymateuses subissent une diminution rapide et considérable ; mais au bout de quelques jours cette amélioration s'arrête et jamais on n'arrive à la disparition complète de l'albumine. L'effet diurétique du remède paraît réel, mais peu marqué. L'albuminurie des néphrites interstitielles n'est pas influencée. L'action heureuse des sels de strontium sur certaines dyspepsies avait fait penser à Dujardin-Beaumetz qu'ils agissaient sur l'albuminurie en diminuant la toxicité du contenu intestinal, mais ce n'est rien moins que démontré.

Après avoir occupé la presse médicale pendant quelques mois, ils sont tombés dans un injuste oubli. Il semble qu'il y ait pourtant intérêt à prescrire le lactate de strontium dans les néphrites parenchymateuses, l'iodure et le bromure dans les cas où un albuminurique demande à être traité, en dehors de sa lésion rénale, par une médication iodurique ou bromurique. Ces deux derniers corps sont d'ailleurs mieux tolérés que les sels correspondants de sodium et de potassium.

**2° Doses.** — Les sels de strontium doivent être prescrits purs et en solution.

a. *Lactate de strontium* : 2 à 6 cuillerées par jour d'une solution à 1 15, c'est-à-dire environ de 2 à 6 grammes.

b. *Iodure* et *bromure de strontium* : mêmes doses que pour l'iodure de sodium.

## § 4. — Cantharides

L'histoire de la cantharide appartient presque tout entière aux chapitres de la révulsion et du vésicatoire. Mais son usage interne mérite d'être signalé ici.

**1° Propriétés physiologiques.** — Les propriétés physiologiques des préparations cantharidées sont : 1° l'excitation des désirs sexuels, surtout chez la femme ; 2° l'inflammation diffuse du parenchyme rénal avec dilatation des capillaires, et l'inflammation de tout le tractus urinaire. De très faibles doses — 0$^{gr}$,001 de cantharidine — injectées chaque jour pendant deux mois peuvent produire ce résultat ; 2 grammes de poudre de cantharides peuvent provoquer la mort avec néphrite aiguë, irritation violente de tout le tube digestif et phénomènes hydrophobiques ; 3° enfin la propriété très remarquable observée par LIEBREICH de provoquer une transsudation séreuse dans les points qui sont le siège d'un processus pathologique, alors que les mêmes doses du remède, pourvu qu'elles soient modérées, ne paraissent influencer en rien l'osmose des capillaires des organes sains.

**2° Indications thérapeutiques**. — En rapport avec ces effets physiologiques, nous trouvons les indications thérapeutiques correspondantes : 1° LANCEREAUX, reprenant une ancienne idée de CRUVEILHIER, après lui DU CAZAL et CASSAET ont prescrit VIII à X gouttes par jour de teinture de cantharides dans les *néphrites épithéliales aiguës*, et ont vu les hydropisies disparaître et la diurèse augmenter ainsi que le chiffre de l'urée. On a vu aussi guérir des hématuries d'origine rénale. Mais ces brillants résultats ont laissé la plupart des praticiens fort hésitants. 2° Déduisant de sa découverte les règles d'une sorte d'*autosérothérapie*, LIEBREICH a prescrit les injections hypodermiques de cantharidate de potasse dans la *phtisie pulmonaire*, la *laryngite tuberculeuse*, le *lupus*. L'exsudation séreuse provoquée autour des nodules tuberculeux amènerait leur résorption et leur guérison. Plusieurs discussions ont eu lieu à la société de médecine berlinoise, et il a été reconnu que dans bien des cas l'apparition de l'albuminurie et le développement d'une néphrite avaient obligé d'interrompre le traitement, tandis que les cas de guérison sont rares et douteux. Cependant LIEBREICH maintient que sa médication conserve une grande valeur pour les lupus récents, à condition de persévérer.

**3° Préparations et doses**. — a. *Teinture de cantharides* : VIII à X gouttes dans une potion de 120 grammes à prendre par cuillerées en vingt-quatre heures. Renouveler deux ou trois jours ; suspendre et reprendre ultérieurement s'il y a lieu.

b. *Poudre de cantharides* : 5 à 10 centigrammes.

c. *Cantharidate de potasse* : mêler $0^{gr},2$ de cantharidine, $0^{gr},4$ d'hydrate de potasse, un litre d'eau. Injecter tous les deux jours un quart de seringue de Pravaz, soit un demi-décimilligramme — $0^{gr},00005$ — pendant plusieurs mois. Liebreich a renoncé plus tard à cette formule et donne la *cantharidine* à la dose d'un décimilligramme par jour — $0^{gr},0001$ — à l'intérieur.

## § 5. — PHLORHIDZINE

Parmi les substances capables d'augmenter l'excrétion urinaire, l'une des plus actives est la *phlorhidzine* [1]. Quand on l'injecte en effet dans le tissu cellulaire à la dose de 1 à 5 milligrammes et qu'on analyse, avant et après cette injection, les urines de l'animal ou de l'homme, on y trouve constamment une quantité appréciable et quelquefois considérable de sucre, dilué dans une masse d'urine augmentée parfois de moitié. Cette excrétion constitue le diabète ou la glycosurie phlorihdzique. La glycosurie ne commence guère qu'une heure après l'injection ; puis elle progresse jusqu'à un maximum observé une ou deux heures plus tard ; enfin elle diminue rapidement pour disparaître bientôt.

Diverses opinions ont été émises sur le mode d'action de la phlorhidzine. On a pensé à une sorte d'inhibition du pouvoir réducteur du sucre de certains tissus, — à une excitation directe ou indirecte de la cellule hépatique, suivie elle-même d'une glycémie exagérée, — enfin à une filtration plus grande par le rein du sucre contenu dans les tissus en proportions normales ou anormales. C'est cette dernière manière de voir qu'acceptent aujourd'hui MM. Beylot et Cassaet, se basant en cela sur les résultats d'expériences inédites, qu'ils nous ont communiqués.

D'après eux, si on injecte à un chien porteur d'une fistule gastrique ancienne la dose de phlorhidzine précitée et qu'on analyse son urine dans les temps prescrits, on peut observer des résultats différents suivant l'alimentation donnée à l'animal, savoir :

[1] La phlorhidzine est un glucoside extrait du pêcher.

*a*. En cas d'alimentation normale, le chien excrète, après injection de phlorhidzine, une quantité progressive de sucre qui n'excède guère 2 grammes par litre.

*b*. Par contre, si l'on introduit par la fistule gastrique, pour la sûreté de son absorption, une solution sucrée forte, bien qu'insuffisante pour produire chez cet animal une glycosurie alimentaire, le sucre apparait dans l'urine quelque temps après l'injection de phlorhidzine et dans des proportions considérables (jusqu'à 50 grammes par litre). L'hyperglycémie latente est ainsi élégamment décelée, même lorsqu'elle a une valeur insuffisante pour amener une dose quelconque de glycosurie. Le rein a donc agi pour son propre compte, sollicité qu'il a été de sécréter par la phlorhidzine circulante.

## § 6. — COPAHU

**1° Caractères botaniques et chimiques.** — Le *baume de copahu* n'est pas un baume, mais une oléo-résine, découlant spontanément ou par incisions de plusieurs arbres du genre *Copaifera* (famille des Légumineuses). C'est un liquide très épais visqueux, légèrement brunâtre, d'une odeur spéciale, de saveur amère. Nous avons en France deux sortes de copahu : celui de *Macaraïbo* et celui du *Brésil*. L'une et l'autre sont souvent falsifiées, et les insuccès thérapeutiques sont dus pour une large part aux sophistications. On trouve dans le copahu une résine, une essence, un principe amer.

**2° Propriétés physiologiques.** — Le copahu à fortes doses (12 à 15 grammes), irrite l'estomac, donne de l'inappétence, des éructations, souvent des coliques et de la diarrhée qui obligent à en suspendre l'emploi. Il s'élimine par les reins ; GUBLER pense que l'essence volatile est éliminée par les poumons et la résine par l'urine ; il y aurait, d'après lui, intérêt à ne prescrire que celle-ci dans les affections des voies urinaires. Mais BERNATZIK a démontré que l'essence se transforme dans l'organisme en résine et se retrouve sous cette forme mélangée à l'urine ; il est donc sage de donner le copahu en nature.

L'irritation rénale déterminée par cette drogue amène quelquefois de l'albuminurie et même des hématuries ; mais le copahu mélangé à l'urine se précipite par l'acide nitrique, et pourrait simuler une albuminurie véritable s'il ne se redissolvait dans l'éther et l'alcool. Accidentellement on a vu survenir la glycosurie.

L'haleine et l'urine des malades soumis à l'usage du copahu présentent une odeur révélatrice. Peut-être en est-il de même de la sueur. Pour cette raison ou plutôt par suite d'autres mécanismes (intoxication, troubles digestifs, etc.) les éruptions copaïviques sont fréquentes ; elles affectent la forme de roséoles, d'érythèmes simples et scarlatiniformes, qui sont apyrétiques et s'étendent surtout aux extrémités.

**3° Usages thérapeutiques**. — Le copahu est le remède classique de la *blennorragie*. On est d'accord aujourd'hui pour ne plus le donner dans les phases aiguës du mal. Les douleurs une fois passées, les uns le prescrivent aussitôt que la blennorragie a atteint sa phase purement catarrhale, les autres attendent que l'écoulement ait déjà subi une diminution spontanée. La première pratique me paraît meilleure, et en la combinant avec une sage hygiène, j'ai vu guérir nombre de chaudes-pisses sans avoir recours aux injections. Si la maladie traine en longueur et prend la forme de *goutte militaire*, il faut renoncer au copahu et recourir aux injections. Il faut encore y renoncer à mon avis, s'il survient un *rhumatisme blennorragique* et que l'on constate en même temps une diminution ou un arrêt de l'écoulement ; je me suis toujours bien trouvé en pareil cas de reprendre les émollients et de favoriser l'abondance de l'écoulement pendant quelques jours.

Le copahu agit insuffisamment chez la femme. C'est qu'en effet l'uréthrite est chez elle l'accessoire et la vaginite, le fait principal. Or le copahu n'agit que par son contact, que par son mélange avec l'urine, ou pour mieux dire que sous la forme sous laquelle il est éliminé par les reins. Injecté directement dans l'urèthre il ne donne aucun résultat ; mais l'urine chargée de copahu peut guérir les vaginites (RICORD).

Les *cystites*, les *pyélites blennorragiques* sont avantageusement traitées par le copahu.

Ce même remède a été aussi prescrit contre la *sciatique*. Mais peut-être s'agissait-il dans les cas où il a réussi de névralgies symptomatiques d'inflammations gonococciques des voies urinaires.

Il a été appliqué avec quelque succès dans les *catarrhes bronchiques* avec expectoration très abondante. Son emploi dans la *diphtérie* n'a que la valeur d'un souvenir.

**4° Préparations et doses**. — La dose moyenne est de 4 à 6 grammes par jour.

a. *Capsules* : chacune contient environ 0$^{gr}$,30 de copahu. En prendre 12 à 24 par jour. Se méfier des sophistications.

b. *Opiat* : baume de copahu 100 grammes ; poudre de cubèbe 150 grammes ; poudre de cachou 50 grammes ; essence de menthe q. s. En prendre 10 à 20 grammes par jour sous forme de bols enveloppés de pain azyme.

c. *La potion* de CHOPPART si réputée autrefois est un breuvage inacceptable.

d. Le Codex indique une *émulsion de copahu* qui pourrait être utilisée en lavement.

## § 7. — SANTAL

**1° Origine et usages**. — Le *santal citrin* (Santalacées) est un arbre de l'Inde anglaise et de l'Océanie. Son bois exhale une odeur pénétrante et agréable et donne par distillation une essence jaune, très populaire depuis quelque temps dans le traitement de la blennorragie, mais malheureusement sujette à de nombreuses sophistications.

Le santal parait avoir les mêmes effets que le copahu. il doit s'employer dans les mêmes conditions, lorsque celui-ci semble avoir épuisé ses effets. Il parait peu fatiguer l'estomac, sauf chez quelques sujets chez qui il provoque de la chaleur épigastrique et même des vomissements.

**2° Doses**. — 1 à 6 grammes par jour en capsules de 0$^{gr}$,25,

Diminuer progressivement avant de cesser, si l'on a obtenu la guérison.

## § 8. — Baume de gurjun

C'est le suc de différentes Diptérocarpées (Inde), il se présente sous l'aspect d'un liquide épais, visqueux, brunâtre ; il agit comme le copahu et aux mêmes doses, sans égaler peut-être son activité.

## § 9. — Cubèbe

**1° Origine et usages.** — Le *cubèbe* ou *poivre cubèbe* est le fruit desséché du *piper cubeba* ou *piper officinalis* (Pipéracées). Il contient : 1° une huile essentielle ; 2° un acide résineux amorphe, *acide cubébique* ; 3° une résine indifférente amère : 4° le *cubébin*, principe cristallisable.

On ne peut que répéter à propos du cubèbe ce qui a été dit du copahu ; comme pour ce dernier, la résine s'élimine par le rein, l'essence par le poumon ; comme pour lui aussi, une partie de l'essence se transforme en résine dans l'organisme. Le cubèbe est sialagogue comme tous les poivres, provoque moins de gastralgie et moins d'éruptions érythémateuses que le copahu.

Les indications dans la blennorragie sont les mêmes que celles de ce remède, il doit y être prescrit aux mêmes phases, dans les mêmes conditions ; souvent il peut être prescrit simultanément, souvent il peut être destiné à le remplacer ainsi que les autres balsamiques lorsque leur activité thérapeutique s'éteint.

**2° Doses :**

a. *Opiat* (voy. p. 279) ;

b. *Poudre de cubèbe*, 15 à 20 grammes par jour divisés en trois doses, à prendre chaque jour dans de l'eau ou du sirop ;

c. *L'extrait oléo-résineux* du codex (1 à 3 grammes par jour en pilules) est d'après Soulier un remède inutile.

## § 10. — Kawa-kawa

**1° Origine et usages.** — Le kawa-kawa est une pipéracée des îles de l'Océanie (*Piper methysticum*) dont la racine sert aux indigènes pour la préparation d'une boisson enivrante. Anesthésique à action locale et à action générale comme la cocaïne, mais après avoir provoqué sur les points qu'il touche une violente sensation de brûlure, le kawa pris à l'intérieur calmerait rapidement les douleurs de la période aiguë de la blennorragie. Mais peut-il guérir cette affection ? Est-il sudorifique ? Est-il diurétique ? Est-il toxique ? Autant de questions mal résolues, malgré d'assez nombreux travaux. Le kawa est d'ailleurs peu employé ; il n'a eu que le succès éphémère que l'on doit à toute drogue exotique, nouvellement préconisée.

### 2° Préparations et doses :

a. *Macération* à 1 100, un demi-litre en deux fois au moment des repas, ou bien un litre de macérations à 1 200.

b. *Extrait fluide*, de 1 à 3 grammes dans de l'eau ou de la glycérine.

## § 11. — MATICO

Le *matico* (*Piper angustifolium*), de la même famille que les plantes précédentes, est originaire de la Colombie, du Pérou et du Brésil. Ses feuilles contiennent, comme elles, une essence et une résine. Mais l'analogie s'arrête là : car ses propriétés anti-blennorragiques, soit à l'intérieur, soit en injection, sont très contestables. Il aurait plutôt une certaine valeur thérapeutique, à titre d'hémostatique dans les *épistaxis*, les *métrorragies*, les *hématuries vésicales*. On le prescrit en infusion à la dose de 10 à 20 grammes pour un litre.


### ARTICLE VI

## MÉDICATIONS TOPIQUES DES VOIES URINAIRES

### § 1. — AGENTS MODIFICATEURS DE L'URÈTHRE

**1° Injections uréthrales.** — Les injections uréthrales doivent être pratiquées à l'aide d'un des divers modèles de seringues construites dans ce but de préférence aux poires en caoutchouc, irrigateurs, laveurs à réservoir suspendu, qui ne permettent pas d'apprécier la résistance du canal et exposent, si l'injection doit rester cantonnée dans l'urèthre antérieur, à dépasser les 5 ou 6 centimètres cubes que contient d'après GUYON et JAMIN la portion pré-membraneuse, et à inoculer ainsi l'urèthre postérieur. Le liquide introduit est maintenu plus ou moins longtemps dans le canal avec le doigt appliqué sur le méat. Toutes les seringues à injection uréthrale sont bonnes, à condition qu'elles fonctionnent bien et qu'elles soient faciles à aseptiser; le modèle de JANET est particulièrement remarquable.

Les substances injectées pour combattre la blennorragie aiguë sont innombrables. POUSSON et GUIARD les divisent en *isolantes* (s. n. Bismuth); *astringentes* (roses de Provins, tanin, cachou, sulfate de fer, de zinc, de cuivre, etc.); et *antiseptiques* (sublimé, permanganate de potasse, créosote, iodoforme, etc.). La meilleure substance est peut-être le nitrate d'argent. Mais il faut bien se rappeler que le gonocoque ayant son habitat dans l'interstice des couches épithéliales, il est chimérique d'espérer le détruire par ces applications, qu'une injection ne peut être vraiment abortive que si elle est faite dans les toutes premières heures qui suivent la contamination, alors que le microbe pathogène pullule à la surface de la muqueuse et ne s'est pas encore insinué dans son épaisseur, et qu'ultérieurement on ne peut demander à ce procédé thérapeutique qu'une action modificatrice de la paroi uréthrale, mais non la destruction des germes.

**2° Topiques uréthraux.** — Les *bougies médicamenteuses*, de composition analogue aux crayons employés en gynécologie sont peu usitées, surtout pour les lésions de l'urèthre postérieur où leur introduction est difficile.

Les *suppositoires uréthraux*, à base de beurre de cacao, peuvent être amenés au contact des points malades de l'urèthre, à l'aide d'instruments spéciaux (MICHELSEN, POUSSON) ou d'une sonde ordinaire. Des pommades demi-liquides, à base de lanoline, peuvent être injectées dans tout le canal ou déposées en un point déterminé par la seringue spéciale de TOMMASOLI.

**3° Instillations**. — Mais, si l'on veut agir sur une lésion limitée de l'urèthre, le procédé le meilleur est celui des *instillations*· imaginé par Guyon : une seringue compte-gouttes adaptée à une sonde en gomme à boule olivaire, que l'on conduit jusqu'au point malade, permet de faire tomber sur ce point un nombre de gouttes déterminé d'une solution médicamenteuse active (nitrate d'argent, huile iodoformée, cocaïne, etc.).

## § 2. — LAVAGES DE L'URÈTHRE ET DE LA VESSIE

On peut laver l'urèthre soit avec une seringue dont on introduit le bout de la canule dans le méat, soit avec une sonde à deux yeux et de moyen calibre que l'on conduit d'abord jusqu'au bulbe et qu'on retire lentement en projetant dans sa cavité un liquide antiseptique, soit encore à l'aide d'instruments spéciaux (canule cannelée de Poussox).

Pour les lavages de la vessie, il faut d'abord introduire dans la vessie une sonde à deux yeux, de préférence à une sonde à double courant, instrument abandonné aujourd'hui. Pour faire alors pénétrer le liquide, on se sert soit d'un irrigateur Eguisier, soit d'un réservoir suspendu à une certaine hauteur, mais il vaut mieux encore se servir d'une seringue qui permet à la main qui la manie de mesurer la résistance des parois de la vessie. « Le malade étant de préférence dans le décubitus dorsal (la station verticale ne convient que lorsque la puissance musculaire de la vessie est très affaiblie), le chirurgien se place à sa droite et introduit dans la vessie la sonde choisie, évacue son contenu. Puis saisissant la seringue purgée d'air d'une main, l'index et le médius passés dans les anneaux du corps de pompe, tandis que le pouce introduit dans l'anneau de la tige du piston appuie sur elle, il enfonce bien à fond l'embout dans le pavillon de la sonde, et imprime au piston une impulsion brusque, bientôt suivie du retrait de la canule pour permettre au liquide de sortir sans tarder. De cette manière, en même temps qu'il se forme un tourbillon soulevant les mucosités et dépôts divers accumulés dans le bas-fond, un choc modéré sur ses parois est produit, qui détermine leur contraction brusque chassant violemment le liquide à l'extérieur. Il faut faire passer de la sorte le contenu de deux ou trois seringues en plusieurs fois, de manière à introduire dans la vessie à chaque impulsion de piston 50 grammes environ de liquide. Dans les vessies à grandes colonnes, à musculature affaiblie, il est bon de brasser le liquide en malaxant vigoureusement la vessie à travers la paroi hypogastrique[1]. »

Les lavages simples se font avec de l'eau bouillie et filtrée, avec des solutions boriquées à 4 p. 100. Les lavages modificateurs, auxquels il ne faut pas demander d'action mécanique (MANQUAT) doivent être précédés d'un lavage « de déblaiement » simple; et peuvent alors se faire avec des solutions d'antipyrine, de cocaïne, de sublimé (ce dernier est mal supporté, même à la faible dose de 1/2000) et surtout de nitrate d'argent, etc. (voy. ces diverses substances).

Les lavages de la vessie et de l'urèthre conviennent aux *cystites chroniques;* ils constituent le meilleur et presque le seul moyen de conserver à la vessie sa contractilité défaillante, de prévenir l'ascension de l'infection vers les reins, de combattre la septicémie menaçante, d'atténuer la douleur. Mais pour être efficaces, ils doivent être faits avec la propreté la plus minutieuse; sinon chaque lavage introduirait dans la vessie de nouveaux germes infectieux, et le moyen destiné à guérir, serait justement celui qui provoquerait et aggraverait les complications.

## § 3. — FLUORURES

Parmi les substances employées pour modifier le contenu de la vessie, il est impossible de ne pas faire une place à part au *fluorure de sodium ou fluorol.* Ce sel très soluble dans l'eau, très antiputride, a l'avantage de ne pas coaguler les albumines, mais au contraire de les fluidifier, et surtout de rendre plus liquide le pus glaireux des *cystites* à fermentation ammoniacale. Aussi, injecté dans la vessie à la dose de 0.25 à 1 p. 100, il permet l'écoulement plus facile du contenu purulent, atténue ainsi

---

[1] POUSSON, *Précis des affections des voies urinaires.* Collection, TESTUT, p. 22.

notablement les douleurs et diminue les phénomènes septiques. C'est à ces divers points de vue un médicament précieux.

Ses propriétés antiseptiques ont permis d'ailleurs de l'utiliser dans maintes autres circonstances. En solution à 1/200, il peut, sous forme d'injections dans les voies lacrymales, guérir les *dacryocystites* (LAGRANGE) ; guérir aussi les *otites externes aiguës*, à condition d'être employé chaud (DUCLOS). On l'a même essayé à l'intérieur à la dose de un milligramme pour chaque année d'âge et sans dépasser 0$^{gr}$,005 dans le traitement de la *méningite tuberculeuse* (BOURGOIS).

D'autres fluorures sont encore employés en médecine : le *fluorure d'ammonium*, bon pour les *dyspepsies flatulentes*, par l'action destructive qu'il exerce sur les agents des fermentations lactique, butyrique, etc. (une cuillerée à chaque repas d'une solution à 1 300); le *fluorure d'argent*, aussi caustique que le nitrate d'argent, etc.


## CHAPITRE V

# MÉDICAMENTS QUI AGISSENT SUR LES ORGANES GÉNITAUX

Les médicaments qui agissent sur les fonctions génitales ont de tout temps attiré l'attention des médecins. Mais l'observation est en pareille matière si délicate et sujette à tant d'erreurs que ce chapitre de la thérapeutique reste encore un des plus mal connus.

Chez l'homme, certains remèdes sont excitants, *aphrodisiaques*, comme la cantharide, ou dépresseurs, *anaphrodisiaques*, comme le bromure et le camphre. Mais ces propriétés ne constituent pas leur trait spécial; ils excitent ou calment les organes génitaux comme ils le font à l'égard du système nerveux tout entier.

Chez la femme, sans parler de ces mêmes substances, qui,

aussi bien que chez l'homme, sont aptes à réveiller ou à apaiser l'ardeur génésique, l'hémorragie menstruelle peut être favorisée ou arrêtée par un nombre assez considérable d'agents thérapeutiques. En outre, d'autres peuvent agir pour modifier la sécrétion lactée, annexe importante de l'appareil reproducteur. Il importe de consacrer quelques pages à ces médications spéciales.

## ARTICLE PREMIER

## EMMÉNAGOGUES

Les emménagogues sont les remèdes qui tendent à ramener le flux menstruel absent ou insuffisant. Comme le fait remarquer MANQUAT avec une profonde justesse, ils sont incapables de provoquer une hémorragie utérine en dehors de la période menstruelle ; ils ne font qu'en déterminer l'apparition lorsqu'elle est en imminence. Mais ils sont presque tous abortifs, ce qui oblige à réserver leur emploi, lorsqu'on est consulté par une femme que l'on ne connaît pas, et même à n'en user qu'avec grandes précautions chez les femmes mariées. Chez une jeune fille, qui n'aura jamais eu de règles, leur prescription est subordonnée à la certitude que les organes génitaux sont bien conformés : provoquer une violente congestion utérine, si l'hymen est imperforé, c'est s'exposer à causer les plus graves et peut-être les plus irréparables désastres.

Les moyens employés pour ramener le flux menstruel, varient suivant les circonstances. Une femme anémique, chlorohystérique est souvent mal réglée par défaut de sang : les toniques les plus variés, l'arsenic, le fer, le soufre, le quinquina, sont alors les meilleurs emménagogues. Chez plusieurs jeunes filles, les circulations locales sont défectueuses : froid aux pieds, aménorrhée, congestions thoraciques ; en pareil cas, s'il n'y a pas réellement hypoglobulie, les sports, l'équitation, la danse, l'hydrothérapie agiront mieux que tout remède. Chez quelques nerveuses au contraire, il semble que le col utérin contracturé se refuse à laisser passer le flux sanguin : ce qui convient alors, c'est le repos, ce sont les émollients et les cataplasmes. Lorsqu'une violente congestion, cérébrale ou pulmonaire, survient au moment même où les règles s'interrompent brusquement, il ne faut pas hésiter à faire une saignée générale ou à appliquer des sangsues sur les régions ovariennes, ou à scarifier le col, toutes émissions sanguines qui remplacent ou rappellent le flux physiologique.

À côté de ces *emménagogues indirects*, il est quelques substances qui semblent avoir pour effet spécial le rétablissement de cette fonction : ce sont les *emménagogues directs*. Du jour où l'on a reconnu les rapports étroits qui lient l'hémorragie mensuelle à la ponte ovulaire, on a attaché plus d'importance à celle-ci qu'à celle-là, et on a quelque peu dédaigné ces médicaments. LOEWENTHAL poussant même les choses à l'excès, a considéré le flux cataménial comme une sorte d'avortement, suite de l'implantation dans l'utérus de l'ovule non fécondé, et dès lors ne s'inquiète pas de l'aménorrhée; même il la recherche et traite ses chlorotiques par la suppression de leurs règles. Il est plus sage de croire avec les anciens et avec quelques contemporains (A. GAUTIER) que l'hémorragie de chaque mois débarrasse la femme d'une notable quantité de toxines ou même de poisons extrinsèques (arsenic), et on sera heureux dans bien des cas de pouvoir compter sur quelques-uns des remèdes dont l'étude va suivre.

## § 1. — SÉNEÇON

**1º Caractères botaniques et propriétés physiologiques.** — Le Séneçon (*Senecio Jacobea, Jacobée, Grand Jacobée, Herbe de saint Jacques*) est une plante de la famille des Composées Sénécionidées, qui croît dans l'Europe centrale.

Employé depuis très longtemps comme emménagogue dans la médecine populaire, il est très usité en Angleterre. En France, on ne s'en servait à peu près pas, lorsque, en 1896, une discussion à la Société de thérapeutique (HEIM et DALCHÉ, BOLOGNESI et BARDET) attira l'attention sur ce médicament.

Plusieurs préparations peuvent être employées : infusion,

extrait sec ou fluide. DALCHÉ distingue soigneusement l'extrait fluide fabriqué avec les parties aériennes de la plante et l'extrait préparé avec la racine. Ce dernier, beaucoup plus actif, beaucoup plus fidèle, renferme deux alcaloïdes : la *sénécine* et la *sénécionine*.

Les propriétés physiologiques du séneçon sont assez obscures. Des expériences de HEIM et DALCHÉ il ressort que, chez le cobaye au moins, l'extrait de séneçon, même à la dose de 10 cc. en injections sous-cutanées, est absolument inoffensif et ne provoque pas l'avortement chez des femelles pleines. Il ne faut pas se hâter de généraliser à l'espèce humaine, car tous les auteurs sont d'accord pour affirmer que de fortes doses de séneçon provoquent l'avortement, et BARDET en a constaté un cas bien net chez une jeune femme.

A dose élevée, il provoque des douleurs utéro-ovariennes et l'on en induit qu'il agit surtout sur les fibres musculaires lisses de l'appareil génital.

**2° Indications.** — L'accord est loin de régner en ce qui concerne les propriétés thérapeutiques du médicament.

Emménagogue très infidèle, pour les uns, il agirait, pour d'autres, très efficacement pour rappeler les règles absentes, quelle que soit la cause de cette absence ; mais il rendrait surtout service dans l'*aménorrhée* survenant après les couches ou consécutive à un refroidissement, tandis qu'il serait peu utile chez les chlorotiques.

Même désaccord au point de vue de son action sur les *douleurs de la menstruation*. Absolument inerte pour BOLOGNESI, il serait au contraire précieux pour DALCHÉ, et calmerait fort bien d'après cet auteur les douleurs qui précèdent, accompagnent et suivent les règles.

Mais ce qui semble démontré, et tout le monde est sur ce point du même avis, c'est que le séneçon n'agit que dans les cas où les organes génitaux sont sains ; et peu ou point lorsqu'ils sont le siège de phlegmasies diverses.

Du reste, tout ce que nous venons de dire de l'action du séneçon et du désaccord des auteurs à son sujet, pourrait se répéter de tous les médicaments dits emménagogues ; l'aménorrhée et la dysménorrhée embrassent des cas tellement disparates que les médications dirigées contre elles sont fort difficiles à juger.

**3° Préparations et doses**. — Le séneçon peut s'administrer sous forme : 1° d'*extrait aqueux* à la dose de 5 centigrammes, 4 fois par jour ; 2° d'*extrait fluide*, XX gouttes, 3 ou 4 fois par jour ; 3° de *teinture* au 1/5, 1 gramme, 3 fois par jour. La *sénecine* se donnerait à la dose de 15 centigrammes, 3 fois par jour.

## § 2. — SABINE

**1° Caractères botaniques, physiologiques et toxiques.** — La *sabine*, *Juniperus sabina* (Conifères) est un arbuste toujours vert, du midi de la France. Les jeunes rameaux contiennent une essence irritante, d'odeur désagréable assez analogue à la térébenthine.

Localement, la sabine produit des effets d'irritation très marqués : rougeur, gonflement, parfois même vésication et ulcération.

Ingérée elle provoque de l'inflammation de la bouche : gonflement de la langue, salivation abondante, gastro-entérite extrèmement violente, douleur épigastrique, vomissements, diarrhée, soif ardente, et des troubles généraux graves : oligurie, anurie, hématurie, convulsions, avortement, torpeur, coma et mort en quelques heures ou après quelques jours. Dans la majorité des cas l'avortement ne se produit qu'avec des troubles mettant en danger les jours de la mère et la mort peut même survenir sans qu'il se produise.

A l'autopsie, on constate une inflammation violente du tube digestif et des reins, en même temps qu'une congestion intense de tous les organes du petit bassin. C'est à cette congestion qu'il faut attribuer en partie l'avortement, mais la sabine semble capable aussi de provoquer des contractions utérines par suite d'une action sur les centres vésico-utérins de la moelle.

**2° Indications.** — Le médicament est fort peu usité en thérapeutique. Il a été conseillé comme emménagogue et son rôle à ce point de vue paraît incontestable : « l'expérience, dit GUBLER est favorable à l'opinion de ceux qui croient que c'est le plus certain de tous les emménagogues. » Il est donc formellement contre-indiqué dans la grossesse, bien qu'il ait été conseillé contre l'avortement.

La sabine a été aussi prescrite contre les hémorragies utérines en dehors de la grossesse. BOUCHUT l'associait par parties égales avec la rue (5 centigrammes de chaque pour une pilule : une matin et soir) et réussissait là où il avait échoué avec l'ergot.

On est autorisé à admettre que la sabine, emménagogue à doses élevées, est hémostatique à faible dose.

**3° Doses.** — 1° *Poudre*, 0,10 à 1 gramme par jour en plusieurs fois; 2° *infusion*, 1 à 5 grammes pour un litre d'eau; 3° *teinture alcoolique*, 2 à 4 grammes dans une potion; 4° *huile essentielle*, 1 à VIII gouttes.

## § 3. — RUE

La *rue odorante*, *rue officinale* (*Ruta graveolens*), famille des Rutacées, est un arbuste du midi de la France, d'odeur forte, vireuse, aromatique. Toutes les parties de la plante sont actives; mais on utilise surtout les feuilles. Elles contiennent : 1° une huile essentielle (essence de rue) âcre, amère, de couleur jaune pâle, soluble dans l'eau, insoluble dans l'alcool et l'éther qui constitue probablement le principe actif de la plante; 2° un extractif amer; 3° l'acide rutique; 4° la rutine, corps cristallisé jaune, soluble dans l'eau et l'alcool.

Les effets physiologiques de la rue sont à peu près ceux de la sabine : irritation locale, moins marquée peut-être, mais cependant violente, et troubles généraux graves : convulsions, défaillance, petitesse et lenteur du pouls, troubles de la vue, contraction pupillaire, coma, avortement et mort.

Mêmes remarques que pour la sabine au sujet de son action abortive, emménagogue et hémostatique.

Ajoutons cependant que BEAU trouve la rue très efficace contre les ménorrhagies des anémiques (poudre de rue et de sabine, àà 5 centigrammes; sirop Q. S. pour une pilule, une pilule matin et soir), et que HAMELIN lui attribue une « action spéciale, élective, excito-motrice, sur l'utérus ».

*Doses.* — 1º *Poudre*, peut se donner jusqu'à 1 gramme et 1,50 par jour. 2º *Infusions*, à 5/1000. 3º *Essence*, I à VIII gouttes.

## § 4. — APIOL

L'*apiol* $C^{12} H^{14} O^5$, corps probablement complexe, a été retiré des semences de *persil* (*Petroselinum sativum*) par JORET et HOMOLLE. C'est un liquide oléagineux, non volatil, jaune ambré, d'odeur forte rappelant les graines de persil, de saveur âcre. Il est insoluble dans l'eau, soluble dans l'éther, l'alcool et le chloroforme.

On trouve spécialisé dans le commerce, sous le nom d'apioline, un corps cristallisé qui représenterait le principe actif des semences de persil.

L'étude physiologique et expérimentale de l'apiol a été faite par le Dr LABORDE. À la dose de 1 gramme, ce corps produit une légère excitation cérébrale. Avec 2 grammes on obtient des phénomènes plus accusés, une véritable ivresse rappelant celle de la quinine ou du haschich : étourdissements, vertiges, sifflements, céphalalgie, démarche titubante.

Au point de vue thérapeutique, l'apiol a été utilisé avec un grand succès dans la fièvre intermittente légère ; mais c'est surtout un bon emménagogue. Ses propriétés, à ce point de vue, sont incontestables. Il rappelle le flux menstruel absent, régularise les règles irrégulières, calme souvent les douleurs de la dysménorrhée. Chez les aménorrhéiques, il faut l'administrer pendant trois jours chaque mois, au moment où devrait survenir l'hémorragie naturelle ou lorsque l'on constate quelques phénomènes prémonitoires. Il est absolument contre-indiqué toutes les fois qu'on peut soupçonner une grossesse.

*Doses.* — *Racines et feuilles* de persil, apéritives et excitantes, *infusion* : racine 15 à 20/1000, *poudre de feuilles* 2 grammes.

*Apiol*, 0gr,20 à 0gr,60 par jour en capsules de 20 centigrammes.

*Apioline*, 0gr,02 à 0gr,12 et même 0gr,20.

## § 5. — ARMOISE

L'*armoise*, *Artemisia vulgaris* (Synanthérées) est une plante herbacée, vivace, qui croit dans les lieux incultes et sur le bord des chemins. Ses feuilles sont vertes en dessus, blanches en dessous, les fleurs petites et jaunes, ont une saveur amère.

La composition de l'armoise est mal connue, on sait que les feuilles et les sommités contiennent une huile volatile associée à un principe amer.

Elles ont des propriétés emménagogues connues depuis fort longtemps qui les font employer fréquemment, surtout dans la médecine populaire.

Quant à la racine, elle jouit de la réputation d'anti-épileptique, et cette action étudiée par BURDACH a été confirmée par NOTHNAGEL et ROSSBACH. Elle agirait surtout dans l'*épilepsie* se développant à la puberté ou chez les femmes présentant des troubles génitaux, dans l'épilepsie présentant en somme quelques relations avec un état morbide de l'appareil utéro-ovarien.

*Doses.* — *Poudre* 2 à 6 grammes, *tisane* 5 à 10 grammes pour 1000, *sirop* 40 à 60 grammes, *eau distillée* 30 à 150 grammes (véhicule de potion emménagogue), *extrait* 2 à 4 grammes, *lavements* 20 grammes pour 1/2 litre, *fumigations* 50 grammes pour 1 litre.

## § 6. — EMMÉNAGOGUES DIVERS

Bien d'autres substances sont réputées emménagogues. La liste en serait vraiment trop longue. Nous citons seulement l'*absinthe*, le *sulfure de carbone*, les *feuilles d'if*, les *sommités de thuya*, l'*aloès*, le *castoréum*, le *cerfeuil*, les *sels de manganèse*, le *romarin*, le *safran*, la *tanaisie*. Plusieurs de ces substances ont été étudiées dans divers chapitres, les autres ne présentent pas d'intérêt.

## ARTICLE II

## EUMÉNORRHÉIQUES

Après les emménagogues, il faut citer quelques remèdes qui ont l'effet ou tout au moins la réputation, non pas de provoquer les règles, mais de les rendre moins douloureuses. On pourrait donner à ces agents le nom d'*euménorrhéiques*.

### § 1. — VIBURNUM PRUNIFOLIUM

Le *viburnum prunifolium* est un arbuste de la famille des Caprifoliacées qui croît dans l'Amérique du Nord.

On emploie en médecine l'écorce du tronc et les racines. L'analyse y a décelé de la *viburnine*, du tanin et de l'acide valérianique.

Le viburnum a été employé à titres divers : *astringent, antispasmodique, diurétique.* C'est surtout un *sédatif du système nerveux* et tout particulièrement un *sédatif utérin*.

Il agit bien dans certains cas de *dysménorrhée* et arrête les contractions utérines au début d'une fausse couche ; c'est donc un anti-abortif et l'opium trouve en lui dans ces cas particuliers un excellent adjuvant.

*Doses.* — *Extrait fluide* XXX à L gouttes, *extait mou* 10 à 20 centigrammes, *viburnine* 6 à 15 centigrammes.

### § 2. — ANÉMONE PULSATILLE

L'*anémone pulsatille* (Renonculacées) est employée depuis longtemps par les homœopathes contre le *coryza*. Elle contient un alcaloïde, l'*anémonine*, qui à la dose de 2 à 4 centigrammes par jour, serait un excellent analgésique des affections utérines (BOVET). La teinture, à la dose de XXX gouttes dans une potion, calme assez bien les douleurs de l'*ovarite* et aussi de l'*orchite*.


## ARTICLE III

## MÉDICATIONS TOPIQUES DU VAGIN

**1° Injections, irrigations et douches vaginales.** — Ces termes souvent confondus dans le langage courant méritent cependant une distinction. Pour l'*injection*, le liquide introduit dans le vagin est en quantité limitée (2 litres), non renouvelée. Le liquide de l'*irrigation* est au contraire plus abondant, constamment renouvelé (20 à 30 litres). Enfin la *douche* suppose une certaine pression. C'est l'injection vaginale qui est le plus couramment prescrite.

Bien des appareils existent à cet usage. Un bon appareil doit être simple et facile à nettoyer. Le plus fréquemment employé consiste en un récipient de verre ou de métal émaillé, d'une contenance de 2 litres, muni à sa partie supérieure d'un couvercle ; à sa partie inférieure d'une tubulure à laquelle s'ajuste un long tube de caoutchouc ($1^m,50$ à 2 mètres), muni lui-même d'une canule vaginale, en verre épais, rectiligne, assez longue et percée d'un orifice terminal et de nombreux orifices latéraux.

Les malades sont en général assez malhabiles à prendre les injections prescrites. La position accroupie ou assise au-dessus d'un bidet enlève toute action utile. La meilleure position serait, d'après DUPLAY, la position génu-pectorale ; il faut en tout cas exiger que la malade soit couchée, un bassin plat insinué sous le siège.

L'appareil à injection rempli du liquide approprié, à la température prescrite, est placé sur un meuble voisin ou suspendu au mur à une hauteur variable (de 1 mètre à $1^m,50$ au-dessus du plan du lit, dans les cas ordinaires) ; puis, le tube de caoutchouc bien purgé d'air, la canule bien aseptique est introduite sans brusquerie et poussée jusqu'au fond du vagin en suivant la paroi postérieure.

Le but poursuivi en prescrivant des injections vaginales est variable, et suivant les indications à remplir la nature du liquide varie ainsi que sa quantité et sa température. On peut demander aux injections une simple action de nettoyage, une action antiseptique plus marquée ou bien encore une action hémostatique, modificatrice ou résolutive. Les lavages antiseptiques se font tièdes, habituellement à la température de 30°; mais la chaleur augmente considérablement le pouvoir antiseptique de la solution employée; on peut se servir d'eau bouillie, d'eau boriquée, de sublimé (1/4000-1/5000), de permanganate de potasse (1 à 2/1000), etc.

Il ne faut du reste pas se faire trop d'illusions sur le pouvoir antiseptique des injections vaginales; il est certain d'une part que des injections mal faites ont bien souvent servi à introduire dans le vagin de nouveaux germes septiques et à augmenter l'infection; d'autre part, il semble bien difficile de rendre complètement aseptique un canal infecté constamment par les organes voisins (urèthre, utérus, anus), pourvu de multiples replis et culs-de-sac difficilement touchés par l'agent antiseptique. Il faut, pour obtenir une asepsie même relative, plus qu'un simple lavage; on doit déplisser la muqueuse, frotter avec le doigt, porter dans tous les recoins l'agent microbicide.

Les injections hémostatiques peuvent se faire soit avec de l'eau bouillie, soit avec un liquide légèrement antiseptique, soit avec du sérum gélatiné. Leur température doit toujours être élevée : 45° à 48°.

Quant aux irrigations résolutives (phlegmasies utérines et péri-utérines); il est bon de les faire abondantes et prolongées, 5, 6 litres et quelquefois 20... ; il est bon aussi de les faire chaudes et de plus, progressivement chaudes, en élevant leur température de 35° à 40°, 50° et même 55°, limite qu'il est bon de ne pas franchir. Certains appareils existent pour protéger la vulve et l'entrée du vagin qui supportent mal les hautes températures.

Les irrigations prolongées et chaudes sont du reste très efficaces pour résoudre les vieux exsudats, restes d'inflammations chroniques, qui emplissent le petit bassin, immobilisant l'utérus comme dans un bloc.

**2° Pansement vaginal.** — Le traitement des affections des organes génitaux de la femme réclame parfois un contact prolongé des substances modificatrices. C'est à ce besoin que répond le *pansement vaginal*.

Les *substances pulvérulentes* (iodoforme, aristol, etc.) sont quelquefois projetées directement sur le col utérin ou les parois vaginales enflammées ou ulcérées. Le plus souvent le pansement se fait à l'aide de *tampons* imprégnés de la substance appropriée (glycérine créosotée, iodée; pommade à l'ichthyol, à l'iodoforme, etc...). Ces tampons faits de gaze aseptique ou de coton sont munis d'un fil qui en permet le retrait facile. Ils sont placés par le médecin à l'aide du spéculum et d'une longue pince. La malade les garde douze heures au plus et les enlève ensuite.

Ces pansements ont l'inconvénient de réclamer chaque fois l'intervention du médecin. Aussi dans quelques cas peut-on remplacer les tampons que les malades sont toujours très inhabiles à placer elles-mêmes par des *ovules* ou *suppositoires vaginaux*. Ces ovules à la glycérine solidifiée simple ou mêlée de substances médicamenteuses sont faciles à introduire dans le vagin et permettent un contact prolongé du médicament avec les parties malades.

**3° Columnisation.** — Le *bourrage du vagin* que les Nord-Américains ont appelé *columnisation* consiste à remplir de gaze ou de coton le vagin, de façon à exercer une pression excentrique sur ses parois et les tissus avoisinants et à faire ainsi une sorte de massage permanent.

Pour le pratiquer on place d'abord le spéculum : puis on introduit soit des tampons d'ouate, soit des lanières de gaze aseptique en ayant soin de « bourrer » méthodiquement le cul-de-sac postérieur, les culs-de-sac latéraux, le cul-de-sac antérieur et enfin la partie antérieure du vagin en avant du col.

Le pansement est laissé en place deux jours, enlevé, puis remplacé.

La columnisation du vagin donne de bons résultats dans les déviations utérines, les adhérences péri-génitales, les inflammations chroniques ; mais toute lésion inflammatoire à l'état aigu est une contre-indication à son emploi.

**4° Pansements utérins**. — Nous laissons de côté les pansements utérins proprement dits : *injections intra-utérines* qui nécessitent, sauf dans le post-partum, la dilatation du canal cervical, *cautérisations* diverses, *introduction de topiques dans la cavité utérine* (crayons, tiges, etc.).

Tout cela nous paraît rentrer dans le domaine de la chirurgie.

ARTICLE IV

# MODIFICATEURS DE LA SÉCRÉTION LACTÉE

§ 1. — MOYENS GALACTOGÈNES

**1° Hygiène des nourrices**. — C'est dans l'hygiène au sens large du mot que nous trouvons les moyens galactogènes les plus efficaces. Aération suffisante (quelques nourrices n'ont du lait en abondance qu'à la campagne), exercice modéré sans fatigue ; absence d'émotions déprimantes et surtout alimentation substantielle. Si l'on discute pour savoir l'influence de tel ou tel aliment, tout le monde est d'accord pour affirmer qu'il faut à une nourrice une nourriture riche, abondante, mais variée. Quelques aliments ont la réputation d'augmenter le lait. Ce sont plus particulièrement les féculents (fèves, haricots, lentilles surtout), puis le sucre, les herbes potagères cuites, les champignons, le cresson, la chicorée, les poireaux, la bouillie d'avoine, et comme boisson, la bière. D'autres communiquent au lait une saveur, une odeur particulière, des propriétés nocives pour le nourrisson. Il y a du reste à ce point de vue de la part de l'enfant aussi bien que de la nourrice des idiosyncrasies qu'il faut savoir respecter. Tel enfant par exemple aura de la diarrhée toutes les fois que sa nourrice mangera des petits pois, alors que d'autres enfants élevés antérieurement par la même femme n'avaient jamais présenté le même phénomène.

Les crucifères, l'ail, l'oignon, la carotte, l'anis communiquent

17.

au lait leur odeur ; on a signalé l'odeur des asperges dans l'urine de l'enfant dont la nourrice avait mangé de ce légume. L'absinthe rend le lait amer. Il en est de même de l'artichaut. La nourrice fera bien de n'user qu'avec modération de ces mets.

En dehors de l'hygiène, le médecin a divers moyens à sa disposition pour augmenter la sécrétion lactée. On a professé un scepticisme trop absolu à notre avis au sujet de ces moyens condamnés en bloc. Quelques-uns sont vraiment efficaces et méritent d'être essayés ; le résultat à obtenir en vaut la peine. On trouvera une consciencieuse étude de ces divers moyens dans la thèse de M^lle OLGA GRINIEWITCH [1]. Ces moyens se divisent en moyens externes et moyens internes.

**2° Moyens externes.** — a. *Succion.* — L'excitant normal de la sécrétion lactée c'est la *succion.* « Plus on demande de lait à une femme, plus elle en donne » (BUDIN). On a observé des cas où la succion prolongée du mamelon a suffi à produire une sécrétion lactée chez des femmes qui n'avaient pas eu d'enfants depuis plusieurs années, chez des jeunes filles même, et dans quelques iles de l'Océanie les grand'mères nourrissent les enfants dont la mère meurt en couches. La succion est donc le meilleur des galactogènes, le moins artificiel et rien ne vaut « l'entrainement à allaiter ».

b. *Traction.* — La traction ou *trayage* agit à peu près de la même façon, mais moins efficacement.

c. *Massage.* — Le massage récemment remis en honneur en Russie par MENSING, consiste en frictions douces, centrifuges, faites à l'aide d'écume de savon. Nous avons observé un cas où le massage ainsi pratiqué nous a paru avoir les meilleurs résultats.

d. *Electrisation.* — L'électrisation, écrit LABBÉE, constitue un galactogène des plus actifs. On a employé l'électricité galvanique et l'électricité faradique. BÉDART (de Lille) vient d'obtenir de très beaux succès en agissant, non pas sur la glande mammaire comme on l'avait fait jusqu'ici, mais sur la peau du mamelon, les bran-

---

[1] Thèse de Paris 1892.

ches du plexus brachial innervant le sein (creux sus et sous-claviculaires) et les 3e et 4e nerfs dorsaux. Il se sert de l'électricité statique et produit au niveau des points indiqués, suivant la susceptibilité de la patiente, le souffle, l'aigrette ou l'étincelle.

e. *Applications locales*. — Les applications locales conseillées sont multiples ; on a fait des cataplasmes avec la mercuriale et surtout avec des feuilles de ricin et de l'ortie.

**3° Médicaments internes**. — A côté des substances alimentaires dont nous avons parlé plus haut se placent les substances médicamenteuses. Elles sont innombrables ; assez inefficaces du reste pour la plupart. Nous citerons parmi les substances recommandées : la *bourrache* (Borraginées); le *chardon*, la *laitue* et le *séneçon* (Composées) ; le *genévrier* (Conifères) ; le *manioc* d'où est tiré le *tapioca* et les *feuilles de ricin* (Euphorbiacées) qui servent à fabriquer la liqueur palma-christi tant vantée par RAUTH; la *sauge* (Labiées) ; le *cytise* et le *galéga* (Légumineuses): l'*aneth*, l'*anis*, le *cumin*, le *fenouil* et le *persil* (Ombellifères): l'*anémone* (Renonculacées); le *jaborandi* (Rutacées) et son alcaloïde, la *pilocarpine ;* la *noix vomique* et la *strychnine ;* la *digitale* et son alcaloïde : l'*ortie* (Ortiées); le *quassia* (Simaroubées) et la *quassine*.

Dans le règne minéral, citons le *sel marin* qui d'après des observations de BOUSSINGAULT augmente notablement la sécrétion lactée.

Quelques-unes à peine des substances citées plus haut méritent leur réputation. Les plus employées sont les feuilles de ricin, l'anis, le fenouil et surtout le galéga et l'ortie. Le galéga (Légumineuses) a été préconisé par GILLET, DANUTTE[1] en 1893, puis plus récemment par CARON DE LA CARRIÈRE. Il nous a paru dans un cas vraiment utile. En Toscane, on mange la plante en salade. On l'utilise sous diverses formes :

*Extrait*, 1-4 grammes par jour, par fractions de 50 centigrammes à 1 gramme.

*Infusion*, 50 grammes pour un litre.

---

[1] Acad. Sciences, 1893, 7 juillet.

*Sirop* à 50 p. 1000, 3-4 cuillerées et plus.

*Teinture* à 65 p. 1000.

L'*ortie* s'administre sous forme d'extrait aux mêmes doses que le galéga et paraît nettement galactogène.

En résumé par la combinaison des divers moyens mis à notre disposition par la thérapeutique, et plus particulièrement par l'hygiène, l' « entraînement », le massage ou l'électricité et quelques rares médicaments (galéga), nous pouvons augmenter une sécrétion lactée insuffisante, rétablir même une sécrétion arrêtée, à condition que la glande ne soit pas atrophiée et que des bouts de sein bien conformés permettent une succion suffisante, la succion restant l'excitant primordial de la sécrétion lactée, la condition *sine qua non* de son maintien.

## § 2. — Médicaments agalactiques

Les médicaments agalactiques sont ceux destinés à tarir la sécrétion lactée. C'est surtout au moment du sevrage qu'ils trouvent leur indication, que le sevrage s'effectue à la fin d'un allaitement normal ou que cet allaitement doive être interrompu pour une raison quelconque. Ils sont du reste habituellement peu utiles : le meilleur moyen agalactique étant la cessation de la succion, l'interruption de l'allaitement.

Des *moyens externes* employés, le plus efficace est certainement la *compression ouatée*. A côté de la compression, mais beaucoup moins utiles, diverses pommades (*belladone, opium, chlorhydrate d'ammoniaque, huile camphrée*).

Parmi les médicaments recommandés citons : la *belladone* qui diminue toutes les sécrétions, l'*iodure de potassium*, les *eaux ferrugineuses*, le *camphre* (0$^{gr}$,60 en 3 cachets). L'*antipyrine* a été administrée à la dose de 2 à 3 grammes par jour, elle a été recommandée par Guibert. Le D$^r$ Fieux estime au contraire qu'elle n'influence pas considérablement la sécrétion lactée et ne craint pas de l'employer chez les nouvelles accouchées pour calmer les coliques.

Les *purgatifs* influent sur la sécrétion lactée, et il faut se garder de les employer sans raison sérieuse chez les nourrices, ainsi que les médicaments capables de diminuer le lait en congestionnant les organes du petit bassin : *drastiques, emménagogues,* ou en exagérant d'autres sécrétions : *sudorifiques, diurétiques.*

# CHAPITRE VI
## MÉDICAMENTS QUI AGISSENT SUR LE SYSTÈME NERVEUX

### ARTICLE PREMIER
### HYGIÈNE DANS LES AFFECTIONS DES CENTRES NERVEUX

**1° Hygiène générale.** — Dans les affections du système nerveux, les règles d'hygiène générale qui ont été ou qui seront tracées relativement au régime alimentaire, à l'aération, au climat, etc., trouvent naturellement leur application. Car nombre de névroses, de névralgies et de lésions organiques des centres dépendent, par suite d'actions réflexes ou d'auto-intoxications, d'altérations variées des voies digestives, des voies respiratoires, etc. Il est inutile de les rappeler ici, on trouvera ces indications au chapitre consacré à la thérapeutique spéciale de chacun de ces appareils.

La question du repos et des mouvements, de l'exercice, des gymnastiques, si importante dans les lésions des nerfs périphériques ou dans les manifestations périphériques des lésions centrales fera l'objet d'une étude particulière.

Nous ne nous occuperons ici que de l'hygiène thérapeutique du système nerveux, du cerveau en particulier, c'est-à-dire de la manière dont il convient de diriger le fonctionnement d'un cerveau malade. Comme pour tout autre organe, le principe qui doit inspirer la prescription du médecin, est le suivant : *repos* de l'organe malade pendant les phases aiguës du mal, *entraînement méthodique* pour revenir progressivement au fonctionnement normal pendant la convalescence et après la guérison.

**2° Repos intellectuel**. — Les fonctions motrices étant mises à part, les facultés cérébrales les plus importantes sont l'intelligence et la sensibilité. Le repos intellectuel est commandé dans un très grand nombre de circonstances : *céphalée de croissance* chez les jeunes gens que l'étude rend malades ou tout au moins maladifs ; *convalescence* des *grandes maladies infectieuses* (fièvre typhoïde, diphtérie, grippe, etc.), où la reprise prématurée des travaux scientifiques ou des affaires risque de compromettre à tout jamais le bon fonctionnement des circonvolutions psychiques ; *traumatismes craniens* où les fatigues de l'esprit peuvent contribuer, comme je l'ai vu, à faire éclater une méningite imminente.

**3° Repos sensitif**. — Mais si important que soit le repos intellectuel, il l'est beaucoup moins que le repos sensitif, si l'on peut s'exprimer ainsi. Les contrariétés, les chagrins, les préoccupations de famille ou d'affaires, les angoisses, les déceptions, les sentiments de haine et de vengeance, parfois même quoique plus rarement, les émotions plus douces de la joie et de l'amour, en un mot les multiples façons dont les événements quotidiens de la vie nous font jouir et plus souvent souffrir, voilà pour le cerveau malade ou menacé une série de besognes qu'il est urgent de lui épargner. Car plus que toute autre chose elles usent et détériorent la substance cérébrale. On peut même dire que le travail intellectuel pur le fatigue à peine, et que dans la préparation d'un examen, la combinaison d'une affaire, dans ce qu'on a appelé le *surmenage intellectuel*, la plus grande part pathogénique revient aux préoccupations, aux angoisses, aux incertitudes, compagnes inséparables du travail entrepris.

La *diète de sensations*, si l'on peut me pardonner cette expression bizarre, mais significative, s'impose donc dans toutes les affections cérébrales importantes. Dans les cas très aigus, tels que les *méningites*, l'encéphalite, la *congestion cérébrale*, les *attaques apoplectiformes*, les *fièvres graves* avec *phénomènes cérébraux*, elle sera absolue. Non seulement le malade sera au lit et ne recevra aucune visite, ne verra d'autres personnes que son médecin et ses gardes, mais il sera maintenu dans une demi-obscurité, et le silence règnera autour de lui. Si son sommeil est agité de rêves pénibles, on le réveillera doucement, car les cauchemars sont une cause importante d'excitation cérébrale, dont l'effet se fait sentir longtemps. Quand viendra la convalescence on épargnera au patient les longues conversations, les nouvelles fâcheuses, les lectures passionnantes, et on attendra pour lui permettre de se livrer de nouveau à sa vie ordinaire qu'il ait repris, depuis un temps assez long, la pleine possession de son jugement et de sa mémoire.

Au début de certaines maladies chroniques, telles que la *paralysie générale*, le repos sensitif combiné au repos intellectuel peut se réaliser par certaines mesures spéciales, telles qu'une demande prématurée de mise à la retraite, un long séjour à la campagne, l'abandon d'une profession trop riche en préoccupations et en surprises ; et ces prescriptions peuvent amener dans l'évolution de ce terrible mal des arrêts ou des trèves d'une longue durée. Elles sont applicables à tous les malades qui présentent de la méiopragie cérébrale : *neurasthéniques, artério-scléreux, hémiplégiques*, etc.

**4° Isolement.** — L'*hystérie grave*, la *folie hysterique*, la *neurasthénie* portée à un degré excessif de développement, la *folie à deux*, certains *délires de persécution*, etc., réclament un repos plus complet encore. Dans ces divers cas le malade trouve dans la fréquentation quotidienne des mêmes êtres, dans leur hostilité ou dans leurs caresses, même dans leur conversation la plus banale, dans la vue des objets familiers, dans la répétition régulière des mêmes actes une source de sensations douloureuses, dont le retour incessant s'oppose constamment à la guérison. Il faut absolument l'enlever de ce milieu où ses douleurs morales s'exaltent et où sa raison se perd chaque jour un peu plus, il faut ordonner l'*isolement*.

Le malade quitte la maison, quelquefois la ville où il a été jusqu'alors en traitement, il doit surtout quitter le milieu familial ou social où il a souffert ; souvent même il doit changer son médecin, si celui-ci n'a pas su prendre l'ascendant suffisant ; et suivant les circonstances, suivant la nature et la gravité du mal, il fera un voyage, ira vivre à la campagne, s'installera dans un établissement hydrothérapique ou sera enfermé dans un asile. Ainsi soustrait aux préoccupations professionnelles, aux émotions quotidiennes de la vie de famille, privé de relations et de correspondance épistolaire avec ceux qui hier encore constituaient son entourage le plus intime, il éprouve d'abord un sentiment de lassitude et d'ennui, qui fait bientôt place à un calme de bon aloi. Il n'est pas rare de voir disparaître rapidement les obsessions, les phobies, les conceptions délirantes, parfois même les contractures, les paralysies avec les troubles viscéraux qui le tourmentaient et pouvaient même menacer son existence.

L'isolement, d'après les conditions spéciales de chaque cas, doit se combiner avec le repos ou l'exercice, ou d'autres prescriptions médicamenteuses ou hygiéniques. Il ne doit pas être indéfiniment prolongé, à moins qu'il ne s'agisse d'aliénés qui ne peuvent guérir ou que l'on maintient enfermés par mesure de sécurité. Si au bout de deux ou trois mois, il n'a pas produit les effets heureux qu'on espérait, on ne peut plus y compter ; c'est qu'alors en effet le milieu nouveau où le malade a été transplanté est devenu un milieu ancien, dans lequel il retrouve les mêmes inconvénients que dans celui auquel on avait jugé sage de le soustraire.

**5° Travail intellectuel, entraînement cérébral.** — Quand le médecin juge le repos cérébral inutile ou fâcheux, il aura des prescriptions différentes à faire suivant les circonstances. S'il s'agit de la convalescence d'une maladie aiguë (*méningite, fièvre infectieuse avec délire*, etc.), il permettra peu à peu la reprise graduelle de la lecture, les conversations, les discussions d'affaires, les études, en procédant lentement, de même qu'il ne permet que par une sage progression le retour à l'alimentation commune après une gastro-entérite grave. La conduite à tenir est relativement facile et ne demande qu'un peu de prudence et de bon sens.

Elle est beaucoup plus délicate s'il s'agit de l'hygiène intellectuelle et morale d'un neurasthénique, d'une hystérique ou d'un aliéné. Chaque cas comporte évidemment des décisions différentes, en rapport avec la nature et l'intensité du mal, l'état normal de l'entourage, les conditions sociales et pécuniaires. Relativement au malade lui-même, le médecin réglera la nature, la durée et la distribution des travaux et des plaisirs, il ne devra pas craindre d'entrer dans les plus petits détails, indiquera les livres à lire ou surtout à ne pas lire, permettra ou défendra la musique dont l'influence est si directe sur les centres nerveux, s'inspirant pour de pareils conseils plutôt de l'étude même de son malade que de principes généraux qui font malheureusement défaut.

**6° L'entourage**. — Il fera l'éducation de l'entourage, lui enseignant qu'il ne faut accueillir les plaintes des malheureux névropathes ni par l'indifférence, ni par la raillerie, ni par le dédain, ni par les consolations trop émues, le malade étant toujours disposé à se plaindre qu'on ne le comprend pas lorsqu'on le contredit, et à s'alarmer de l'émotion de ceux à qui il a fait partager ses propres craintes. Il lui apprendra aussi qu'il ne faut pas chercher par des raisonnements à éclairer le malade sur le néant de ses obsessions, son mal étant précisément de ne pas être accessible au raisonnement : on ne peut prouver à une personne qu'elle ne souffre pas, qu'elle n'a pas d'insomnie, qu'elle n'a pas de vertiges ; on ne lui prouvera pas davantage qu'elle ne doit avoir ni scrupules, ni phobies, maux qui sont en réalité si comparables aux précédents.

**7° Direction morale**. — Il devra prendre la direction morale du malade et de son entourage, et si son autorité est acceptée et aimée, il sera souvent récompensé de ses efforts par les résultats obtenus.

Chez les aliénés véritables il aura sans doute peu de consolations ; mais chez les neurasthéniques, une saine direction de l'esprit, unie à des médications appropriées, donne souvent des succès ; et dans l'hystérie, *maladie psychique d'une façon absolue* (Charcot), la psychothérapie tend à devenir le moyen le plus actif. Pierre Janet à plusieurs reprises s'est plu à traiter ce sujet, et il a noté de véritables guérisons, comme conséquences d'une cure morale patiemment suivie. Le rappel de la sensibilité sur les régions anesthésiques, la dissociation et la déformation des idées fixes, la reconstitution progressive de la synthèse mentale sont les différents modes de traitement qu'il emploie [1].

**8° Hypnotisme et suggestion**. — Dans cette maladie, l'*hypnotisme* et la *suggestion* ont quelquefois amené des résultats surprenants ; mais ce sont des armes dangereuses que peuvent seuls manier des hommes rompus aux mille difficultés de la grande névrose, comme Pitres et Bernheim. Les médecins qui n'ont pas de ces moyens une expérience consommée, feront bien de s'en abstenir et de se borner à agir sur les fonctions psychiques de leurs malades par les procédés moins brillants et plus lents, mais moins périlleux, de l'autorité morale et de l'éducation.

ARTICLE II

ANESTHÉSIQUES

**1° Hypnotiques et anesthésiques**. — Il n'y a peut-être pas au fond de différences radicales entre les *hypnotiques* et les *anesthésiques*. Les uns et les autres provoquent le sommeil et empêchent les perceptions douloureuses. Pratiquement on appelle hypnotiques les substances que l'on emploie pour combattre l'insomnie et les douleurs spontanées, tandis qu'on réserve le nom d'anesthésiques à celles qui suppriment toute sensibilité et permettent de pratiquer sans douleur les opérations chirurgicales. Mais en réalité, des unes aux autres, il n'y a que des

[1] Pierre Janet, *Le traitement psychologique de l'hystérie*, in Thérapeutique appliquée d'A. Robin.

nuances: le chloral, qui est habituellement utilisé comme hypnotique, l'a été aussi comme anesthésique (Oré), et le chloroforme
presque exclusivement employé comme anesthésique sert aussi
à apaiser les douleurs de l'accouchement, sans insensibiliser
complètement la femme qui les supporte. Comme pour d'autres
remèdes, nous étudierons ces divers agents d'après le mode
d'action qu'on leur demande le plus habituellement.

**2° Anesthésie générale et locale.** — L'anesthésie est la
suppression de la sensibilité. On peut concevoir idéalement une
substance qui abolirait seulement la sensibilité douloureuse,
qui donnerait l'*analgésie* pure, et respecterait les perceptions tac-
tiles et thermiques. Certains faits pathologiques, par exemple
la dissociation syringomyélique des sensations, montrent que
cette conception n'est peut-être pas chimérique, mais elle n'est
pas encore réalisée; aucun de nos agents médicamenteux ne
serait encore capable de le faire.

Actuellement nous sommes en possession de remèdes divers
pouvant annihiler simultanément toutes les sensibilités sur une
région déterminée du corps, *anesthésie locale*, en laissant complètement intactes les sensibilités du reste du corps et les fonctions générales des centres nerveux.

Ces mêmes remèdes ou d'autres substances, appliqués suivant divers procédés, peuvent abolir momentanément la sensibilité de tous nos organes ; mais alors, non seulement le sujet
cesse de sentir et de souffrir, *anesthésie générale*, mais il tombe
dans un profond sommeil d'où les excitations les plus violentes
ne peuvent le tirer, et dans lequel il perd momentanément la
motilité volontaire et réflexe, l'intelligence, la conscience et le
souvenir. L'abolition même momentanée d'aussi importantes
fonctions ne peut avoir lieu sans qu'à un moment donné la vie
même du sujet ne soit compromise ; il n'est pas un seul anesthésique qui n'ait accidentellement causé la mort. Aussi quels que
soient les avantages de ceux que l'on emploie, est-il naturel que
l'on en cherche toujours de meilleurs, et que l'on poursuive incessamment la découverte de l'anesthésique idéal, endormant la
douleur et respectant les grandes fonctions cérébrales.

**3° Indications générales.** — a. *Opérations chirurgicales.* — L'usage des anesthésiques est indiqué pour pratiquer les grandes opérations chirurgicales. Sans leur secours, les malades, épuisés ou effrayés par la douleur, ne pourraient permettre les interventions si audacieuses et si prolongées de la chirurgie contemporaine. Celles-ci d'ailleurs, soit qu'il s'agisse d'extirpation d'organes ou de néoplasmes profonds, soit qu'il s'agisse d'autoplasties, ne peuvent être menées à bien que par l'immobilité du sujet, et comment obtenir cette immobilité autrement que par le sommeil anesthésique. Le chloroforme, l'éther ou leurs succédanés sont donc indiqués pour toute opération grave ou prolongée. Le sont-ils aussi pour les interventions courtes et sans danger, comme l'extraction d'une dent ou l'incision d'un abcès superficiel ? Je ne le pense pas. Si atténué que soit le danger des anesthésiques, il existe encore, et on ne doit pas risquer sa vie pour s'épargner une douleur d'un quart de minute.

b. *Convulsions d'origine corticale.* — Le sommeil anesthésique est le résultat d'une paralysie momentanée des circonvolutions cérébrales. Aussi peut-on chercher à le provoquer quand elles sont le siège de phénomènes d'excitation violente, par exemple dans les cas de *convulsions éclamptiques* ou de *délire urémique*, lorsque la répétition des crises encéphalopathiques met la vie en péril. Sous l'influence des inhalations, on voit alors les convulsions s'espacer ou s'apaiser, le délire se calmer, et après un sommeil prolongé le malade se réveille soulagé, quelquefois même guéri, si le trouble cérébral relevait d'une intoxication passagère qu'on a eu le temps de combattre par ailleurs. J'ai vu l'anesthésie ainsi appliquée avec succès dans l'*éclampsie puerpérale*, dans l'*urémie scarlatineuse*, dans la *congestion cérébrale*, avec un succès passager même dans la *méningite*.

c. *Indications diverses.* — Les mêmes agents peuvent encore être appliqués pour pratiquer une tentative suprême de *taxis* avant d'opérer une hernie étranglée : la résolution musculaire complète permet quelquefois alors la réduction, — pour diagnostiquer une *contracture périarticulaire* d'une ankylose osseuse : si l'attitude vicieuse est due à une raideur musculaire, elle se modifiera d'elle-même pendant le sommeil, — pour *explorer* plus commodément et plus complètement un *abdomen* dont les muscles pariétaux contractés mettent obstacle à une palpation méthodique : du résultat de cette exploration peut dépendre la décision à prendre au sujet d'une intervention chirurgicale.

d. *Maladies simulées.* — Enfin le sommeil anesthésique peut servir à dépister certaines maladies simulées; mais on conçoit quelle peut être en pareil cas la responsabilité du médecin.

## § 1. — CHLOROFORME

**1° Caractères physiques et chimiques.** — Le chloroforme $CHCl^3$ est un liquide incolore, dense, mobile, d'une odeur éthérée, rappelant un peu le parfum de la pomme reinette, de saveur brûlante un peu sucrée. Il est peu soluble dans l'eau, et neutre au tournesol.

On le prépare en faisant agir de l'alcool sur du chlorure de chaux, ou en traitant l'hydrate de chloral par la lessive de soude.

La pureté du chloroforme est une des conditions essentielles de son efficacité et de son innocuité : aussi le praticien ne doit-il accepter pour l'anesthésie que du chloroforme conservé à l'abri de la lumière (flacons jaune-brun ou flacons blancs enfermés dans des étuis en carton) ; il vérifiera aussi si ce liquide est bien transparent, s'il s'évapore vite et complètement sans laisser de résidu.

**2° Action physiologique.** — a. *Action locale.* Le chloroforme appliqué sur la peau l'irrite assez vivement : aussi est-il bon de protéger par une légère onction de vaseline le nez, les paupières et les joues des personnes qui se soumettent aux inhalations. Il irrite aussi les muqueuses, dont il provoque la sécrétion.

b. *Absorption* et *élimination.* Le chloroforme peut être absorbé par toutes les voies; mais on n'utilise pour l'anesthésie que l'inhalation. Le sang en absorbe par cette voie jusqu'à ce qu'il contienne du chloroforme à la même tension que dans l'atmosphère ambiante. L'élimination se fait par le poumon et par la peau et aussi par l'estomac comme je l'ai pu constater une fois.

*c. Action générale.* Quand le sang contient 1 gramme de chloroforme par litre, l'anesthésie est complète ; s'il en contient davantage, la mort peut survenir. Chez les animaux l'injection sous-cutanée provoque une néphrite grave.

**3° Anesthésie chloroformique.** — Comme la plupart des agents anesthésiques, le chloroforme avant d'endormir donne de l'excitation ; son action comprend une période d'*ivresse* et une période de *sommeil*.

a. *Ivresse chloroformique.* Dès les premières bouffées, le malade éprouve une sensation de malaise, de plénitude thoracique et même de suffocation. Il est rare qu'il ne se débatte pas un peu et ne cherche pas à écarter le masque à inhalations. D'autres fois la résistance instinctive de l'organisme à l'empoisonnement se traduit par un arrêt des mouvements respiratoires : le thorax cesse de se dilater rythmiquement, et la respiration ne reprend son cours que sous l'influence d'excitations répétées ou de commandements faits brièvement et avec autorité.

En même temps, à mesure que l'inhalation se poursuit, le malade devient loquace. Il parle à tort et à travers, révélant inconsciemment quelquefois des secrets graves : en dehors de toute autre considération, la possibilité de pareilles divulgations est une raison suffisante pour tenir à l'écart du malade les membres de la famille et toutes les personnes que ne lie pas le secret professionnel. Le plus souvent cette loquacité correspond à une véritable confusion mentale et se manifeste par des phrases inachevées, des mots incohérents ou incomplets. C'est à peu près au même instant que se produisent les bruits subjectifs de bourdonnements, de cloches, de chemins de fer, dont le malade se plaint rarement de lui-même, mais qui sont une des dernières choses dont il se souvienne : ils précèdent en effet de très peu le moment où le sommeil va succéder à l'ivresse. Les mots prononcés sont de plus en plus incohérents, de plus en plus inintelligibles ; la respiration qui a été au début haletante et suspirieuse, devient calme et régulière et le sommeil survient.

b. *Sommeil chloroformique.* — Le sommeil anesthésique ressemble au sommeil naturel. Étranger aux impressions extérieures, le sujet ne conserve plus que les fonctions végétatives ; toutes les facultés cérébrales, toutes les fonctions spinales relatives au mouvement et à la sensibilité s'abolissent peu à peu. Dès ce moment il n'a plus conscience de ce qui se passe autour de lui ; l'ouïe, la vue cessent de fonctionner, les yeux sont clos comme pour dormir, si on relève les paupières, les pupilles sont encore sensibles à la lumière. La sensibilité générale s'émousse, puis disparaît, d'abord aux extrémités, puis à la face ; les orifices naturels restent sensibles quand toutes les autres parties du corps sont insensibilisées, il en est de même de la région où doit avoir lieu l'intervention opératoire, et qui reste sensible la dernière. Soit que les lésions qui justifient cette intervention y aient développé une sensibilité exquise, soit que le malade y concentre une activité nerveuse plus intense, il arrive maintes fois que le sujet qui ne répond plus à aucune espèce d'excitation, crie ou s'agite dès qu'on commence à opérer.

D'ailleurs pour pouvoir intervenir, il faut non seulement que le malade ne sente pas, non seulement que le cerveau soit endormi, il faut que la moelle le soit aussi, et pour cela l'inhalation doit être poussée un peu plus loin. Alors la tonicité musculaire disparaît, les membres sont dans la résolution absolue et retombent inertes et flasques quand on les soulève. Les réflexes de toute espèce s'abolissent : plantaire, rotulien, testiculaire, abdominal, palpébral, pupillaire. L'anesthésie est désormais complète ; le chirurgien peut accomplir son œuvre : son sujet non seulement ne souffrira pas, mais ne remuera pas, circonstance doublement heureuse qui permet des audaces opératoires, absolument impossibles autrefois.

Si on continue les inhalations avec prudence, on peut maintenir l'anesthésie pendant plusieurs heures. Mais si on les prolonge trop ou si on force les doses, la mort peut survenir ; à la phase cérébrale, à la phase spinale du sommeil succède la phase bulbaire : la respiration se ralentit, le pouls devient plus lent, petit et irrégulier, la pupille qui, après une courte dilatation au début de l'anesthésie, est restée contractée tout le temps, se dilate brusquement. Ce dernier signe peut précéder de très peu de temps l'arrêt définitif du cœur.

**4° Accidents chloroformiques**. — L'administration d'un remède aussi puissant que le chloroforme ne s'accomplit pas toujours avec régularité ; les incidents et les accidents sont nombreux, souvent très graves.

a. *Excitation exagérée*. — Un des premiers à signaler c'est la variabilité de la période d'excitation. Les sujets athéromateux, les alcooliques s'endorment avec une extraordinaire difficulté ; l'ivresse prend chez eux le caractère d'une ivresse furieuse, il faut les maintenir de vive force, lutter contre eux avec énergie ; on ne parvient à les endormir qu'en donnant de fortes doses de chloroforme, et au bout d'un temps parfois très long. Au contraire les enfants et les femmes tombent plus rapidement dans le sommeil ; chez les hystériques une suggestion spontanée facilite quelquefois la tâche du chloroformisateur ; sachant qu'elles doivent s'endormir, elles tombent dès la première bouffée dans une anesthésie complète, qui est plus hypnotique que médicamenteuse.

b. *Syncope*. — L'accident, peut-être le plus redoutable, c'est la syncope ; elle peut survenir dans trois circonstances différentes : au début de l'anesthésie, au début de l'opération, à la fin d'une longue anesthésie.

On a vu des malades tomber pour ainsi dire foudroyés dès qu'ils ont senti le chloroforme. La quantité de vapeurs inhalées est tellement faible qu'on ne peut songer à une intoxication ; il s'agit en effet de tout autre chose, il s'agit d'une syncope par excitation des nerfs sensibles des fosses nasales et action réflexe inhibitoire. Le phénomène peut être produit expérimentalement chez certains animaux en approchant brusquement de leurs narines une éponge imbibée de chloroforme, il ne se produit jamais si on fait l'inhalation par une plaie trachéale. Cliniquement, il faut donc éviter de faire sentir d'emblée une grande quantité de vapeurs chloroformiques. On a proposé d'obturer les narines avec des tampons d'ouate ; c'est inutile. Il suffit d'approcher lentement du nez un flacon plein de chloroforme, puis de le retirer et de le rapprocher encore. La petite quantité de vapeurs qui se dégage par l'orifice étroit du goulot est incapable de provoquer l'acte inhibitoire redouté. Une fois que le malade est familiarisé avec l'odeur, on peut poursuivre l'anesthésie.

Au début de l'opération, la syncope peut survenir si l'anesthésie est incomplète. La douleur, à l'état de veille, peut arrêter le cœur ; elle agit de même quelquefois dans le demi-sommeil anesthésique ; l'accident est rare et facile à éviter.

A la fin d'une longue anesthésie, la syncope se produit par intoxication : c'est la mort imminente par empoisonnement du bulbe. Aussi est-il nécessaire de surveiller constamment le pouls des sujets soumis à l'anesthésie, d'épier les symptômes prodromiques de cette syncope : pâleur, ralentissement et irrégularité du pouls et de la respiration, dilatation pupillaire. Si elle survient, on écarte vite tous les engins à chloroforme et on ranime le malade par la respiration artificielle, les tractions rythmées de la langue, les inhalations d'oxygène ou de nitrite d'amyle, les injections d'éther et de caféine, les excitations faradiques de la poitrine, les injections veineuses de sérum artificiel. Dans certains cas, qui paraissaient désespérés, la trachéotomie dont l'action s'explique assez mal aurait sauvé les malades.

Il est bon de savoir que cette syncope peut survenir quelques moments encore après qu'on a cessé le chloroforme, peut-être parce que le sang continue à porter au bulbe les vapeurs anesthésiques dont il s'est chargé et qu'il n'a pas encore eu le temps d'éliminer. La perte de sang subie dans l'opération, le relèvement intempestif de la tête, les déplacements du sujet pour le pansement ou le transport prématuré dans son lit sont des circonstances adjuvantes. Le médecin devra les avoir toujours présentes à l'esprit et ne quitter son malade que lorsqu'il est réveillé.

*c. Vomissements.* — Pour être endormi, il est bon d'être à jeun. Les vomissements sont fréquents au cours de la chloroformisation, et si l'estomac est rempli d'aliments, ils sont plus faciles et plus dangereux : dans l'état d'inconscience, alors que les réflexes normaux fonctionnent déjà défectueusement, le contenu stomacal pourrait refluer dans la trachée et causer une asphyxie immédiate. Ce péril est grandement atténué si l'estomac n'est plein que de ses propres sécrétions et de la bile qui a reflué du duodenum. Mais même alors les vomissements n'en sont pas moins un des accidents les plus fâcheux de l'anesthésie : ils surviennent quand celle-ci est presque complète, toutefois avant la disparition complète des réflexes ; le meilleur moyen de les combattre est de forcer un peu les inhalations, et de pousser l'anesthésie jusqu'à la fin de la phase spinale. Comme ils sont précédés d'un peu d'affaiblissement du pouls, de pâleur, en un mot des phénomènes objectifs habituels de la nausée, il est facile de croire que l'on assiste à la phase prodromique d'une syncope, et on est alors enclin à suspendre la chloroformisation.

Quand le malade a vomi, il est presque toujours moins profondément endormi qu'auparavant ; il faut regagner le terrain perdu. De là la prolongation de l'opération. S'il s'agit d'une laparotomie, les efforts du malade tendent à expulser par la plaie la masse intestinale, ce qui augmente singulièrement les difficultés chirurgicales et prépare des complications ultérieures.

Ces vomissements se reproduisent souvent au réveil, et même toute la journée et le lendemain. Ils sont dus probablement à la lente élimination du chloroforme par les glandes stomacales ; ils aggravent quelquefois la situation des opérés et sont une des raisons pour lesquelles on cherche des agents anesthésiques meilleurs. Pour éviter ces vomissements consécutifs, on peut, avant le réveil, pratiquer des inhalations d'oxygène ; il est bon ensuite de soumettre le malade à une diète rigoureuse de cinq à six heures ; tout au plus, s'il a grand soif, lui tolérera-t-on quelques fragments de glace.

d. *Asphyxie*. — L'asphyxie est une des complications les plus redoutables de l'anesthésie au chloroforme ; mais tandis que la syncope est la conséquence de l'action de ces vapeurs sur les nerfs ou sur le bulbe, elle est d'ordre purement mécanique. Tous les réflexes étant abolis, la langue retombe par son propre poids au fond du pharynx et vient obstruer l'orifice supérieur du larynx ; la respiration est brusquement interrompue et la mort peut survenir avec rapidité. Ce qui fait la gravité de cet accident, c'est que le malade inerte et inconscient ne réagit par aucun mouvement, par aucun spasme contre ce pressant danger. C'est au chloroformisateur à l'épier sans cesse, en écoutant constamment le bruit du passage de l'air dans le larynx, en maintenant au-devant des narines un petit flocon d'ouate que le courant de l'air expiré agite régulièrement, en surveillant les premières nuances de pâleur ou de cyanose qui pourraient révéler l'asphyxie.

Pour prévenir cette redoutable complication, il faut porter en avant l'os hyoïde ou le maxillaire inférieur à l'aide d'un doigt placé sous le menton, ou mieux encore maintenir la langue au dehors, si elle tend à se rejeter en arrière, à l'aide d'une des nombreuses *pinces à langue* que l'on a construites dans ce but. Le larynx étant ainsi largement ouvert, non seulement on n'a pas à redouter l'asphyxie, mais l'inhalation du chloroforme est notablement facilitée. Si des nausées surviennent, il faut se hâter de libérer la langue, ou tout au moins n'exercer sur elle aucune traction intempestive ; agir autrement, ce serait provoquer la chute dans les voies aériennes des matières expulsées de l'estomac.

Chez les sujets âgés, édentés, à joues flasques, le maintien de la langue au dehors a certains inconvénients. Les lèvres inertes venant s'appliquer exactement sur sa masse charnue, l'orifice buccal est totalement obstrué ; la respiration ne se fait plus que par le nez, ce qui peut être insuffisant. Il faudra maintenir les lèvres ouvertes par un écarteur ou simplement avec les doigts.

Si malgré toutes ces précautions l'asphyxie est imminente, le traitement sera le même que pour la syncope : respiration artificielle, tractions rythmées de la langue, oxygène, injections d'éther et de caféine, électrisation du diaphragme, trachéotomie. Les premières manœuvres suffisent habituellement à rétablir le jeu normal de la respiration, pourvu qu'on les continue avec persévérance, trente à quarante minutes, s'il le faut.

e. *Sommeil post-anesthésique.* — Quand le sujet s'est réveillé, a repris ses sens, a reconnu son entourage, il s'en faut de beaucoup que l'action du chloroforme soit épuisée. Souvent, surtout si on le laisse en repos, entouré d'ombre et de silence, il dort longuement d'un paisible sommeil. Souvent aussi il est tourmenté par les vomissements dont nous avons parlé ; quelquefois mais plus rarement il a de la diarrhée.

f. *Choc opératoire.* — A la suite des grandes opérations, certains malades restent dans un état de faiblesse extrême avec petitesse du pouls, hypothermie suivie d'une vive réaction de chaleur, stupeur ou somnolence invincible. Ce *choc traumatique,* dont les chirurgiens cherchent encore la raison intime, tient à la fois à la dépense excessive de force nerveuse qui a précédé l'opération, à la perte de sang, à la perturbation qu'apportent dans l'organisme les excitations multiples et directes des organes profonds qui ont été manipulés et blessés, souvent aussi à un commencement d'infection. Mais il est incontestable que le chloroforme y donne aussi sa note. Si la quantité administrée a été considérable, si les inhalations ont duré plusieurs heures, on a d'autant plus de chances de voir au réveil ce choc si redouté, qui se termine trop fréquemment par la mort. Les chirurgiens ne sauraient trop veiller à abréger le plus possible les séances chloroformiques : tout doit être prêt quand on commence l'anesthésie, toute minute d'anesthésie inutilisée augmente les mauvaises chances de l'opération. Pour lutter contre les accidents de choc, les stimulants, les toniques (strychnine), la caféine, l'oxygène et surtout la sérothérapie maxima par la voie hypodermique (t. I, p. 504) sont les meilleures armes.

g. *Pneumonies post-chloroformiques.* — On a pendant quelques années incriminé le chloroforme à propos des accidents pulmonaires, des *pneumonies* en particulier, qui surviennent chez les opérés. Mais on sait aujourd'hui qu'il s'agit de phénomènes infectieux. Cependant, lorsqu'on opère *à la lumière du gaz,* il peut se produire des décompositions du chloroforme capables d'irriter violemment les voies respiratoires et qui ont parfois causé des accidents mortels.

h. *Albuminurie.* — Plusieurs auteurs italiens ont affirmé que le chloroforme était un poison pour l'épithélium rénal et laissait presque toujours après lui une albuminurie plus ou moins persistante (ALESSANDRI). A ma demande MM. BINAUD et RUHLIER ont étudié à ce point de vue pendant un semestre les opérés du service du professeur DEMONS. Il résulte de leurs recherches que l'albuminurie fait défaut après l'anesthésie chloroformique dans l'immense majorité des cas; qu'elle peut être aggravée si elle existait antérieurement; qu'elle peut aussi être améliorée si l'opération qui a justifié l'anesthésie a eu pour résultat de supprimer un foyer infectieux ou d'améliorer la circulation de l'urine dans ses voies d'excrétion [1].

i. *Paralysies.* — A la suite des interventions chirurgicales, certains opérés présentent des paralysies partielles. Les unes sont dues à la compression des nerfs du bras sur les bords de la table; la rétention d'urine par paralysie vésicale temporaire se rencontre surtout après les opérations pratiquées sur les régions pelviennes, quelquefois aussi après des opérations portant sur d'autres points. Dans certains cas enfin, on n'a pu saisir aucune circonstance capable d'expliquer ces paralysies post-opératoires, on les a alors attribuées au chloroforme. Elles guérissent généralement assez vite.

**5° Mode d'administration, appareils à inhalation, technique**. — Le malade sera à jeun, le col largement ouvert, sans ceinture ni aucun lien autour de la taille; il sera soigneusement débarrassé de toute pièce de prothèse dentaire ou palatine, dont la chute dans le pharynx pourrait entraîner une suffocation mortelle.

Il sera étendu horizontalement, la tête à peine relevée sur un mince oreiller et légèrement incliné sur le côté; au cours de l'anesthésie, cet oreiller pourra même être enlevé. La position assise est fâcheuse; si la statistique des dentistes est aussi déplorable c'est en grande partie parce qu'ils s'obstinent à opérer leurs malades sur le fauteuil accoutumé; on doit refuser d'endormir un malade dans ces conditions.

Si l'opération a lieu dans la bouche ou le pharynx, Rose a proposé la position suivante : une fois le sommeil obtenu, « on attire la tête du malade un pied environ au delà du bord bien matelassé de la table et on la laisse pendre naturellement. Dès les premières incisions le sang s'écoule par les fosses nasales et de là sortant par les narines vient tomber sur le sol. L'opération

---

[1] Arnozan, *Pronostic des albuminuries.* Congrès de Nancy, 1896.

18.

terminée, les malades ne sont ramenés dans la position horizontale que progressivement de manière à éviter toute syncope ». Cette pratique a le désavantage de congestionner fortement la tête, elle doit être évitée chez les vieillards et les gens soupçonnés d'athérome cérébral, mais elle peut être réalisée chez les sujets jeunes, auxquels seule elle permet le bénéfice de l'anesthésie dans les opérations susdites (WEISS).

Avant de commencer, l'aide chargé de donner le chloroforme s'assurera qu'il a à sa portée tout ce qui est nécessaire pour parer aux accidents, pince à langue, ouvre-bouche ou tout au moins forte cuillère, seringue de PRAVAZ, solution de caféine, éther sulfurique, nitrite d'amyle, oxygène, pile électrique prête à fonctionner. Puis après avoir doucement habitué son malade à l'odeur du chloroforme, il commence réellement les inhalations anesthésiques.

Différents appareils ont été inventés pour faire respirer au malade les vapeurs chloroformiques. Le plus rationnel est celui avec lequel P. BERT donnait des mélanges titrés d'air et de chloroforme ; mais il est d'un maniement assez difficile et compliqué. Des études si intéressantes du savant physiologiste il faut retenir ce fait que, si le titre du mélange est trop fort (30 p. 100), la mort survient très rapidement ; et que s'il est trop faible (4 p. 100), la mort survient au bout de dix heures sans que l'animal ait été anesthésié. Les appareils les plus usuels sont le cornet des hôpitaux de la marine, ou un masque en flanelle tendue sur des fils de laiton, à leur défaut un simple mouchoir roulé en cornet au fond duquel on verse le liquide volatil : quel qu'il soit, il doit permettre à l'air de circuler autour de la bouche et du nez du sujet.

Armé de l'un ou de l'autre, l'anesthésiste peut procéder de plusieurs façons : ou bien verser largement le chloroforme, à *doses massives*, ou bien le verser lentement à l'aide d'un flacon compte-gouttes. Le premier procédé peut réussir à obtenir un sommeil rapide et complet, mais il expose à tuer le malade ; le second seul doit être appliqué ; il réalise dans la pratique la dose *optima* des mélanges de P. BERT (environ 8 p. 100). Le masque étant appliqué au-devant de la bouche ou du nez, on verse régulièrement, rythmiquement, de 10 à 12 gouttes par minute ; en général, l'action commence à se manifester au bout d'une ou deux minutes, et l'anesthésie est complète après dix à quinze minutes en moyenne.

Le sommeil étant ainsi obtenu, il faut l'entretenir : 4 à 6 gouttes par minute suffisent en moyenne. Mais pour cet entretien, il faut se guider sur deux ordres de faits : 1° l'état des réflexes et de la respiration du malade : quand le rythme respiratoire devient irrégulier, le réveil est proche ; 2° la nature des actes opératoires : le sommeil qui pourrait se continuer sans trouble à l'état de repos peut au contraire être brusquement interrompu par une incision nouvelle, une exploration profonde, l'application du thermocautère, etc. Suivant les circonstances, on augmentera ou on restreindra le nombre des gouttes.

La surveillance du pouls, de la respiration et de la pupille doit être continuelle ; l'aide qui donne le chloroforme se doit tout entier à sa mission et ne doit avoir aucune autre fonction à accomplir. Quand l'opération se prolonge il doit, à certains intervalles, écarter complètement le masque et laisser le malade respirer librement de l'air pur. Si un accident survient, il doit agir immédiatement suivant les indications données plus haut.

**6° Doses, durée de l'anesthésie.** — La quantité de chloroforme que l'on peut faire inhaler n'est pas bien fixée ; on ne saurait, pour l'évaluer, tenir exactement compte de la quantité dépensée, car une proportion considérable de vapeurs se perd toujours. NICAISE estime que 10 grammes suffisent dans une opération d'une demi-heure ; j'en ai vu utiliser sans inconvénient marqué jusqu'à 60 et 80 grammes. Il y a toujours intérêt à en administrer le moins possible.

Cette quantité est d'ailleurs en fonction de la durée même de l'opération, durée des plus variables, et que l'on doit toujours chercher à restreindre. Sans établir de règle absolue à ce sujet, il est bon de rappeler que plus le temps de l'anesthésie s'allonge, plus le malade est exposé au *choc*, et que P. BERT avec ses mélanges titrés à 8 p. 100 a vu succomber des animaux après quatre heures d'anesthésie. Ce sont des faits que le chirurgien ne doit jamais perdre de vue.

**7° Indications et contre-indications.** — Le chloroforme peut être employé dans tous les cas où l'anesthésie générale est indiquée (p. 308). Ses avantages et ses inconvénients comparés à ceux des autres agents anesthésiques seront étudiés plus bas.

a. *Accouchement.* — Mais en outre, il peut être utilisé pour apaiser les douleurs de l'*accouchement*. Quelques bouffées de vapeur anesthésique prises au moment même des contractions utérines, non seulement n'empêchent pas celles-ci de se produire efficacement, mais les rendent à la fois plus supportables, plus régulières, plus normales ; chez les femmes, dont les douleurs ne portent pas, il facilite le travail. Il est inutile de pousser les inhalations jusqu'à l'anesthésie ; un demi-sommeil, dans lequel la femme est analgésiée, mais non absolument endormie, suffit le plus souvent (*chloroforme à la reine*).

b. *Cardiopathies.* — L'usage du chloroforme chez les *cardiaques* est avec raison réputé comme dangereux, mais ce qui fait le danger, ce n'est pas la présence de telle ou telle lésion orificielle ou valvulaire, c'est la dégénérescence du myocarde. Avant de décider l'anesthésie au chloroforme, on devra toujours ausculter le malade. S'il existe une lésion bien compensée on pourra passer outre ; VERGELY a même soulagé par ces inhalations des *crises d'angine de poitrine*, et j'ai pour ma part endormi sans inconvénient pour une lithotritie un homme convalescent d'une crise d'asystolie. Mais si la fibre cardiaque est malade, l'abstention est de rigueur.

c. *Usages divers.* — En dehors de ses applications à l'anesthésie générale, le chloroforme a quelques usages médicaux.

L'*eau chloroformée* est de l'eau tenant en dissolution du chloroforme ; pure ou diluée, et donnée par cuillerées à café toutes les heures, elle calme les *douleurs gastralgiques* et quelquefois les *vomissements incoercibles* ; elle aurait une action antiputride à rechercher dans la *fièvre typhoïde*. Ce même liquide, en injection dans les fosses nasales a permis de tuer les larves de la *mouche anthropophage* (*Lucilia hominis vorax*), qui déposées dans les fosses nasales y causent des désordres considérés autrefois comme incurables.

Absolument pur, le chloroforme a pu être injecté sous la peau et soulager soit des *douleurs névralgiques*, soit des *coliques néphrétiques* ou *hépatiques*. Mais s'il est altéré ou si l'injection est mal faite, il cause facilement des eschares ou des névrites. La dose est d'un centimètre cube.

Appliqué sur la peau, il peut agir de deux façons. Pur, il amène en quelques minutes une rubéfaction vive, qui calme assez bien les *névralgies*, les *pleurodynies*, etc.; la dose est de vingt à vingt-cinq gouttes sur un mouchoir plié et recouvert d'une lame de gutta-percha. Mélangé à 1/10 à de l'huile d'amandes douces ou de camomille, ou à du baume de Fioravanti, il constitue de bons liniments pour calmer les douleurs des membres ou des articulations.

Le chloroforme est le véhicule des topiques récemment utilisés en dermatologie sous le nom de *traumaticines*.

## § 2. — ETHER SULFURIQUE

**1° Caractères physiques et chimiques**. — L'*éther sulfurique* ou *éthylique*, *oxyde d'éthyle*, $C^4H^{10}O$, est un liquide très mobile, volatil, bouillant à 35°, d'une odeur suave, pénétrante et persistante, absolument transparent et incolore, inflammable, obtenu par la distillation d'un mélange d'alcool éthylique et d'acide sulfurique.

Un des traits particuliers de son histoire thérapeutique, c'est la différence de ses effets, suivant la voie de son introduction ou le point de son application. Ces différences tiennent sans doute à la diversité des organes avec lesquels il se trouve en rapport, mais elles n'en sont pas moins curieuses à relever.

**2° Action de l'éther sur la peau**. — Liquide essentiellement volatil, l'éther appliqué sur la peau, spécialement sous forme de pulvérisation (appareil de RICHARDSON), s'évapore avec une telle rapidité qu'il refroidit violemment les tissus, détermine après quelques instants une anémie absolue du tégument avec formation instantanée d'une *plaque blanche, insensible, à contours très nets*. Limitée à ce degré, son action, qui paraît purement physique, est celle d'un *anesthésique local ;* elle permet les opérations courtes et peu étendues : *incision d'abcès, avulsion d'ongle incarné, excision de petites tumeurs, scarifications*, etc. L'application de pointes de feu en pareilles circonstances offre le danger de la conflagration instantanée des vapeurs d'éther.

L'action réfrigérante de ces vapeurs a été utilisée pour calmer les *douleurs rachidiennes* ou *épigastriques*, pour combattre la *chorée*, etc. ; elle est tout particulièrement douloureuse sur le scrotum, où elle doit être évitée. Pour cette action sédative, il est inutile de prolonger la pulvérisation jusqu'à l'anesthésie locale.

La congélation du tégument dans quelques cas a été assez vive pour amener la production d'eschares.

**3° Action de l'éther sur les voies digestives**. — Pris à l'intérieur l'éther provoque une sensation rapide de chaleur à l'épigastre ; il exerce sur la paroi interne de l'estomac une action analgésiante. De là son emploi heureux dans les *gastralgies*, et comme il excite en même temps la sécrétion gastrique, son avantage dans les *dyspepsies hypopeptiques*. Mais il faut être très réservé dans le dosage ; car immédiatement volatilisé par la chaleur du corps, il distend l'estomac et refoule le diaphragme au point de gêner quelquefois la respiration. Expérimentalement Cl. BERNARD a pu exagérer cette dilatation jusqu'à rupture de la paroi gastrique.

L'éther ne borne pas ses effets à la muqueuse ; soit par absorption, soit par acte réflexe, il agit comme antispasmodique général, calme les douleurs de la *colique hépatique* (remède de DURANDE, p. 229), les douleurs angoissantes de l'*angine de poitrine* et de l'*embolie pulmonaire*, les *spasmes nerveux* et *hystériques*, quel qu'en soit le siège. On le donne comme médicament préalable à l'usage des ténifuges. Il agit enfin comme stimulant dans les cas de *collapsus* et de *syncopes*.

On peut le donner sous forme de *gouttes* (X à XX sur du sucre ou dans de l'eau sucrée) ; de *perles* à capsules gélatineuses contenant II à IV gouttes (cinq à six perles par jour); de *sirop d'éther* (une à quatre cuillerées par jour) ; de *liqueur* d'HOFFMANN (éther alcoolisé, XX à L gouttes).

L'action sédative de l'éther a été utilisée par la *voie rectale*, soit que l'on donne un lavement contenant quelques gouttes d'éther, soit que l'on use de l'appareil suivant : un tube à essai contenant 2 à 3 grammes d'éther est mis en rapport par un tube de caoutchouc avec une canule introduite dans l'intestin. La chaleur de la main qui tient le tube suffit à faire évaporer l'éther dont les vapeurs se répandent dans le rectum et le côlon. On a soulagé ainsi quelques accès de *colique saturnine;* mais le danger de distension extrême du tube digestif par ces vapeurs et l'infidélité du procédé ont empêché celui-ci de se généraliser.

**4° Action par la voie hypodermique.**—A doses très fortes, un centimètre cube par demi-kilogramme, l'éther ainsi introduit dans l'organisme peut agir sur les centres nerveux comme anesthésique, et même provoquer la mort. Mais aux doses où la thérapeutique l'utilise, il se borne à stimuler la circulation. Le cœur de la grenouille parcouru par du sang chargé d'éther bat plus rapidement ; le cœur de l'homme réagit de la même façon : l'éther absorbé par les veinules de l'hypoderme va directement stimuler l'endocarde droit, puis s'élimine par la surface pulmonaire, sans agir habituellement sur les centres nerveux.

Cette action excitante est si manifeste que M<sup>lle</sup> OCOUNKOFF, qui à l'instigation de VERNEUIL, a la première bien étudié les effets de ces injections hypodermiques, les compare à ceux de la transfusion du sang, et qu'avant la pratique de la sérothérapie maxima, elles constituaient en effet la ressource la meilleure et la plus facile dans les cas de collapsus. Aussitôt l'injection faite, le sujet a une haleine d'odeur éthérée, sa respiration devient plus ample, son pouls est plus fort, les contractions cardiaques plus régulières, et sous l'influence de ce relèvement de la pression vasculaire, le malade sort de sa torpeur, rouvre les yeux et revient à la vie.

L'injection d'éther est donc le remède de la *syncope*, des *états lipothymiques*, de l'*asystolie*, des *adynamies*, quelle qu'en soit la cause (pneumonie, fièvre typhoïde, choléra, fièvre jaune, ictère grave, asphyxies par submersion, pendaison, intoxications, etc.). BARTH dans la *broncho-pneumonie adynamique*, et DU CASTEL dans la *variole* l'ont employée systématiquement et avec succès (deux ou trois injections par jour). Celui-ci en donnant simultanément 0gr,20 d'extrait thébaïque à ses malades a créé la *médication éthérée opiacée* qui est réellement une des meilleures dans cette fièvre éruptive, et qui arrête ou atténue la suppuration des pustules. STORA aurait appliqué avec succès le même traitement à la tuberculose pulmonaire.

L'introduction d'éther sous la peau donne lieu d'abord à une douleur assez vive, mais peu durable, puis à une sorte d'emphysème local très passager, dû à la volatilisation sous-cutanée de l'éther. Mais l'accident le plus pénible, rare heureusement, est la production de *paralysies* sensitives et motrices. Les tubes nerveux s'enflamment, peut-être même se nécrosent, au contact de l'éther. Si ce liquide est porté par hasard au contact d'un filet nerveux important, il en résultera une paralysie presque immédiate de tout le territoire tributaire de ce nerf au-dessous du point lésé. Ces troubles durent de trois à quatre mois et guérissent soit spontanément, soit d'une façon plus rapide sous l'influence de courants galvaniques [1]. Il est donc prudent de ne faire ces injections hypodermiques que dans des régions éloignées de nerfs importants : fesses, région lombaire, espace interscapulaire et d'éviter les membres. On ne doit pas employer plus de 4 à 5 centimètres cubes d'éther, en quatre ou cinq injections espacées d'au moins une demi-heure.

**5° Action par inhalations, anesthésie.** — Les voies respiratoires qui sont les organes d'élimination de l'éther servent aussi très souvent à son introduction dans l'organisme par inhalation.

Les appareils dont on se sert communément sont les mêmes

---

[1] SALVAT, Thèse de Bordeaux, 1884; et ARNOZAN, même sujet, *Gazette hebdomadaire*, 1885.

que pour le chloroforme, ou une simple compresse sur laquelle on verse l'éther goutte à goutte, ou encore un grand ballon de caoutchouc, à demi plein d'éther et adapté à un large tube de caoutchouc que termine un pavillon évasé en forme de masque pour s'appliquer sur la bouche et le nez.

Les effets généraux de l'éther sur le système nerveux sont analogues à ceux du chloroforme : excitation ou *ivresse* au début, puis dépression ou *sommeil anesthésique*. Les périodes sont les mêmes, les réflexes disparaissent dans le même ordre, la pupille présente la même série de modifications, et si l'on prolonge l'expérience, la mort peut aussi survenir. Il y a cependant certaines nuances qu'il importe de relever.

La période d'excitation est plus longue et peut être plus violente, le début du sommeil est marqué par une phase de congestion de la face avec respiration stertoreuse, saisissante quand on n'y est pas accoutumé ; la dilatation générale des vaisseaux périphériques amène un écoulement de sang plus abondant par la plaie opératoire ; les bronches, peut-être par le fait de l'élimination de l'éther, peut-être par l'influence excito-sécrétoire de ce liquide, exsudent d'abondantes mucosités qui les engorgent ; le malade présente du nystagmus et souvent même de la trépidation épileptoïde ; mais le cœur résiste plus longtemps à l'action de l'éther et quand il commence à fléchir, il le fait lentement et sans cette brusquerie qui est un des grands dangers du chloroforme ; la zone maniable est beaucoup plus étendue que pour ce dernier anesthésique.

Les vomissements, rares pendant l'inhalation, seraient assez fréquents après le réveil.

L'ivresse éthérée donne souvent des sensations de rêve brillantes et attrayantes ; aussi plusieurs personnes s'adonnent-elles à ces inhalations, comme d'autres aux fumées de l'opium ; elles finissent même le plus souvent par ajouter l'ingestion de quantités plus ou moins fortes d'éther à d'interminables inhalations. En Irlande, la consommation en est si répandue dans certains villages que l'atmosphère est saturée de vapeurs d'éther. Sous l'influence de cette intoxication, on devient capricieux, irritable, l'intelligence s'altère ; mais sans jamais tomber au niveau inférieur qu'atteint si fréquemment l'alcoolique. Il est difficile de désintoxiquer un éthéromane, surtout de le faire renoncer à ses habitudes; la tâche est pourtant moins ardue que pour un morphinomane. L'usage de l'héroïne en apaisant les anxiétés du malade privé de son toxique habituel est d'un grand secours (PITRES).

La comparaison de l'éther avec les autres anesthésiques sera faite plus bas.

## § 3. — BROMURE D'ÉTHYLE

Le *bromure d'éthyle*, $C^2H^5Br$, *éther bromhydrique*, est un liquide incolore, d'odeur agréable, de saveur sucrée, puis brûlante, très volatil. Il s'absorbe et s'élimine rapidement par les voies respiratoires, en produisant en quelques minutes une analgésie, puis une anesthésie générale qui se dissipent rapidement.

Pendant ce sommeil, la circulation périphérique est activée; les sécrétions buccales sont abondantes, les vomissements faciles. Bien que très généralement inoffensif, le bromure d'éthyle n'en a pas moins causé quelques décès, et même une mort tardive par intoxication du sang; il semble que dans ce dernier cas le produit ait été altéré. Il y aurait danger à prolonger les inhalations plus de dix à quinze minutes.

Le bromure d'éthyle en pulvérisations est comme l'éther un anesthésique local.

Cet agent convient comme anesthésique aux très courtes opérations; il peut aussi être administré comme sédatif dans les attaques d'hystérie et d'épilepsie. BOURNEVILLE et D'OLIER le conseillent en inhalations méthodiques faites chaque jour contre les attaques d'épilepsie.

## § 4. — PROTOXYDE D'AZOTE

Ce gaz, incolore, de saveur légèrement piquante, $Az^2O$, est aussi nommé *gaz hilarant*. Bien que capable d'entretenir les combustions, il est absolument inapte à la respiration; car s'il peut se dissoudre dans le plasma sanguin, il ne contracte avec les globules aucune espèce de combinaison.

Ses propriétés anesthésiques sont connues depuis longtemps (DAVY); elles ont été pendant longtemps utilisées par les seuls dentistes, fait assez naturel, si l'on considère que l'insensibilité durait à peine le temps d'extraire une dent. Le protoxyde d'azote liquide est enfermé dans un cylindre de fer; aussitôt que l'ouverture d'un robinet le met en communication avec l'air ambiant, il se volatilise et se dégage vivement par un gros tuyau de caoutchouc jusque dans un masque qui recouvre le nez et la bouche du patient. Celui-ci, privé d'air, s'axphyxie en même temps qu'il s'anesthésie; il devient livide, et souvent est pris d'un accès de délire gai (gaz hilarant). Il faut alors interrompre les inhalations et profiter de la très courte période d'insensibilité ainsi obtenue, pour arracher une dent. Le réveil est rapide et sans incident.

La chirurgie générale ne peut évidemment pas se servir du protoxyde d'azote pour ses longues interventions. En mélangeant cinq volumes de ce gaz et un volume d'oxygène, et en faisant respirer ce mélange dans un espace clos où l'air était comprimé à $0^m,92$ de mercure, soit une atmosphère et $1,5$, P. BERT a pu produire l'anesthésie prolongée et éviter l'asphyxie; plusieurs chirurgiens ont pratiqué de grandes opérations sur des malades endormis par ce procédé. Mais la nécessité d'agir dans des chambres métalliques, où l'on enferme à la fois patient, médecins et aides, est une telle complication que, malgré le puissant intérêt des travaux physiologiques de P. BERT, la pratique chirurgicale n'a pas jusqu'à présent bénéficié des très réelles qualités du protoxyde d'azote comme agent anesthésique.

## § 5. — ACIDE CARBONIQUE

**1° Acide carbonique de l'organisme.** — Gaz incolore, à odeur et à saveur légèrement piquantes, l'acide carbonique $CO_2$, est un des principaux produits de la combustion de nos organes; il est éliminé par le poumon, dans la proportion de 4,5 p. 100 d'air expiré. Mais quoique représentant un déchet de la nutrition, il ne semble pas moins être un principe indispensable au fonctionnement de notre machine. De même que l'urée est le diurétique par excellence, de même l'acide carbonique semble être le meilleur agent régulateur de la respiration. Bien des expériences et des théories ont été faites pour étudier et préciser son action; mais on peut dire que jusqu'à présent la solution du problème a seulement été entrevue.

Les principaux points qu'il importe de retenir sont les suivants : $CO^2$ existe dans tous nos organes en proportions variables, mais nul n'en est dépourvu, pas même le sang artériel qui en renferme plus que d'oxygène ; $CO^2$ n'est pas toxique, et dans les diverses asphyxies, la mort est le fait de la privation d'oxygène, et non de l'intoxication par le gaz carbonique. GRÉHANT l'a démontré en faisant respirer pendant plusieurs heures à des lapins un mélange gazeux de 45 de $CO^2$, 35 d'Az et 20 d'O, c'est-à-dire un mélange où l'oxygène se trouvait dans la même proportion que dans l'air atmosphérique. Les animaux ne mouraient qu'après une longue période d'*anesthésie*.

**2° Propriétés anesthésiques.** — L'acide carbonique est, en effet, un agent anesthésique, c'est même le plus anciennement connu : PLINE savait que du vinaigre mêlé à de la poudre de marbre endort les parties sur lesquelles on l'applique. Ces propriétés analgésiantes ont été étudiées plus récemment par OZANAM (1858) ; elles ont été de nouveau mises en lumière par BROWN-SÉQUARD. Cet auteur a démontré qu'un jet d'acide carbonique dirigé sur le larynx anesthésie cet organe ; si l'expérience se prolonge l'anesthésie devient générale. La section des nerfs récurrents empêche la généralisation de l'insensibilité : le phénomène est donc d'ordre réflexe ou inhibitoire.

Ces principes physiologiques si intéressants, la grande facilité avec laquelle on manie maintenant l'acide carbonique liquide, sembleraient promettre une série d'applications thérapeutiques importantes. Il n'en est pas ainsi, et nous ne sommes pas sur ce point beaucoup plus avancés qu'il y a cinquante ans.

**3° Usages thérapeutiques**. — a. *Effets chimiques*. — L'acidité de $CO^2$, si faible qu'elle soit, a été utilisée pour combattre la *gravelle phosphatique*, soit par l'ingestion de boissons gazeuses, soit par l'injection dans la vessie de solutions gazeuses. Les résultats sont médiocres.

b. *Anesthésie.* — L'anesthésie locale pourrait être aussi bien obtenue par un jet d'acide carbonique que par un jet de chlorure de méthyle ; mais on ne la réalise pas par ce procédé. Les essais de Brown-Séquard n'ont pas dépassé le laboratoire du Collège de France ; et la tentative d'Ozanam endormant pour l'opérer un malade qui respirait librement l'air extérieur en même temps qu'un mince jet de gaz carbonique entrait dans la bouche, n'a pas été renouvelée.

Cependant on cite de temps à autre quelques observations de plaies douloureuses soulagées par des pansements à l'eau saturée de $CO_2$, des brûlures calmées par l'application du contenu d'un vulgaire siphon. Les injections vaginales avec ces mêmes liquides calment bien les souffrances du *cancer utérin*. On attribue enfin à $CO_2$ l'effet sédatif, au point de vue des douleurs et des vomissements, qu'on obtient avec la potion de Rivière et avec le champagne frappé, dans les *gastralgies*, les *ulcères de l'estomac* et les *péritonites*.

c. *Affections des voies respiratoires.* — D'après Campardon, les inhalations de $CO_2$ atténueraient les quintes de *coqueluche* et en feraient décroître le nombre. Peut-être est-ce encore en pareil cas un effet d'anesthésie locale. Mais Weill les a conseillées dans toutes les *dyspnées* : congestive, tuberculeuse, cardiaque et même anémique. La dose est de 2 à 4 litres, que l'on respire en une dizaine de fois par la bouche, la voie nasale devant être et rester libre, ce qui est une condition essentielle de succès. Les bons effets sont incontestables, les résultats nuls le sont aussi : c'est une question d'espèces. Il serait bon de poursuivre ces études en se rendant compte, avant et après le traitement, de la quantité de $CO_2$ aspiré, des modifications de la sensibilité laryngée et générale. Alors seulement les indications du remède, qui est, je crois, excellent dans certains cas pourront être posées.

d. *Tuberculoses.* — Les affections du cœur gauche, les lésions mitrales en particulier, qui mettent obstacle au retour du sang hématosé et font accumuler dans l'organisme le sang chargé d'acide carbonique, les lésions emphysémateuses du poumon qui aboutissent au même résultat, sont considérées comme quelque peu incompatibles avec la tuberculose pulmonaire. On a pensé dès lors qu'il y aurait intérêt à surcharger de $CO_2$ le sang qui circule dans les organes tuberculisés : à cette vue théorique se rattachent : 1º les inhalations méthodiques de $CO_2$ et les lavements gazeux ($CO_2$ et HS) de Bergeon dans la tuberculose pulmonaire (voy. t. I, p. 240) ; 2º la méthode de Bier, compression légère des membres au-dessus des tumeurs blanches pour amener la stase du sang veineux dans l'articulation malade. La théorie était fausse sans doute, car ces pratiques ne sont plus qu'un vain souvenir.

c. *Maladies de la nutrition et du système nerveux.* — Au contact de l'acide carbonique pur ou en dissolution, la peau éprouve quelques picotements, puis une sensation de chaleur; elle rougit et s'anesthésie. Lorsque le corps entier est plongé, moins la tête, dans une atmosphère carbonique ou dans de l'eau saturée de $CO_2$, ces effets se manifestent sur tout le tégument, et il en résulte une telle perturbation de la circulation générale que l'on peut éprouver de la céphalée, de l'angoisse, des vertiges. Ces effets ne sont qu'accidentels, mais ce qui semble constant, c'est l'absorption d'une quantité notable de $CO_2$ par la peau, son élimination par les voies respiratoires, et l'accélération des échanges nutritifs. Les *grandes névroses*, l'*hystérie*, la *neurasthénie*, les *névralgies rebelles*, le *rhumatisme chronique*, la *goutte*, le *diabète*, la *chlorose*, les *troubles névropathiques* liés aux *lésions chroniques* de l'*appareil utérin* ont souvent bénéficié de ces médications, dont la technique et les indications auraient besoin d'être précisées. Peyraud (de Vichy) avait institué dans ce but des bains de $CO_2$ pur; mais le moyen le plus pratique paraît être jusqu'à présent le bain dans une solution de $CO_2$ faite suivant la méthode de Lippert : ce gaz, pour ainsi dire, en combinaison avec le liquide, se sépare de ce dernier au contact du corps des sujets qui y sont plongés et vient à l'état presque naissant stimuler leur surface tégumentaire.

**4º Modes d'administration.** — 1º *Usage interne.* Les eaux de Seltz artificielles, l'eau préparée avec les diverses poudres gazogènes. le champagne dont on abuse quelquefois chez les malades affaiblis, la potion de RIVIÈRE, sont d'un usage vulgaire. Il en est de même des eaux gazeuses naturelles (*Pougues, Seltz, Condillac, Saint-Galmier, Teissières,* etc.), dont certaines personnes font usage indéfiniment au risque de fatiguer leur estomac.

2º Les inhalations se font en remplissant de $CO_2$ un ballon de caoutchouc armé d'un tube et d'un embout, comme ceux qui servent aux inhalations d'oxygène.

3º A moins d'installations compliquées, les bains de $CO_2$ pur ou d'eau saturée ne peuvent être donnés que dans les stations thermales ou des établissements spéciaux.

## § 6. — ANESTHÉSIQUES DIVERS PAR INHALATION

Le nombre des substances volatiles anesthésiques est considérable ; plusieurs sont d'un maniement difficile, d'autres ne sont pas encore sorties des laboratoires où leur étude n'est pas terminée ; quelques-unes en sont sorties trop tôt au détriment des malades dont elles ont causé la mort. Peut-être qu'un jour ou l'autre, un de ces remèdes deviendra l'anesthésique de choix : en ce moment nous n'avons qu'à citer leurs noms : *tétrachlorure de carbone, chlorure de méthylène, éther méthylique, chloridène, éther chlorhydrique, chlorure d'éthylidène, acétal, pental, amylène,* etc.

Le *chlorure d'éthyle,* généralement réservé à l'anesthésie locale, a été utilisé par ROLLAND et CLERC comme anesthésique général. Quelques gouttes de ce liquide sont versées sur un mouchoir recouvert d'une toile imperméable, que l'on maintient ensuite au-devant de la face du malade. Celui-ci s'endort rapidement d'un sommeil court, suffisant cependant pour pratiquer de petites opérations ou l'extraction d'une dent. Il n'y a pas de période d'excitation, et le réveil est agréable.

## § 7. — ANESTHÉSIQUES ASSOCIÉS

On a cherché à réduire au minimum le danger des anesthésies en combinant de différentes façons les actions simultanées de plusieurs agents capables de modifier les centres nerveux.

**1° Narcotiques et anesthésiques.** — Avant les inhalations anesthésiques, on a donné du chloral à l'intérieur ou pratiqué des injections hypodermiques de morphine ou d'atropine. Ces procédés ont été très vantés, mais leur influence déprimante n'est pas sans inconvénient, elle ne facilite pas sensiblement la production du sommeil anesthésique, elle favorise (la morphine surtout) la syncope respiratoire (François-Franck), elle procure après l'opération une longue somnolence qui ne laisse pas souvent que d'être préoccupante. Ces pratiques ne sont donc pas à recommander, elles pourraient cependant être exceptionnellement employées chez des sujets pusillanimes, chez qui l'attente de l'opération causerait une anxiété dangereuse et que l'on anesthésierait pendant le sommeil narcotique.

**2° Anesthésiques mélangés.** — Le mélange entre eux, en proportions définies, des liquides ou des gaz anesthésiques est très recommandé par quelques chirurgiens. C'est ainsi qu'on a associé l'éther et le protoxyde d'azote, l'éther et le chloroforme, l'alcool méthylique et le chloroforme (*chlorure de méthylène*). Les mélanges qui ont été le plus employés sont ceux d'éther, de chloroforme et d'alcool. Les avantages de ces mélanges ne sont pas très évidents, et Dastre fait justement observer qu'à moins d'appareils spéciaux, ces mélanges se *détitrent* très rapidement, que les liquides les plus volatils s'évaporent les premiers, et qu'il ne reste bientôt plus que de l'alcool par suite d'une sorte de distillation spontanée.

**3° Anesthésiques et air respirable.** — Les mélanges qui seraient les plus utiles, mais qui malheureusement ne peuvent être employés qu'avec des appareils d'un maniement difficile, seraient ceux qui comprendraient à la fois les vapeurs anesthésiques (éther ou chloroforme) et un gaz respirable (air atmosphérique ou oxygène). Ces mélanges titrés, dont Paul Bert avait si judicieusement démontré l'utilité et sur lesquels Nicholson a plus récemment insisté (*anesthésie oxychloroformique*), devraient faire l'objet de recherches, qui, si elles aboutissaient à l'établissement d'une technique simple et précise, rendraient à la chirurgie les plus remarquables services.

## § 8. — Coca et cocaïne

**1° Caractères botaniques et chimiques.** — L'*Erithroxylon coca* (Erythroxylées) est un arbrisseau de la Bolivie et du Pérou, dont les feuilles ovoïdes sont communément désignées sous le nom de coca. Les Indiens aiment à les mâcher, mêlées à des cendres de coquillages. Ils peuvent grâce à cette pratique tromper les sensations de la faim et fournir une forte somme de travail.

La coca est à ce point de vue le type des substances improprement appelées *médicaments d'épargne ;* elle permet à l'organisme de travailler sans réparer ses pertes, non en économisant, mais au contraire en l'excitant à dépenser ses réserves. Cette double action anesthésique et dynamogénique justifie les usages médicaux de la coca, que l'on emploie sous forme de gargarismes (infusions) ou de badigeonnages (teinture) pour calmer les douleurs du pharynx ou du larynx, que l'on emploie encore associée à des vins généreux pour remonter les forces des convalescents et des neurasthéniques.

La *cocaïne* ou *Erythroxyline* $C^{17} H^{21} Az O^4$ est un alcaloïde extrait des feuilles de coca, qui à l'état frais en renferment 8 p. 100. Le *chlorhydrate de cocaïne*, préparation le plus souvent utilisée, est une poudre blanche, cristallisée, très soluble, d'une absorption et d'une élimination très rapides.

**2° Anesthésies cocaïniques.** — Suivant la manière dont elle est employée, la cocaïne est tantôt un anesthésique local, tantôt un anesthésique presque général.

*A.* Badigeonnages, applications locales. — Si on badigeonne une muqueuse saine avec une solution de chlorhydrate de cocaïne à 1/50, on observe très rapidement deux effets à peu près simultanés : la perte de sensibilité et l'anémie de la région traitée. La sensibilité douloureuse disparaît la première, à ce moment

19.

le sujet peut percevoir les piqûres et les incisions en tant que contact, mais sans en souffrir ; la sensibilité au contact se perd un peu après, l'anesthésie est complète au bout de cinq minutes, elle persiste de quinze à vingt minutes et disparaît graduellement. La muqueuse insensibilisée est d'une pâleur extrême, et ne laisse couler à l'incision que relativement peu de sang. L'effet vaso-constricteur n'est nullement la cause de l'anesthésie : on peut l'éviter en mélangeant à la solution quelques gouttes de trinitrine (GUITTON), et l'anesthésie ne s'en produit pas moins. L'anémie cocaïnique est suivie d'une vaso-dilatation très accentuée, qui peut favoriser les hémorragies secondaires.

Sur les muqueuses enflammées, ces effets font à peu près complètement défaut, ils sont très atténués sur le corps muqueux de Malpighi mis à nu.

Les applications chirurgicales et médicales de la cocaïne, appliquée sur les muqueuses, découlent toutes de ces simples notions.

a. *Fosses nasales.* — En touchant la partie visible de la pituitaire avec des tampons imbibés de solution cocaïnique, on l'insensibilise assez pour permettre l'excision d'un lambeau de muqueuse, la cautérisation des cornets, la perforation des sinus, etc. Ce badigeonnage a en outre l'avantage en anémiant cette membrane si vasculaire de l'amincir temporairement, de la faire appliquer plus exactement sur la paroi osseuse, par conséquent de faciliter les explorations et l'introduction des instruments dans le nez et la trompe d'Eustache.

b. *Œil, conjonctive.* — L'anesthésie cornéenne et conjonctivale permet d'exécuter sans douleurs la plupart des opérations superficielles qui se pratiquent sur l'œil : scarifications, strabisme, etc. Pour la cataracte, le début de l'intervention est indolore ; l'excision de l'iris reste douloureuse.

C'est au moyen d'instillations d'un collyre à 1/50 que l'on obtient cette anesthésie, après une courte période de picotements et de gêne très supportables. Après la période anesthésique, survient une dilatation de la pupille qui dure vingt-quatre heures. La cocaïne est fâcheuse dans le glaucome, parce qu'elle semble augmenter la tension intra-oculaire ; elle est inutile dans les conjonctivites.

c. *Bouche et pharynx.* — Loin de faciliter l'introduction des sondes œsophagiennes ou du tube de FAUCHER, la cocaïne en insensibilisant l'isthme du gosier augmente plutôt les difficultés, surtout si le malade doit *déglutir* ce tube. En outre elle provoque une sensation de strangulation extrêmement pénible. Mais elle garde, là comme ailleurs, sa grande valeur d'anesthésique local pour les opérations chirurgicales de courte durée, et peut, grâce à son action vaso-constrictive, être utilisée pour combattre les hémorragies gingivales si rebelles, hélas ! même à ce moyen.

En mélangeant, par parties égales, du menthol, de l'acide phénique et du chlorhydrate de cocaïne, on obtient un liquide sirupeux à la fois réfrigérant, anesthésique et caustique, qui, porté sur un point limité, donne une insensibilité parfaite et permet d'enfoncer sans douleur un bistouri ou un galvano-cautère.

d. *Larynx.* — Les badigeonnages faits par un spécialiste compétent sur un point déterminé de cette cavité sont excellents. Les pulvérisations sont, au contraire, dangereuses et doivent absolument être évitées ; la suffocation, l'angoisse, de graves phénomènes réflexes sont les conséquences de ce procédé aveugle.

e. *Estomac.* — Il était naturel de chercher à calmer par ce remède les douleurs gastralgiques ; mais la dose tolérée est trop faible pour agir sur toute la muqueuse. Si elle est trop forte, on a à compter avec les phénomènes d'absorption générale. L'usage interne de cet alcaloïde est très restreint.

f. *Anus, rectum.* — Les tampons imbibés de cocaïne calment les douleurs de la *fissure anale*, permettent l'application indolore et exacte de topiques curateurs (ichtyol, iodoforme, s. n. bismuth) (CHÉRON); mais pour la dilatation des sphincters ils constituent un procédé insuffisant.

g. *Muqueuses génitales et urinaires.* — Les badigeonnages à la cocaïne calment le *prurit préputial et vulvaire ;* portés sur le col utérin, ils atténuent les *douleurs de l'accouchement,* et ont arrêté les *vomissements incoercibles de la grossesse ;* les *sondes uréthrales* enduites de pommade cocaïnée à 1/20 et poussées lentement pénètrent sans douleurs, les solutions injectées dans la *vessie* insensibilisent cet organe, et on a pu grâce à elles pratiquer des *lithotrities.*

h. *Ulcérations, fissures.* — Les *gerçures du sein*, les *fissures des lèvres*, les *petites ulcérations douloureuses* bénéficient de l'application de topiques cocaïnés, quels qu'ils soient : pommades, solutions, etc.

i. *Tunique vaginale.* — Après évacuation du liquide de l'*hydrocèle*, l'injection de 30 grammes d'une solution à 1/1000 de cocaïne permet d'introduire sans douleur la teinture d'iode.

*B.* Injections hypodermiques. — Toutes ces applications externes amènent une anesthésie superficielle, mais non profonde ; à peine le chirurgien a-t-il dépassé la muqueuse qu'il retrouve des tissus prêts à ressentir très douloureusement ses plus légères interventions. Le jour où l'on a pratiqué les injections hypodermiques, la cocaïne est devenue un agent anesthésique de premier ordre. Injectée sous la peau ou dans la peau elle donne une anesthésie limitée à quelques millimètres aux environs des piqûres ; elle agit sur les extrémités nerveuses et leur ôte momentanément toute propriété sensitive. C'est à Reclus que l'on doit d'avoir bien établi la technique et les indications de ce procédé d'anesthésie.

On se sert d'une seringue de Pravaz dont l'aiguille est enfoncée dans l'épaisseur du derme, en suivant le trajet que va tout à l'heure parcourir à son tour l'incision ; on doit pousser le piston à mesure que l'on enfonce davantage l'aiguille. La peau se boursoufle et pâlit ou devient livide, puis insensible. On peut compter sur une surface anesthésiée en largeur d'un centimètre, en longueur de la dimension même de l'aiguille ; on calculera d'après ces données pour pratiquer le nombre de piqûres nécessaires à l'insensibilité de toute la partie à inciser ou à exciser. L'anesthésie vient plus vite et dure plus longtemps (vingt à trente minutes) qu'après les badigeonnages des muqueuses.

Elle a suffi pour pratiquer un très grand nombre de petites opérations chirurgicales: *incision d'abcès, ablation de petites tumeurs, amputation de doigts et d'orteils, phimosis,* voire même *hernie étranglée.* Mais avant que Reclus ait définitivement écrit son histoire, elle a donné lieu à des accidents graves et même mortels, qu'il importe de relater.

Un frisson généralisé intense, survenant presque aussitôt après l'injection, signale le début des accidents, puis survient une syncope qui a été mortelle dans une quinzaine de cas connus. Le plus souvent le malade reprend ses sens au bout d'une demi-heure ou même plus longtemps, mais il est prostré, cyanosé, souffrant de vomissements incessants et d'une céphalée insupportable ou de convulsions éclamptiques et semble prêt à retomber en syncope pour le plus futile motif. Le pouls reste faible, lent, pendant plusieurs jours. Chez certains neurasthéniques, l'ébranlement du système nerveux produit des troubles qui persistent indéfiniment. Les injections dans les séreuses, les lavements ont pu donner lieu aux mêmes phénomènes que les injections hypodermiques. Le traitement ordinaire de la syncope doit être mis en œuvre, le nitrite d'amyle semble particulièrement indiqué.

En dépouillant avec une scrupuleuse attention les observations d'accidents cocaïniques, Reclus a pu se convaincre que le principal facteur était le degré de concentration des solutions employées. La même quantité de cocaïne est d'autant moins dangereuse qu'elle est plus diluée. C'est avec des solutions concentrées que la plupart des accidents ont été observés. On n'emploiera donc la cocaïne que à 1 ou 2 p. 100, et on ne dépassera pas sauf exception 10 à 15 centigrammes ; le malade sera toujours dans la position horizontale; on ne consentira jamais à pratiquer cette anesthésie dans la position assise.

Pour guérir la morphinomanie, on a imaginé de susbtituer les injections de cocaïne à celles de morphine ; les malades s'y sont quelquefois prêtés, mais ils n'y ont pas gagné : le premier poison a été remplacé par un autre peut-être plus violent. Des troubles nerveux graves, l'abaissement de l'intelligence, des hallucinations de la sensibilité générale, l'impuissance ont signalé ce *cocaïnisme chronique*, plus difficile à guérir que le morphisisme.


*C.* Anesthésie de gros troncs nerveux. — Dans les cas où l'anesthésie générale est impossible ou contre-indiquée, Jaboulay a conseillé de commencer par insensibiliser localement la peau,

puis de l'inciser, de mettre à nu les gros troncs nerveux de la
région et d'y injecter 2 $^1/_2$ centigrammes de chlorhydrate de cocaïne. Quelques minutes après, tout le territoire du nerf injecté
est anesthésié, et toute opération peut s'y faire sans douleurs.
Ce procédé aurait sûrement eu un certain renom, s'il n'avait été
bien vite relégué au second plan par les heureux succès des tentatives de cocaïnisation de la moelle.

*D.* Injection dans le cul-de-sac lombaire (méthode de Bier). —
Cette pratique a été imaginée par Corning, Bier, Sicard, et
rapidement vulgarisée par Tuffier et Villar. La région dorso-
lombaire est lavée et aseptisée comme pour une grande opération chirurgicale. Le malade assis se penche fortement en
avant, et, tandis qu'un aide le maintient dans cette position,
l'opérateur enfonce vivement une aiguille ou un fin trocart
entre la 4$^e$ et la 5$^e$ apophyse épineuse lombaire, non pas sur la
ligne médiane, mais à 1 centimètre à droite environ et dans une
direction telle que la pointe de l'instrument doive rejoindre la
ligne médiane, à une profondeur de 3 à 4 centimètres. L'aiguille
doit passer très près de la pointe de l'apophyse. Dès qu'elle a
pénétré dans le cul-de-sac arachnoïdien, le liquide céphalo-
rachidien s'écoule clair ou mélangé de sang, en bavant ou en
jet. On en retire de 2 à 4 et quelquefois même 10 centimètres cubes,
puis on injecte lentement 1 ou 2 centimètres cubes d'une solution de chlorhydrate de cocaïne *pure* et *stérilisée* à 2 p. 100, soit
2 ou 4 centigrammes de cocaïne. Reclus recommande de préférence la solution à 1 p. 100. Le malade est alors étendu sur le
dos.

Au bout de huit à dix minutes, il se plaint d'engourdissement
dans les pieds, puis dans les jambes, puis dans le bas-ventre.
L'anesthésie s'établit dans ces régions et monte rapidement ;
elle peut s'étendre jusqu'au cou, plus souvent elle s'arrête aux
fausses côtes ; elle dure une heure à une heure et demie. Toute
opération chirurgicale (amputation, laparotomie, taille, etc.)
peut être faite sur le segment inférieur du corps sans que le
malade souffre. Il continue à parler, répond aux questions,
sans ressentir la moindre douleur, sans faire le moindre mou-

vement. Les sutures une fois terminées, il prend pour le pansement la position qu'on lui demande.

Comme phénomènes concomitants, il faut signaler d'abondantes sueurs de la face, une soif vive que l'on calme avec un peu d'eau et de café. La motricité paraît influencée, les mouvements des membres inférieurs sont momentanément affaiblis ou abolis, mais pour peu de temps, semble-t-il, car certains opérés ont pu se lever, l'acte chirurgical une fois terminé. Les mouvements respiratoires des parois abdominales sont aussi momentanément suspendus.

Il est superflu d'insister sur les immenses avantages de ce mode d'anesthésie qui supprime les efforts du malade au cours de l'opération, et qui cependant supprime aussi toute douleur, bien que le patient ait, même sans regarder, une conscience plus ou moins vague de ce qu'on lui fait subir.

Malheureusement les choses ne se passent pas toujours avec cette simplicité. RECLUS a signalé une série d'accidents. D'abord on peut « rater » l'injection ; en second lieu, l'analgésie peut être insuffisante, trop courte ou tardive, toutes circonstances qui obligent à recourir à l'éther ou au chloroforme. Des tremblements peuvent gêner le chirurgien. Les nausées et les vomissements sont très fréquents pendant et après l'opération, dont le succès est ainsi compromis. Une céphalalgie gravative peut accabler le malade pendant plusieurs jours et atteindre un degré d'intensité excessive. On a signalé des paraplégies temporaires. Enfin on a relevé jusqu'à sept cas de mort imputables directement ou indirectement à l'injection de cocaïne. Même dans les cas les plus simples, il y a presque toujours un accès de fièvre avec température de 39 à 40°. Il ne faut donc pas se hâter de conclure, et l'on doit, comme RECLUS, dire simplement avec BIER : « à l'heure présente, avec une technique obscure et incertaine encore, les injections lombaires donnent une sécurité moindre que nos anesthésiques ordinaires. »

En dehors des interventions chirurgicales, elles ont été utilisées pour supprimer les *douleurs de l'accouchement*, et appliquées par PITRES au soulagement des *douleurs fulgurantes du tabes*, au diagnostic de certaines névralgies au point de vue de leur origine centrale ou périphérique.

## § 9. — Succédanés de la cocaïne

On a tout récemment tenté de substituer à la cocaïne une série d'agents ayant les mêmes propriétés anesthésiques et que l'on supposait moins toxiques.

**1° Tropococaïne.** — C'est une base, *benzoïl-tropéine*, retirée par Giesel de la coca à petites feuilles de Java ; le chlorhydrate plus généralement utilisé, se nomme *tropsine*. En solution à 3 p. 100, elle anesthésie très complètement la conjonctive ; quelques ophtalmologistes la préfèrent à la cocaïne. Pour l'anesthésie chirurgicale, Reclus considère celle-ci comme meilleure.

**2° Eucaïnes A et B.** — Ce sont des produits de synthèses employés à l'état de chlorhydrate, et qui se rapprochent de la constitution chimique de la cocaïne dont ils ne diffèrent que par la substitution d'un groupe méthyle à un atome d'hydrogène.

Ils anesthésient les muqueuses et la peau comme la cocaïne, mais ils ne semblent avoir en ophtalmologie aucun avantage bien appréciable ; en injections sous-cutanées, ils agissent comme vaso-dilatateurs, augmentant par conséquent l'hémorragie traumatique (Reclus), et, quoi qu'on ait pu dire, ne sont pas à l'abri du reproche de toxicité (Pouchet).

**3° Acoïne.** — C'est l'*alkyloxyphénylguanidine*. Elle a été étudiée par Trolldenien et Hesse qui ont constaté que l'anesthésie de la cornée est d'autant plus longue que la solution est plus concentrée.

La solution à 1 p. 1000 donne une anesthésie de 15 minutes.

|   |   |   |   |   |
|---|---|---|---|---|
| — | 1 p. 400 | — | — | 30 — |
| — | 1 p. 200 | — | — | 60 — |
| — | 1 p. 40 | — | — | 1 jour. |

Cette dernière solution irrite l'œil. Les solutions à 1 p. 100 conviendraient peut-être aux opérations un peu longues.

**4° Holocaïne.** — C'est une combinaison moléculaire de phénacétine et de phénétidine. En solution à 1 p. 100, elle anesthésie l'œil plus complètement que la cocaïne et sans ternir la cornée, à la dose de deux gouttes ; elle n'est pas vaso-constrictive, et ne produit ni mydriase, ni modifications de la tension intra-oculaire, ni trouble de l'accommodation ; elle a enfin l'avantage d'insensibiliser les parties profondes de l'œil, de rendre l'iridectomie indolore, et même d'analgésier les tissus enflammés. Aussi compte-t-elle de nombreux partisans parmi les ophtalmologistes.

Mais, comme agent d'anesthésie cutanée, il ne faut pas compter sur elle, car elle est toxique et tétanisante à très faible dose.

Si on veut stériliser les solutions, on ne devra les chauffer que dans des vases de porcelaine : car chauffées dans des flacons de verre, elles se décomposent.

## § 10. — ORTHOFORME

**1° Caractères physiques et physiologiques.** — Cette poudre blanche, cristallisée, insipide, inodore, qui paraît au point de vue de sa constitution élémentaire être un dérivé de la cocaïne, et que les chimistes classent comme l'*éther méthylique de l'acide paramidométhyloxybenzoïque*, a été étudiée par EINHORN et HEINZ.

C'est un anesthésique local, que l'on a cru d'abord dépourvu de toute toxicité, qui cependant n'en est pas absolument indemne. L'orthoforme est sans action sur la peau saine, mais il insensibilise lentement et pour une durée de cinq ou six heures les muqueuses et les surfaces tégumentaires dépouillées de leur épiderme corné.

Son application ne détermine en général aucun phénomène fâcheux ; cependant elle a été quelquefois suivie d'éruptions scarlatiniformes ou urticariennes, soit chez les sujets prédisposés à ces dermatoses, soit lorsqu'une sécrétion alcaline s'était mélangée à la poudre médicamenteuse.

**2° Indications.** — a. *En ophtalmologie*, l'orthoforme soulage les douleurs parfois si vives des *ulcères de la cornée*, mais il est au début un peu irritant, ce que l'on pourrait éviter en faisant précéder son emploi d'une instillation de collyre à la cocaïne (FROMAGET).

b. *En dermatologie*, il atténue excellemment les douleurs du *zona* à la période éruptive, à la condition qu'on prenne soin d'ouvrir aseptiquement toutes les vésicules. Comme antalgique, il est encore très bon dans la *fissure anale*. Dans les *gerçures du sein*, on a signalé de nombreux succès, et aussi des insuccès, des éruptions accidentelles et même cette particularité relevée par POUCHET que malgré le lavage le plus scrupuleux du mamelon avant chaque tétée, les nourrissons cessaient de bien digérer le lait. Les grands *ulcères des jambes* si douloureux chez les vieillards ont été saupoudrés d'orthoforme avec des résultats divers. Les souffrances des *brûlures* sont calmées par ce topique lorsque l'épiderme est enlevé.

c. *En laryngologie*, les insufflations d'orthoforme apaisent la *dysphagie* et donnent un répit de plusieurs heures aux malheureux malades atteints de *phtisie laryngée* et d'*ulcérations de la base de la langue*.

d. *En gynécologie*, BLONDEL a pu analgésier l'utérus assez complètement pour pratiquer divers pansements, même le curettage; et grâce à des tiges de laminaire ayant séjourné huit jours dans de l'éther saturé d'orthoforme, il a pu dilater sans douleur le col utérin.

e. *En médecine interne*, le remède a été prescrit dans les affections douloureuses de l'estomac, tantôt avec succès, tantôt sans bénéfice. On pense qu'il agit bien dans les lésions ulcéreuses (*cancer, ulcère rond*) et qu'il est au contraire inefficace lorsque l'épithélium forme un obstacle à son action.

**3° Préparations et doses.** — 1° L'orthoforme peut être employé pour saupoudrer les plaies douloureuses, mais il ne faudrait pas en user sur de trop grandes surfaces, sous peine de provoquer des phénomènes généraux d'intoxication (ALBERTIN).

2° Pour les ulcères étendus, pour les yeux, il est bon de prescrire des pommades à 1/10. La lanoline est l'excipient de

choix, elle favorise l'absorption et l'action du remède (Bois-
seau).

3° L'orthoforme peut être associé avec avantage à d'autres
topiques : cocaïne, oxyde de zinc, etc.; mêlé à l'iodoforme, il
enlève à celui-ci presque toute son odeur. Il faut éviter de l'unir
à l'antipyrine ; les deux poudres mélangées se liquéfient, puis
se transforment en une masse pâteuse qui durcit peu à peu et
devient sèche et cassante.

4° A l'intérieur, l'orthoforme est prescrit à la dose de 0,50 à
1 gramme en pilules de 0$^{gr}$,10.

## § 11. — NIRVANINE

C'est une variété d'orthoforme soluble dans l'eau. « Elle a
été employée comme anesthésique sous la forme d'injections
sous-cutanées à la place de la cocaïne ; elle serait beaucoup
moins toxique que cette dernière et déterminerait une insensibilité qui pourrait se prolonger pendant plusieurs heures. » Ces
injections de solution aqueuse de nirvanine se font à la dose
de 0$^{gr}$,05 à 0$^{gr}$,50 (BOCQUILLON-LIMOUSIN).

## § 12. — ANESTHÉSIE LOCALE PAR LE FROID

Le froid porté à un degré excessif, environ 10° au-dessous de
zéro, détermine l'anémie subite et complète des régions auxquelles il est appliqué, et en même temps que cette anémie, une
anesthésie des mêmes points. Ce froid peut être réalisé de plusieurs façons. Nous ne reviendrons pas sur l'éther, déjà étudié.

**1° Glace pilée**. — Le procédé le plus anciennement connu
consiste à maintenir sur la surface à insensibiliser un petit sac
(vessie de porc ou baudruche) rempli d'un mélange de *glace
pilée et de sel marin*. Les pulvérisations d'éther sulfurique amènent plus simplement au même résultat.

**2° Chlorure d'éthyle**. — Le chlorure d'éthyle, $C^2H^5Cl$, éther
éthylchlorhydrique, kélène, est un liquide clair, inflammable,
d'odeur éthérée, extrêmement volatil. Nous avons déjà indiqué

ses qualités d'anesthésique général. Enfermé dans des tubes de verre ou de métal munis d'un goulot de dimensions capillaires, il s'en échappe, sous l'influence de la chaleur de la main qui les tient, en un jet filiforme. Ce jet, dirigé sur la peau, y détermine une plaque de congélation et d'anesthésie de la grandeur et de la forme que l'on veut. L'insensibilité est de très courte durée.

**3° Chlorure de méthyle.** — Le chlorure de méthyle, $C^2H^3Cl$, éther méthylchlorhydrique, liquide incolore et plus volatil encore que le précédent, pourrait être employé de la même façon. Mais l'habitude a prévalu de l'utiliser différemment.

1° Si volatil qu'il soit, il peut être conservé liquide à l'air libre au fond d'une éprouvette à doubles parois, dans l'intervalle desquelles on a réalisé le vide barométrique (d'Arsonval). Un tampon de charpie à brins coupés ras et serrés, plongé dans ce liquide et porté au contact de la peau, détermine, très rapidement une plaque limitée d'anesthésie. Cette insensibilité très nettement circonscrite peut être mise à profit pour de petites opérations chirurgicales (*panaris, abcès*) ou des opérations dermatologiques (*scarifications, raclages*, etc.).

2° Enfermé dans des cylindres et des siphons métalliques munis d'un robinet à orifice large d'un 1/2 ou 2/3 de millimètre, le chlorure de méthyle se dégage vivement sous forme de jet liquide qui, passant instantanément à l'état de vapeurs, produit un froid considérable. La peau sur laquelle il est projeté se couvre rapidement d'un givre formé par les molécules liquides que ce refroidissement intense a congelées, et elle est anesthésiée. Si on ne se hâte pas d'interrompre le jet, elle rougit et s'escharifie promptement. En s'arrêtant au premier stade, Debove a réussi à soulager un très grand nombre de *douleurs névralgiques*, en particulier les *sciatiques* et la *rachialgie*.

3° Mais il est difficile de prolonger assez et de suspendre assez tôt la projection de chlorure de méthyle pour obtenir l'analgésie et éviter l'eschare. En inventant le *stypage*, Bailly a heureusement résolu le problème. Le stype est un tampon formé d'ouate sèche et de bourre de soie que l'on arrose d'un fort jet de chlorure de méthyle et que l'on applique ensuite sur les points douloureux : l'action réfrigérante s'exerce alors lentement, progressivement, et sans cette brusquerie qui rend l'emploi du siphon vraiment dangereux dans des mains inexpérimentées. Le stypage est un excellent moyen de traiter les accès douloureux de *névralgie faciale, intercostale, sciatique*, de *gastralgie*, de *rachialgie*, etc.

## § 13. — ANESTHÉSIE PAR INFILTRATION

En étudiant les conditions de l'insensibilisation locale des tissus, SCHLEICH a reconnu qu'il fallait faire une part à leur distension par le liquide injecté et qu'en portant cette distension au maximum, même avec un liquide inerte, on provoquait instantanément une anesthésie limitée. Cette *anesthésie par infiltration*, d'une durée fort courte, a été réalisée 376 fois par TROFIMOW ; mais elle est trop douloureuse en certains points, trop infidèle dans beaucoup de cas, pour constituer une ressource régulière dans la pratique chirurgicale.

## § 14. — CHOIX D'UN ANESTHÉSIQUE

Toutes les fois que l'on pourra la pratiquer, c'est à l'anesthésie locale que l'on donnera la préférence : chlorure d'éthyle ou chlorure de méthyle, pulvérisations d'éther, s'il s'agit d'une intervention très courte ; injections de cocaïne d'après la technique de RECLUS, si elle doit être un peu plus longue.

Pour les opérations de grande chirurgie, il faut ou l'anesthésie générale, ou tout au moins, si le siège du mal est au-dessous du diaphragme, l'injection intra-rachidienne de cocaïne. Ce dernier procédé encore mal connu ne peut être définitivement jugé.

Quant aux agents d'anesthésie générale, si l'opération doit être extrêmement courte, comme par exemple l'excision de végétations adénoïdes, on peut se contenter du chlorure ou du bromure d'éthyle. Mais, dans la plupart des cas, il faut adopter une des substances capables de donner une insensibilité générale, complète et prolongée. Les injections intra-veineuses de chloral, si fortement préconisées par ORÉ, sont aujourd'hui oubliées ;

l'association des narcotiques **aux** anesthésiques est plutôt fâcheuse ; le débat n'a lieu véritablement qu'entre l'éther et le chloroforme.

En dehors de toute considération physiologique, il y a un certain nombre de circonstances dont il importe de tenir compte : 1° si on doit opérer à la lumière du gaz ou d'une lampe, ou au voisinage du feu, on évitera l'éther en raison de son inflammabilité ; 2° on adoptera le chloroforme si le malade manifeste pour l'éther une répulsion insurmontable ou inversement ; 3° on se servira de celui de ces liquides que l'aide préposé à l'anesthésie sait le mieux manier.

Si des conditions d'aussi mince valeur peuvent intervenir, c'est qu'en réalité aucun des deux anesthésiques ne présente sur l'autre une supériorité bien marquée, et que, toutes choses égales d'ailleurs, le choix est réellement embarrassant. Les statistiques cependant font pencher la balance en faveur de l'éther : 1 mort sur 2 300 chloroformisations ; et sur 7 000 éthérisations (RECLUS) ; 1 mort sur 2 647 chloroformisations et sur 13 160 éthérisations (GURLT). Mais tous les insuccès ne sont pas publiés, et quand on songe que deux ou trois cas malheureux, restés ignorés, pourraient renverser les données de ces statistiques, on ne peut réellement fonder sur elles des raisonnements bien précis.

On sera donc libre de choisir l'éther ou le chloroforme, à moins que l'état du malade ne réclame particulièrement l'un ou l'autre. Quand le cœur, quand le myocarde surtout est altéré, on donnera la préférence à l'éther, dont la zone maniable est relativement étendue et qui menace moins rapidement l'organe central de la circulation. On l'évitera si le sujet est exsangue, parce qu'il congestionne le réseau périphérique et favorise l'écoulement du sang ; on l'évitera aussi chez les sujets atteints de bronchite, à cause de l'hypersécrétion qu'il provoque dans les voies respiratoires et qui peut les encombrer d'une façon dangereuse. Par contre, on devra le préférer au chloroforme s'il s'agit d'une intervention grave et prolongée sur l'abdomen.

L'embarras sera grand s'il s'agit d'un cardiaque atteint de congestion pulmonaire, ou d'un bronchitique avec dilatation du cœur. En pareil cas, à moins d'urgence absolue, il faudra différer l'opération et commencer par renforcer, si c'est possible, les organes malades.

ARTICLE III

## MÉDICAMENTS HYPNOTIQUES

### § 1. — SOMMEIL ET HYPNOTIQUES EN GÉNÉRAL

**1° Sommeil physiologique.** — Le sommeil est une des fonctions les plus importantes à l'état de santé. Cette « image de la mort », comme disaient les anciens, cet état dans lequel toutes les fonctions de la vie de relation sont suspendues et dans lequel les fonctions de la vie végétative sont modifiées ou ralenties, est un repos nécessaire à la réparation des forces et à la reconstitution des tissus usés par les travaux de la veille. Pour être normal, le sommeil doit être *réparateur*, c'est-à-dire qu'au réveil l'homme doit se trouver dans un état de bien-être, d'euphorie bien déterminé, se sentir prêt à reprendre ses occupations sans lassitude et sans excitation.

Les phénomènes de la nutrition sont modifiés pendant le sommeil ; la circulation du sang est ralentie, celle de la lymphe est plus active, les mouvements respiratoires sont moins amples et moins nombreux. L'urine de la veille contient des poisons somnifères ; celle du sommeil, des poisons convulsivants ; cette particularité énoncée par BOUCHARD est d'un haut intérêt physiologique et mériterait d'être étudiée à fond ; elle tend à établir que la nutrition intime de nos organes subit, par la succession de la veille et du sommeil, des variations plus profondes qu'on ne le pense au premier abord.

**2° Sommeils pathologiques.** — Une fonction de cette importance présente naturellement à l'état de maladie des perturbations considérables. Par sa prolongation, par sa profondeur, par l'impossibilité de provoquer le réveil, le sommeil peut constituer ces états graves de *coma*, de *carus*, qui dénotent une lésion ou une intoxication graves du cerveau. Sans présenter ce haut degré de gravité, certains sommeils au lieu d'être réparateurs, laissent les malades au réveil alourdis, avec une céphalée pénible, un état de fatigue plus accentuée que préalablement et qui ne se dissipe que par la reprise des occupations journalières; le fait est fréquent chez les neurasthéniques, je l'ai constaté aussi chez les lymphatiques, les strumeux, les myxœdémateux frustes qui cherchent par le sommeil prolongé du matin à restaurer leurs forces. D'autres fois le sommeil des névropathes ou des fébricitants est troublé par des rêves, par des cauchemars qui en rompent l'harmonie. Il serait intéressant de savoir quels troubles nutritifs, quelles variations dans la composition de l'urine correspondent à ces sommeils, sans même parler des attaques d'hypnotisme et de narcolepsie. Mais ces études sont encore à faire.

**3° Insomnie.** — En opposition avec ces cas, il en existe d'autres, plus nombreux peut-être, où le sommeil fait défaut; l'*insomnie* est un des symptômes les plus pénibles, les plus intéressants aussi d'un très grand nombre d'affections. Elle est quelquefois entretenue par la douleur ou par la persistance d'excitations périphériques anormales : en faisant cesser l'une ou les autres, on amène le retour du sommeil. Mais souvent, c'est dans un trouble même du fonctionnement cérébral, dans une excitation des méninges (*méningite, rhumatisme cérébral*, etc.), dans une infection (*typhus, grippe*, etc.), ou dans une intoxication (*urémie*) intéressant le cerveau qu'il faut chercher la cause prochaine de l'insomnie. Toutes les grandes *névroses* peuvent entraîner la perte du sommeil; on a même cherché à localiser le point de l'encéphale dont la lésion causerait l'insomnie : *centre du sommeil* de MAUTHNER ; mais cette localisation est prématurée.

**4° Sommeils thérapeutiques.** — Un symptôme aussi énervant, parfois aussi tenace que l'insomnie, a depuis longtemps attiré l'attention des médecins, et on a cherché de tout temps les remèdes pour le combattre. On en a trouvé beaucoup; ils sont assez nombreux, assez fidèles dans leur action, pour que l'on soit à peu près certain de faire dormir un malade, au moins une nuit, dans un cas donné. Mais malheureusement le sommeil ainsi provoqué se rapproche plus des sommeils pathologiques que du sommeil naturel ; il est rarement réparateur, laisse après lui une sensation de lourdeur et de malaise les premiers jours, et à la longue donne lieu à des troubles graves de l'intelligence, de la sensibilité et du mouvement, alors que le malade est devenu passionné pour son remède et ne veut plus, ne peut plus renoncer à son usage. Le *sommeil thérapeutique*, il faut bien l'avouer, n'est en réalité qu'un *sommeil d'intoxication*.

Il existe cependant quelques circonstances où il est réellement réparateur : c'est lorsque le remède agit en calmant une douleur aiguë qui entretenait l'insomnie, par exemple une névralgie atrocement douloureuse, une colique néphrétique, un point de côté ; mais le bien-être éprouvé au réveil est dû plus encore à la disparition des souffrances qu'à l'action même du médicament sur les centres nerveux.

**5° Divisions des médicaments hypnotiques**. — En partant de cette distinction, on a voulu diviser les médicaments *hypnotiques* ou *narcotiques* en deux catégories : ceux qui font dormir en supprimant les perceptions sensitives, *hypnotiques indirects*, ceux qui font dormir en modifiant directement et d'emblée le fonctionnement cérébral, *hypnotiques directs*. La division est juste en principe, mais peu réalisable dans la pratique. Sans doute l'opium qui est le type des hypnotiques indirects, commence par apaiser les douleurs, mais qui oserait croire qu'il n'endort pas ensuite par son action propre sur le cerveau ? Le chloral amène directement le repos de l'écorce cérébrale, mais croit-on qu'il n'agit pas aussi en atténuant la perception douloureuse ? En outre, que de remèdes on serait en peine de ranger dans l'une ou l'autre catégorie !

L'action congestive ou anémiante des hypnotiques aurait pu servir de critérium pour les classer, à une époque où l'on accordait à la circulation cérébrale une importance de premier ordre dans la production du sommeil que l'on attribuait à un état congestif. Aujourd'hui, où l'on croirait plutôt à l'influence d'une anémie passagère, ces modifications vasculaires ne sauraient servir de base à une classification.

L'avenir nous apportera peut-être les éléments d'une classification chimique. Schneegans et von Mering ont montré que le radical éthyle $C^2H^5$ se retrouvait dans un très grand nombre de substances narcotiques, et que c'était vraisemblablement à sa présence que ces corps devaient leur action physiologique ; Baumann et Kast ont cru pouvoir affirmer que dans le groupe des disulfones, l'intensité des effets hypnotiques était en rapport direct avec le nombre des éléments éthyle que contiennent ces composés ; enfin, plus récemment, en combinant à la morphine ce même élément, on a créé des corps nouveaux, entre autres l'*héroïne*, dont les propriétés somnifères sont plus accentuées que celles de la morphine elle-même. Bien qu'il y ait dans l'appréciation des résultats thérapeutiques un peu d'illusion et d'enthousiasme, on ne saurait nier que la notion introduite par Schneegans et von Mering a autant de valeur que d'originalité et qu'elle donnera peut-être un jour ou l'autre l'explication de bien des phénomènes encore obscurs.

Mais en attendant l'avènement de cette classification des hypnagogues, nous croyons plus sage de les étudier successivement, et sans les grouper d'après des considérations encore trop peu classiques pour prendre place dans ce précis élémentaire.

Les incessantes découvertes des chimistes ont introduit dans la matière médicale une foule considérable d'agents somnifères. Il nous a semblé sage de faire parmi eux une certaine sélection. Quelques-uns sont à peine connus, et n'ont pas encore acquis leur droit de naturalisation ; quelques autres, prématurément acceptés, comme le *méthylal* et l'*hypnone* ont été reconnus comme des hôtes dangereux que le professeur Pouchet a très légitimement frappés d'ostracisme. Trop souvent en effet les centres nerveux, après avoir été imprégnés de substances somnifères, sont modifiés dans leur état dynamique ou leur constitution chimique, au point que leur fonctionnement est compromis pour longtemps, ou pour toujours. Nous n'avons donné place, dans les pages qui suivent, qu'aux narcotiques consacrés par l'expérience des siècles et aux nouveaux venus dont les allures bienfaisantes semblent mériter le respect.

## § 2. — Opium

**1° Caractères botaniques**. — L'*opium* est le suc épaissi des fruits du *Papaver sommiferum album*. Ce suc laiteux, coulant par des incisions pratiquées sur les capsules, s'épaissit et brunit rapidement, se coagule en masses pâteuses, puis sèches et cassantes, que l'on peut ultérieurement réduire en poudre. On distingue plusieurs variétés d'opiums suivant leur provenance et on les estime d'après leur teneur en morphine.

1° *Opium de Smyrne ou de Constantinople*. — C'est le meilleur, l'opium officinal, il se présente en blocs noirâtres, arrondis, enveloppés de feuilles de pavots et de rumex, et contient de 10 à 12 p. 100 de morphine.

2° *Opium d'Egypte*. — En pains plus aplatis, durs, de 10 centimètres de diamètre. La morphine n'y est contenue que dans la proportion de 4 p. 100.

3° *Opiums de Perse, de l'Inde, de Chine*, de qualités très inégales, et souvent falsifiés.

4° *Opium indigène (affium)*. — AUBERGIER avait, il y a une cinquantaine d'années, cultivé le *papaver purpureum*, et en avait retiré un opium, l'opium indigène, qui contient 10 p. 100 de morphine. Ce produit n'a que faiblement pénétré dans la pratique médicale et pharmaceutique.

**2° Composition chimique**. — Comme tous les sucs végétaux, l'opium a une composition très complexe. L'analyse chimique en a retiré une vingtaine d'alcaloïdes, presque tous combinés à de l'*acide méconique*, lequel n'a lui-même qu'une action physiologique insignifiante. Les principaux de ces alcaloïdes sont les suivants : *morphine, codéine, papavérine, narcotine, thébaïne, porphyroxine, opianine, métamorphine, cryptopine, hydrocotarmine, rhœadine, lanthopine, laudanine, laudanosine, protopine, codamine, méconidine* (NOTHNAGEL et ROSSBACH).

**3° Propriétés physiologiques générales**. — En étudiant

les propriétés physiologiques de ces alcaloïdes on a reconnu
chez les uns des effets convulsivants, chez les autres des effets
narcotiques et analgésiques, chez tous des effets toxiques. Il ne
faudrait pas croire que l'une de ces propriétés fût toujours
pour un même alcaloïde exclusive des autres. Si la thébaïne par
exemple n'est que convulsivante, la morphine qui est surtout
analgésique et soporifique, peut elle-même provoquer des convulsions. Comment le même agent peut-il déterminer des phénomènes aussi différents ? Cela tient à des causes multiples :
1º les doses légères excitent, les doses fortes dépriment ; c'est
une application d'une loi de physiologie générale de Cl. Bernard ; 2º les races inférieures, les nègres de la Malaisie sont
excités par la morphine au point de présenter des accès de
délire furieux, la narcose au contraire se produit mieux chez
les races supérieures ; 3º enfin les variations de la composition
chimique de nos tissus et de nos humeurs, suivant les circonstances physiologiques et pathologiques, expliquent les variations
des réactions nerveuses en présence du même alcaloïde. La
plupart des poisons du cerveau prêtent d'ailleurs aux mêmes
considérations ; en les appliquant à l'étude des toxines que le
corps humain fabrique dans l'urémie, l'ictère grave, ou la dilatation de l'estomac, on voit facilement qu'il ne faut pas conclure,
comme on l'a fait un peu hâtivement, de la multiplicité des
effets toxiques, à la multiplicité des agents toxiques, et qu'un
petit nombre de substances, peut-être même une seule pourrait
suffire à expliquer les formes comateuse, convulsive et délirante
des différentes encéphalopathies.


## A) Morphine

Nous prendrons pour type des principes de l'opium, la morphine, qui en est l'alcaloïde le plus important et le plus utilisé.
Nous laisserons presque complètement de côté les expériences
sur les animaux. Le lapin n'est tué qu'à la dose de $0^{gr},37$ de
chlorhydrate de morphine, par kilogramme, dose qui suffit à
elle seule pour tuer six hommes de poids moyen. Il n'y a donc
aucune comparaison à établir entre les effets produits chez

l'homme et ceux que l'on étudie dans les laboratoires. Des travaux récents ont montré que l'introduction directe des alcaloïdes dans le cerveau par trépanation détermine des phénomènes d'intoxication à dose beaucoup moindre ; mais ces travaux sont encore trop récents pour qu'on puisse en tirer des conclusions définitives.

L'action de la morphine, au point de vue physiologique, doit être étudiée successivement chez l'adulte sain, à doses normales et à doses toxiques, puis chez l'adulte accoutumé au remède ; enfin chez l'adulte intoxiqué.

**1° Effets de la morphine chez l'adulte sain, absorption et élimination.** — Toutes les muqueuses et la peau dénudée absorbent la morphine qui est généralement employée sous forme de chlorhydrate. Introduite par les voies digestives, elle subit dans le foie une série de modifications qui atténuent son pouvoir toxique ou thérapeutique ; introduite d'emblée dans la grande circulation par la voie hypodermique ou endermique, elle agit beaucoup plus rapidement et à doses moindres. Elle est éliminée par l'urine sous forme d'oxydimorphine : de $C^{17}H^{19}AzO^3 +$ $H^2O$, elle passe à la formule $\dfrac{C^{17}H^{19}AzO^3}{C^{17}H^{19}AzO^3} + H^2O$, et cette simple modification suffit à la transformer en un produit inerte ; car l'oxydimorphine serait dépourvue, parait-il, de toutes les propriétés physiologiques de la morphine. Une partie serait aussi transformée en *acide sulfomorphinique* (SOLTNIKOW).

L'élimination se fait par le rein, et est complète en douze à cinquante heures à condition qu'on ne renouvelle pas la dose. Une partie peut aussi être excrétée par les glandes stomacales.

L'effet thérapeutique le plus remarquable de la morphine, la sédation de la douleur, ne peut être observé chez le sujet sain. Mais l'action hypnotique est manifeste : $0^{gr},01$ à $0^{gr},015$, en injection hypodermique, suffit pour endormir. Souvent le sommeil est précédé d'une courte phase d'excitation ; il exige pour se produire que le sujet soit entouré d'ombre et de silence, et ne comporte pas, d'après DUJARDIN-BEAUMETZ, la cessation complète des fonctions cérébrales ; pratiquement il n'en est pas moins un vrai sommeil. Les réflexes se suppriment peu à peu, la sensibilité à la douleur disparaît, les fonctions circulatoire et respiratoire ne sont pas modifiées par ces doses légères ; mais l'estomac est souvent influencé : quelques vomissements peuvent succéder à la première injection, et en modifier notablement les effets, soit parce qu'ils ont éliminé rapidement une certaine quantité du remède, soit parce qu'ils résultent d'une action particulière de la morphine sur les centres nerveux. La morphine constipe pour deux motifs : diminution de la sécrétion intestinale, affaiblissement ou même paralysie des mouvements péristaltiques. Elle diminue la plupart des sécrétions, celle de l'urine en particulier ; mais augmente au contraire celle de la sueur. Chez quelques personnes, elle détermine des démangeaisons intolérables et des érythèmes.

La température centrale baisse vers la quatrième heure pendant le sommeil morphinique ; cette hypothermie, sensible surtout chez les très jeunes sujets, se fait encore sentir au bout de vingt heures. Elle permet d'établir un rapprochement entre la morphine et les antithermiques analgésiques.

**2° Empoisonnement aigu par la morphine.** — Si la dose physiologique a été dépassée, si elle est portée à 0$^{gr}$,05 et au delà en une seule fois, le tableau clinique est différent. Au début, la scène est sans doute la même ; mais le sommeil n'est plus seulement calme, il est comateux. Insensible à toute excitation, le sujet reste immobile, présentant des modifications inquiétantes de ses principales fonctions organiques ; les réflexes sont absolument abolis ; la peau froide et visqueuse, le pouls petit, filiforme, ralenti (50, 40 par minute), irrégulier ; la respiration est lente, entrecoupée, stertoreuse. Si la terminaison doit être fatale, les extrémités se refroidissent, la cyanose survient, et l'empoisonné meurt sans avoir repris connaissance, probablement asphyxié par insuffisance des mouvements respiratoires.

Dans quelques cas, non mortels, les sujets ont raconté que même avant de perdre connaissance, ayant encore la notion de ce qui se passait autour d'eux, ils étaient comme paralysés, incapables de remuer et d'appeler à leur aide.

Le traitement est le suivant :

1° Vomitif ou plutôt lavage de l'estomac, même si le poison a été introduit par la voie hypodermique; une partie du poison pouvant être éliminée par les glandes gastriques;

2° Excitations multiples : bruit, inhalations d'AzH³, flagellation, sinapismes, marteau de MAYOR, compression énergique des doigts, pincements, etc., la douleur est le contrepoison de la morphine;

3° Agents médicamenteux antagonistes : café, injections de caféine, d'éther, de strychnine, d'atropine (?), permanganate de potasse (voy. t. I, p. 305);

4° Respiration artificielle, inhalations d'oxygène, tractions rythmées de la langue, manœuvres qui doivent être continuées plusieurs heures;

5° Réchauffement;

6° Injection de sérum artificiel.


**3° Morphinisme chronique, morphinomanie.** — Le sujet qui a goûté les charmes de la morphine, soit parce qu'il en a usé pour calmer de violentes douleurs, soit parce qu'il a voulu les connaître par curiosité, y revient souvent par habitude et par entraînement, même quand les raisons pour lesquelles il a commencé n'existent plus. Le malade qui continue à souffrir y recourt de plus en plus chaque jour par nécessité. Ainsi se créent insensiblement, mais quelquefois très vite, l'accoutumance, le morphinisme chronique, la morphinomanie (voy. t. I, p. 57).

Les doses de morphine prises chaque jour atteignent des chiffres fantastiques; 1 gramme, c'est-à-dire la valeur de 100 injections ordinaires, est une quantité fréquemment atteinte et dépassée. Les piqûres se multiplient et sont faites par les malades avec des solutions de plus en plus concentrées.

La morphine ne les endort plus, mais au contraire les tient éveillés, et leur donne une sensation de bien-être qu'ils perdent dès que le poison a cessé son effet; ils ne retrouvent leur intelligence que grâce à lui, et dès qu'ils sont, même momentanément soustraits à son action, tombent dans un état d'hébétude, de somnolence et d'angoisse où ils n'ont plus qu'une idée obsédante : celle de se faire une piqûre de morphine.

De graves désordres ne tardent pas à se manifester. Ce sont d'abord des troubles digestifs : inappétence, constipation, dégoût absolu des aliments; puis des troubles nerveux : insomnie, amnésie, affaiblissement des sentiments affectifs, douleurs ostéocopes, sensations bizarres dans les membres comme chez les alcooliques, tremblements, incertitude de la marche, perte des désirs vénériens, enfin des troubles des fonctions essentielles à la vie. Le cœur dégénéré bat irrégulièrement, l'albumine apparaît dans les urines, l'amaigrissement est excessif, le teint jaune et terreux. A ce moment le tissu cellulaire sous-cutané labouré d'innombrables injections semble perdre ses fonctions absorbantes; chaque piqûre est l'origine d'une induration ou d'un abcès. Parsemé de nodosités, d'abcès et de cicatrices, décharné, squelettique, inintelligent et anxieux, le morphinomane s'achemine vers la mort, qui cependant ne survient presque jamais directement par le fait même de la cachexie, mais résulte du moindre incident pathologique intercurrent.

**4° Traitement du morphinisme chronique.** — A moins que le sujet ne soit atteint d'un mal incurable et douloureux dont l'opium est le seul palliatif, le morphinomane doit être traité, et doit être délivré de ses funestes habitudes par une cure méthodique. De nombreux auteurs ont étudié cette question, dont Sollier a mieux que tous ses prédécesseurs synthétisé les divers éléments.

Le malade sera placé sous la direction absolue du médecin, de préférence dans une maison de santé; il sera assez surveillé pour ne pouvoir se procurer de la morphine à l'insu de ses gardiens. La suppression de la morphine sera rapide, c'est-à-dire se fera par diminutions successives pour arriver à la suppression définitive dans le délai moyen de six à huit jours ; la suppression brusque est dangereuse, la suppression lente ne réussit jamais.

La diminution portera à la fois sur le nombre des injections et sur la dose de chaque injection; on pourra cependant quelquefois remplacer provisoirement une série de doses faibles par une seule dose un peu forte; ces détails se règlent d'après les habitudes du malade. En général SOLLIER supprime un quart le premier jour, la moitié le deuxième jour. Les dernières doses à supprimer sont celles du soir, et celles qui précèdent le retour périodique des phénomènes qui avaient légitimé les premières injections de morphine.

La *démorphinisation* ne s'accomplit pas sans un certain nombre d'incidents de nature diverse. L'angoisse, le besoin fou de la piqûre désormais défendue, le délire, la prostration sont des symptômes auxquels il faut s'attendre, et qui le plus souvent vont peu à peu s'atténuant. Mais quelquefois, il y a du collapsus cardiaque ou un état de vésanie tel que la vie ou la raison du sujet peuvent paraître définitivement compromises. A côté de ces faits graves il y a toujours une diarrhée bilieuse, quelquefois des vomissements bilieux, indices que la démorphinisation s'accomplit normalement. Après une période aiguë de huit à dix jours, pendant laquelle le malade maigrit, il entre dans une phase de réparation rapide, engraisse, retrouve le sommeil ; il doit être surveillé environ deux mois, pour assurer sa convalescence et éviter le retour au toxique toujours aimé. Or plus les rechutes sont précoces plus elles sont dangereuses. La démorphinisation joue quelquefois le rôle de crise bienfaisante et peut faire disparaître la maladie à l'occasion de laquelle s'était développé le morphinisme, et même d'autres maladies.

La gravité réelle ou apparente des accidents de la cure ont naturellement poussé les médecins à chercher des calmants pour les combattre. Opiacés, chloral, sulfonal, bromures, cocaïne, chanvre indien ont été successivement employés. SOLLIER les proscrit tous, persuadé qu'ils ne peuvent que substituer une intoxication à une autre, ou tout au moins enrayer la désintoxication. Les toniques, les stimulants seraient seuls permis. Si les accidents sont graves, une injection supplémentaire de morphine est quelquefois nécessaire. Il insiste surtout pour qu'on ne combatte pas la diarrhée bilieuse, crise salutaire par où le foie élimine le poison emmagasiné dans ses cellules. « Savoir ne rien faire — ce qui est souvent plus utile et plus difficile que de faire quelque chose, — est dans la convalescence de la démorphinisation, comme dans bien d'autres cas, un principe qu'il faut savoir mettre en pratique [1]. »

**5° Péronine**. — La péronine est un dérivé benzylique de la morphine, c'est le chlorhydrate de benzylmorphine ; elle est peu soluble et ne peut se donner en injections hypodermiques. « Au point de vue physiologique, sa place vraie serait entre la morphine et la codéine » (POUCHET) ; elle détermine de la constipation, atténue assez légèrement l'excitabilité réflexe, calme la toux opiniâtre des bronchites et les douleurs des névralgies. La péronine serait aussi un analgésique local, aussi important que l'eucaïne et la cocaïne.

**6° Héroïne**. — Ce nom a été donné à l'éther diacétique de la morphine, que l'on emploie généralement sous forme de *chlorhydrate d'héroïne*. Ce composé abaisse la température, est analgésique à peu près au même titre que la morphine, mais il agit beaucoup plus rapidement sur les réflexes respiratoires. L'écart entre la dose efficace $0^{gr},005$ et la dose toxique $0^{gr},05$ est assez large pour rendre le maniement assez facile ; enfin l'accoutumance s'établirait beaucoup plus lentement que pour la morphine.

### *B)* NARCÉINE

Très peu usitée, malgré les études de CL. BERNARD et de RABUTEAU, la *narcéine* aurait les mêmes propriétés que la morphine, mais à un degré moindre.

### *C)* CODÉINE, DIONINE

La *codéine*, que l'on obtient très difficilement à l'état pur, qui est presque toujours mêlée à de la morphine ou à de la narcéine, qui est peut-être un produit de transformation de la morphine,

[1] SOLLIER, *La fonction hépatique dans la démorphinisation*, Congrès de Bordeaux, 1895.

paraît peu narcotique, un peu convulsivante, mais agit assez bien sur les réflexes et les douleurs des voies respiratoires, pour les affections desquelles elle trouve à peu près sa seule utilisation.

La *dionine* est le chlorhydrate d'une base représentée par de la codéine, dans laquelle le radical méthyle serait remplacé par le radical éthyle : c'est le chlorhydrate d'éthyl-morphine (Pouchet). Cette introduction de l'élément éthyle semble augmenter notablement la puissance soporifique du composé, et, en fait, la dionine est supérieure à la codéine ; c'est un bon hypnotique, calmant la toux, modérant la respiration, mais provoquant facilement des congestions céphaliques. On dit que l'on peut sans inconvénient faire des injections hypodermiques de dionine au cours d'une démorphinisation ; le fait mérite d'être contrôlé avant d'être accepté.

## *D*) Thébaïne, narcotine

En dépit de quelques tentatives, ces deux alcaloïdes n'ont pu se faire une place dans la matière médicale usuelle. La *thébaïne* est presque uniquement convulsivante, la *narcotine* n'est pas analgésique et n'a d'autre mérite que d'être très faiblement toxique ; la *papavérine*, la *laudanosine*, etc., n'ont pas été complètement étudiées au point de vue clinique.

## *E*) Opium en nature

Les effets de l'opium en nature sont tellement semblables à ceux de la morphine que Nothnagel et Rossbach n'hésitent pas à déclarer que l'opium peut être entièrement remplacé par la morphine, sauf pour les affections des voies digestives. Pour celles-ci, en effet, l'action astringente de certaines résines, naturellement mêlées aux alcaloïdes, leur effet légèrement irritant, peut-être le ralentissement que ces éléments apportent dans l'absorption, font rechercher l'opium lui-même plutôt que ses alcaloïdes. Les peuples de l'Extrême-Orient s'intoxiquent avec l'opium, comme les Occidentaux avec la morphine. Les *mangeurs* d'opium sont assez nombreux, mais les *fumeurs* sont légion.

Les phénomènes sont tout à fait semblables à ceux du morphinisme. Il est assez curieux de voir les principes de l'opium rester actifs après la combustion lente de cette substance. Quelques voyageurs revenus d'Asie ont importé en Europe ce vice inconnu; des fumeries clandestines d'opium se sont installées dans plusieurs grandes villes.

**1° Indications.** — Sydenham considérait l'opium comme le meilleur et le plus actif des remèdes, et il déclarait que sans les ressources qu'il y trouvait, il renoncerait à la médecine. Si l'opium en effet n'est le spécifique d'aucune maladie, il modifie heureusement la marche et les symptômes d'un grand nombre d'affections, et mérite d'être un des médicaments les mieux étudiés et les plus employés. Ses indications sont : les *douleurs*, les *spasmes*, l'*insomnie*, les *hypersécrétions*.

A. Douleur. — Il n'est pas de douleur, quels qu'en soient le siège et la nature, qui n'ait été combattue par l'opium ou la morphine; et plus la douleur est violente, intense, localisée, plus elle a chance d'être calmée par cet agent thérapeutique.

a. *Névralgies et douleurs névritiques.* — Elles sont excellemment calmées par la morphine, qu'il s'agisse de névralgie trifaciale, de névralgie intercostale, de sciatique ou de douleurs fulgurantes des tabétiques. Une piqûre faite à propos remplace la crise commençante par un sommeil plein de charme. Mais comme la cause de la névralgie n'est pas attaquée par le narcotique, les accès douloureux reparaissent bientôt; il faut donc associer à celui-ci un traitement qui soit réellement préventif ou curateur.

b. *Céphalalgie, rachialgie.* — A moins qu'il ne s'agisse de douleurs à type bien défini comme la *migraine*, la céphalalgie et la rachialgie sont moins nettement justiciables de l'opium. En outre, le remède congestionne la tête et amène la constipation, double circonstance qui complique singulièrement les effets du remède lorsqu'on veut en prolonger l'usage. En dehors de souffrances excessives, on devra donc éviter de traiter par l'opium les céphalalgies fébriles, celles de la méningite, les rachialgies du début des fièvres infectieuses, en un mot toutes les douleurs de la tête ou de la colonne vertébrale accompagnant une congestion plus ou moins apparente des centres nerveux. Les applications de glace ou l'antipyrine sont alors préférables.

c. *Arthropathies, rhumatisme articulaire.* — Dans le rhumatisme articulaire aigu, le salicylate de soude a fait passer l'opium au second rang. Mais toutes les arthralgies ne relèvent pas du microbe encore inconnu de cette maladie et quelques-unes restent réfractaires au salicylate; les opiacés sont alors une ressource précieuse. A l'intérieur, en applications topiques, en injections hypodermiques ils amènent facilement un soulagement exquis, qui les fait avidement désirer par les malades. Certains *rhumatismes subaigus*, les *arthrites* des *pseudorhumatismes infectieux*, les *arthralgies saturnines*, les *arthropathies tabétiques*, quand elles prennent la forme douloureuse, réclament, quelquefois impérieusement, leur emploi.

d. *Goutte.* — Les accès de goutte, comme toute autre douleur, sont apaisés par la morphine au point de vue subjectif. Mais les inconvénients qui peuvent en résulter pour l'évolution même de la crise (prolongement, métastase) en font éviter l'emploi.

e. *Névralgies viscérales.* — Les *douleurs gastriques* de l'*ulcère simple* ou de l'*hyperchlorhydrie* peuvent être le plus souvent calmées par un régime approprié ou par les alcalins; mais leur violence exige souvent une sédation immédiate, qui ne peut leur être apportée que par la morphine. C'est encore elle qui sera le remède héroïque dans la *gastralgie essentielle*, dans les *crises gastriques* du *tabes*.

L'*entéralgie*, plus rare, demande moins souvent l'opium; cependant le fait peut se présenter. Les *crises viscérales* (rectum, vessie, rein, etc.) des ataxiques ne connaissent guère d'autre médicament.

f. *Coliques.* — Les coliques, c'est-à-dire les contractions douloureuses et spasmodiques des organes creux de l'abdomen, ne sont calmées, au moins provisoirement, que par l'opium et surtout par la morphine. L'action antispasmodique du remède se combine ici heureusement à son action analgésique pour en faire un remède héroïque. Dans les *coliques néphrétiques* et *hépatiques*, non seulement elle fait rapidement succéder un sommeil réparateur aux souffrances atroces du malade, mais en relâchant les fibres des uretères ou du cholédoque contracturées en aval des calculs, elle facilite la progression de ces corps étrangers et contribue à la guérison autant qu'au soulagement. Dans l'*étranglement interne* et la *hernie étranglée*, ses effets sont moins salutaires, non pas qu'elle ne lutte ici encore victorieusement contre la douleur; mais comme elle ne fait rien contre l'obstacle à la circulation des matières intestinales, l'étranglement interne ou externe n'en persiste pas moins, et le calme qu'elle donne au malade est un calme trompeur qui ne retarde pas d'une minute les progrès inexorables du mal et empêche souvent de le combattre par des moyens plus énergiques, l'intervention chirurgicale en particulier. Par contre, elle est d'un excellent effet palliatif et curatif dans la *colique de plomb*, où la constipation paraît due à un spasme de l'intestin. Les *coliques utérines* et *salpingiennes*, si fréquentes chez les femmes atteintes de métrites et d'annexites, sont soulagées si bien par l'opium que la morphinomanie attend un assez grand nombre de ces malheureuses.

g. *Appendicite, péritonites aiguës.* — Il n'est guère d'*appendicite* vraie, dont la douleur initiale si brusque, si angoissante, si terrifiante ne nécessite au moins une piqûre de morphine. Il en est de même dans un grand nombre de *péritonites aiguës* de diverses origines. Mais ce premier moment d'affolement une fois passé, il n'est pas bon d'insister sur un traitement qui n'est que palliatif; la glace, les cataplasmes chauds suivant les cas, suffisent ultérieurement à calmer les souffrances; réitérer les injections de morphine en pareil cas, c'est, plus encore que pour l'étranglement interne, endormir la victime sans la préserver du sacrifice. J'ai vu plus d'une fois des malades ainsi traités arriver calmes et souriants jusqu'au terme fatal, et se déclarer satisfaits et améliorés, alors que le refroidissement ascendant des extrémités et le pouls filiforme faisaient présager la mort à courte échéance.

Dans quelques cas, la constipation consécutive à l'abus des opiacés crée des complications et provoque de nouvelles douleurs que l'on cherche à calmer par de nouvelles doses de narcotiques, cercle vicieux où le malade se trouve enfermé jusqu'à la fin.

h. *Points de côté.* — La douleur pongitive, fixe, térébrante qui marque le début des *pneumonies* et des *pleurésies*, le point de côté, avec la sensation de suffocation imminente qui l'accompagne n'a pas de meilleur traitement que l'injection de morphine. Les ventouses scarifiées, les sangsues, les petits vésicatoires, les cataplasmes sinapisés suffisent dans les cas légers ; dans les cas graves, leur action révulsive doit aussi être recherchée, mais on ne doit recourir à ces procédés qu'accessoirement, après que la morphine a amené un apaisement nécessaire. Le soulagement produit autrefois par la saignée n'était point comparable à celui que procure cet alcaloïde de l'opium. Dans la plupart des cas, une ou deux injections suffisent, la pneumonie ou la pleurésie évoluant ultérieurement avec des douleurs supportables.

i. *Angine de poitrine.* — Les inhalations d'éther ou même de chloroforme, le nitrite d'amyle doivent être essayés, mais si la douleur terrifiante de l'angine de poitrine persiste, rien ne vaut une piqûre de morphine.

j. *Cancers.* — Contre les douleurs si atroces des cancers, douleurs dans les tumeurs mêmes, douleurs dans les nerfs comprimés, douleurs dues à l'envahissement des vertèbres, l'unique ressource à un moment donné, c'est la morphine. Il ne faut en user qu'après avoir épuisé tous les narcotiques de moindre valeur ; car une fois que le malade en aura éprouvé les bienfaits, il en exigera l'emploi réitéré, et la cachexie morphinique joindra bientôt ses effets désastreux à ceux de la cachexie cancéreuse.

*B.* SPASMES. — Dans plusieurs des indications qui précèdent, la contraction spasmodique des muscles à fibres lisses accompagne ou exagère la douleur ; mais celle-ci reste le phénomène prédominant. Dans d'autres cas, au contraire, la douleur passe au second rang, et c'est le spasme même qui domine avec les divers troubles fonctionnels qu'il peut entraîner. Les préparations opiacées sont ici encore souveraines.

a. *Vomissements.* — L'opium fait quelquefois vomir les sujets qui ne sont point accoutumés. Plus souvent il calme les vomissements, et exerce la plus heureuse influence lorsqu'ils sont sous la dépendance d'actes réflexes (émotions, chagrins violents, accès hystériques, lésions utérines, péritonites) ; il les arrête aussi dans toutes les autres circonstances (dilatation de l'estomac, fermentations anormales, indigestion, etc.) ; mais c'est alors fâcheux, car il y a intérêt à ce que l'estomac se débarrasse de son contenu, et non à ce qu'il le retienne. Suivant le degré de précision du diagnostic, on fera de la morphine un usage utile ou fâcheux.

b. *Toux.* — Il en sera de même dans la toux. Pour apaiser ce symptôme parfois si fatigant, aucun remède n'est à comparer à l'opium et à ses dérivés (morphine, codéine, héroïne), et quelle que soit la nature de la toux, on la calmera au moins provisoirement avec ces préparations. Cependant on ne devra y recourir qu'à bon escient. Si la toux est un acte utile pour l'expulsion de mucosités ou de crachats purulents, il faut la respecter sous peine d'amener la rétention dans les bronches de ces produits septiques, rétention dont les conséquences seront très fâcheuses. Si, au contraire, elle est un acte purement nerveux, elle doit être calmée, d'abord par une surveillance exacte du malade sur son propre spasme (discipline de la toux), ensuite par l'usage de l'opium.

Ce remède a contre la toux une action si rapide et si manifeste qu'il entre dans la composition de presque toutes les préparations (sirops, pilules, pâtes, etc.), préconisées pour la combattre.

En évitant les secousses qu'elle provoque, il a une influence heureuse sur les *hémoptysies ;* aussi l'associe-t-on souvent dans ce cas aux médicaments hémostatiques.

c. *Dyspnée, asthme.* — Le médecin ne réussira à calmer la dyspnée qu'avec l'opium, mais il devra ici encore asseoir sa thérapeutique sur un diagnostic ferme et précis. S'il s'agit de dyspnée par spasme des bronches (*asthme, emphysème*), de dyspnée réflexe d'origine cardiaque (*dilatation de l'aorte, insuffisance aortique, lésion mitrale,* etc.), le succès sera complet ; après un long sommeil dû au médicament, le malade se réveillera reposé et respirant normalement. Mais si l'on est en présence d'une dyspnée purement toxique par altération du sang, par insuffisance globulaire ou par infection, il arrivera que le malade après un court répit se réveillera plus angoissé que jamais, ou même que le remède semblera agir à contresens et augmentera d'emblée l'angoisse au lieu de l'apaiser. C'est pour ces raisons sans doute que la morphine a été si diversement jugée dans l'urémie : dans les dyspnées qui dépendent de cette intoxication, il y a une part à faire à l'élément nerveux, une part à la congestion pulmonaire, une part à l'altération des globules devenus quelquefois impropres à fixer l'oxygène. Si les premiers éléments prédominent, son action sera satisfaisante; si c'est le dernier, elle sera nuisible.

d. *Affections cardiaques.* — SYDENHAM considérait l'opium comme une sorte de tonique du cœur. Si cette substance ne fortifie pas à proprement parler la fibre cardiaque, du moins elle en régularise quelquefois le fonctionnement. Au moment où se constituent les affections valvulaires, certains malades au lieu de créer une hypertrophie compensatrice qui leur permettra de vivre avec leur lésion, présentent des palpitations, de la tachycardie, une arythmie, signes qui montrent que le myocarde est incapable de s'adapter aux nouvelles conditions de son fonctionnement et qui aboutissent peu à peu à l'asystolie. En apaisant l'excitabilité exagérée de ce muscle, l'opium, régulièrement et méthodiquement administré, permet à l'hypertrophie compensatrice de se constituer et donne ainsi une survie dont la durée est quelquefois très longue. Dans la phase terminale des cardiopathies, il n'a que la valeur très restreinte d'un palliatif de second ordre, dont les effets hyposthénisants priment souvent l'action sédative.

e. *Avortements.* — Quand des contractions utérines inopportunes menacent de décoller le placenta et d'expulser prématurément le fœtus, l'opium (laudanum ou morphine) est avec l'immobilité absolue le seul agent capable d'enrayer le travail. L'arrêt de l'avortement imminent ou commencé doit être poursuivi sans découragement avec des doses quelquefois très fortes de laudanum ; bien des enfants ont dû la vie à cette thérapeutique persévérante, et bien des mères aussi. Car, en empêchant l'accouchement prématuré au cours de maladies infectieuses, on prévient l'éclosion d'accidents puerpéraux qui eussent été mortels.

Certaines femmes à grossesse fragile sont obligées de réitérer très souvent l'usage des préparations opiacées. On semble croire que l'enfant n'en éprouve aucun dommage; quelques faits dont j'ai personnellement connaissance prouvent le contraire. Les enfants restent longtemps inertes, retardés, ont une dentition irrégulière et tardive; et ce n'est qu'après des semaines ou même des mois qu'ils prennent peu à peu les caractères d'une santé normale. Il serait intéressant de savoir quelle serait leur accoutumance ou leur résistance à l'opium, s'il devenait utile de leur en donner.

La morphine a été directement injectée dans le sac pour tuer le fœtus dans les cas de grossesse extra-utérine.

*C.* Insomnie, délire, lésions des centres nerveux. — L'opium congestionne le cerveau, et comme il provoque le sommeil, on avait pensé autrefois que le cerveau se congestionnait dans le sommeil naturel. Qu'il en soit ainsi, c'est difficile à démontrer; le mécanisme intime de l'action des opiacés ne nous est pas mieux connu que du temps de Molière. Mais l'opium n'en reste pas moins le somnifère par excellence. Dans les *insomnies nerveuses, neurasthéniques*, il partage avec le chloral les faveurs des praticiens, et n'a qu'un inconvénient, c'est de provoquer le malade à la morphinomanie. Dans le *delirium tremens*, on l'a souvent associé à l'alcool ou au vin ; actuellement on est plutôt porté à maintenir la privation absolue de tout alcool. Il peut être employé à titre palliatif dans les *délires fébriles* très violents, mais seulement d'une façon temporaire et pour laisser à la réfrigération cranienne le temps d'agir. Il peut l'être aussi dans l'*état de mal épileptique* ou *hystérique*, pour faire succéder un calme réparateur à une série de crises menaçantes, mais il n'est un remède ni pour l'épilepsie, ni pour l'hystérie. A. Voisin l'avait méthodiquement appliqué au traitement de certaines formes d'*aliénation mentale*, la *lypémanie* en particulier ; mais cette pratique n'a pas eu d'imitateurs.

L'opium a rendu quelques services dans le *tétanos* à marche lente, il semble inefficace dans la *chorée*.

*D.* Hypersécrétions. — Son action se fait surtout sentir sur l'intestin, de là l'emploi de l'opium dans la plupart des diarrhées. Les *entérites catarrhales*, la *diarrhée prémonitoire du choléra* retirent de grands avantages de ce médicament ; dans le *choléra confirmé*, on le donne encore, mais il est immédiatement rejeté par les évacuations alvines ou les vomissements et n'a pas le temps d'agir. Dans la *fièvre typhoïde*, on ne cherche pas à suspendre le flux intestinal ; si celui-ci devient cependant si abondant qu'il soit par lui-même un danger, l'opium est de beaucoup préférable au sous-nitrate de bismuth. Dans la *dysenterie*, il peut être utilisé, mais à titre accessoire, palliatif, et doit céder le pas à l'ipéca, au calomel, à l'antisepsie intestinale.

Bien que l'opium soit à juste titre réputé très dangereux chez les enfants, on pourra prescrire une goutte de laudanum diluée dans une potion de 120 grammes aux enfants de six mois, qui le prendront ainsi par fractions, dans les cas de *diarrhées bilieuses* et d'*entérites*.

L'opium diminue aussi la sécrétion urinaire ; on l'a prescrit à ce titre dans le *diabète sucré* et dans les *polyuries* insipides, mais sans succès durable. L'acétonurie est une contre-indication.

### 2° Préparations, modes d'administration et doses. —

a. *Teneur en morphine*. — Les préparations d'opium sont très nombreuses ; il importe, avant tout autre détail, pour être bien fixé sur leur valeur, de connaître leur équivalence relativement à la morphine. Nous empruntons à Manquat le tableau suivant, qui indique les doses de chaque préparation correspondant à *un centigramme* de morphine.

| | | | |
|---|---|---|---|
| Extrait gom. d'opium | 5 cent. | Sirop diacode. . . . . . | 100 gr. |
| Extrait d'opium brut | 10 — | Poudre de Dower. . . . | 1 — |
| Gouttes noires anglaises | V gout. | Cynoglosse . . . . . . | 0.50 |
| Laudanum Sydenham | XX — | Elixir parégorique. . . | 10 gr. |
| Laudanum Rousseau. | XII — | Diascordium. . . . . . | 8 — |
| Sirop thébaïque . . . | 25 gr. | Thériaque. . . . . . . | 8 — |

On calculera les doses maxima de chacune de ces préparations en se rappelant que la dose maximum de morphine, à l'intérieur, est de 5 centigrammes en vingt-quatre heures chez un sujet non accoutumé.

b. *Indications des diverses préparations.* — Les extraits d'opium, les laudanums (vins composés d'opium), l'élixir parégorique (teinture d'opium camphrée), sont utilisés en potions ou en pilules pour les *diarrhées,* les *entérites,* les *coliques;* les laudanums, les gouttes noires anglaises, sont excellents, sous forme de gouttes dans un peu d'eau sucrée pour les *accès de gastralgie;* le diascordium et la thériaque, électuaires absolument complexes, dont la préparation occupait si laborieusement les pharmaciens du moyen âge et même était réglée dans certaines villes par des arrêtés municipaux, agissent bien dans les cas d'*entérite* ou de *gastralgie,* mais ne sont guère plus utilisés; les *chlorodynes,* de la Pharmacopée anglaise, sont des mixtures liquides, où le chloroforme et le chlorhydrate de morphine forment les éléments actifs, mais qu'il est difficile de prescrire, à moins d'en donner la formule détaillée, car le même nom désigne différents produits, dont l'un contient environ 1 centigramme, l'autre à peine 1 milligramme de chlorhydrate de morphine par gramme; faute de précision, on s'exposerait donc à donner sans le savoir une dose ou insuffisante ou dangereuse.

La poudre de Dower est plus particulièrement employée dans le *rhumatisme articulaire aigu;* l'extrait d'opium, les sirops diacode et thébaïque, la masse de cynoglosse sont journellement employés contre la toux.

L'extrait thébaïque, les laudanums sont très fréquemment incorporés à des liniments, à des pommades ou à des emplâtres destinés à calmer localement des douleurs.

c. *Usage de la morphine, injections hypodermiques.* — Dans la plupart des cas qui viennent d'être indiqués, et dans toutes les affections où il importe d'agir vite et avec précision, la morphine est le remède de choix; c'est le sédatif le meilleur pour les douleurs aiguës, les spasmes et l'insomnie. Prise à l'intérieur, à doses répétées d'heure en heure ou de deux heures en deux heures jusqu'à concurrence de 2 à 5 centigrammes par jour, elle ne paraît pas très notablement supérieure aux préparations d'opium même ; mais en injection hypodermique la rapidité de son action est tout à fait remarquable.

Appelé auprès d'un malade en proie à une douleur aiguë (colique néphrétique, appendicite, douleurs fulgurantes, etc.), le médecin formule une solution ainsi :

Eau distillée . . . . . . . } àà 5 grammes.
Eau de laurier-cerise . . . }
Chlorhydrate de morphine . . . . . 0,10 ou 0,20
    *Stérilisez*

de telle façon que chaque seringue de Pravaz contienne 1 ou 2 centigrammes de substance active ; ou bien il utilise une de ces ampoules que l'on trouve dans le commerce et qui renferment la solution toute faite ; ou encore il la prépare extemporanément avec ces *comprimés* de morphine, qui sont réellement d'un usage très commode. Il évitera dans tous les cas d'user de ces vieilles solutions que les malades ont le tort de conserver depuis leurs précédentes crises et qui renferment plus de microbes que de morphine.

Avec les précautions aseptiques usuelles, il fait alors au point douloureux ou dans un point d'élection, une injection hypodermique d'un ou d'un demi-centigramme suivant la violence de la douleur, et attend l'effet qui va se produire. Le plus souvent un calme réparateur survient progressivement et vite, et un quart d'heure après le malade est paisiblement endormi. Souvent aussi la dose est insuffisante ; il faut alors de demi-heure en demi-heure injecter à nouveau quelques milligrammes du remède pour arriver enfin à produire le calme. Exceptionnellement des phénomènes d'intolérance (vomissements, prurit généralisé, urticaire) obligent à interrompre la médication avant d'avoir obtenu le calme désiré.

On peut pour ces injections associer l'atropine à la morphine.

Les ulcérations très douloureuses de la gorge, des yeux, les inflammations aiguës du tympan peuvent être calmées par des applications topiques de morphine en poudre ou de solutions très concentrées. Mais il faut alors se méfier de l'absorption en trop grande quantité.

21.

d. *Héroïne, péronine, codéine, dionine.* — Pour la toux et la dyspnée, l'*héroïne* n'a pas tardé à être très employée ; elle exerce en effet sur ces deux symptômes si pénibles une influence sédative des plus marquées. On la donne en potion (120 grammes) à la dose de $0^{gr},005$ à $0,02$ par jour, et on l'a poussée en injections hypodermiques jusqu'à la dose de $0,01$. On a affirmé qu'elle n'avait aucun des inconvénients de la morphine, et qu'elle pouvait même être utilisée dans la démorphinisation ; mais il est permis de conserver à cet égard un peu de scepticisme.

La *péronine* se donne à la dose de 2 à 4 centigrammes en pilules ou en potion.

La *codéine* (pilules, potions ou sirops) à la dose de $0^{gr},02$ à $0^{gr},05$ par jour ne s'emploie guère que chez les tousseurs invétérés, que rien ne calme et qui, fatigués d'opium et de morphine, éprouvent le besoin de changer de remèdes.

La *dionine* s'administre à la dose de 8 à 15 centigrammes en vingt-quatre heures par la voie buccale, et de $0^{gr},015$ à $0^{gr},03$ par la voie sous-cutanée.

### § 3. — AUTRES PLANTES SOMNIFÈRES

Le pavot blanc n'est pas la seule plante d'où la matière médicale ait extrait des produits somnifères.

**1° Coquelicot.** — Le coquelicot, qui pare si agréablement nos prairies, *Papaver rhœas*, jouit de quelques propriétés narcotiques. Ses fleurs font partie des *espèces béchiques*, le sirop de coquelicot calme l'insomnie des enfants.

**2° Laitue.** — La laitue avec ses variétés (*Lactuca sativa, virosa, capitata, altissima*) donne deux extraits : le *Lactucarium*, suc épaissi qui s'écoule d'incisions de la tige de la laitue gigantesque ; la *thridace*, suc qui résulte de l'expression des tiges, et que l'on épaissit par évaporation. Pour les uns, la laitue est absolument inactive ; pour d'autres, ce serait un remède fâcheux presque toxique. beaucoup l'emploient dans la médecine infantile à la place de l'opium. « Le vieux praticien aime les préparations de laitue ; une sorte d'auréole hiératique d'antique noblesse entoure la plante ; elle faisait partie sous la loi de Moïse du repas pascal avec l'agneau et le pain sans levain ; le vieux Romain considérait une salade de laitue le soir comme le meilleur moyen de se procurer un sommeil tranquille ; les solitaires de la Thébaïde lui devaient de lutter avec succès contre le démon de la chair » (SOULIER).

*Doses.* — Eau distillée de laitue *ad libitum*. Lactucarium, 0,10 à 0,50. Thridace, 0,20 à 2 grammes.

**3º Houblon**. — Le houblon n'a par lui-même aucune propriété importante, autre que son amertume ; mais on a retiré du houblon sauvage des produits nommés *Hopéine blanche* et *Hopéine brune*, dont on a voulu faire des succédanés de la morphine. Ces produits, à la dose de 1 à 3 centigrammes, peuvent, d'après SMITH et HUCHARD, donner cinq à six heures de sommeil paisible. Mais leur prix élevé et la variation de leur composition chimique ne leur ont pas permis jusqu'à présent d'entrer dans la pratique.

**4º Pellotine**. — La pellotine est un alcaloïde retiré de l'*Anhalonium Vaillantii*, plante mexicaine (Cactées). D'après JOLLY qui l'a le mieux étudiée, $0^{gr},06$ de pellotine équivaudrait à 1 gramme de trional, mais le malade éprouve souvent des vertiges et des bourdonnements, et l'auteur lui-même reconnaît qu'il n'est pas encore fixé sur les effets secondaires du remède.

## § 4. — CHLORAL

**1º Caractères chimiques.**— Le *chloral* ou *aldéhyde trichloré* est un corps qui, par lui-même ou par ses nombreux dérivés, a reçu de multiples applications dans la thérapeutique des maladies nerveuses.

Le *chloral anhydre* $C^2HCl^3O$ est un liquide incolore, très soluble, inutilisé en médecine où l'on emploie presque uniquement le *chloral hydraté* ou *hydrate de chloral* : $C^2HCl^3O + H^2O$, corps cristallisé en beaux prismes blancs, rhomboïdaux, d'une odeur fade. Au contact des alcalis, il se dédouble en chloroforme et en formiate alcalin. Pratiquement le terme de chloral désigne l'hydrate de chloral.

**2° Absorption, élimination.** — Le chloral peut être absorbé par toutes les voies. Il s'élimine par l'urine sous forme d'acide urochloralique ; il ne semble pas, bien qu'ait pu en penser LIEBREICH, qu'il subisse dans le sang le dédoublement en chloroforme, ni surtout que l'on puisse attribuer à ce chloroforme néo-formé l'action anesthésique du chloral. A supposer que cette transformation soit réelle, on ne s'expliquerait pas d'une part la présence dans l'urine de l'acide uro-chloralique ; d'autre part, la quantité de chloroforme produite par le dédoublement de 3 grammes de chloral qui endorment très bien, ne pourrait provoquer un pareil sommeil.

**3° Action physiologique.** — Le contact du chloral est irritant pour la peau ; et on a cherché à utiliser cette action pour faire des vésicatoires non cantharidés. Le pharynx et l'estomac peuvent être légèrement irrités par le médicament, mais très rarement de façon à obliger à cesser le remède ; celui-ci porte son action sur le système nerveux et particulièrement sur les hémisphères, en amenant un sommeil complet avec anesthésie générale, si la dose est assez forte. Ce sommeil dure de cinq à huit heures, et au réveil, le malade n'éprouve ni nausées ni vomissements. Mais l'abaissement de la température et de la pression sanguine, le ralentissement du cœur et de la respiration montrent que les centres bulbaires sont quelque peu impressionnés ; et en effet si la dose est trop forte, la mort survient par paralysie de ces centres.

Les doses toxiques sont de 2 à 4 grammes chez les enfants, de 5 à 10 grammes chez l'adulte, c'est-à-dire extrêmement variables. Les éruptions cutanées (papuleuses, érythémateuses, ortiées), si fréquentes dans la médication chloralique, sont plutôt un signe d'intolérance que d'intoxication. L'empoisonnement aigu, quelquefois mortel, se traduit par un coma plus ou moins profond, avec affaiblissement progressif des mouvements cardiaques et respiratoires, et qui se traite comme l'empoisonnement aigu par la morphine. Les injections de strychnine sont recommandées, quoique la noix vomique soit moins l'antidote du chloral que le chloral ne l'est de la noix vomique (ORÉ).

L'usage prolongé du chloral amène une déchéance de l'intelligence, avec hébétude et tendance aux cris et à la méchanceté, avec besoin irrésistible du remède dont l'action hypnotique ne se manifeste plus que sous l'influence de doses excessives. La guérison de la *choralomanie* par suppression rapide est plus facile que celle de la morphinomanie.

**4° Indications.** — Sédatif du système nerveux, le chloral est indiqué toutes les fois que la substance grise subit des excitations anormales.

a. *Insomnie.* — L'usage le plus fréquent est celui qui en est fait pour combattre l'*insomnie*. Le chloral convient surtout aux *insomnies nerveuses*, à celles qui succèdent à de longs travaux intellectuels, à des émotions violentes ; il convient à l'*agitation maniaque* ; au *délire alcoolique*. L'usage de prescrire en même temps de l'alcool dans ce dernier cas pour prévenir les phénomènes d'abstinence parait aujourd'hui inutile et même fâcheux à plusieurs médecins. Le chloral est encore un remède dans le *délire* et l'*insomnie des fébricitants*, mais à la condition que le cœur soit en très bon état ; car son action dépressive sur cet organe pourrait avoir dans le cas contraire des conséquences redoutables.

b. *Convulsions éclamptiques.* — Les convulsions éclamptiques, de quelque nature qu'elles soient, lorsqu'elles prennent le type subintrant, sont très bien calmées par le chloral qui modère de la façon la plus nette, aussi bien en clinique qu'expérimentalement, l'excitabilité de l'écorce grise. Aussi dans l'*épilepsie jacksonienne*, dans les *traumatismes crâniens*, dans l'*éclampsie puerpérale* surtout, est-ce un remède excellent et que la plupart des accoucheurs aiment à employer. Les attaques diminuent d'intensité et de nombre ; et si la lésion pathogène est transitoire, le chloral en atténuant les convulsions, contribue puissamment à sauver le malade. Dans l'urémie, on hésite quelquefois à l'employer à cause de l'insuffisance de l'élimination urinaire ; mais il ne faudrait pas se priver du secours d'un remède aussi important, parce qu'il a provoqué des hématuries chez les lapins.

c. *Tétanos.* — Dans le tétanos, le chloral fait cesser les contractures et donne un soulagement précieux au malade en lui procurant un sommeil paisible ; on ne saurait se passer de son concours. Si le malade peut se sauver, il collabore à sa guérison ; s'il doit mourir, il adoucit ses ultimes souffrances. Mais dans quelle proportion augmente-t-il les chances de guérison ? C'est un point que les statistiques n'ont pas suffisamment étudié ; il parait agir bien surtout dans les formes lentes ou chroniques. La sérothérapie et l'opothérapie spécifiques lui sont avantageusement associées. Oré a proposé de l'injecter chez les tétaniques directement dans les veines.

d. *Asthme, épilepsie, chorée.* — Le chloral a été essayé dans l'*asthme*, dans l'*épilepsie*, dans l'*hystérie*, dans la *chorée*, dans la *coqueluche*, mais il n'a aucune efficacité contre ces affections : et n'a que la valeur d'un hypnotique, bon pour donner une nuit de repos à de malheureux malades que des crises d'oppression ou de spasme ne laissent pas dormir.

e. *Gastralgie.* — Dans les *gastralgies*, le chloral a été très diversement apprécié. Lorsque l'élément nerveux prédomine, il serait appelé, d'après Rosenbach, à rendre quelques services.

f. *Empoisonnement strychnique.* — Le chloral est le contrepoison le plus actif de la *strychnine ;* mais il est presque toujours administré trop tard.

**5° Anesthésie chloralique par injection intra-veineuse.** — En 1873, Oré (de Bordeaux), ayant reconnu que chez le chien l'injection intraveineuse de chloral donne une anesthésie complète, essaya d'appliquer cette notion à l'anesthésie chirurgicale. Vivement combattu à Paris, il fut suivi dans cette voie par des chirurgiens belges, Deneffe, Van Vetter et Soupart. Le procédé est tombé dans un oubli qu'il ne méritait peut-être pas. Après avoir donné du chloral par la voie stomacale pendant deux ou trois jours à dose moyenne, pour s'assurer que le sujet ne présente pas d'intolérance spéciale à l'égard de ce remède, le chirurgien ponctionne une veine de l'avant-bras ou de la jambe, et injecte lentement à raison de 0gr,50 par minute une solution de chloral à 1/4 dans l'eau distillée. Le malade s'endort doucement, sans phénomènes fâcheux au bout de dix à seize minutes, c'est-à-dire après avoir reçu 5 à 8 grammes de chloral et dort d'un sommeil anesthésique d'une heure environ, suivi d'un sommeil simple et profond pendant trois ou quatre heures et d'un réveil facile et naturel. La filtration exacte du liquide prévient le danger d'*embolie*, mais plusieurs cas de *phlébite* firent abandonner ce procédé. Aujourd'hui que l'antisepsie, inconnue à l'époque où ORÉ publiait ses travaux, nous a mieux armés contre cette complication, il serait assez naturel de revenir sur cet agent anesthésique. La production progressive de l'anesthésie, à mesure que le chloral pénètre dans la circulation, est une condition meilleure que l'injection brusque en une seule fois de toute la dose anesthésique, comme la chose a lieu dans l'injection sous-arachnoïdienne de cocaïne.

**6° Applications topiques.** — Les propriétés légèrement antiseptiques et irritantes du chloral ont permis de l'employer avec avantage pour le *lavage des plaies septiques, fétides, gangréneuses* ou pour les injections vaginales dans le *cancer de l'utérus*.

**7° Modes d'administration et doses :**

a. *Usage interne.* — Solution ou sirop de chloral, contenant 1 gramme de chloral pour une grande cuillerée de véhicule. Donner 1, 2 ou 3 cuillerées dans le courant de la nuit pour procurer le sommeil. Capsules ou perles de chloral à 0gr,25 chacune, dans du tilleul.

Pour combattre les convulsions éclamptiques, le lavement est préférable : 4 grammes de chloral dans 100 grammes de mucilage de coing (CHARPENTIER) ou dans 150 grammes de lait additionné d'un jaune d'œuf. Renouveler le lavement de six en six heures jusqu'à cessation des convulsions.

Contrairement à l'opium, le chloral peut être donné aux petits enfants à raison de 5 centigrammes par année d'âge (COMBY).

b. *Injection intraveineuse.* — Solution stérilisée à 1/4, légèrement tiédie au bain-marie. Injecter lentement 5 à 8 grammes de chloral, s'arrêter dès que le sommeil survient. Le même procédé a été appliqué au traitement de la rage, du tétanos et de l'empoisonnement strychnique.

*c. Usage externe.* — Solution à 1/100 pour lavages ou injections vaginales.

## § 5. — Chloralose

**1° Effets physiologiques et thérapeutiques.** — Le *chloralose*, $C^8H^{11}Cl^3O^6$, résulte de la combinaison du chloral et du glycose ; c'est un corps cristallisé en fines aiguilles, peu soluble dans l'eau.

Hanriot et Richet ont constaté qu'il endort en laissant d'abord le sens de la vue, mais avec une véritable *cécité psychique ;* l'animal voit et ne reconnaît pas ; une fois endormi, il est analgésié, peut subir sans souffrance de graves mutilations, mais réagit par des cris aux moindres secousses.

Les études cliniques si précises de Marandon de Montyel montrent quels sont sur l'homme les effets de ce remède et quelles en sont les indications. L'action est à la fois excitante et calmante, et il semble que l'excitation ou la dépression prédominera suivant l'état antérieur du sujet. Ainsi chez les *hallucinés,* le chloralose tend à exagérer les hallucinations, à donner au délire un certain caractère de mégalomanie ou même de fureur. Chez les *maniaques agités,* il donne du sommeil pendant les premières nuits, mais l'accoutumance s'établit avec rapidité, et bientôt l'effet excitant persiste seul. Au contraire dans l'*épilepsie,* l'accoutumance s'établit lentement ou même fait défaut, et l'effet sédatif au point de vue du sommeil et des crises persiste très longtemps.

Plusieurs accidents ont pu être observés : délire automatique, cécité psychique comme chez les animaux, tremblement et même coma et cyanose. En définitive, c'est un remède actif, dont on pourra obtenir de grands services quand ses indications seront mieux précisées, et qu'il ne faut encore manier qu'avec une grande prudence.

**2° Doses.** — Le chloralose se donne en cachets de 25 centigrammes. On en prend un le soir avant de s'endormir, et un second quatre ou cinq heures après, si le sommeil n'est pas venu ou a été interrompu.

## § 6. — AUTRES DÉRIVÉS DU CHLORAL

**1° Hypnal.** — Le mélange d'antipyrine et de chloral, suivant les proportions où on le réalise, donne deux corps : le *bichloral-antipyrine* et le *monochloral-antipyrine* ou *hypnal*. Celui-ci cristallisable, soluble à 1/13 dans l'eau froide, dépourvu de l'amertume de l'antipyrine et de la saveur brûlante du chloral, réunirait à la fois les propriétés analgésiantes de l'une et les propriétés hypnotiques de l'autre. A la dose d'un gramme, il calme la douleur et donne du sommeil ; il est surtout utile dans les névralgies, la toux spasmodique, la céphalée.

**2° Chloralamide.** — Le chloralamide, combinaison de formiamide avec le chloral anhydre, est un corps cristallin blanc, amer, non caustique, assez soluble, peu employé en thérapeutique, à cause de son action irritante sur les voies digestives et de ses effets déprimants sur le cœur. Il se dédouble dans l'économie en formiamide et en chloral qui s'élimine sous forme d'acide urochloralique ; il a en définitive les mêmes effets que le chloral, auquel il n'y a aucune raison de le préférer. La dose habituelle est de 1$^{gr}$,50 pour les femmes et de 3 grammes pour les hommes.

**3° Chloralimide, etc.** — Le chloral *ammonique*, le *chloralimide* obtenu en chauffant le corps précédent à 100°, le *chloral-cyanhydrine*, le *dormiol*, le *chloralorthoforme*, etc., sont des combinaisons variées de chloral dont aucune n'a encore acquis ni la notoriété, ni les propriétés physiologiques, ni la valeur thérapeutique du chloral lui-même.

## § 7. — CROTON CHLORAL

Le *croton choral* ou *butylchoral* est un liquide oléagineux, obtenu en faisant passer un courant de chlore sur de l'aldéhyde refroidi ; ce n'est pas un dérivé du chloral ; c'en est plutôt une variété. Il agit du reste comme ce dernier, mais plus faiblement. LIEBREICH le recommande dans les *névralgies du trijumeau* et considère qu'il n'a pas d'action nocive sur le cœur.

Les doses, un peu supérieures à celles du chloral, sont de 1 à 5 grammes en potion, pilules ou lavements.

## § 8. — PARALDÉHYDE

**1° Caractères chimiques et physiologiques**. — La *paraldéhyde* résulte du groupement de trois molécules d'aldéhyde en une seule $(C^2H^4O)^3$. C'est un liquide limpide, incolore, d'une odeur assez vague de pomme-reinette, de saveur chaude et piquante.

Elle peut s'absorber par diverses voies, mais on n'utilise que la voie stomacale. Les injections hypodermiques sont toujours fâcheuses. L'élimination se fait par le poumon sous forme d'aldéhyde qui donne à l'haleine l'odeur même de celle des ivrognes. On aurait même observé de vrais accidents d'alcoolisme à la suite de l'usage prolongé de la paraldéhyde (KRAFT-EBING).

Le sommeil simple, le sommeil anesthésique et le coma mortel sont les degrés divers par où passent les animaux soumis à l'usage de ce remède lorsqu'on donne des doses trop fortes. A doses moindres, on peut provoquer à volonté le sommeil ou l'anesthésie. L'abolition de l'excitabilité réflexe est un des traits spéciaux du sommeil paraldéhydique ; elle est assez prononcée pour constituer un véritable antagonisme à l'égard de la strychnine. Les lapins qui ont préalablement reçu de la paraldéhyde supportent trente fois plus de strychnine que les animaux témoins.

Cette substance agit peu sur le cœur, elle ralentit un peu la respiration, mais elle agit incontestablement sur le sang, et si elle ne provoque pas par elle seule l'apparition de la méthémoglobine, elle favorise l'action des substances capables de la provoquer (POUCHET). Elle amène aussi une diminution dans les échanges organiques.

L'accoutumance est rapide et exige l'augmentation progressive des doses.

**2° Indications.** — La paraldéhyde est employée comme hypnotique ; inférieure en beaucoup de points à la morphine et au chloral, elle est surtout utile dans les *insomnies nerveuses*, dans celles qui accompagnent les lésions cérébrales ou les grandes névroses, surtout dans le *délire alcoolique*. Elle aurait à l'égard de celui-ci une valeur toute spéciale. Pouchet la condamne dans les affections fébriles, mais fait une exception pour la *pneumonie*.

Secondairement, elle peut être essayée dans le *tétanos*, *l'éclampsie* ; elle est tout indiquée dans l'*empoisonnement par la strychnine* ; elle peut combattre l'*insomnie liée à des démangeaisons opiniâtres*.

**3° Modes d'administration et doses.** — La paraldéhyde peut être associée à tous les agents dépresseurs du système nerveux, en particulier aux bromures. Mais il faut se garder de la prescrire concurremment avec les iodures qu'elle décompose rapidement (Pouchet).

La dose habituelle est de 1 gramme, qu'on répétera chaque nuit de trois à quatre fois jusqu'à production du sommeil, on peut même aller jusqu'à 8 grammes. La teinture de vanille. l'alcool sont avantageusement associés aux potions à la paraldéhyde. Celle-ci peut également être donnée en lavements.

## § 9. — Hydrate d'amylène

*L'hydrate d'amylène. alcool amylique tertiaire*, est un liquide oléagineux d'une odeur pénétrante, de saveur fraîche et piquante, rappelant celle de la menthe, peu soluble dans l'eau, 1/8.

C'est un hypnotique intermédiaire entre le chloral et la paraldéhyde. Ses effets varient suivant l'espèce, peut-être suivant le régime de l'animal auquel on le donne. Toujours sédatif chez les herbivores, il n'endort les carnivores qu'après une période d'excitation. A doses toxiques il détermine la mort dans un état de refroidissement intense ; mais l'animal peut être sauvé, si on le réchauffe artificiellement. Il y aurait lieu d'appliquer à la clinique ces importantes données expérimentales, que l'on doit à Pouchet. L'hydrate d'amylène agit peu sur le cœur ; il diminue le chiffre de l'urée, ce qui a déterminé quelques médecins à l'utiliser dans l'insomnie des fébricitants.

Les indications sont les mêmes que celles du chloral et de la paraldéhyde, mais il paraît supérieur à ces remèdes chez les cardiaques. La dose habituelle est de 3 grammes en potion ou en lavement ; l'accoutumance est rapide (Pouchet).

### § 10. — Uréthane, hédonal

L'*uréthane* ou *carbonate d'éthyle* est un corps cristallisé en larges lames brillantes, incolores, d'une odeur faible analogue à celle de la paraffine, d'une saveur fraîche comme celle du nitrate de potasse. Elle est très soluble. Elle ne peut être administrée par la voie hypodermique en raison de son action irritante.

Sa toxicité, faible pour les doses massives, s'accentue pour les doses longtemps répétées.

Après une période d'excitation, portant sur le cœur et la respiration, survient un sommeil calme avec résolution musculaire analgésie et hypothermie. Ces derniers phénomènes font défaut si la dose est modérée et si le sujet n'est pas déprimé par un usage habituel du remède. Les sécrétions sont en général augmentées la diurèse peut devenir abondante au point d'être gênante.

Mairet et Combemale qui ont étudié l'uréthane chez les aliénés ne s'en louent guère que chez les *lypémaniaques* et ont constaté son échec toutes les fois qu'il y avait une excitation un peu vive Cependant Ober la conseille dans le *delirium tremens*.

Mais si l'uréthane proprement dite semble peu à peu tomber dans l'oubli, un corps analogue, l'éther formé par l'acide carbonique combiné au méthyle-propyle-carbinol, l'*hédonal* semble prendre un nouvel essor (Pouchet). Son action serait deux fois plus énergique que celle de l'hydrate de chloral ; il déterminerait au bout d'un quart d'heure, un sommeil dont la durée serait de cinq à sept heures ; il s'associerait facilement au trional. L'hédonal se détruit dans l'organisme en donnant de l'eau, de l'acide carbonique et de l'urée. Pour quelques auteurs, ce serait le meil leur parmi les hypnotiques récemment inventés ; mais nous avons vu tant d'enthousiasmes naître et se flétrir, que nous jugeons prudent d'attendre avant de juger ce dernier-né de la chimie allemande.

*Doses.* — a. *Uréthane.* Solution à 20 p. 100, 3 à 4 cuillerées à café le soir dans une infusion de feuilles d'oranger, c'est-à-dire environ de 3 à 4 grammes.

b. *Hédonal.* 1$^{gr}$,50 à 2 grammes en cachets.

## § 11. — SULFONAL

**1° Sulfones en général.** — Les chimistes désignent sous le nom de *sulfones* des corps composés présentant un ou deux groupes $SO^2$ (mono et disulfones), rattachés soit à un seul atome de carbone, soit à deux atomes différents de carbone. Ce sont des dérivés sulfurés, comparables aux acétones, dans lesquels le groupement *carbonyle* $CO$ est remplacé par le groupement *sulfuryle* $SO^2$.

Parmi ces corps, les uns sont facilement attaqués *in vitro* et traversent l'organisme sans modification ; les autres très stables *in vitro* sont au contraire très facilement décomposés dans l'économie. Ces derniers ont une action somnifère qui fait défaut aux premiers. C'est à KAST et BAUMANN que l'on doit ces notions si importantes aux yeux des chercheurs qui croient à un rapport étroit entre la composition chimique des amides et leur action physiologique.

Les disulfones employés en médecine sont au nombre de trois :

1° Le *sulfonal* :

$$CH^3 \diagdown \atop CH^3 \diagup C \diagup SO^2 - C^2H^5 \atop \diagdown SO^2 - C^2H^5$$

2° Le *trional* :

$$C^2H^5 \diagdown \atop CH^3 \diagup C \diagup SO^2 - C^2H^5 \atop \diagdown SO^2 - C^2H^5$$

3° Le *tétronal* :

$$C^2H^5 \diagdown \atop C^2H^5 \diagup C \diagup SO^2 - C^2H^5 \atop \diagdown SO^2 - C^2H^5$$

sulfonal, trional, tétronal, différant l'un de l'autre par la substitution dans leur molécule d'un élément méthyle $CH^3$ par un élément éthyle $C^2H^5$. Tous trois sont des disulfones où les deux groupes $SO^2$ sont rattachés à un seul atome de carbone; tous trois appartiennent à la catégorie des sulfones facilement décomposables dans l'organisme ; tous trois jouissent de propriétés hypnotiques. Ces propriétés sont-elles d'autant plus développées qu'ils sont plus riches en éléments éthyliques? C'était l'opinion de KAST et de BAUMANN ; mais il semble que ces éminents auteurs se soient laissés un peu entraîner par des idées théoriques, car BARTH et RUMPEL ont avec de très forts arguments combattu cette opinion ; et, en fait, nous verrons que le sulfonal, le trional et le tétronal donnent à peu près le même sommeil avec les mêmes doses.

**2° Caractères généraux du sulfonal**. — Le sulfonal est une poudre blanche cristalline, à peu près complètement insoluble, insipide, très résistante aux agents chimiques.

Le suc gastrique semble le dissoudre et prépare son absorption dans l'intestin, absorption assez lente et qui ne semble complète qu'au bout de deux ou trois heures. Les transformations du sulfonal dans l'organisme sont méconnues ; il se décompose et ses éléments se combinent à différents protoplasmes, peut-être aux leucocytes et aux hématies. Dès lors il n'existe plus à l'état de corps reconnaissable, et il ne saurait être question de son élimination ; on note seulement l'augmentation du soufre urinaire pendant les premiers jours qui succèdent à son ingestion.

**3° Action physiologique**. — Les premiers expérimentateur ont affirmé que le sulfonal ne modifiait pas les échanges nutritifs, affirmation prématurée qui reposait sur des expériences d trop courte durée. Les accidents toxiques indiqués plus bas prouvent qu'il est loin d'en être ainsi.

Ce qui est vrai, c'est qu'aux doses usuelles, et à la condition de faire des interruptions au cours d'une médication prolongée, le sulfonal n'agit pas d'une façon appréciable sur la nutrition et concentre son action sur le système nerveux. Chez l'animal, le sommeil qu'il provoque est précédé de paralysie plus ou moin complète et passagère du train postérieur ; chez l'homme sain, le sommeil est au contraire le phénomène initial. Il survient doucement de deux à trois heures après l'ingestion, se prolonge de quatre à huit heures, et laisse au réveil un sentiment de lassitude, avec tendance à s'assoupir de nouveau. Les troubles digestifs sont rares, les appareils respiratoire et circulatoire ne semblent nullement intéressés.

**4° Accoutumance, accumulation.** — Quelques malades semblent bénéficier indéfiniment des propriétés hypnotiques du remède ; d'autres s'y accoutument très vite. Mais qu'il y ait ou non assuétude, l'action lente du sulfonal sur le sang et sur le rein finit à la longue par produire des effets accumulatifs qui constituent de véritables empoisonnements.

**5° Toxicité, hématoporphyrinurie.** — Réputé absolument inoffensif dans les premières années de son emploi, le sulfonal n'a pas tardé à montrer qu'il était capable, comme tout remède actif, de provoquer des accidents et même la mort. L'ingestion en une seule fois de doses trop fortes, 30 grammes par exemple, amène un lourd sommeil dont le sujet peut ne pas se réveiller. Les excitants, la caféine, les purgatifs, les alcalins sont indiqués pour combattre l'empoisonnement. L'intoxication chronique est tout à fait insidieuse, elle comprend deux ordres d'accidents. Les uns succèdent à la suppression brusque du remède, consistent en délire, hallucinations, et rappellent les troubles psychiques qui surviennent chez les alcooliques ou les morphinomanes privés brusquement de leurs poisons quotidiens. Les autres, manifestations véritablement toxiques, éclatent pendant l'usage même du remède ; exceptionnellement elles peuvent éclater quelques jours après qu'on l'a supprimé (STERN) ; elles consistent en vomissements, douleurs abdominales, constipation, paralysie flasque des membres inférieurs. L'urine est acide, peu abondante, de couleur foncée, contient quelquefois des globules rouges et plus souvent un pigment dérivé de l'hémoglobine et privé de fer, l'*hématoporphyrine* [1]. Si l'on attend l'apparition

---

[1] Les solutions alcooliques d'hématoporphyrine donnent dans le

de ce symptôme, il est presque toujours trop tard pour cesser l'emploi du sulfonal, le malade est à peu près fatalement emporté. Cependant à l'aide de fortes doses de bicarbonate de soude (5 à 10 grammes), Muller a réussi à sauver quelques intoxiqués.

La pathogénie de ces phénomènes est obscure. Certains malades peuvent commencer à les présenter après huit ou dix jours d'usage du sulfonal ; d'autres les ont eus seulement après en avoir usé quotidiennement pendant plusieurs années. Les femmes y sont plus exposées que les hommes. On a prétendu que l'agent toxique est un acide sulfo-éthylique dégagé par le sulfonal au moment de sa décomposition dans l'organisme ; mais Kast a réfuté cette opinion. Il est probable que le sulfonal devient dans certains cas un poison du sang, et que les symptômes et les lésions observés, même la néphrite aiguë, ne sont que les conséquences de la destruction des globules.

**6° Usages thérapeutiques.** — *a.* Le sulfonal est un remède pour l'*insomnie*, mais non pour la douleur. Il est inutile toutes les fois que le sommeil est empêché par une souffrance vive, telle que point de côté, colique, céphalée, etc., il est indiqué lorsque l'insomnie est purement nerveuse ou résulte d'une intoxication des cellules nerveuses. C'est ainsi qu'il rend de vrais services dans la *mélancolie*, dans l'*hypocondrie*, même dans les formes d'*aliénation mentale* compliquées de délire et d'hallucinations ; il pourrait cependant aggraver parfois ces dernières (Knoblauch). Les insomnies dues à l'abus du *café* et de l'*alcool* ou encore de la *morphine* en sont justiciables.

*b.* Chez les *cardiaques*, la question est controversée. Sans doute le sulfonal n'exerce pas sur le cœur sain la même influence dépressive que le chloral, mais il n'est pas sûr qu'il ne trouble pas ce même organe déjà lésé, et chez de tels malades il ne faut en user qu'avec circonspection et sans compter aveuglément sur ses effets.

*c.* Dans les *insomnies fébriles*, Kast le recommande et G. Sée

jaune du spectre deux raies caractéristiques : une raie pâle près de l'orange, une raie foncée près du vert (Salkowski).

le déconseille ; je l'ai vu agir de la façon la plus heureuse dans une fièvre typhoïde où l'absence de sommeil et l'excitation excessive du système nerveux constituaient une véritable complication.

*d.* Soit par le fait du hasard, soit après l'avoir prescrit intentionnellement, divers médecins ont constaté des améliorations dans la *coqueluche*, dans les *sueurs des phtisiques*, dans les *crampes musculaires* des membres inférieurs ; ce sont autant de points à revoir.

**7° Modes d'administration et doses**. — Le sulfonal doit être prescrit en poudre très fine, que l'on donne soit dans un cachet, soit dans une boisson chaude telle que le lait. La dose hypnotique est de 1 gramme à $1^{gr},50$ pour une femme, de $1^{gr},50$ à $2^{gr},50$ pour un homme ; il est bon de répartir ces quantités en deux ou trois cachets, qui seront pris d'heure en heure par le malade, et dont le dernier sera laissé de côté si le sommeil s'est déjà produit.

Mairet qui a étudié ce remède a pu donner jusqu'à 4 et 6 grammes à des sujets agités ; mais dès le troisième jour, il suspend ou diminue les doses. Ce mode de procéder est excellent ; il permet d'éviter les accidents, dont il faut prévenir l'éclosion par une surveillance attentive de l'état de l'urine et, au besoin même, du sang.

En pommade à 1/20, le sulfonal calme bien les *démangeaisons*, en particulier celles de la phase prémycosique du *mycosis fongoïde*. Mais comme la peau dépouillée de son revêtement corné offre alors de larges surfaces absorbantes et que les malades se laissent entraîner à abuser d'un topique qui les calme, des accidents d'intoxication ont pu être observés (Hallopeau).

## § 12. — Trional et tétronal

**1° Caractères chimiques et physiologiques**. — Le *trional* est une poudre blanche, cristalline, amère, soluble dans 320 parties d'eau froide, plus facilement soluble dans l'eau chaude, l'alcool et l'éther.

Le tétronal, poudre blanche et cristalline, de saveur amère, se dissout seulement dans 450 parties d'eau, mais est très soluble dans l'éther et l'alcool.

De simples nuances, et même des nuances très discutables, distinguent l'action de ces remèdes de celle du sulfonal. Alors que pour la majorité des auteurs, ils ne produisent pas de troubles psychiques chez les sujets sains, Hænel a observé un certain retard dans l'exécution des opérations arithmétiques et même dans l'élocution après l'usage du trional. D'après Mabon, le tétronal serait plus sédatif et le trional plus somnifère. Celui-ci même (Drew) ne forcerait pas le sommeil, comme le sulfonal, mais « appuierait le besoin de dormir quand ce besoin se présente sans pouvoir être satisfait ».

On le voit, tout cela est bien subtil et ne peut guère être développé dans un simple *Précis*.

Les faits utiles à retenir sont les suivants : le trional et le tétronal provoquent le sommeil comme le sulfonal, et à peu près aux mêmes doses. Ce sommeil est généralement paisible, dure de cinq à sept heures, laisse parfois un peu de lassitude au réveil, mais n'est pas suivi habituellement d'effets secondaires fâcheux. Dans quelques cas exceptionnels (Kaemfer), il a été précédé d'une période d'agitation qui a disparu par la diminution des doses.

Les accidents toxiques sont les mêmes que ceux du sulfonal (hématoporphyrinurie, constipation, collapsus, etc.) ; ils s'observent plus volontiers chez les femmes ; ils ont éclaté peut-être plus rapidement et après l'administration de doses assez modérées ; peut-être sont-ils le résultat de l'*accumulation* ; ils ne sont pas toujours mortels.

**2° Usages thérapeutiques.** — Le trional et le tétronal sont d'excellents hypnotiques dans les cas d'*insomnie simple* ; leurs effets somnifères peuvent commencer à se manifester très rapidement, une heure, une demi-heure, un quart d'heure même après l'ingestion. Ils rendent aussi de grands services, mais avec moins de rapidité, dans les *troubles psychiques* primitifs ou secondaires avec excitation violente. Les insomnies en rapport avec les douleurs physiques, avec la folie alcoolique aiguë, avec le délire et les convulsions leur sont réfractaires (BŒTTIGER). Les *neurasthéniques* en éprouvent souvent de grands bienfaits. Les cardiaques doivent s'en méfier.

**3° Modes d'administration et doses**. — Difficilement solubles, le trional et le tétronal doivent être pris en cachets, ou mieux encore en suspension dans 150 à 200 grammes de liquide chaud (lait, bouillon, tisane). Les Allemands insistent beaucoup sur l'utilité de ce mélange et croient éviter ainsi les accidents d'intoxication.

On peut aussi donner ces remèdes en lavement, les incorporer à des suppositoires.

Les doses seront en rapport avec l'âge (on en a même donné à des nourrissons !) et avec l'état du sujet. Une excitation violente sera une indication de les doubler ; il en sera ainsi chez les aliénés.

Pour un adulte, 1 gramme à 2 grammes.

Pour un enfant, 0$^{gr}$,10 la première année ; augmenter de 0$^{gr}$,10 environ de deux en deux ans.

Interrompre la médication tous les cinq ou six jours pour éviter les accidents.

ARTICLE IV

# MODÉRATEURS DES PHÉNOMÈNES D'EXCITATION CÉRÉBRO-SPINALE

Les médicaments qui viennent d'être étudiés sont ceux dont l'action tout à fait énergique s'exerce sur la totalité du système nerveux et le modifie si fortement que l'anesthésie complète ou un sommeil plus ou moins profond, plus ou moins long sont la conséquence de leur usage. Ceux dont l'étude va suivre ont une action plus limitée et apaisent plus spécialement les douleurs ou les spasmes par lesquels le système nerveux manifeste ses souffrances. Des contractions involontaires plus ou moins violentes des muscles de la vie de relation (convulsions) ou de la vie végétative (spasmes), ou des douleurs à types variés, contractions et

douleurs se présentant soit ensemble, soit isolement, tels son
les principaux symptômes que l'on rencontre chaque jour soi
dans les névroses mêmes, soit dans les perturbations nerveuse
que provoquent les lésions d'autres organes.

Modérer les contractions involontaires et douloureuses de
muscles lisses ou striés, apaiser les *algies*, les douleurs des nerl
périphériques ou viscéraux, c'est là le principal effet des remède
dont l'étude va suivre. Il est difficile de les classer, leurs pro
priétés ne répondant pas à nos catégories toujours étroites et tro
absolues. Mais pour établir un certain ordre dans leur descri[
tion, nous les passerons en revue dans l'ordre suivant :

1° Modérateurs de l'activité cérébro-spinale, dans son ensembl
mais surtout de l'activité motrice volontaire. Ce groupe ne con
prendra que les composés *bromés et bromurés*.

2° Modérateurs de la contractilité réflexe des fibres lisses. Ç
sont les *antispasmodiques*.

3° Modérateurs de la douleur agissant en même temps sur
température organique. Ils ont été étudiés d'une façon généra
(voy. t. I, p. 449), mais leur étude spéciale n'a pas encore é
faite. Ce sont les *analgésiques antithermiques*.

4° Enfin remèdes modérant à la fois la douleur et les spasme
Alors que les agents du groupe précédent sont tous empruntés
la chimie, ceux-ci nous sont au contraire fournis par la bot.
nique, et viennent en particulier de la famille des *ombellifères*
de celle des *solanées*. Ce sont les *analgésiques antispasmodique*

## § 1. — BROME ET BROMURES

Le *brome* est un liquide rouge-brun foncé, fétide, de save
répugnante, très volatil. On le trouve à l'état de bromur
métalliques dans l'eau de mer, dans certaines eaux salir
(Salies-de-Béarn), dans les varechs. Il a été utilisé autrefois
médecine dans l'*angine diphtérique*, dans la *pourriture d'hôpit*
mais il est complètement abandonné.

Ses composés sont au contraire en assez grand nombre e
ployés en thérapeutique.

Le *bromure de potassium* KBr est un sel cristallisé en cul

blancs, inodores, de saveur salée et amère, très souvent mélangé d'iodure de potassium.

Le *bromure de sodium* NaBr, cristallisé de semblable façon, est un peu moins mauvais au goût.

Le *bromure d'ammonium* $AzH^4Br$, en prismes incolores, très solubles, a une saveur piquante.

Les *bromures de strontium, de calcium, de lithium* ont aussi été essayés.

Depuis quelques années, on a étudié ou inventé les combinaisons diverses du brome avec des produit organiques. Il faut citer : le *bromure de camphre* (*Antispasmodiques*, t. II, p. 403); le *bromure d'éthyle*, anesthésique local et général ; la *bromaline* ou *brométhyliformine*, obtenu par l'action du bromure d'éthyle sur une solution d'urotropine ; le *bromoforme*, anesthésique et béchique étudié plus haut ; la *bromipine*, combinaison organique de brome et d'huile de sésame, etc.

Les effets sédatifs et dépresseurs du brome se retrouvent avec tous ces corps. Nous étudierons avec détails le plus important et le plus anciennement connu : le bromure de potassium, puis nous passerons rapidement sur les autres, dont nous nous bornerons à comparer l'action à celle du bromure de potassium.

## A) Bromure de potassium

**1° Absorption, mutations, éliminations.** — Le bromure de potassium, très soluble, s'absorbe par toutes les voies muqueuses. Il ne peut traverser l'épiderme normal, exerce sur la peau dénudée et sur les plaies une action réellement caustique et douloureuse (Payraud) ; les accidents locaux empêchent d'utiliser la voie hypodermique.

L'urine des sujets soumis à l'usage de KBr est riche en fer ; ce fait connu depuis longtemps avait fait soupçonner que ce sel altère les globules, et comme le chiffre des chlorures urinaires augmente en même temps, on avait pensé qu'il se substitue en partie aux chlorures du sang. Richet a confirmé cette opinion, par des expériences intéressantes sur le bromure de sodium : il a montré qu'en réduisant au minimum le sel dans l'alimentation, NaBr agissait à doses très faibles. Si l'on continue long-temps l'usage de la médication bromurée, le cerveau est le vis-cère où l'on retrouve après la mort la plus grande proportion de composés bromiques.

L'élimination se fait surtout par l'urine. Elle commence dix minutes après l'ingestion de 1 gramme, et se complète assez lentement. Avec des doses progressivement croissantes, la quan-tité de bromure éliminé reste au début inférieure à celle qui est introduite dans l'organisme, puis elle augmente peu à peu, et, si l'on cesse d'augmenter les doses, l'équilibre s'établit. Mais si on élève de nouveau celles-ci, l'équilibre est rompu, et ne se réta-blit que lentement. La capacité de l'organisme pour l'élimination de KBr ne présente donc rien de fixe et ne peut être déterminée d'avance (TESSEL).

La salive, les larmes, le lait, la sueur servent accessoirement à porter KBr hors de l'organisme ; les glandes sébacées l'élimi-nent aussi, quelquefois à leur détriment.

**2° Action physiologique**. — G. SÉE a voulu faire de KBr un médicament vaso-constricteur, amenant par le resserrement des artères une anémie spéciale du cerveau et de la moelle, ce qui donnerait l'explication de ses effets nerveux. Qu'il y ait au début de l'action bromurique une période de vaso-constriction, c'est possible ; mais elle est tout à fait passagère et fait place à trois phénomènes plus importants : l'affaiblissement du cœur, le ralentissement du pouls, l'abaissement de la pression arté-rielle. Ces symptômes, le premier surtout, sont quelquefois assez développés pour imposer la suppression du remède ; le plus sou-vent ils sont moins accentués.

Le fait signalé par G. SÉE n'a donc pas l'importance que lui attribuait cet auteur. La note vraie a été donnée par ALBERTONI, qui, par une série d'expériences bien conduites chez des animaux bromurés, puis trépanés, a pu conclure ainsi : Le bromure de potassium diminue l'excitabilité de la substance corticale du cerveau, au point que, chez les animaux saturés, l'excitation électrique de la région motrice ne provoque plus d'accès épilep-tiques. Cette dépression de l'activité cérébrale, démontrée pour les centres moteurs, paraît être la même pour les centres psychiques et sensitifs, et c'est elle qui donne la clef de la plupart des phénomènes observés dans la médication bromurée. Notons qu'elle s'étend aussi aux centres médullaires, que Schiff et Aresu ont trouvés enflammés chez des animaux bromurés. Elle est due très probablement à la localisation de composés bromiques dans le protoplasma des cellules nerveuses ; s'il fallait faire encore une classe de médicaments altérants, le bromure de potassium y tiendrait sûrement un bon rang.

Les phénomènes par où se manifeste cette dépression de l'activité cérébro-spinale sont les suivants :

a. *Troubles psychiques.* — Affaiblissement de la mémoire, difficulté dans la parole par suite de la peine que le malade éprouve à retrouver les mots, apathie, indifférence aux choses extérieures ; mélancolie, transformation des délires ambitieux ou violents en délires tristes. On a voulu faire du bromure un hypnotique ; il n'endort en réalité que parce qu'il supprime l'activité cérébrale. D'ailleurs ce sommeil bromurique est loin d'être constant.

b. *Troubles moteurs.* — Lassitude, défaut d'activité musculaire, vertiges, titubation, perte des forces. Il n'y a jamais de paralysie véritable.

c. *Troubles sensitifs.* — Anesthésie légère du pharynx, obtusion de la sensibilité cutanée et muqueuse ; anaphrodisie plus marquée chez l'homme que chez la femme, qui éprouve simplement un retard des règles. Les réflexes sont presque tous diminués ou abolis.

**3º Accidents de la médication bromurique.** — Un agent médicamenteux de cette importance doit naturellement chez quelques personnes déterminer des désordres.

a. *Acné bromique.* — Un des plus fréquents et qui est quelquefois assez précoce, c'est l'*acné*. Plus confluente et plus profonde que l'acné iodique, l'acné bromique prend volontiers la forme de plaques confluentes à l'aspect *anthracoïde* ou *gangréneux* ; et comme elle siège souvent à la face, elle constitue un inconvénient des plus sérieux. Ces lésions deviennent parfois le siège de végétations papillaires qui ne peuvent disparaître que par une intervention chirurgicale.

Les lésions cutanées affectent aussi le caractère d'*érythèmes*, de *papules*, d'*urticaire*, de *bulles*, etc. On les attribue aux causes suivantes : 1° mélange d'iodure avec le bromure (RABUTEAU) ; 2° élimination du bromure par les glandes sébacées ; 3° troubles gastriques, amenant suivant le mécanisme habituel des dyspepsies, des éruptions acnéiques (FÉRÉ). Les trois théories ont peut-être une part de vérité, mais la troisième est la plus vraisemblable, car elle s'appuie sur un critérium clinique très net : l'antisepsie gastro-intestinale permet de guérir ces acnés sans cesser la médication bromurique.

b. *Bromisme aigu*. — L'ingestion de doses trop considérables de KBr, 20 à 30 grammes par un sujet non accoutumé, amène chez lui de la céphalalgie, de l'irritabilité, de la sécheresse des muqueuses, puis un état demi-comateux avec ralentissement du pouls et de la respiration. La suppression du remède améliore rapidement les phénomènes ; mais elle ne suffit pas toujours, et il est bon de hâter l'élimination du remède par des diurétiques.

c. *Bromisme chronique*. — Cet état d'intoxication chronique survient chez les malades trop longtemps traités et à doses trop fortes, surtout dans les cas d'insuffisance rénale. L'affaiblissement de l'intelligence et de la mémoire, l'hébétude du regard, la perte des forces, l'embarras de la parole donnent au malade un aspect analogue à celui de la paralysie générale. Un catarrhe bronchique intense survient souvent, qui précède parfois une pneumonie terminale. L'asepsie parfaite de la peau et l'antisepsie intestinale sont recommandées par FÉRÉ[1] pour prévenir ces intoxications.

**4° Indications**. — a. *Épilepsie*. — Si l'expérience d'ALBERTONI est exacte, si le bromure de potassium rend la région motrice du cerveau inexcitable, ce remède doit théoriquement empêcher la production des attaques d'épilepsie, puisque celles-ci

---

[1] FÉRÉ. *Traitement de l'épilepsie*, in *Thérapeutique appliquée* d'A. ROBIN.

sont dues à l'hyperexcitation de l'écorce cérébrale. La pratique répond assez exactement à la théorie. Indiqué par Locock, étudié par Brown-Séquard et par Aug. Voisin, KBr guérit quelques épileptiques, en améliore un très grand nombre et ne fait presque jamais de mal. Les accès diminuent quelquefois de violence, mais surtout ils diminuent de fréquence ; les intervalles deviennent de plus en plus longs. Comme on a vu des récidives survenir après dix ans d'interruption des crises, on ne peut théoriquement affirmer jamais la guérison ; mais celle-ci n'en est pas moins pratiquement acquise dans un grand nombre de cas.

Pour être efficace la médication doit être poussée jusqu'à saturation, c'est-à-dire au moins jusqu'à la disparition de la sensibilité réflexe pharyngienne ; mais comme celle-ci est souvent absente spontanément chez les épileptiques, la constatation de cette anesthésie n'est pas toujours un signe suffisant, et on peut aller jusqu'à l'apparition des premiers phénomènes d'intoxication. Les troubles profonds de la nutrition et de l'intelligence, que l'on paraît tant redouter, n'existent généralement pas. « Lorsque le bromure est efficace, l'épileptique perd moins au point de vue intellectuel par le fait du bromure qu'il ne gagne par la disparition des paroxysmes ; on peut en dire autant de la nutrition » (Féré).

Toutes les épilepsies ne sont pas également justiciables de ce remède. D'après Gubler, il conviendrait surtout dans les formes actives, alors que la belladone conviendrait mieux aux formes ébauchées, et serait contre-indiqué s'il y a tendance à la stupeur et aux syncopes. Si un sujet atteint de petit mal n'a pas supporté le bromure, il peut arriver qu'au moment où l'on cesse la médication, le grand mal éclate. Lorsqu'un enfant a eu des convulsions graves, et que plus tard vers la puberté, des crises épileptiques se développent, une médication bromurée énergique peut enrayer la terrible névrose. Dans l'épilepsie jacksonienne, elle est généralement inefficace ou peu efficace et de beaucoup inférieure à l'application des vésicatoires en bracelets sur le membre où siège l'aura (Pitres). Elle est d'ailleurs inutile dans la plupart des cas où existe une lésion cérébrale (A. Voisin).

La précision manque encore aux indications de KBr dans l'épilepsie ; mais, à côté d'échecs indiscutables, les succès complet
ou partiels ne se comptent pas.

La manière d'administrer le médicament a donné lieu à d
nombreuses discussions. Féré dont l'expérience en la matièr
est considérable, donne les conseils suivants : « Le bromure do
être administré par la voie gastrique ; il doit être employ
pur, c'est-à-dire ne pas contenir d'éléments étrangers, princi
palement pas d'iodure et surtout de chlorure de potassium, d
sulfate et de carbonate de potasse. Lorsque le bromure est donn
à jeun, il détermine quelquefois des crampes d'estomac ; si o
le donne après le repas, mais à une époque trop rapproché
moins de deux heures et demie ou trois heures, il trouble l
digestions et est souvent difficilement toléré ; le mieux est de
donner au commencement des repas ou un peu avant[1]. »

Les doses varient avec l'âge : au-dessous d'un an, $0^{gr},40$
$0^{gr},50$, par jour, bien dilués ; de quatre à cinq ans, 2, :
4 grammes ; à quinze ans, la dose est déjà celle de l'adult
Charcot augmentait d'un gramme par semaine, puis revenait
la dose primitive, les Anglais donnent des doses massives to
les deux ou quatre jours. Féré écarte ces deux méthodes. Pa
tant d'une dose initiale moyenne : 2 à 4 grammes, il augment
d'un gramme toutes les trois semaines environ, jusqu'à produ
tion d'effet utile ou d'intolérance exigeant la suspension du tra
tement. Les cas les meilleurs sont influencés par les doses de
à 8 grammes ; mais il faut aller quelquefois beaucoup plus loin
jusqu'à 15, 20, 30 grammes ; ce qui est indispensable, c'est d
ne pas interrompre la médication. « C'est la saturation perma
nente qui suspend l'épilepsie. Lorsqu'on cesse la bromuratio
ou même lorsqu'on la diminue, on s'expose à voir reparaîtr
les accès. C'est une action suspensive plutôt qu'une action cura
tive qu'il faut attribuer aux bromures. » Le traitement doit dure
dix ans. Dans la grossesse, il faut le prescrire en vue de guérir l
mère et de préserver l'enfant ; on pourra plus tard le fair
suivre à la nourrice.

[1] Féré. *loc. cit.*, p. 50.

Les *lésions cutanées,* les *dyspepsies,* les *troubles cardiaques* viennent souvent troubler le cours de la médication bromurée. Il faut tâcher de ne pas l'interrompre cependant. L'antisepsie intestinale combattra efficacement les acnés bromiques ; les purgatifs, les eupeptiques amélioreront la dyspepsie, et un régime pauvre en chlorures (RICHET) permettra de moins fatiguer l'estomac et d'obtenir du remède les mêmes effets utiles à dose moindre.

L'affaiblissement du cœur, l'hypotension artérielle, la neurasthénie qui en est la conséquence viennent aggraver la situation de quelques épileptiques. On augmente alors la dose de KBr et les troubles neurasthéniques s'aggravent plus sous cette influence que ne s'améliorent les crises. M. DE FLEURY a montré que grâce à l'hydrothérapie, aux bains salés, aux frictions sèches, aux injections de sérum artificiel, on luttait avantageusement contre ces désordres cardio-vasculaires, et que la nutrition étant ainsi remontée, des doses de KBr devenues inefficaces reprenaient toute leur influence et recommençaient de nouveau à éloigner les crises épileptiques.

b. *Autres maladies nerveuses.* — Le bromure de potassium a été utilisé dans les *éclampsies puerpérales* et *saturnines ;* dans le *tétanos,* dans la *chorée;* il n'a dans toutes ces affections que la valeur d'un palliatif, mais d'un palliatif important.

Dans l'*hystérie,* il ne peut répondre qu'à des indications accidentelles (spasme laryngé, éréthisme génital, etc.) ; mais il n'est pas le remède même de la maladie. Il l'est si peu, que dans les cas douteux, CHARCOT le considérait comme une pierre de touche pour établir le diagnostic entre l'épilepsie et l'hystérie.

Les *insomnies,* lorsqu'elles sont causées par des troubles justiciables de KBr, cèdent indirectement à son emploi ; mais en outre on ne saurait dénier à ce remède une influence sédative générale qui favorise le sommeil.

Le *delirium tremens,* la *migraine,* etc., sont améliorés par son usage. Dans l'*empoisonnement par la strychnine,* où l'on a si rarement l'occasion d'intervenir en temps utile, il peut avoir une influence adjuvante utile, mais est loin d'être aussi actif que l'injection intra-veineuse ou même l'ingestion stomacale de chloral.

c. *Spasmes*. — Les spasmes d'origine purement nerveuse ou symptomatiques d'une lésion de voisinage cèdent quelquefois à l'emploi de KBr ; tels sont les *vomissements incoercibles* de la grossesse, les *vomissements* d'ordre mécanique consécutifs à la *toux chez les phtisiques;* le *spasme de la glotte* dans la *laryngite striduleuse,* ou même étranger à toute laryngite; les *quintes de coqueluche;* l'*asthme nerveux;* l'*œsophagisme,* le *vaginisme;* les *érections douloureuses* de la blennorrhagie; celles qui suivent l'*opération du phimosis;* certaines *incontinences d'urine.* Il ne faut pas compter avec le seul bromure guérir ces diverses affections spasmodiques; mais son action sédative vient heureusement s'ajouter à l'influence curative des médications appropriées, et calme les souffrances du malade en attendant que la guérison ait le temps de se produire.

d. *Affections cardiaques.* — Le bromure de potassium chez les cardiaques est une arme à deux tranchants. C'est un dépresseur des forces; à ce titre, il sera nuisible aux cœurs surmenés, fatigués, dilatés, en voie de dégénérescence; mais c'est aussi un sédatif, et à ce titre il sera utile aux cœurs excités, palpitants et douloureux. Pour l'appliquer à propos, il faut consulter l'état du myocarde et des troubles fonctionnels plutôt que le diagnostic exact de la lésion orificielle, et même il arrivera que dans le cours d'une même cardiopathie, KBr deviendra nuisible après avoir fait du bien au début.

Dans le *goitre exophtalmique,* il est une des meilleures ressources pour apaiser la tachycardie.

e. *Diabète sucré.* — On a voulu faire du bromure le remède héroïque de tous les diabètes; c'est une grave erreur. Il est utile dans les seuls cas où l'origine nerveuse du mal est indiscutable (chute sur la tête, soucis d'ordre moral ou pécuniaire, etc.), et doit alors être administré à doses assez fortes d'emblée, sans que l'on continue indéfiniment. Dans les autres cas, à moins qu'il n'y ait coïncidence de troubles nerveux spasmodiques, il est plutôt à laisser de côté.

**5° Modes d'administration et doses**. — KBr sera en solution aqueuse ou dissous dans du sirop d'écorces d'oranges amères, dans la proportion d'un ou deux grammes par cuillerée de véhicule suivant les cas. On peut aussi le prendre en cachets de 0$^{gr}$,50 à la condition d'ingérer de suite après quelques gorgées d'eau ou d'infusion. On peut quelquefois le donner en lavements, mais à doses faibles, 2 à 4 grammes au maximum. D'ailleurs en dehors de l'épilepsie, on ne doit guère dépasser ces chiffres.

**6° Traitement opio-bromuré**. — FLECHSIG a prescrit une médication opio-bromurée, applicable, d'après lui, à toutes les épilepsies vraies. Dans une première période, le malade est soumis à l'usage de l'opium à doses progressives et arrive à en prendre 0$^{gr}$,90 par jour s'il est adulte, 0$^{gr}$,60 s'il est adolescent. Une hygiène sévère et des bains frais complètent ce traitement qui a pour effet habituel, mais non constant, de diminuer les attaques. Au bout de sept semaines, on supprime brusquement l'opium et on le remplace par KBr à la dose de 6 à 9 grammes, médication que l'on continue pendant un temps dont la durée n'est pas fixe et qui se montre, parait-il, particulièrement efficace. Cette méthode n'a pas encore fait ses preuves : elle consiste évidemment à morphiniser le sujet, puis à le démorphiniser et à le bromurer. En se rappelant ce que SOLLIER a dit des avantages de la démorphinisation pour la curabilité des affections chroniques on comprend très bien qu'elle peut avoir des avantages.

### B) AUTRES COMPOSÉS BROMIQUES

**1° Bromures de sodium, d'ammonium, de strontium**. — Au point de vue physiologique, les bromures de sodium, d'ammonium, de strontium ont les mêmes propriétés que le bromure de potassium. En clinique, il est quelquefois indifférent de traiter l'*insomnie*, la *tachycardie*, les *névroses*, les *spasmes* par les uns ou par les autres ; chez les enfants, chez les dyspeptiques NaBr est même préférable, parce qu'il est mieux supporté par l'estomac et par le cœur. Mais dans l'*épilepsie*, FÉRÉ n'hésite pas à donner la supériorité à KBr. « Si je voulais classer, dit-il, les bromures d'après leur valeur thérapeutique dans l'épilepsie, je

placerai. au premier rang après KBr le bromure de stronti
que j'ai expérimenté avec suite depuis plusieurs années. Dans
bon nombre de cas, le bromure de strontium semble capable
maintenir intégralement les effets antérieurs du bromure de p
tassium aux mêmes doses ; d'autres fois son efficacité est moind
mais il est mieux supporté à des doses plus élevées qui devic
nent efficaces ; il a à peu près constamment l'avantage d'ê
mieux toléré par l'estomac. Quant à NaBr, à AzH⁴Br, chaque f
que j'ai essayé de les substituer à KBr aux mêmes doses, ils
sont montrés inefficaces, et souvent l'inefficacité s'est mai
tenue en élevant notablement les doses. » (Féré, *loc. cit.*, p. 4

Le mélange de KBr, AzH⁴Br, NaBr (polybromure) échouc
moins que la dose de KBr n'y soit par elle-même suffisante. To
tefois lorsqu'en vertu d'intolérance individuelle, le bromure
potassium ne peut être utilisé, on aura intérêt à recourir à s
succédanés.

*Doses.* — *Bromure de sodium*, mêmes doses que le bromure
potassium. *Bromure d'ammonium*, doses deux fois moindres. *Br
mure de strontium*, mêmes doses que le bromure de potassiu

Les *bromures de rubidium, de calcium, de nickel, de lithiu
d'arsenic, d'or*, entreront peut-être un jour dans la pratique, ma
ne peuvent être employés avant de nouvelles études.

**2° Bromipine**. — La bromipine est une combinaison org
nique de brome et d'huile de sésame. On peut en masquer le go
désagréable par une essence, ou en la donnant dans des capsule

Les effets sont ceux des bromures en général : sédati
du système nerveux, par conséquent ce remède peut être cor
seillé dans les *insomnies*, les *palpitations cardiaques*, le *mal*
*mer*, l'*épilepsie*. Dans cette dernière affection, on la donne à
dose de 15 à 30 grammes par jour, et en combinant la m
dication avec le repos au lit, interrompu seulement par deu
bains tièdes par semaine, Rothe dit avoir eu des résultats exce
lents.

**3° Bromaline**. — La bromaline peut se prescrire à la mêm
dose que KBr lorsque celui-ci commence à être mal toléré. Quo
que contenant moins de brome, elle semble maintenir l'améli

ration obtenue par le sel potassique, ne provoque pas d'éruptions cutanées, et rend ainsi quelques services pendant les interruptions forcées de ce remède.

## § 2. — ANTISPASMODIQUES

Sous l'étiquette d'antispasmodiques, on étudie des substances destinées à calmer ou à prévenir les contractions musculaires anormales, nuisibles ou inutiles, et aussi à restituer au système nerveux le pouvoir régulateur que des états morbides lui ont fait perdre. Ce sont donc, ainsi que le dit MANQUAT, « des stimulants destinés à renforcer la puissance nerveuse de façon à rendre les éléments nerveux moins sensibles aux excitations [1] ».

### A) ANTISPASMODIQUES DIVERS

Parmi ces substances il en est quelques-unes que nous ne ferons que signaler rapidement ; leur importance thérapeutique n'étant pas capitale.

C'est ainsi que nous passerons sucessivement en revue : l'*Ambre* dont une seule variété l'ambre jaune ou succin est encore conservée au Codex et entre dans le sirop de *Karabé* par la teinture de succin qu'il contient. Quant à l'ambre gris il n'est plus utilisé qu'en parfumerie ; — le *Castoreum*, sécrétion desséchée fournie par deux glandes qui accompagnent les organes génitaux du Castor, et qui se donne aux doses suivantes : $0^{gr},05$ à $1^{gr},50$ et plus en pilules ; teinture éthérée ou alcoolique, 2 à 5 grammes en potion ; — le *Musc*, sécrétion épaissie et desséchée des follicules préputiaux du chevrotin porte-musc. On en distingue cinq espèces : 1° le musc du Tonkin ; 2° le musc du Bengale ; 3° le musc du Yunnan ; 4° le musc de Sibérie ; 5° le musc de Nankin. Ce dernier est le plus estimé. On le prescrit en pilules à la dose de $0^{gr},05$ à 4 grammes ; en teinture éthérée 1 à 4 grammes en potion ; en lavement, à la dose de 1 à 2 grammes pour 200 de véhicule avec un jaune d'œuf, il jouirait de

---

[1] MANQUAT, *Traité de Thérapeutique élémentaire*, 3° édit., t. II, p. 678.

propriétés sédatives prononcées. Il serait en outre emména
gogue. On l'utilisait beaucoup autrefois contre le délire de l
*pneumonie* et de la *fièvre typhoïde ;* et dans les cas où il y a e
même temps adynamie, c'est un remède qu'on aurait tort d
dédaigner ; — l'*Asa fœtida,* gomme résine produite par le Pen
cedanum narthex, le Pencedanum asa fœtida, le Scorodosm
fœtida, Ombellifères de la Perse et du Turkestan. Les dose
sont : Asa fœtida, 0gr,50 à 2 grammes et plus en pilules de 0gr,20
teinture alcoolique 1 à 4 grammes en potion ; en lavemen
5 grammes pour 250 de véhicule et un jaune d'œuf. Cette subs
tance aurait donné des résultats comme *antihystérique ;* ell
calmerait les *coliques venteuses* avec constipation, et serait trè
utile dans les affections nerveuses des voies respiratoires et d
l'appareil digestif.

Pour en finir avec les antispasmodiques peu usités, nous men
tionnerons le *galbanum,* le *sagapenum,* l'*opoponax,* le *tilleul* e
l'*oranger,* qui se retrouvent dans toutes les pharmacies fami
liales, et enfin le *Boldo.* Ce dernier, en infusion à la dos
de 10 grammes pour 1000, en teinture à 1 pour 5 (XX goutte
et au-dessus) ; en vin à 30 pour 1000, donne d'après les recherche
de DUJARDIN-BEAUMETZ, VERNE, PRÉVOST et BINET, LABORDE, d
bons résultats dans le traitement de la *lithiase biliaire* et de l
*congestion du foie* et dans tous les cas ou il est nécessaire de régu
lariser, de rétablir ou d'accroître la sécrétion biliaire, celle d
la salive et de l'urine.


## B) VALÉRIANE

**1° Caractères généraux**. — La valériane et les antispas
modiques qui suivent méritent une étude plus détaillée.

La partie utilisée de la *valériane* (*Valeriana officinalis*) est l
racine. A l'état frais elle est blanchâtre et inodore ; mais e
vieillissant elle se raccornit en même temps qu'elle dégage un
odeur repoussante. En outre de nombreuses substances telle
que l'*acide valérianique,* la *valérianine,* le *valérianate d
potasse,* etc., la racine sèche de valériane renferme une *huil
volatile.* L'acide valérianique forme avec l'ammoniaque, le zin

et le fer des bases, dont quelques-unes sont solubles dans l'eau et sont assez usitées en thérapeutique.

La valériane détermine dans l'organisme « des phénomènes nerveux artificiels analogues aux spasmes morbides et agit sur le système cérébro-spinal par la voie du système ganglionnaire » (TROUSSEAU et PIDOUX).

Elle est très efficace d'après GUBLER dans « l'*hystéricisme simple*, les *spasmes*, les *vapeurs* et ce qu'on appelle les *maux de nerfs*, dans les différents troubles fonctionnels caractérisés par la *torpeur* et la *débilité générale*, la *faiblesse du pouls,* le *vertige* et l'*insomnie anémiques* ».

Le valérianate d'ammoniaque est un excellent sédatif du système nerveux, il ne fatigue pas l'estomac, il facilite même souvent la digestion; s'il ne fait pas dormir, l'apaisement qu'il apporte aux excitations nerveuses et aux troubles psychiques prédispose au sommeil; il n'a jamais produit ni manie, ni intoxications, mais il ne convient qu'aux névroses peu graves.

L'action frénatrice, que la valériane exerce par l'intermédiaire du système nerveux sur la sécrétion urinaire, la fait prescrire avec avantage dans les *polyuries nerveuses* et même dans le *diabète* à titre de palliatif. Par contre-coup elle peut agir aussi assez bien dans les *polydipsies*.

## 2° **Préparations et doses :**

a. *Valériane.* — Poudre. 3 à 10 grammes (la meilleure des formes d'après GUBLER); tisane ou macération à 10 p. 1000; extrait, 1 à 4 grammes et plus en pilules de 0$^{gr}$,25 ; teinture alcoolique, 5 à 15 grammes; teinture éthérée, 2 grammes en capsules ou en potion; sirop 20 à 50 grammes ; essence VI à X gouttes dans une potion ; lavement 10 à 30 grammes pour 250 d'eau.

b. *Valérianates.* — Le valérianate d'ammoniaque se donne à la dose de 0$^{gr}$,05 à 0$^{gr}$,50 en pilules ; — mais c'est là un mode d'administration peu sûr, aussi est-il préférable d'avoir recours au valérianate d'ammoniaque de PIERLOT qui contient de l'extrait alcoolique de valériane et a une efficacité plus certaine — on en donne 2 à 3 cuillerées à café. — Quant aux valérianates de zinc et de fer ils sont peu usités.

*c. Ether amylvalérianique.* — Cet éther n'est autre que l'essence de pomme. BRUEL l'a introduit dans la thérapeutique et préparé synthétiquement par l'action de l'acide valérianique sur l'alcool amylique. Il dissoudrait la cholestérine mieux que le chloroforme, et peut être employé à ce titre aussi bien qu'à celui d'antalgique dans les *coliques hépatiques*. Il a été également conseillé dans la *gastralgie*, les *névralgies*, les *rhumatismes musculaires*, la *dysménorrhée*. La dose est de 4 à 6 capsules par jour contenant chacune 0$^{gr}$,15 d'éther amylvalérianique.

## C) CAMPHRE

**1° Caractères généraux.** — Extrait du *Cinnamomum camphora*, le camphre du Japon est une essence concrète qui se présente dans le commerce sous forme de gâteaux volumineux, incolores, cristallins, translucides, parcourus de fissures nombreuses, mous, élastiques, difficiles à pulvériser à moins qu'on ne les humecte d'un peu d'alcool. Le camphre se volatilise à la température ordinaire, son odeur est forte et caractéristique, agréable ; sa saveur aromatique et chaude. Il est peu soluble dans l'eau tandis que l'alcool, l'éther, l'acide acétique, les huiles grasses et éthérées le dissolvent très facilement.

A côté du camphre du Japon on trouve le camphre de Bornéo, fourni par le *Dryobalanops camphora*, peu usité en Europe, — le camphre de menthe ou menthol qui est un très bon antiseptique, et enfin des camphres artificiels obtenus en faisant traverser de l'essence de térébenthine refroidie par un courant d'acide chlorhydrique gazeux.

**2° Action physiologique.** — A faible dose ainsi que le démontrent des observations d'ALEXANDER (d'Edimbourg), de TROUSSEAU, le camphre détermine une lassitude et une prostration intellectuelle. A doses élevées au contraire il produirait d'après NOTHNAGEL et ROSSBACH de l'excitation, cette dernière bientôt suivie d'accidents convulsifs et paralytiques pouvant aboutir à la mort du sujet. Il agit donc en excitant le cerveau et la moelle allongée ; mais son action est de courte durée. Le camphre s'élimine partie par la peau et les muqueuses, partie par les urines. Par suite de l'action paralysante qu'il exerce sur les organismes inférieurs, il peut avoir des propriétés antiseptiques. Il est *anaphrodisiaque* et diminue la sécrétion lactée ; à la dose de 2 grammes environ, il a produit plus d'une fois des intoxications graves et même mortelles.

**3° Indications.** — Huchard et Alexander l'ont employé en injections sous-cutanées d'huile camphrée, associé à l'antipyrine, dans le traitement de la *tuberculose pulmonaire*. En injection également l'huile camphrée pure relève lentement le *cœur défaillant* dans les adynamies et les cachexies et donnerait aussi de bons résultats dans l'*œdème aigu du poumon*. Enfin les applications de poudre de camphre hâteront la guérison des *chancres ;* de même que les érections douloureuses de la *blennorrhagie* seront atténuées par l'emploi de ce médicament.

**4° Doses.** — a. *A l'intérieur* 50 centigrammes à 2 grammes. Cigarettes de camphre.

b. *A l'extérieur,* alcool camphré 100 pour 900 ; eau-de-vie camphrée, 100 pour 3 900 ; huile camphrée 50 pour 450 ; pommade camphrée 30 pour 10 de cire et 90 d'axonge.

c. *Injection hypodermique.* Camphre, 1 gramme ; huile stérilisée, 10 grammes, 1 à 4 centimètres cubes.


### D) Bromure de camphre

Se présentant sous forme de beaux prismes transparents, le *bromure de camphre* est obtenu par le chauffage à 100° en tubes scellés, du camphre et du brome. Il est peu soluble dans l'eau, très soluble dans l'alcool et dans l'éther.

On le prescrit en capsules à 0$^{gr}$,25 ou en dragées à 0$^{gr}$,10. ou encore en solution glycérinée et alcoolique à 3 p. 50. La dose usuelle est de 0,50 à 1 gramme ; elle peut être progressivement élevée jusqu'à 5 grammes dans les cas graves, on doit alors surveiller rigoureusement le malade et cesser le remède dès que le thermomètre tombe au-dessous du niveau normal.

Le bromure de camphre a été conseillé dans la *chorée*, dans les affections de l'appareil génito-urinaire, compliquées de *ténesme vésical*, d'*érections douloureuses*, de *désirs vénériens*, de *spermatorrhée*. De là son usage assez fréquent et assez bon dans l'hystérie. Il serait encore utile dans le *delirium tremens* et la *morphinomanie*. D'après BOURNEVILLE qui l'a patiemment étudié, il serait le seul remède présentant une utilité incontestable dans l'*épilepsie vertigineuse*, et dans l'*épilepsie avec accès et vertiges*; son association avec le polybromure serait nécessaire.

Il faut enfin noter que les Américains l'emploient, peut-être avec trop d'enthousiasme, pour les accidents de la dentition, et que son action antiseptique à l'égard du bacille de Koch en fait peut-être un médicament d'avenir dans la cure de la tuberculose (CRINON).

### E) ACIDE CYANHYDRIQUE, CYANURES

**1° Caractères physiques et chimiques.** — L'acide cyanhydrique est un liquide incolore, doué d'une forte odeur d'essence d'amandes amères. Il est faiblement acide. Il se solidifie à —15°. Sa propre évaporation peut amener un froid capable de le faire cristalliser. Il bout à 26°,5. Ses vapeurs brûlent avec une flamme violette. Il se mêle à l'eau en toute proportion ; l'alcool le dissout aussi.

**2° Action physiologique.** — Poison convulsivant, l'acide cyanhydrique est la plus toxique des substances connues. C'est par la voie respiratoire que son absorption est la plus rapide. Il n'y aurait pas d'accoutumance pour le toxique, mais au contraire une sensibilité de plus en plus grande de l'organisme à son action.

Appliqué en solution aqueuse, l'acide cyanhydrique provoque un engourdissement du toucher qui persiste pendant plusieurs jours. Il détermine dans la pression sanguine des alternatives d'élévation et d'abaissement, alternatives qui proviennent de l'excitation, puis de la paralysie du centre vaso-moteur.

Avec l'hémoglobine il forme *in vitro* une combinaison intime qui ne se produit pas avec le sang vivant. Enfin l'acide cyanhydrique pourrait d'après SOULIER être classé parmi les antithermiques, et d'après MIQUEL parmi les substances très fortement antiseptiques.

**3° Cyanure de mercure**. — Quoique peu usité actuellement en médecine, on trouve encore inscrite au codex de 1884 une solution de cyanure de mercure au 1/100 dont on donnait V à XV gouttes en potion.

Utilisé autrefois en médecine contre les *cardiopathies*, la *coqueluche*, la *rage*, le cyanure de mercure est délaissé à l'heure actuelle où on emploie de préférence l'eau de laurier-cerise et quelquefois le cyanure de zinc. Mais il a retrouvé une grande faveur en chirurgie où il est constamment employé en solution à 1/1000 comme antiseptique pour laver la peau, les surfaces opératoires et les instruments. Il ne coagule pas les albuminoïdes, ce qui pour ces usages est un avantage réel.

**4° Eau de laurier-cerise**. — L'eau de laurier-cerise est obtenue en distillant avec de l'eau les feuilles du laurier-cerise (Prunus lauro-cerasus); elle tient ses propriétés de l'acide cyanhydrique qu'elle renferme. Utilisée surtout comme excipient, elle jouit de propriétés sédatives qui la font rechercher dans tous les états nerveux. L'infusion se fait avec 20 grammes de feuilles pour 1000. L'eau distillée se donne à la dose de 10 à 30 grammes et même un peu plus.

**5° Cyanures divers**. — On emploie encore en thérapeutique le *cyanure de zinc* dans les névroses cardiaques; LASKEVICH aurait eu avec lui des résultats dans le traitement de l'arythmie et des palpitations.

Enfin GALEZOWSKY aurait traité avec succès les lésions rétiniennes de l'ataxie par des injections sous-cutanées de 1 à 10 milligrammes de *cyanure d'or* et de *potassium*.

**6° Traitement de l'empoisonnement par les cyanures**. — Pour terminer l'étude des cyanures et de l'acide cyanhydrique, nous emprunterons à MANQUAT le traitement de l'empoisonnement par les composés cyaniques.

1° On fera sans se décourager et pendant longtemps la respiration artificielle de façon à favoriser l'élimination du poison.

2° En même temps on administrera des stimulants médicamenteux et mécaniques (alcooliques, café, frictions). On recommande encore l'administration du carbonate de soude et du sulfate de fer, les anesthésiques, le chloral, etc.

### § 3. — ANALGÉSIQUES ANTITHERMIQUES

### A) ANTIPYRINE

**1° Caractères physiques et chimiques.** — L'*antipyrine*, appelée en France officiellement *analgésine* (codex), a été découverte par KNORR en 1883. Considérée d'abord comme une diméthyloxyquinizine, elle fut regardée bientôt plus justement comme un dérivé du pyrazol. Sa formule est $C^{11} H^{12} Az^2O$ ; mais ce qui est important, c'est son groupement moléculaire; car on connaît des corps isomères qui n'ont aucune de ses propriétés physiologiques. L'antipyrine se présente sous forme d'une poudre blanche, cristalline, amère, soluble dans son poids d'eau froide, très soluble dans l'alcool et le chloroforme, moins soluble dans l'éther, fusible à 112°. Les solutions d'antipyrine se colorent en rouge par le perchlorure de fer, en vert par l'acide azotique nitreux.

**2° Absorption, élimination.** — L'antipyrine s'absorbe très rapidement par toutes les muqueuses et fait sentir ses effets antithermiques et analgésiques de quinze à trente minutes après son ingestion. Les injections dans le tissu cellulaire sous-cutané ont été faites fréquemment, puis à peu près abandonnées, en raison des désordres locaux qu'elles provoquent : *douleurs, abcès, névrites*.

L'élimination se fait avec l'urine, dans laquelle le perchlorure de fer peut déceler le remède comme dans une solution ordinaire. Elle commence au bout de quatre heures et se complète en deux jours. Elle se fait aussi par le lait, dans lequel l'antipyrine peut être décelée entre la 5e et la 19e heure après l'ingestion, mais en proportions quasi infinitésimales et sans que la sécrétion lactée ni le nourrisson en soient fâcheusement influencés (FIEUX).

**3° Action physiologique.** — On se tromperait étrangement

si l'on voulait, par une étude approfondie des propriétés physiologiques de l'antipyrine, prévoir et préjuger ses effets thérapeutiques. Nous verrons dans un instant que son action médicale s'exerce spécialement sur la douleur et sur la fièvre. Or les expériences faites sur l'homme ou sur l'animal sains permettent de constater de faibles modifications de la sensibilité et de la température (voy. t. I, p. 453), et seulement avec des doses véritablement toxiques.

De même chez l'homme et chez l'animal sains, DEMME, BOUCHARD, LÉPINE, LAUDER-BRUNTON ont noté de l'excitation cérébrale, des convulsions tétaniques, de la rigidité, l'excitation de la sensibilité tactile, sinon de la sensibilité à la douleur, alors que chez les malades on assiste généralement à un ensemble de phénomènes tout à fait opposés. Dans ces expériences, l'antipyrine donnée à doses toxiques ou directement injectée dans les veines, altère gravement les globules sanguins ; les troubles qui résultent de cette intoxication prédominent alors sur les effets nerveux directement attribuables à l'antipyrine, ils peuvent même leur être antagonistes, et l'action véritable du remède sur les centres nerveux est impossible à dégager de l'ensemble des symptômes.

a. *Action sur la douleur.* — C'est sur l'homme malade qu'il importe d'ailleurs de découvrir et de suivre les effets du médicament, effets qui consistent d'abord dans la sédation de la douleur et dans l'abaissement de la température fébrile. Faiblement anesthésique, puisque des doses élevées amènent à peine une petite atténuation de la sensibilité normale, l'antipyrine est un analgésique de premier ordre : à la dose de 2 à 3 grammes par jour, elle apaise rapidement les douleurs les plus violentes. Bien qu'elle puisse faire sentir son heureuse influence sur toutes les douleurs, quels qu'en soient le siège et la cause, elle est surtout active contre celles qui occupent la tête, le trajet des nerfs crâniens, les parties supérieures du corps ; les douleurs du tronc et des membres demandent en général des doses plus fortes. Cette sédation de la douleur est due à une modification des centres nerveux plutôt que des cordons nerveux périphériques ; elle peut s'accompagner d'hyperexcitabilité, d'une impressionnabilité exagérée de la peau, d'où résulte au moindre attouchement l'apparition de contractures musculaires (LAUDER-BRUNTON). Elle survient très vite après l'ingestion du remède et dure plusieurs heures, quelquefois une journée entière. Quelques auteurs ont signalé une suractivité des fonctions cérébrales, mais le contraire est plus fréquent. Après l'usage de l'antipyrine, on est en général peu apte au travail ; les idées s'associent difficilement, la mémoire est obtuse. Il n'est pas impossible que l'abus de cette substance amène à des troubles intellectuels graves et définitifs.

b. *Action sur la fièvre.* — Au point de vue de la fièvre, l'antipyrine exalte légèrement les phénomènes pendant une très courte période, puis amène une chute de la fièvre très accentuée : le pouls se ralentit ainsi que la respiration, et la température baisse de un, deux ou trois degrés. Le malade éprouve un certain bien-être que compensent malheureusement d'abondantes sueurs très pénibles et donnant une sensation de faiblesse extrême. Cette hypothermie, d'autant plus accentuée en général que la fièvre était plus forte, dure de trois à quatre heures et est suivie du *retour à la température que devrait avoir le malade, s'il n'avait pas pris d'antipyrine,* ou même un peu au-dessus. S'il était atteint d'un accès passager, la chute thermique peut être définitive ; s'il est en proie à une fièvre continue (fièvre typhoïde, érysipèle), le thermomètre reprend son degré habituel.

On a longuement étudié le mécanisme de ces dépressions thermométriques, et on n'a donné aucune réponse définitive. L'évaporation des sueurs profuses peut contribuer à la réfrigération, mais elle ne l'explique pas, puisque la chute thermométrique précède la diaphorèse. L'élévation de la température périphérique a été notée au moment même où le thermomètre rectal baisse. Cette répartition anormale de la chaleur organique peut faire comprendre dans une certaine mesure la diminution de la chaleur centrale, mais elle n'en donne pas une raison suffisante. La destruction d'un nombre appréciable de globules rouges, rare chez les sujets sains, très fréquente chez le fébricitant, peut aussi entrer en ligne de compte, mais ne s'applique sûrement pas à tous les cas. La paralysie des centres thermiques du noyau caudé n'est encore qu'une hypothèse.

*c. Action sur la nutrition.* — Les troubles intimes de la nutrition signalés par A. Robin sont peut-être en réalité la vraie cause des phénomènes observés. D'après cet auteur, l'antipyrine diminue la quantité totale de l'urine de 20 à 40 p. 100, les matériaux solides de l'urine de 10 à 40 p. 100, l'urée, l'azote total, les chlorures, etc., en un mot tous les éléments normaux, sauf l'acide urique. La désintégration organique, c'est-à-dire la nutrition elle-même, est donc notablement diminuée. On a contesté les résultats d'A. Robin chez l'animal et chez l'homme sains; mais chez les fébricitants, on ne saurait s'inscrire en faux, et c'est là surtout ce qui nous intéresse. Les échanges nutritifs, les combustions sont brusquement ralentis pendant la fièvre même par l'action de l'antipyrine ; ce fait marche trop bien d'accord avec l'hypothermie pour qu'on n'ait pas de sérieuses raisons de croire qu'il la tient sous sa dépendance. Ajoutons que le coefficient uro-toxique ne varie ni chez les sujets sains ni chez les typhiques, circonstance qui est de nature à faire craindre une rétention des toxines dans l'organisme.

Les effets sur le foie seront indiqués à propos de l'action de l'antipyrine dans le diabète.

## 4° Accidents causés par l'antipyrine. — *a. Hypothermie, collapsus.*

Un agent capable d'apporter de telles perturbations dans les phénomènes intimes de la nutrition est de nature dans bien des cas à dépasser le but qu'on lui a assigné et à produire des accidents graves. Un frisson, un grand malaise, des vomissements avec douleur épigastrique violente, signalent le début des accidents qui s'accompagnent de refroidissement intense (chute rapide de 40 à 35° ou au-dessous), de sueurs profuses, d'angoisse, de dyspnée avec type de Cheyne-Stokes, de cyanose, de lipothymies et de syncopes. Des convulsions épileptiformes assombrissent quelquefois ce tableau déjà si noir. Le plus souvent, après une ou deux heures d'émotion, le drame s'apaise : le malade voit revenir avec bonheur la fièvre dont il avait espéré la guérison et dont la disparition momentanée a été pour lui l'occasion de tant de souffrances et d'alarmes, et la maladie reprend son cours sur un terrain un peu moins résistant qu'auparavant. Dans quelques cas cependant la mort est survenue avant que la réaction salutaire ait pu se produire.

Quelles sont les causes de ces accidents ? Il ne faut parler ni d'accumulation ni d'accoutumance; car ils surviennent brusquement aussi bien chez un sujet qui n'a jamais pris d'antipyrine que chez un sujet qui en tolère depuis plusieurs jours des doses normales. La perméabilité du rein est à considérer; mais certains albuminuriques supportent bien les doses que des sujets à reins sains ne peuvent accepter. La faiblesse préalable du myocarde, l'état de neurasthénie et de dépression nerveuse sont les plus mauvaies conditions, celles où le remède doit être tenu pour le plus suspect.

Enfin il faut se préoccuper du moment où l'on administre l'antipyrine et de la dose. On observe que les chutes thermiques sont d'autant plus brusques et profondes que l'on donne le médicament à un moment où le thermomètre est plus haut, c'est d'ailleurs la condition la plus favorable à la destruction des hématies. On choisira donc l'heure où la fièvre est en décroissance; de cette façon on abrégera sa durée, sans s'exposer au collapsus. D'autre part, quelle que soit la dose totale, on ne donnera jamais *à la fois* plus de 50 centigrammes ; on restera même au-dessous de ce chiffre si le myocarde est dégénéré ou si pour une cause quelconque le malade est exposé aux syncopes ; enfin on sera toujours très réservé chez les femmes, les enfants, les artério-scléreux.

b. *Eruptions cutanées.* — Les éruptions pathogénétiques dues à l'antipyrine sont nombreuses et variées. Elles consistent souvent dans des plaques d'*urticaire* très prurigineuses, irrégulièrement disséminées, souvent aussi dans un exanthème *scarlatiniforme, rubéolique,* etc., mais que sa localisation spéciale aux régions de l'extension des membres permet de distinguer de la scarlatine et de la rougeole vraies. La fièvre qui accompagne ces dermatoses est quelquefois très vive. Elles peuvent affecter la forme de *plaques discoïdes* de couleur cuivrée, persistant plusieurs jours qui en ont parfois imposé pour des syphilides. L'*œdème du prépuce* a été souvent signalé, et A. FOURNIER l'a vu s'accompagner de *taches mélanodermiques* qui n'ont disparu qu'au bout de six semaines.

Les formes les plus graves sont les *bulles pemphigoïdes*, dispersées sur tout le corps et occupant même la muqueuse buccale, la langue et le pharynx. Peu douloureuses elles n'en indiquent pas moins une intoxication profonde et peuvent être le point de départ d'*eschares* ou d'une *stomatite ulcéro-membraneuse*, même d'un *œdème de la glotte*, ou enfin de *dystrophies unguéales*.

Rien n'est plus variable que l'étiologie de ces accidents. Tel sujet les présente la première fois qu'il fait usage d'antipyrine, tel autre en a pris impunément pendant des années, qui brusquement est atteint à son tour ; et dès lors il conservera pour ce remède une intolérance définitive. Quelquefois l'éruption commence dix minutes après l'ingestion, plus fréquemment elle se fait attendre une demi-journée ou un jour entier.

En présence de ces phénomènes il serait imprudent de s'obstiner à donner le remède, d'autant plus que sa suppression même ne les fait pas toujours immédiatement cesser.

**5⁰ Indications**. — L'antipyrine est indiquée dans les affections les plus diverses.

**A. DOULEURS**. — Introduite dans la thérapeutique comme médicament antipyrétique, l'antipyrine a peu à peu perdu son rôle primitif, mais elle est devenue et est restée le médicament de la douleur. Son innocuité presque complète et ses effets anodins quand la fièvre fait défaut, expliquent suffisamment cette transformation d'attributions.

a. *Migraines*. — Son efficacité est remarquable, si nette même que les malades n'acceptent plus la plus légère atteinte et recourent constamment à leur remède favori. Il semble que si l'action sur chaque accès est excellente, le retour des accès n'est pas influencé en bien, et que peut-être même ils deviennent plus fréquents. Aussi à la longue les malades finissent quelquefois par renoncer à un remède qui les calme sans les guérir, et leur laisse un certain état d'inaptitude au travail, s'ils en ont abusé.

b. *Céphalées.* — Les maux de tête de toute espèce : *céphalées de croissance, céphalées de surmenage, céphalées syphilitiques* sont calmées, non guéries, par l'antipyrine. Il n'est pas jusqu'à la *méningite*, dont les affreuses douleurs ne soient soulagées par elle ; les cris hydrencéphaliques peuvent cesser.

c. *Névralgies.* — L'antipyrine ne convient pas également bien à toutes les névralgies. Elle se montre infidèle à l'égard de la *sciatique,* et aussi des *douleurs fulgurantes du tabes,* ou du moins ne les calme qu'à des doses très fortes (5 à 8 gr.); le salicylate de soude est plus actif. Mais pour la *névralgie trifaciale,* elle est généralement incomparable; dans ces *névralgies grippales* liées si souvent à l'inflammation momentanée du sinus frontal ou sous-maxillaire, elle apaise la douleur en moins d'une demi-heure. Il est d'une bonne pratique de prescrire alors méthodiquement la quinine pendant quelques jours pour prévenir les accès, et de combattre la douleur par l'antipyrine dès que l'accès éclate.

d. *Coliques hépatiques néphrétiques,* etc. — C'est à tort qu'on a voulu la substituer à la morphine dans ces affections ; elle peut apporter un appoint utile à l'analgésie opiacée, elle ne la remplace pas. Mais dans les *coliques utérines,* qui suivent l'accouchement et qui ne réclament pas, malgré leur intensité, une intervention aussi énergique que les précédentes, elle conserve tous les avantages, d'autant plus qu'elle n'empêche pas l'écoulement des lochies. A ce sujet je ferai observer que non seulement elle respecte la contractilité utérine, mais que même elle la provoque; je crois prudent de s'en abstenir pendant la *grossesse.* En revanche son action est souvent précieuse dans la *dysménorrhée douloureuse,* dans la *forme membraneuse* en particulier.

e. *Démangeaisons.* — Elles sont calmées par l'antipyrine, lorsqu'elles sont d'origine névropathique, elles résistent quand elles sont liées à une dermatose dystrophique ou inflammatoire.

f. *Douleurs diverses.* — Il n'est pas de douleurs, quelles qu'elles soient, qu'on n'ait combattues avec son aide. C'est ainsi qu'on a réussi à soulager les souffrances de l'*asphyxie locale des extrémités* (RONDOT), de l'*angine de poitrine* (G. SÉE), de la *dyspnée asthmatique,* du *rhumatisme chronique,* etc., ou du moins qu'on l'a prescrite dans ces cas avec des succès divers. Elle doit être proscrite dans la *goutte* à cause de son influence fâcheuse sur le rein, mais LANCEREAUX la préconise d'une façon toute spéciale, par doses de 50 centigrammes répétées six fois de quart d'heure en quart d'heure, pour combattre les douleurs de la *phlébite rhumatismale,* et améliorer la phlébite même.

*B.* AFFECTIONS SPASMODIQUES. — a. *Chorée.* — L'antipyrine est le meilleur médicament de cette maladie : telle est l'opinion de J. SIMON, ROUSSEAU S<sup>t</sup> PHILIPPE, RONDOT. Alors que la durée moyenne de la maladie livrée à elle-même est de soixante-neuf jours, sa durée avec le traitement antipyrinique est de vingt-huit jours, et l'on a même vu des guérisons au bout de six jours. On donne 50 centigrammes le premier jour, et on augmente de 50 centigrammes par jour jusqu'à 3 ou 4 grammes suivant l'âge. Les mouvements incoordonnés diminuent peu à peu et cessent; on redescend alors par une progression inverse, puis on supprime le remède. Tout en reconnaissant ses bons effets, MARFAN lui préfère l'arsenic.

b. *Hystérie et épilepsie.* — Elles ont été traitées par l'antipyrine avec des résultats très inconstants.

c. *Convulsions éclamptiques.* — Ici au contraire les indications sont plus nettes. S'il s'agit d'urémie, le remède sera absolument écarté ; mais dans les cas de convulsions réflexes, surtout chez les enfants (vers intestinaux, indigestion, etc.), ou de convulsions symptomatiques d'une lésion cranienne ou encéphalique (otite, méningite, insolation, etc.), on peut y recourir avec les meilleures chances de succès.

d. *Névroses diverses.* — Le *délire des aliénés,* surtout les formes congestives : le *délire alcoolique,* le *goitre exophtalmique,* l'*incontinence nocturne d'urine* chez les enfants, affections si rebelles et si longues, devront toujours être l'objet d'une tentative de médication antipyrinique qui sera quelquefois heureuse.

e. *Affections spasmodiques des voies respiratoires*. — Peu efficace dans l'*asthme*, où elle peut cependant être essayée, l'antipyrine réussirait assez bien dans la *coqueluche*, dont les quintes diminueraient rapidement.

C. Maladies fébriles. — L'action générale a été étudiée (t. I, p. 449); et la conclusion que nous avions établie était que les antithermiques analgésiques peuvent modérer la fièvre, mais ne guérissent pas les maladies fébriles. Cette conclusion ne s'adapte pas identiquement à tous les antithermiques ni à toutes les maladies, il est bon de voir comment elle s'applique pour l'antipyrine aux pyrexies les plus importantes.

a. *Rhumatisme articulaire aigu*. — Agissant à la fois comme analgésique et comme antithermique, n'ayant pas sur le cœur l'action déprimante fâcheuse de beaucoup d'autres remèdes, l'antipyrine constitue ici une ressource importante. Quand le salicylate de soude n'est pas toléré ou est contre-indiqué, on peut donner 3 à 4 grammes en huit doses : les douleurs articulaires cèdent rapidement, les complications paraissent s'améliorer, la fièvre aussi tombe, mais moins nettement qu'avec le salicylate.

Dans le rhumatisme articulaire non fébrile, l'antipyrine est le médicament de choix. Son action est douteuse dans le rhumatisme musculaire.

b. *Fièvre typhoïde*. — En procédant comme dans la méthode de Brand, en prenant la température toutes les trois heures, et en donnant 1 gramme à 1$^{gr}$,50 d'antipyrine, si le thermomètre arrive à 38°, on amène assez facilement l'abaissement thermique et on fait évoluer la dothiénentérie sans fièvre (Clément); mais cette évolution apyrétique ne paraît bonne ni à Bouveret ni à Manquat. La durée de la maladie est au moins aussi longue, la mortalité n'est pas abaissée, peut-être même est-elle augmentée; les symptômes fâcheux d'adynamie persistent ou s'accentuent : l'urine diminue, circonstance fâcheuse, qui empêche le typhique d'éliminer ses déchets organiques. Le malade est d'ailleurs exposé aux phénomènes de collapsus qui menacent tout fébricitant soumis à l'usage de ce remède, mais il est exposé en outre à une sorte d'intoxication secondaire particulièrement dangereuse : ainsi que Roxdot l'a indiqué dans une série d'excellentes leçons, on voit des malades qui supportent pendant toute la première période de leur affection des doses normales d'antipyrine ; puis un certain jour, l'urine jusqu'alors diminuée devient très abondante, elle est en même temps hypertoxique ; et au milieu de cette crise qui devrait être salutaire, éclatent des contractures et des convulsions. Il résulte de tout cela que le remède ne doit être utilisé dans la fièvre typhoïde qu'à titre exceptionnel.

c. *Grippe, pneumonie.* — En fait de maladie fébrile, c'est sûrement dans la grippe, dans la pneumonie grippale, dans la pneumonie franche que l'antipyrine compte ses plus beaux succès. Sans se laisser aller à l'enthousiasme de ceux qui en ont voulu faire une sorte de spécifique, il est certain qu'elle abaisse la température fébrile et peut-être aussi exerce une action salutaire sur les congestions de l'appareil respiratoire. La constatation de l'intégrité du rein devra être faite quotidiennement, tout le temps que l'on poursuit la médication, car l'apparition de l'albuminurie la contre-indiquera nettement.

d. *Érysipèle.* — Malgré quelques succès de Foustanos, l'antipyrine est à bannir du traitement de l'érysipèle ; cette affection est une de celles où ce remède provoque le plus facilement des troubles urinaires graves (albuminurie, anurie).

e. *Fièvres éruptives.* — Il doit en être de même dans le traitement des fièvres éruptives, ces fièvres, qui, hors le cas de complication, réalisent le type le plus parfait de la défense spontanée de l'organisme. J'ai vu une variole, qui après avoir évolué sans fièvre grâce à l'antipyrine, se termina peut-être aussi grâce à elle par une gangrène pulmonaire mortelle.

f. *Fièvre paludéenne.* — Antony la conseille dans la forme continue de la fièvre malarienne lorsque la quinine a échoué.

g *Fièvre des tuberculeux.* — De hautes et nombreuses autorités médicales ont préconisé l'usage de l'antipyrine dans la fièvre des tuberculeux ; je ne saurais souscrire à leurs appréciations.

A part de rares exceptions (en quel point de la médecine n'y a-t-il pas d'exceptions!), la fièvre cède facilement à des doses modérées d'antipyrine, mais les malades éprouvent une telle lassitude, une telle faiblesse qu'on est obligé d'interrompre bientôt le remède, et le mal progresse chez eux avec une rapidité et une violence auxquelles l'antipyrine n'est sûrement pas étrangère.

D. Affections diverses. — Il y a peu de maladies où les éléments douleur, spasme et fièvre ne jouent un rôle : aussi s'explique-t-on que l'antipyrine ait été essayée pour presque toutes les affections connues.

a. *Troubles cardiaques.* — Elle est utile dans les affections douloureuses du cœur : palpitation, tachycardie, etc.; mais elle est à redouter dans l'angine de poitrine. Elle n'agit fâcheusement sur le myocarde qu'à des doses excessives, et en ce point est de beaucoup supérieure au chloral.

b. *Affections des voies digestives.* — Associée à l'eau chloroformée, elle apaise bien certaines gastralgies ; elle contribue à arrêter les diarrhées infantiles en modérant les contractions et les sécrétions de l'intestin (R. S. Philippe).

c. *Polyurie.* — Huchard a bien distingué les cas de ce genre où le remède mérite d'être employé : si la polyurie est d'origine rénale (néphrite interstitielle) elle échoue et a plutôt une action fâcheuse ; si elle est d'origine bulbaire, le succès est presque assuré.

d. *Diabète.* — Ces heureux résultats ont de bonne heure encouragé à l'essayer dans le diabète sucré; sous son influence on voit rapidement l'urine diminuer d'abondance, et le chiffre de la glycose baisser également. On peut même arriver au bout de quelques jours à zéro. Mais cette pseudo-guérison n'est que passagère. Même en continuant la médication, on voit le sucre reparaître dans l'urine, et cette fois s'accompagner souvent d'une albuminurie (A. Robin), indice d'une néphrite qui une fois installée ne guérira plus. En outre, plusieurs complications, entre autres la furonculose, peuvent se montrer.

Diverses explications ont été proposées pour rendre compte

de ces phénomènes. La décomposition du sucre dans la vessie même par l'antipyrine en voie d'élimination est possible, mais dans une proportion bien faible ; et d'ailleurs comment alors expliquer les retours de la glycosurie. L'action sur le bulbe joue certainement un rôle, mais ne donne pas la raison de la néphrite consécutive. La vérité, c'est que l'antipyrine diminue la formation de la glycose dans le foie, mais qu'elle compromet la nutrition de cette glande dont les cellules sont souvent très altérées : de là, diminution du pouvoir antitoxique, autointoxication, furoncles, néphrites, etc.

Dans le diabète, l'antipyrine ne devra donc être employée qu'à titre occasionnel, quand l'abondance du sucre ou de l'urine menace l'organisme d'un épuisement rapide ; et dès qu'une légère amélioration aura été obtenue, on en suspendra l'usage.

*E.* APPLICATIONS LOCALES. — a. *Hémorragies capillaires.* — En solutions concentrées ou en poudre elle arrête assez bien les écoulements sanguins capillaires, les hémorragies gingivales et nasales en particulier.

b. *Laryngite tuberculeuse.* — En poudre mélangée à de l'amidon, et projetée dans le larynx à l'aide d'un insufflateur, elle analgésie assez bien les parties enflammées du larynx pour permettre aux malheureux malades de manger sans trop de douleur.

c. *Cystites.* — Les lavages avec une solution à 1/10 ou à 1/50 sont légèrement antiseptiques et calment bien les douleurs vésicales.

d. *Dysenterie.* — Avec des lavements de 150 grammes d'eau contenant jusqu'à 5 grammes d'antipyrine et répétés trois fois par jour, ARDIN-DELTEIL a calmé les douleurs et les hémorragies d'une dysenterie, dont ce remède a fini par assurer la guérison.

6° **Modes d'administration et doses.** — En dehors des applications locales, dont le dosage vient d'être indiqué, l'antipyrine se donne à l'intérieur en potions, cachets ou lavements, à la dose de 3 à 6 grammes par jour. Les enfants la supportent bien à faible dose. Il faudra toujours avoir soin de fractionner

la quantité totale à prendre en un jour en portions de 0$^{gr}$,50 à
1 gramme au plus. Pour les lavements on peut donner 2 grammes
en une seule fois.

**7° Associations médicamenteuses, combinaisons, incompatibilités.** — Pour obtenir une bonne antithermie, LAVERAN,
BLUM, KELSCH conseillent de mélanger : antipyrine, 2 grammes,
et chlorhydrate de quinine, 3 grammes, dans 6 grammes d'eau
distillée ; c'est la *chinopyrine*, solution très claire, dont l'injection sous-cutanée est indolore et est mieux tolérée et plus active
que l'ingestion stomacale.

L'antipyrine peut être associée à d'autres médicaments nervins : opium, bromures, etc. Elle peut l'être aussi avec le salicylate de soude, mais seulement en solution ou en potion ; car
unies dans un cachet, les deux poudres forment un mélange déliquescent.

Elle est incompatible avec un certain nombre de corps, tels
que les acides et les phénols. Mais elle peut se combiner avec
d'autres, et ces combinaisons ont pu être souvent utilisées.

La plus importante est celle qu'elle forme avec le *chloral*,
et qui a été nommée *hypnal;* elle a été spécialement étudiée.
PATEIN signale les suivantes :

*Tussol*, amygdalate d'antipyrine conseillé contre les quintes
de coqueluche.

*Résalgine* ou résorcylate d'antipyrine, antiseptique.

*Salipyrine* ou salicylate d'antipyrine, antiseptique.

*Tolypirine* ou *Paratolydiméthylpyrazolone*, qui provoque la
formation de méthémoglobine.

*Bromopyrine* et *iodopyrine*, dans lesquels un atome de brome
ou d'iode remplace un atome d'hydrogène.

*Pyramidon* ou diméthylamidoantipyrine.

Les combinaisons de l'antipyrine avec les aldéhydes seraient
peut-être d'un plus haut intérêt. — L'*iodure de formopyrine* (tétra-iodure de diantipyrineméthane), insoluble dans l'eau, pourrait
peut-être remplacer l'iodoforme. — Le *phényldiantipyrinemé-thane*, où le noyau benzoïque est introduit dans la molécule de
l'antipyrine, atténue peut-être l'action de celle-ci sur le rein. « Il

est permis d'espérer que cet excellent médicament n'a pas dit son dernier mot et que son étude (et celle de ses dérivés), nous réserve encore d'agréables surprises [1]. »

Actuellement, nous n'avons pas à nous étendre sur ce sujet, la plupart des dérivés se bornant à reproduire les effets de l'antipyrine, avec un peu plus ou un peu moins d'intensité, suivant le mode de leur composition chimique. Nous n'en signalerons particulièrement que deux ;

*a.* Le *salicylate d'antipyrine* ou *salipyrine* présente une action physiologique qui résume celles de ses composants. Elle apaise les douleurs du *rhumatisme articulaire aigu*, agit presque spécifiquement sur l'*influenza* (VON MOSENGEIL) et arrête assez rapidement les *ménorrhagies*. La dose est de 4 à 6 grammes par jour *fracta dosi*.

*b.* Le *pyramidon, diméthylamidoantipyrine*, étudié par FILEHNE et par HUCHARD, est un dérivé deux fois méthylé et deux fois amidé de l'antipyrine, ce qui fait prévoir d'après une loi établie par DUJARDIN-BEAUMETZ qu'il possède à un degré excessif les propriétés des corps dont il dérive. Il agit en effet comme antithermique et anesthésique à des doses trois fois moindres que celles de l'antipyrine. Il excite les échanges organiques ; mais il a des effets fâcheux dans le diabète, car il augmente la quantité de sucre urinaire. Les exanthèmes qu'il provoque sont rares, peu intenses et passagers.

## B) ACÉTANILIDE

L'*acétanilide* ou *antifébrine* est un dérivé de l'aniline. La formule est $C^8H^9AzO$. C'est une poudre blanche, cristalline, incolore, très peu soluble dans l'eau.

Elle est facilement absorbable, se décompose dans le sang et ne se retrouve par conséquent dans aucune sécrétion. Elle agit violemment sur le sang, amenant la production de la méthémoglobine dans les globules, mais sans détruire ces corpuscules qui retrouvent assez facilement leur constitution chimique normale.

[1] PATEIN. *Revue internationale de Thérapeutique et de Pharmacologie,* 1899, p. 328.

La *cyanose* et le *collapsus* que l'acétanilide détermine trop fréquemment ont fait renoncer complètement, au moins en France, à son usage dans les pyrexies. Mais cet accident étant moins à redouter quand il n'y a pas de fièvre, on utilise ses propriétés analgésiantes dans les *névralgies* trifaciales, sciatiques et intercostales et surtout dans les *crises gastriques* et les *douleurs fulgurantes du tabes*, qu'elle calme mieux que tout autre remède. Son emploi en pareil cas semble pouvoir être prolongé sans inconvénient grave : je connais un malheureux ataxique qui en fait un usage presque quotidien depuis plusieurs années et qui, maigre et affaibli, ne semble vivre que par le soulagement momentané dû à ce remède.

Les accoucheurs étrangers l'ont appliqué au traitement de l'*avortement imminent* et de l'*accouchement prématuré habituel*, à la dose de 0$^{gr}$,50 à 1 gramme dans le premier cas, de 0$^{gr}$,30 à 0$^{gr}$,50 dans le second, répétée de deux en deux heures ou de quatre en quatre heures, au moment où l'on redoute l'expulsion du produit de la conception (HARNSBERGER) ; ils l'ont aussi appliqué topiquement au pansement des plaies périnéales *post partum*. L'intoxication par l'usage externe ne serait pas impossible.

Comme analgésique, la dose est de 0$^{gr}$,25 à 0$^{gr}$, 50 en cachets. On ne doit pas, d'après CRINON, dépasser 1 gramme par jour.


## C) EXALGINE

L'*exalgine* ou *méthylacétanilide*, poudre blanche, insipide, incolore, peu soluble, cristalline, est de l'acétanilide où le groupe méthyle a été substitué à un atome d'hydrogène.

Elle présente à un haut degré les propriétés mêmes de l'acétanilide, suivant la loi de DUJARDIN-BEAUMETZ, et celles des antithermiques analgésiques en général. Bien qu'une femme ait pu survivre à un empoisonnement par 10 grammes d'exalgine (WEBER, BARDET), ce n'en est pas moins un médicament qu'on ne doit manier qu'avec la plus extrême prudence, aux doses de 0$^{gr}$,15 à 0$^{gr}$,30 chez l'adulte de 0$^{gr}$,05 à 0$^{gr}$,10 chez l'enfant, prises en deux fois, et que l'on prescrira dans les mêmes conditions que l'acétanilide, après échec ou intolérance de cette dernière.

Il est vrai qu'alors l'exalgine a elle-même toute chance d'échouer à son tour ou d'être mal supportée.

### D) Phénacétine

La *phénacétine* ou plus exactement la *paraphénacétine* ou *acetphénétidine* est un dérivé de l'acétanilide dans laquelle un groupe $OC^2H^5$ se substituerait à un atome d'hydrogène. C'est une poudre blanche, cristalline, inodore, très peu soluble, facilement absorbable ; contrairement à l'acétanilide, elle semble s'éliminer, en partie au moins, par l'urine, avant sa complète décomposition.

Ses effets physiologiques sont les mêmes que ceux de l'acétanilide ; ses effets dans les pyrexies, quoi qu'on ait pu dire, sont aussi les mêmes ; comme elle, elle provoque d'abord de la cyanose, secondairement une anémie excessive et dangereuse ; comme elle enfin, elle soulage les *douleurs névralgiques* et *tabétiques*, et peut la remplacer, si celle-ci échoue ou si elle est mal supportée.

Les doses sont de 1 à 2 grammes en cachets de $0^{gr},25$ ou $0^{gr},50$.

### E) Lactophénine

C'est de la phénacétine dans laquelle le radical acide acétique est remplacé par de l'acide lactique. C'est une poudre blanche, cristalline, peu soluble, amère. Elle est antithermique, analgésique et peut-être même hypnotique. Elle agirait moins fâcheusement sur le sang que la plupart des remèdes du même ordre, mais son usage prolongé a provoqué maintes fois des troubles digestifs et de l'ictère.

La dose est de 3 grammes par jour en cachets de $0^{gr},50$ ou de 1 gramme.

### F) Antithermiques analgésiques divers

Le nombre des antithermiques analgésiques inventés ou découverts, essayés avec confiance, prônés avec enthousiasme et abandonnés ensuite avec plaisir, est considérable depuis quelques années. Parmi eux les uns sont inoffensifs, mais insignifiants comme la *thermodine* ; les autres qui ne valent ni mieux ni plus mal que l'acétanilide ou la phénacétine, tels que la *méthacétine*, le *chlorhydrate de phénocolle*, etc., n'ont pas été assez habilement *lancés* pour devenir populaires ; quelques-uns ont eu, malheureusement pour les malades, leur jour de célébrité, comme la *kairine*, la *thalline* et autres remèdes semblables qui ne sont que des poisons justement oubliés. Il nous a semblé superflu d'étudier longuement les caractères physiologiques de pareilles substances pour en arriver à cette conclusion que le praticien fera sagement de s'en abstenir.

### § 4. — ANALGÉSIQUES ANTISPASMODIQUES

Nous étudierons sous ce titre la *belladone*, la *jusquiame* et diverses solanées, l'*aconit*, la *ciguë*, la *vératrine*, le *gelsemium sempervirens*.

### A) BELLADONE, ATROPINE

**1° Caractères botaniques et chimiques.** — La belladone, *atropa belladona* (Solanées), est une plante vivace, très commune dans nos pays, sur les sols calcaires et ombragés. Ses feuilles vert foncé, d'une odeur vireuse, la font facilement reconnaître, ainsi que ses fleurs campanulées de couleur pourpre sombre. Ses baies, trop semblables à des cerises, ont causé plus d'un empoisonnement involontaire.

La belladone a son maximum d'activité en été, au moment où elle porte ses fruits ; la plante cultivée est moins riche en principes actifs que la plante sauvage. Elle contient spécialement dans ses feuilles et ses baies, un certain nombre de principes actifs (*belladonine, acide atropique*, etc.) dont le seul intéressant pour nous est l'*atropine*.

L'*atropine* serait un isomère de l'*hyosciamine* et de l'*hyoscine* que l'on retire de la jusquiame et du duboisia. Sa formule est $C^{17}H^{23}AzO^3$. Elle est cristallisée en aiguilles soyeuses, peu solubles, de saveur amère. Le *sulfate d'atropine*, préparation beaucoup plus employée, contient 85 p. 100 d'atropine ; il est très soluble ; le *valérianate d'atropine* est quelquefois employé.

**2° Absorption, élimination**. — L'atropine s'absorbe par toutes les voies, sauf par l'épiderme intact. Encore n'est-il pas bien certain que les pommades et les liniments ne laissent pas pénétrer à travers la peau saine quelques principes de la belladone. L'atropine ne semble pas se modifier dans son passage à travers l'organisme, circonstance spéciale qui pourrait rendre dangereuse l'ingestion de la chair d'animaux nourris avec de la belladone (on sait que les lapins peuvent en manger les feuilles sans en être incommodés). Elle est éliminée en nature, dans un délai de dix à vingt heures.

**3° La belladone en ophtalmologie**. — a. *Action physiologique*. — En ophtalmologie, il y a accord parfait entre le laboratoire et la clinique.

L'atropine ou les préparations belladonées font dilater la pupille. Cette mydriase peut être assez complète pour réduire l'iris à l'état d'un simple liséré d'un millimètre entourant le champ pupillaire. Elle commence à se produire quelques minutes après l'instillation d'une solution de sulfate d'atropine dans le cul-de-sac conjonctival ; elle ne se modifie pas sous l'influence de la lumière, ce qui entraine de la douleur et des troubles visuels, la quantité de jour que doit recevoir l'œil ne pouvant plus désormais être réglée. Elle persiste trois ou quatre jours et cesse par le retour graduel des propriétés contractiles de l'iris.

Bien que cette mydriase puisse se produire après l'ingestion *per os* de préparations belladonées, elle survient spécialement après l'instillation dans l'œil de collyres à l'atropine. La dilatation est limitée à l'œil qui a reçu le collyre ou du moins est à peine sensible dans l'œil opposé ; elle résulte d'une action locale, tout à fait périphérique, de l'atropine sur les terminaisons nerveuses ; sa production sur un œil d'animal complètement énucléé en donne la preuve péremptoire.

Le mécanisme de cette mydriase a fortement exercé la sagesse des physiologistes. La contraction des vaisseaux iriens si abondants doit être mise hors de cause (FRANÇOIS FRANCK) ; la paralysie du moteur oculaire commun ou plutôt de ses terminaisons paraît être la cause prochaine véritable, mais la mydriase belladonée est toujours plus considérable que la mydriase due à la paralysie de la troisième paire ; cette différence montre que cette paralysie ne peut tout expliquer, et on se demande si la même substance qui paralyse le moteur oculaire commun ne pourrait pas exciter le grand sympathique, qui fait contracter les fibres dilatatrices et radiées de l'iris ?

La mydriase n'est pas le seul phénomène oculaire produit par la belladone ; il faut noter l'augmentation de la tension intraoculaire, la paralysie de l'accommodation, toutes circonstances qui entraînent des troubles visuels pénibles pouvant persister plusieurs jours, souvent de la conjonctivite et de l'eczéma palpébral, enfin de véritables hallucinations, dont le sujet a parfaitement conscience. Ce dernier symptôme est exceptionnel.

b. *Effets thérapeutiques.* — L'ophtalmologie use souvent et avec une grande raison de la belladone, ou plutôt de l'atropine. Il peut être utile en effet de dilater la pupille pour bien voir le fond de l'œil ; on ne doit pas abuser de ce procédé qui fatigue les malades et leur trouble la vue pour plusieurs jours. Mais il est indispensable de le faire toutes les fois que l'iris est enflammé ou menacé ; dans l'*iritis* en effet la face postérieure se couvre de néo-membranes qui viennent adhérer à la cristalloïde et envahissent le champ pupillaire (synéchies postérieures, fausses cataractes). Si on laisse ces phénomènes se produire, l'œil est fonctionnellement très compromis. Si au contraire, on refoule, par une mydriase opportune, l'iris vers sa périphérie, les synéchies ne peuvent se produire et le champ pupillaire est respecté ; l'œil est ainsi préservé en attendant qu'un traitement judicieux vienne guérir l'iritis et permettre de cesser l'usage de l'atropine. Quand les synéchies sont de formation récente, il faut se hâter de prescrire l'atropine ; sous son influence, l'iris en se rétractant vers sa circonférence pourra les distendre et les rompre.

Dans le *glaucome* où la mydriase est spontanée et où la ten sion oculaire est exagérée, la belladone est absolument contre-indiquée. Elle l'est aussi dans les affections superficielles de l'œil (*conjonctivites, kératites, dacryocystites*), à cause de son action locale légèrement irritante. Mais si on redoute que l'inflammation ne se propage aux parties profondes et ne vienne à envahir l'iris, il faudra passer outre à cet inconvénient et appliquer un collyre à l'atropine.

**4° La belladone en thérapeutique générale.** — En dehors de l'ophtalmologie, la belladone est souvent employée comme sédative des spasmes et de la douleur.

A. ACTION PHYSIOLOGIQUE. — La physiologie qui a longuement étudié les effets de cette plante, ne fait que très vaguement prévoir ses propriétés thérapeutiques. Chez les animaux et les sujets sains, la belladone modifie les sécrétions, accélère le cœur et excite le cerveau.

1° La plupart des sécrétions sont diminuées, la salive est peu abondante, la gorge sèche; la sueur, modérée ou supprimée. Comme pour la dilatation pupillaire, ces phénomènes sont dus à des actions périphériques. L'injection d'une solution d'atropine dans un membre arrête la sueur dans ce membre même plus tôt que sur le reste du corps; l'application d'une éponge imbibée d'une solution semblable a une action anidrotique tout à fait locale (AUBERT).

La sécrétion gastrique semble diminuée; il n'en serait pas de même de la sécrétion intestinale; la bile et le suc pancréatique seraient produits en moins grande quantité. Quant à l'urine, les avis sont partagés; on croit généralement qu'elle devient moins abondante, mais certains faits sont contradictoires. A ces divers points de vue, la belladone se comporte comme antagoniste du jaborandi. Elle arrête aussi la sécrétion lactée.

2° Les effets circulatoires sont les suivants. Après une courte phase de vaso-constriction périphérique et de ralentissement du cœur, on voit se produire assez rapidement les phénomènes inverses : accélération du pouls qui monte à 100, 120, 140 battements par minute, et dilatation des petits vaisseaux, avec plaques érythémateuses sur divers points du corps. Cette vaso-dilatation se propage même aux organes glandulaires, dont l'activité sécrétoire est inhibée ; c'est ainsi que la glande sous-maxillaire est arrosée d'un sang abondant et rouge au moment où la salive est tarie, preuve de l'indépendance des phénomènes vasculaires et sécrétoires.

3° La respiration et la température subissent les mêmes variations que la circulation. Ces divers phénomènes ont été attribués à la paralysie du pneumogastrique.

4° L'influence de la belladone sur le système nerveux se traduit par une véritable ivresse : au début, excitation, mouvements brusques et exagérés, céphalalgie, vertiges, hallucinations ; plus tard, dépression, somnolence, tendance au coma. L'*anesthésie* et l'*analgésie* ont été signalées, mais à titre tout à fait exceptionnel. Bien que cette ivresse rappelle par plus d'un trait celle de l'alcool, du haschich ou de l'opium, on ne connaît personne qui se soit livré à l'enivrement habituel par la belladone ; les troubles visuels et la sécheresse de la bouche expliquent sans doute cette répulsion,

B. Empoisonnement par la belladone. — Il n'y a donc pas de *belladonisme chronique* ; mais il y a des intoxications aiguës par la belladone ou l'atropine : ingestion de baies de belladone prises pour des cerises, injections hypodermiques de solutions mal dosées d'atropine, etc. Au début le sujet excité, la pupille dilatée, la face vultueuse, la gorge sèche, se livre aux manifestations bruyantes d'un délire gai, triste ou violent. Puis viennent des vertiges, des mouvements choréiformes, de l'anesthésie, enfin du tremblement, de la titubation. Les sphincters se paralysent, des convulsions dues probablement à l'asphyxie éclatent (Nothnagel et Rossbach) ; la respiration est irrégulière et lente, la mort arrive dans le coma.

Les doses capables de déterminer cette excitation fatale sont très variables. On admet généralement qu'il faut par la bouche $0^{gr},10$ de sulfate d'atropine et $0^{gr},02$ ou $0^{gr},03$ en injections hypodermiques. Des doses moindres seraient, je le crois, parfaitement suffisantes.

C. Indications. — a. *Diminution des sécrétions.* — Les propriétés hypocriniques de la belladone sont celles qu'on utilise le plus nettement en clinique. Dans les *sialorrhées,* surtout dans les *sialorrhées nerveuses,* l'usage interne de l'atropine, les gargarismes avec une décoction de feuilles de belladone donnent des résultats excellents et rapides.

Pour les *sueurs des phtisiques,* un des meilleurs remèdes, c'est le sulfate d'atropine à doses très faibles (un demi-milligramme) données matin et soir. Cependant Lépine, qui n'est point timoré, craint en pareil cas le collapsus du cœur et pose même à ce sujet la question de savoir s'il ne convient pas de rayer l'atropine de l'arsenal thérapeutique.

Quelques succès dans le traitement de l'*urticaire* sont dus peut-être aux modifications de la sécrétion sudorale, peut-être aussi à l'action du remède sur les extrémités nerveuses. Disons à ce sujet que la belladone est un des remèdes sur lesquels on peut fonder une confiance relative pour le traitement des *démangeaisons* et même de certaines *dermatoses prurigineuses.*

La belladone combat assez efficacement la *galactorrhée.*

Dans la *maladie* de Reichmann, il y a trois éléments morbides : l'hypersécrétion, la douleur et le spasme ; la belladone semble capable de les combattre simultanément. Aussi a-t-on été logiquement amené à la prescrire, et a-t-on eu plusieurs succès. Malheureusement ils ne sont pas constants. Néanmoins c'est un remède auquel on doit recourir dans cette maladie, sans préjudice du régime.

L'action sur la sécrétion urinaire est douteuse. Elle est généralement nulle dans le *diabète,* même dans la simple *polyurie.* En revanche Albespy a guéri un cas d'*anurie,* consécutive à l'expulsion d'un calcul, à l'aide d'injections dans la vessie d'une décoction de 10 grammes de feuilles de belladone dans 500 grammes d'eau boriquée.

b. *Troubles circulatoires.* — L'action paralysante ou inhibitoire exercée par la belladone sur le pneumogastrique semble la prédestiner à agir favorablement sur toutes les affections où le cœur est ralenti. Mais la clinique est ici en désaccord avec la physiologie ; jamais on n'a réussi avec la belladone à accélérer le

cœur ; jamais on n'a obtenu la moindre amélioration dans l[e]
*pouls lent permanent ;* et par contre ce remède semble util[e]
dans le *goitre exophtalmique,* dont la tachycardie est un de[s]
symptômes habituels (TROUSSEAU) et même un de ceux qu'i[l]
calme le mieux,

c. *Effets sédatifs et antispasmodiques.* — Ces effets que l'o[n]
obtient incontestablement dans le traitement de certaines ma[-]
ladies ne répondent point non plus aux notions de physiologi[e]
expérimentale qui ont été exposées plus haut.

Parmi les maladies de l'intestin, la belladone combat asse[z]
bien la *constipation opiniâtre,* et notamment la *colique saturnine*
Il semble que dans ces cas le défaut d'évacuation soit dû surtou[t]
à un spasme du gros intestin, qui empêche la progression de[s]
matières et que ce spasme douloureux soit vaincu par cett[e]
solanée. La sécrétion intestinale n'est pas augmentée.

La contraction du sphincter anal et la douleur qui l'accom[-]
pagne dans les *fissures* sont soulagées par les application[s]
topiques de pommades ou de suppositoires belladonés. U[n]
autre sphincter contracturé cède à de semblables applications
le *col utérin rigide* au moment de l'accouchement s'assouplit e[t]
se dilate sous leur influence. L'action de la belladone sur l[e]
sphincter vésical dans l'*incontinence nocturne d'urine* chez le[s]
enfants est assez obscure ; mais pratiquement elle est asse[z]
favorable. L'usage régulier de ce remède est, après l'électro[-]
thérapie, un des meilleurs moyens de combattre cette pénibl[e]
infirmité.

Ce privilège de faire cesser ou d'atténuer les spasmes de[s]
muscles circulaires ne se limite pas aux sphincters des voie[s]
inférieures ; il s'exerce aussi sur le larynx et sur les bronches[.]
Dans la *coqueluche,* la belladone, à doses régulières et progres[-]
sives, est un assez bon remède pour diminuer le nombre et l[a]
violence des quintes ; mais suivant le conseil de TROUSSEAU, i[l]
est sage de ne commencer cette médication que lorsque la pé[-]
riode catarrhale est épuisée et que les phénomènes nerveux pré[-]
dominent.

Dans l'*asthme vrai* où il y a contracture des fibres de REISSESSEN,
la belladone à l'intérieur, les cigarettes belladonées ont un[e]

action sédative précieuse ; il en est de même dans les *crises spasmodiques* de certains sujets nerveux atteints de grippe, de bronchite ou de broncho-pneumonie.

Dans la *gastralgie*, lorsqu'il y a contraction douloureuse de la tunique musculeuse de l'estomac (crampes d'estomac) en même temps qu'hyperesthésie de la muqueuse, la belladone amène un apaisement que connaissaient bien les médecins d'autrefois et que l'on recherche encore aujourd'hui.

Quant aux affections du système nerveux central, l'usage de la belladone n'est plus conservé aujourd'hui que dans la *chorée* et l'*épilepsie*. Dans celle-là même, l'arsenic et l'antipyrine l'ont reléguée au troisième rang, mais dans l'épilepsie, malgré l'importance de la médication bromurée, elle garde encore son utilité. NOTHNAGEL et ROSSBACH déclarent qu'avec l'atropine on ne guérit pas cette névrose, mais que dans des cas anciens et à étiologie obscure, ils ont vu les accès s'interrompre pendant des mois. PIERRET a vu au contraire chez les épileptiques avec stupeur, impulsions et vertiges, les crises se multiplier ; mais en revanche l'intelligence s'améliore et le malade reprend conscience de sa personnalité. La médication belladonée peut donc être utilisée dans l'épilepsie dans des buts différents : il appartient aux neurologistes de préciser les indications et les contre-indications de cette substance, dont les effets sont réellement curieux et plus puissants qu'on ne le pense généralement.

L'atropine a été conseillée contre le *delirium tremens* et la *dipsomanie*.


**5° Antagonisme de la morphine et de l'atropine.** — Il y a des différences très nettes, surtout avec de faibles doses, entre les effets de la morphine et ceux de l'atropine. On a voulu inférer de là que ces deux alcaloïdes étaient antagonistes et par conséquent étaient le contrepoison l'un de l'autre. Il y a au point de départ de ces théories une dangereuse pétition de principe : à supposer que l'antagonisme fût aussi absolu qu'on a voulu le dire, rien ne prouve que l'atropine agirait sur des cellules nerveuses déjà empoisonnées par la morphine comme sur des cellules saines, ou vice versa. Il faudrait, pour établir l'efficacité de ces soi-disant contrepoisons, refaire toute la physiologie de l'atropine sur des animaux morphinisés et inversement. En attendant que cette série d'études soit complétée, il faut nous en tenir aux observations cliniques. Or, à ce point de vue, Unverricht est très formel et cite dix cas où l'usage de l'atropine a paru inutile ou même fâcheux dans des empoisonnements morphiniques. Lépine cite quelques cas inverses, mais il paraît à cet égard très réservé et engage à n'user que de doses extrêmement faibles d'atropine. Le parti le plus sage, jusqu'à plus ample informé, est de s'abstenir d'ajouter un poison à un autre, et de traiter les cas qui se présenteront par le lavage de l'estomac, les injections de sérum, de caféine, de strychnine, le réchauffement, les tractions rythmées de la langue, la respiration artificielle.

### 6° Préparation, modes d'administration et doses :

*A*. Belladone. — Les préparations utilisées sont la *poudre de feuilles*, l'*extrait de racines*, la *teinture*, le *sirop*.

Trousseau formulait des pilules contenant : extrait et poudre àà $0^{gr},01$ et en donnait progressivement deux, trois, quatre par jour jusqu'à saturation du sujet dans la *coqueluche*, l'*incontinence nocturne d'urine*, l'*épilepsie*, etc. Dans la *colique saturnine* il faut arriver d'emblée à des doses plus fortes : $0^{gr},10$ à $0^{gr},15$ par jour.

La teinture (X à XXX gouttes) et le sirop dont 5 grammes correspondent à environ VIII gouttes de teinture, sont des préparations commodes chez les enfants, qui y sont d'ailleurs très sensibles. Il est bon de fractionner les doses.

A l'extérieur, la belladone est utilisée en pommades à 1/10 ou davantage (*pommade belladonée*, *onguent napolitain belladoné*), en *emplâtres*, en *cigarettes* ; elle est associée à un grand nombre de topiques de renommée ancienne, entre autres le *baume tranquille*, bon pour les *douleurs rhumatismales* et les *névralgies*, et l'*onguent populeum* réputé pour les *hémorrhoïdes*.

*B*. Atropine. — Elle s'emploie surtout sous forme de sulfate, plus rarement de valérianate, de chlorhydrate ou de salicylate. Substance active, dangereuse même, en quantité très faible, elle ne doit être donnée que sous une forme permettant un dosage absolument précis et qui laisse le moins de chances d'erreur au pharmacien et au malade. Aussi rejetons-nous absolument les sirops, les potions et les pommades, pour nous en tenir aux seules préparations suivantes :

1º *Pilules* à un demi-milligramme, une ou deux par jour pour combattre les sueurs.

2º *Solution* à un millième, dont on donne une, deux, trois gouttes par jour à des enfants.

3º *Solution pour injections hypodermiques* :

> Eau distillée. . . . . . . . . .  10 grammes.
> Sulfate neutre d'atropine. . . .  5 milligrammes.

Chaque seringue de PRAVAZ contient un demi-milligramme.

On peut associer la morphine et l'atropine pour les injections hypodermiques, chacune avec le dosage qui lui est propre. AUBERT mélange un demi-milligramme de sulfate d'atropine à chaque dose de sulfate de quinine, pour les malades qui ne tolèrent pas ce dernier remède, et l'on évite ainsi les bourdonnements d'oreilles.

En *collyre*, le sulfate d'atropine est dilué à 1/1000 pour dilater une pupille normale et à 1/400 pour agir sur un iris déjà enflammé, rétracté et adhérent. On instille deux gouttes dans l'œil une fois ou deux fois par jour suivant les cas.

L'*homatropine* est un produit artificiel obtenu en traitant l'*amygdalate de tropine* par HCl. Les effets de ce composé, du *bromhydrate d'homatropine* en particulier, sont ceux de l'atropine même, mais atténués, et d'une durée moindre. D'après MANQUAT, cet agent, insuffisant pour les usages médicaux de l'atropine, serait à recommander en vue de l'examen ophtalmoscopique. On doit formuler : eau distillée, 10 gr. ; homatropine, 0$^{gr}$.05 pour un collyre.

L'*exophtalmine* serait, dit-on, un mydriatique moins gênant encore.

## B) JUSQUIAME

1º **Caractères botaniques et chimiques**. — Voisine de la belladone au point de vue botanique, la *jusquiame* l'est également au point de vue thérapeutique. Cette solanée croît en France sur le bord des chemins, remarquable par ses feuilles grandes et velues, ses fleurs jaune pâle veinéesde brun, par son odeur vireuse désagréable. L'*Hyoscyamus niger*, auquel appartiennent ces caractères, est la seule espèce employée en médecine.

L'*hyosciamine* et l'*hyoscine*, alcaloïdes de la jusquiame, sont isomères entre eux et aussi avec l'atropine ; comme elle, ils peuvent se dédoubler en tropine et en acide tropique.

La *scopolamine*, alcaloïde du *Scopolia atropoïdes*, se retrouverait aussi dans la jusquiame ; on tend aujourd'hui à l'identifier à l'hyoscine.

### 2° **Effets thérapeutiques**.

— La jusquiame dilate la pupille, mais elle est peu employée comme mydriatique ; cependant quelques ophtalmologistes conseillent à ce sujet la scopolamine.

Elle est réellement analgésique, soit qu'on l'emploie en applications externes contre les *douleurs rhumatismales*, soit qu'on la donne à l'intérieur dans la *névralgie trifaciale* ; elle fait partie des pilules de MEGLIN, si souvent prescrites autrefois dans ce cas. Je l'ai fort souvent donnée avec avantage dans les *douleurs intestinales*, dans les *entérites douloureuses*, dans les *entéro-colites* avec *menaces de péritonite* ou de *péritonisme* ; cependant, quoiqu'on ait dit le contraire, elle semble favoriser la constipation.

A hautes doses, elle calme l'excitation cérébrale. L'hyosciamine a été prescrite dans la *chorée*, dans la *paralysie agitante*, dans les *manies aiguës* avec agitation. Elle semble avoir une action sur les éléments de certaines vésanies. Mais les indications ne sont pas assez nettement précisées.

### 3° **Préparations et doses**.

—a. *Usage interne* : extrait aqueux : 0ᵍʳ,10 à 0ᵍʳ,30 ; poudre : 0ᵍʳ,20 à 0ᵍʳ,50 ; teinture : 1 à 4 grammes. Les pilules de MEGLIN renferment : extrait de jusquiame et de valériane, et oxyde de zinc : àà 0ᵍʳ,05, 1 à 3 par jour. Hyosciamine cristallisée : granules à 1 4 de milligramme, 1 à 6.

b. *Usage externe* : huile de jusquiame pure ou comme excipient d'autres substances analgésiques pour liniments. Supposi-

*toires* avec 0<sup>gr</sup>,05 d'extrait de jusquiame. *Chlorhydrate de sco-polamine* en solution à 1 p. 1000 pour collyres.

### C) AUTRES SOLANÉES, SOLANINE

Le groupe des solanées qui vient de nous donner la belladone et la jusquiame, dont nous avons détaché le *Datura stramonium* pour le rapprocher des antidyspnéiques (t. II, p. 221), donne un grand nombre de plantes capables d'atténuer la douleur et de modérer les excitations réflexes.

1º **Duboisia myoporoïdes.**—Cet arbuste d'Australie donne la *duboisine*, alcaloïde mydriatique, dont on a fait un succédané de l'atropine. Collyre de *sulfate de duboisine* à 0<sup>gr</sup>,05 pour 10 grammes.

2º **Morelle, douce-amère**. — Ces plantes, communes dans nos campagnes, ont une vieille réputation de médicaments anodins. Les paysannes attribuent à la décoction de morelle des propriétés analgésiques pour les douleurs utérines; la douce-amère aurait en outre des propriétés dépuratives (?).

3º **Solanine**. — Les deux plantes précédentes, beaucoup d'autres solanées, même les pommes de terre trop jeunes ou trop vieilles, renferment un alcaloïde, la solanine. Ce corps serait un excellent analgésique en même temps qu'un modérateur de l'excitabilité réflexe. GRASSET, SARDA, GÉNEUIL l'ont conseillé contre le *tremblement de la sclérose en plaques*, contre les *douleurs fulgurantes des tabétiques*, contre la *trépidation épileptoïde*. Les *névralgies de la face*, des *membres* et du *tronc*, le *tic douloureux*, les *névrites* seraient très efficacement soulagés par ce remède. La dose est de 10 centigrammes par jour en deux fois.

### D) ACONIT, ACONITINE

1º **Aconit.**—L'aconit est une plante de nos pays poussant naturellement dans les montagnes, où elle se présente en d'assez nombreuses variétés. Ses jolies fleurs bleues sont connues de tous les touristes. Sa racine, en forme de petit navet (*napellus*) lui a valu son nom : *aconit napel*. On trouve dans l'Himalaya une espèce particulière, l'*aconit féroce*.

Duquesnel a retiré de cette plante un alcaloïde cristallisé *l'aconitine*, qu'il a ensuite étudié avec Laborde. Quoiqu cristallisé et bien défini, ce principe a des propriétés u peu différentes suivant qu'il provient d'aconits des Pyré nées, des Vosges ou de Suisse. Il existe aussi des aconitine amorphes.

Les préparations d'aconit (extrait, teinture, alcoolature) son d'un usage vulgaire. Sydney-Ringer s'est enthousiasmé pour c remède et l'a popularisé en Angleterre. Il a noté avec raison se propriétés diurétiques et constaté qu'il agit d'autant mieux qu le malade présente à la fois ces trois éléments morbides, *douleur congestion* et *fièvre*. C'est en partant à peu près des mêmes don nées que les médecins dosimètres donnent l'aconitine. Pou l'aconit même, il agirait surtout dans la *pharyngite* et la *laryn gite* grippales ou à frigore, et empêcherait la propagation d l'inflammation aux bronches; dans la *fièvre inflammatoire* a début, dans la *néphrite* qui complique la convalescence de l *scarlatine*. Les effets légèrement sédatifs et antipyrétiques de c remède le font volontiers prescrire, comme traitement d'attente au début des pyrexies, quand le diagnostic est encore un pe h'sitant.

*Doses.* — L'extrait, la poudre, le sirop d'aconit sont raremen prescrits. On donne spécialement la teinture et plutôt l'*alcoola ture de racine d'aconit :* V à XXX gouttes dans une potion, sui vant l'âge. Ces préparations forment un topique calmant, util dans les *gingivites douloureuses* ou dans la *périostite alvéolo dentaire*.

**2° Aconitine**. — L'aconitine est un analgésique puissant l'un des meilleurs après la morphine d'après Dujardin-Beau metz. Agit-elle en paralysant les extrémités sensitives ou au con traire en intéressant directement les centres sensitifs? Ce poin a été étudié à plusieurs reprises par Duquesnel lui-même qu n'a pas réussi à l'élucider complètement. Ce qu'il importe de savoir, c'est que l'aconitine semble limiter son influence anal gésiante à la sphère du trijumeau, que les doses utiles son presque infinitésimales (1/10 à 5/10 de milligramme), que l'écar entre les doses thérapeutiques et les doses toxiques est très minime.

Dans l'empoisonnement par l'aconitine, les phénomènes initiaux sont ceux que produit cet alcaloïde par son contact direct : picotements de la langue, puis sensation d'épaississement et de fourmillement dans les lèvres, le nez, la face, le pharynx, puis un sentiment de constriction dans les membres et une sensation subjective de froid. Torpeur, immobilité, bourdonnements, vertiges, enfin irrégularités du pouls, tels sont les symptômes prodromiques des lipothymies et quelquefois de la mort. Un milligramme d'aconitine pris en une seule fois peut être mortel. J'ai vu un empoisonnement grave succéder à l'ingestion dans l'espace de deux heures de cinq granules à 1 4 de milligramme. Le traitement sera le même que pour l'empoisonnement par la morphine (voy. t. II, p. 355).

Les *névralgies du trijumeau* constituent la meilleure indication de l'aconitine, qui peut être donnée pure ou associée à la quinine. Les dosimètres prescrivent l'aconitine amorphe à 1/10 de milligramme, dans presque tous les cas de *fièvre*, et renouvellent la dose d'heure en heure jusqu'à effet antithermique.

*Doses.* — Donner des granules à dixième ou à un quart de milligramme, formuler en toutes lettres la dose, indiquer que les granules seront pris à quatre ou six heures d'intervalle, qu'on ne dépassera pas un milligramme par vingt-quatre heures, surveiller soi-même l'effet des premières doses.


## E) CIGUE

La *ciguë* a tenu une place importante dans les vieilles pharmacopées ; elle l'avait méritée plutôt par l'intérêt historique qui s'attache à son nom que par ses propriétés médicales. La mort de SOCRATE et l'usage qu'en faisaient les prêtres d'Éleusis pour conserver leur chasteté, constituent ses meilleurs titres.

La ciguë, *Conium maculatum* (Ombellifères), à tige tachetée de pourpre, contient dans toutes ses parties, mais surtout dans ses graines, un principe actif, la *cicutine*, employé sous forme de bromhydrate.

Au point de vue physiologique, il semble démontré qu'elle agit sur les extrémités des nerfs sensitifs, comme le curare sur les extrémités des nerfs moteurs, ce qui lui donnerait, même après application locale, une influence analgésiante (GUBLER) ; qu'elle paralyse ultérieurement la moelle, et n'agit que très indirectement sur le cerveau.

Comme toxique, elle manifeste ses premiers effets une demi heure après l'ingestion : une langueur indéfinissable, une sensation progressive de faiblesse dans les jambes, l'obnubilation de la vue, l'affaiblissement de la sensibilité, la perte de toute motricité volontaire avec conservation de l'intelligence et la mort survenant doucement par paralysie des centres respiratoires tel est le tableau classique de l'empoisonnement. Cependant cette sérénité est quelquefois troublée au début par des convulsions et si la dose a été insuffisante, des *convulsions de retour* marquent la réaction vers la guérison (RABUTEAU).

Il n'est pas d'affection spasmodique ou douloureuse, contre laquelle on n'ait prescrit la ciguë : *tétanos, chorée, hystérie, satyriasis, priapisme, nymphomanie, coqueluche, asthme.* Ce remède est à peu près oublié aujourd'hui ; on ne le prescrit, en désespoir de cause, que dans certaines *névralgies trifaciales* rebelles, et dans quelques cas de *cancer*, en raison des propriétés résolutives (?) qu'on se plaisait autrefois à lui accorder. Un long usage, même à faibles doses, peut affaiblir la vue et les fonctions génitales.

*Doses.* — 1° Usage interne. *Poudre*, 0$^{gr}$,05 à 0$^{gr}$,50 ; *extrait* 0$^{gr}$,10 à 0$^{gr}$,20 en pilules. *Bromhydrate de cicutine*, 0$^{gr}$,001 0$^{gr}$,003 par granules d'un demi-milligramme. — 2° Usage externe. *emplâtre de ciguë* (Codex).


## F) VÉRATRINE


La *vératrine* est un alcaloïde cristallisable en paillettes blanches, efflorescentes, inodores. C'est un des principes actifs de plusieurs plantes de la famille des Renonculacées et des Colchicacées : 1° le *Veratrum album* ou *ellébore blanc;* 2° le *Veratrum nigrum;* 3° le *Veratrum lobeliacum;* 4° le *Veratrum sabadilla* (cévadille). OULMONT conteste sa présence dans le veratrum viride.

La vératrine est un poison musculaire des plus curieux, qui a vivement sollicité l'attention des physiologistes. Il arrive facilement, même à dose moyenne, à détruire l'excitabilité musculaire, mais après une phase, remarquable surtout chez les animaux à sang froid, dans laquelle les muscles contractés ne pouvant que lentement s'allonger semblent tétanisés. NOTHNAGEL et ROSSBACH ont donné de ces expériences un récit détaillé plein d'intérêt. Le muscle cardiaque subissant les mêmes influences finit par être paralysé.

Il a semblé que la vératrine avait des propriétés analgésiques ; mais on a pu objecter avec vraisemblance que si les animaux paraissaient ne pas souffrir sous l'influence d'excitations habituellement douloureuses, c'est que leurs troubles musculaires les empêchaient de se mouvoir et de se défendre.

Ces propriétés analgésiques, vraies ou fausses, sont cependant les seules qu'on utilise en thérapeutique, surtout pour l'usage externe, soit que la vératrine agisse comme révulsif, soit qu'elle soit absorbée par la peau saine. Une pommade avec : axonge 20 grammes, vératrine 0$^{gr}$,20 à 0$^{gr}$,40, irrite la peau, provoque des picotements et de la rougeur. Mais elle soulage les *névralgies faciales*, les *migraines*, les *sciatiques* (TURNBULL) ; à dose moitié moindre, elle calme le *prurit vulvaire* (CHERON). En frictions sur les jointures malades, ces pommades calment les *douleurs rhumatismales ;* en applications sur la région précordiale, elles seraient diurétiques et atténueraient les symptômes de l'*asystolie*.

Donnée à l'intérieur, la vératrine est un médicament dangereux, qui, même à faibles doses, 0$^{gr}$,005 à 0$^{gr}$,01, fractionnées en quatre ou cinq prises, agit comme purgatif drastique, comme un dépresseur énergique de la force cardiaque. Aussi a-t-on renoncé à son usage dans la *pneumonie*, où elle avait été jadis conseillée. LIÉGEOIS cependant la recommande dans le *goitre exophtalmique*, mais à intervalles éloignés et à petites doses.

### G) GELSEMIUM SEMPERVIRENS

Le *Gelsemium sempervirens* ou *nitidum*, *jasmin sauvage* (Loganiacées) est une plante grimpante des États-Unis, où l'on emploie souvent la racine sous forme de teinture, soit pour produire la mydriase, soit pour calmer les névralgies. L'action analgésique paraît assez nette ; mais il faut se rappeler que cette plante est un poison énergique qui tue par asphyxie, comme le curare ; que ses préparations sont d'une activité très inégale, et que, même à la dose de X gouttes, cette teinture ne doit être donnée qu'avec une certaine appréhension.

### ARTICLE V

## EXCITANTS GÉNÉRAUX ET SPÉCIAUX DU SYSTÈME NERVEUX

C'est peut-être à force d'artifices que nous arrivons à distinguer les modificateurs du système nerveux en modérateurs et en excitants. La plupart des agents dits hyposthénisants commencent par être des excitants, et les excitants les plus cotés finissent à la longue par exercer une action déprimante. A chaque instant on est à même de vérifier l'exactitude de la loi de Cl. BERNARD, d'après laquelle toute substance capable de paralyser un nerf commence par l'exciter. Dans la pratique cependant, tels agents se font remarquer par leurs propriétés déprimantes (ce sont ceux qui viennent d'être étudiés), tels autres par leurs effets habituellement excitants, ce sont ceux dont il nous reste à parler. Parmi ces derniers, les uns agissent sur l'ensemble du système nerveux, ce sont les *excitants généraux* ou *diffusibles*; les autres, par une sorte de sélection, agissent plus particulièrement sur un centre intellectuel ou moteur, ou sur un territoire particulier d'innervation : c'est à eux que nous appliquons le nom d'*excitants spéciaux*. Le jour où les localisations cérébro-spinales seront mieux connues on verra peut-être que ces dernières substances sont plus nombreuses qu'on ne le croit actuellement.

## § 1. — ALCOOL

*L'alcool de vin* ou *esprit-de-vin* et les *alcools* qu'on lui substitue souvent ne doivent pas nous arrêter ici. Leur action générale sur la nutrition, dans l'état fébrile et dans le collapsus, a été déjà étudiée (t. I, p. 88, 96). Stimulants diffusibles, ils peuvent rendre passagèrement de grands services; mais en dehors de ces circonstances, en dehors de leur action déjà indiquée sur les fonctions digestives (t. II, p. 15), ils ne comportent pas d'emploi thérapeutique. Pris à haute dose d'une façon accidentelle ils déterminent l'ivresse; pris à dose moindre, mais fréquemment renouvelée, ils déterminent l'alcoolisme. Leur histoire relève de l'hygiène et de la toxicologie plutôt que de la thérapeutique. Il est certainement arrivé que quelques femmes nerveuses ou des enfants mal dirigés par leurs parents ou leurs médecins avaient fini par s'alcooliser sous prétexte de « se remonter et de se tonifier ». Mais ce sont là de telles exceptions qu'il nous paraît inutile d'introduire dans ce Précis l'histoire de l'alcoolisme. On ne donne jamais d'alcool dans le but de modifier le système nerveux; nous pouvons donc passer outre en toute conscience.

## § 2. — THÉ, MATÉ, KOLA

**1º Caractères botaniques.** — Le *thé* est un arbrisseau de la Chine et du Japon dont les feuilles servent à faire une infusion connue de tous. Le *thé noir* et le *thé vert* ne correspondent pas à des variétés différentes de la plante, mais à des procédés différents de conservation et de dessiccation.

Le *maté* ou *thé du Paraguay* est constitué par les feuilles de l'*Ilex Paraguayensis*; il est employé dans toute l'Amérique du Sud pour préparer une infusion analogue au thé, mais moins agréable.

La *noix de Kola* est le fruit du *Cola* ou *Sterculia acuminata*, arbre de l'Afrique tropicale; elle nous arrive surtout par Konakry; elle a une saveur assez amère.

**2° Action physiologique**. — Ces trois produits végétaux contiennent de la caféine, en proportions différentes,

Thé. . . . . . . . . . . . . . . . . . . 1,35 p. 100
Maté. . . . . . . . . . . . . . . . . . 1,50    —
Kola. . . . . . . . . . . . . . . . . . 2,40    —

et c'est certainement à ce corps qu'ils doivent une partie de leurs propriétés physiologiques, leurs premiers effets, quand on en prend des doses suffisantes, rappelant ceux de cette substance : renforcement des battements cardiaques, légère diurèse, excitation générale.

Comme effets consécutifs, on note pour le thé et le maté, une stimulation intellectuelle et de l'insomnie; et si on en fait un abus prolongé, des palpitations, des douleurs cardialgiques, et à la longue une véritable cachexie.

Pour la kola, le *rouge de kola* qui est le résidu de la noix, après qu'on en a séparé la caféine par le chloroforme, contiendrait encore des principes actifs mal déterminés, doués peut-être de propriétés aphrodisiaques.

Par leur amertume ou par leur mode de préparation en infusions chaudes, ces remèdes exercent une influence favorable sur la digestion.

La stimulation circulatoire et générale, la stimulation diffusible, obtenue par leur usage, les fait employer dans les cas de collapsus, de défaillance, d'adynamie, dus soit à des troubles digestifs aigus (entérite, indigestions, etc.), soit à des lipothymies, soit à des émotions violentes. Le thé et le maté répondent surtout à ces indications. La faiblesse cardiaque, l'asthénie des convalescents, l'inappétence seraient mieux combattues par la kola. Mais il ne faudrait pas se laisser abuser par les enthousiasmes qui ont salué son apparition encore récente dans la thérapeutique.

**3° Préparations et doses :**

a. *Thé.* — Une cuillère à café pour une grande tasse d'infusion.

b. *Maté.* — Même dose.

c. *Kola.* — Mastication directe des graines fraîches ou sèches. *Teinture*, 5 à 10 grammes en potion. *Vin de kola*, deux verres à bordeaux par jour. Pilules à $0^{gr},10$, dix par jour.


## § 3. — AMMONIAQUE ET SELS AMMONIACAUX

**1° Caractères chimiques.** — L'*ammoniaque* $AzH^3$ est un gaz incolore, d'une odeur vive et piquante très fortement alcalin, liquéfiable et solidifiable. L'*ammoniaque liquide*, solution à 20 p. 100 de gaz ammoniac, est seule employée en médecine sous le nom d'*alcali volatil*.

Le *chlorhydrate*, l'*acétate*, le *carbonate d'ammoniaque* sont des sels cristallisés, très solubles, de saveur âcre et piquante.


**2° Action physiologique.** — L'ammoniaque est un corps plus intéressant pour les physiologistes que pour les médecins. Produit de putréfaction des matières azotées, produit de décomposition de l'urée, elle constitue avec ce dernier corps la transition entre les corps organiques et les corps inorganiques. Elle n'existe pas ou du moins n'existe qu'accidentellement dans l'organisme normal ; si on la retrouve dans la sueur et dans l'urine c'est à la suite de la décomposition de ces sécrétions. Le carbonate d'ammoniaque lui-même, trait d'union entre l'urée et l'ammoniaque, n'y existe pas davantage. FRERICHS avait supposé que dans l'urémie, l'urée retenue dans le sang se dédoublait en carbonate d'ammoniaque, que l'accumulation de ce produit dans l'organisme déterminait tous les accidents, et que l'*urémie* n'était en réalité que de l'*ammoniémie*. Mais la chimie n'a jamais pu donner la preuve de ces hypothèses.

Appliquée sur la peau, l'ammoniaque produit rapidement la vésication ; elle sera étudiée à ce point de vue avec les révulsifs. Introduite dans le sang, elle se transforme en un produit non volatil et n'apparaît pas dans l'air expiré, elle finirait par être éliminée par le rein sous forme d'urée.

L'ammoniaque et ses sels ont mérité la qualification d'*excitants diffusibles*, en raison de la variété et de la multiplicité de leurs effets excitants. Ils portent en effet leur action sur le système nerveux dont ils développent les fonctions motrices, au point de déterminer quelquefois une sorte de tétanos, sur les sécrétions sudorales et urinaires qu'ils augmentent, sur le cœur dont ils accélèrent les battements, sur la circulation pulmonaire qu'ils activent, sur les exsudations broncho-pulmonaires qu'ils fluidifient. Tous ne présentent pas à ces divers point de vue la même activité : l'ammoniaque la possède au plus haut degré, le carbonate d'ammoniaque est presque aussi puissant, l'acétate un peu moins ; le chlorhydrate déjà étudié est remarquable par son influence sur la circulation pulmonaire (t. II, p. 225).

A fortes doses, ou introduite accidentellement par injection hypodermique, ou trop longtemps inhalée, l'ammoniaque donne lieu à des accidents toxiques, quelquefois mortels : douleur locale très vive, toux persistante et violente irritation des bronches en cas d'inhalations, douleurs cervicales et thoraciques, douleurs gastro-intestinales, conservation de la conscience jusqu'au moment où le collapsus et une courte série de spasmes intenses annoncent la terminaison fatale. Dans les cas d'ingestion accidentelle par la bouche, les brûlures et le gonflement des premières voies aggravent la situation du malade.

**3° Usages thérapeutiques**. — Les inhalations d'alcali volatil peuvent être utiles pour combattre les *empoisonnements par les vapeurs de chlore* ou l'*acide prussique*. Mais dans ces cas l'ammoniaque n'agit que comme contrepoison chimique, c'est-à-dire qu'elle peut neutraliser les vapeurs toxiques circulant encore dans les bronches ; elle ne peut donc être utile qu'au premier moment. Un peu plus tard, elle ne fait qu'ajouter son action irritante à celle du poison.

Ces mêmes inhalations peuvent, à cause de cette action irritante, ranimer un sujet en *syncope*, ou dans un *coma* peu profond ; elles pourraient même, dit-on, éviter ou arrêter quelquefois l'attaque d'*épilepsie*. Mais elles doivent toujours être faites très discrètement ; car surtout chez les enfants, elles sont parfaitement capables de provoquer elles-mêmes des convulsions.

A l'intérieur, l'ammoniaque n'est employée que pour combattre l'*ivresse alcoolique* : les hypersécrétions qu'elle détermine, les vomissements, l'excitation générale qui suivent son absorption, justifient cette médication empirique et salutaire. Le *météorisme*, quand il est dû à l'accumulation dans l'estomac de gaz acides ($H^2S$ ou $CO^2$) serait logiquement combattu par l'ammoniaque ; mais cette pratique n'est guère utilisée, d'ailleurs avec succès, que dans la médecine vétérinaire pour les ruminants gorgés de trèfle vert.

En applications locales, en dehors de l'action révulsive, on utilise l'alcali pour cautériser légèrement les piqûres d'*abeilles*, de *guêpes*, de *scorpions*, etc., mais cette pratique est absolument insuffisante pour les plaies réellement venimeuses (morsures de serpents, de chiens enragés, etc.).

Quel peut-être le mode d'action de l'attouchement de la paroi postérieure du pharynx par un pinceau trempé dans l'ammoniaque liquide, pratique recommandée par DUCROS pour combattre les *accès d'asthme*? Est-ce un effet révulsif ou purement réflexe? On a discuté sur ce point : mais il serait bon auparavant d'être bien fixé sur son utilité thérapeutique, qui a été très contestée. On a même considéré ce procédé comme susceptible d'entraîner des accidents graves.

**4° Sels ammoniacaux**. — Le *chlorhydrate d'ammoniaque* a déjà été étudié.

Le *carbonate d'ammoniaque* n'est pas employé.

L'*acétate d'ammoniaque* est de tous les ammoniacaux le plus usité comme excitant diffusible. Dans l'*ivresse*, dans le *coma*, dans les *collapsus* de toute nature, il remonte la circulation défaillante et présente d'incontestables avantages. Dans les *fièvres éruptives*, quand l'exanthème sort péniblement, il peut grâce à son action sudorale déterminer sur la peau la poussée critique. Dans la *grippe* avec congestion pulmonaire, dans les *broncho-pneumonies*, surtout si l'expectoration est difficile, il a été très conseillé, et je le crois en effet très bon dans les cas d'adynamie avec faiblesse du pouls ; j'ai vu bien des congestions céder alors à son emploi. Mais si le pouls est rapide et fort, s'il y a de l'excitation cérébrale, de la tendance au délire, il vaut mieux alors s'en abstenir ; le fréquent usage que j'en ai fait m'a rendu plus réservé à cet égard.

Ce même sel a aussi la réputation d'agir favorablement sur les *dysménorrhées douloureuses*.

**5° Doses et modes d'administration. — a.** *Ammoniaque.* — A l'intérieur, X à XX gouttes d'*alcali volatil* dans un verre d'eau. *Liqueur ammoniacale anisée :* alcool 96 ; essence d'anis **3**, ammoniaque **24** : X gouttes quatre fois par jour dans de l'eau sucrée.

A l'extérieur, *liniment* à l'huile et à l'ammoniaque à 1/10 ; liniment à l'ammoniaque, associé au camphre, à la térében-thine, etc. *Baume Opodeldoch*. *Pommade* de GONDRET, pour obtenir la vésication.

b. *Acétate d'ammoniaque.* — La solution officinale, que l'on désigne communément sous ce nom, est une solution à 1/5 ; on la désigne aussi sous le nom d'*esprit de* MINDERERUS, qui con-vient exactement à une préparation analogue, mais un peu dif-férente. La dose est de 4 à 15 grammes dans une potion de 120 grammes pour vingt-quatre heures.

e. *Méthylamine, propylamine.* — Aux ammoniacaux se rat-tachent les *amines* ou ammoniaques composées. Elles ont été jadis préconisées, aujourd'hui elles sont oubliées. La *triméthyl-amine* et son isomère, la *propylamine,* qui ont eu la réputation de guérir en trois jours le rhumatisme articulaire aigu, à la dose de XX gouttes, ne sont plus que des souvenirs après n'avoir donné que des illusions.

## § 4. — CHANVRE INDIEN

**1° Caractères botaniques**. — Le chanvre indien (*Cannabis indica*) est une simple variété du chanvre commun de nos pays (*Cannabis sativa*). Les différentes formes sous lesquelles on l'importe en Europe ne permettent pas toujours de se rendre compte de la pureté du produit. Le *haschich* est un extrait préparé avec les sommités fleuries de la plante ; mais il contient souvent de l'opium et des cantharides, voire même d'autres poisons.

**2° Action physiologique**. — On comprend facilement qu'un produit aussi variable ait donné aux physiologistes des résultats bien inconstants. Le fait qui parait le plus habituel, c'est la production d'un délire gai, triste ou furieux, mais que caractérise une rapidité inouïe dans le nombre et l'étendue, en même temps que dans la netteté des hallucinations. Des régiments entiers défilent en imagination devant le malade, qui cependant en distingue tous les soldats, voit tous les mouvements, suit toutes les évolutions ; tout est perçu avec une précision extrême et dans des proportions colossales. Le délire est quelquefois érotique. On a noté aussi une tendance au sommeil profond. L'usage prolongé abêtit.

**3° Indications**. — Le chanvre indien est peu utilisé en thérapeutique ; on l'a conseillé cependant, comme sédatif de l'estomac, dans les *gastralgies* (G. Sée), comme *hypnotique* (Frömmuller), comme adjuvant dans la *démorphinisation* (Brunet).

**4° Doses**. — *Extrait alcoolique*, 0$^{gr}$,05 en potion, à prendre en trois fois. *Teinture*, I à XV gouttes. *Haschich* : 0$^{gr}$,03 à 0$^{gr}$,05.

## § 5. — Strychnine, noix vomique

**1° Propriétés physiques et chimiques**. — La *noix vomique* est la graine, en forme de disque aplati et grisâtre, du *Strychnos nux vomica* (Loganiacées ou Solanacées), arbre de l'Inde tropicale, de la Cochinchine, du Siam, etc. La *fausse angusture* est l'écorce du même arbre. Elle est pour ainsi dire inusitée.

Noix vomique et fausse angusture contiennent toutes deux un principe actif, la *strychnine*, que l'on peut aussi retirer d'autres plantes, entre autres la *fève de Saint-Ignace* et différentes *strych-nées* ou *vomiquiers* [1].

La *strychnine*, $C^{21}H^{22}Az^2O^2$, alcaloïde, découvert par PELLETIER et CAVENTOU, est une poudre blanche, cristalline, peu soluble, sauf dans le chloroforme, très amère. Elle est employée sous forme de sulfate de *strychnine*, sel très soluble, et plus rarement sous forme d'*arséniate de strychnine*.

**2° Propriétés physiologiques.** — L'absorption se fait par toutes les voies, mais elle est très lente par la muqueuse gastrique. L'élimination se fait aussi par tous les émonctoires; la strychnine est rejetée en nature, et sans avoir subi de modifications appréciables. Elle semble séjourner très peu dans l'organisme, mais elle peut cependant y produire des phénomènes d'accumulation, au moins chez les malades. A deux reprises, des typhiques, auxquels je pratiquais des injections d'un demi-milligramme de sulfate de strychnine, ont présenté au bout de quatre jours un peu de trismus. NOTHNAGEL et ROSSBACH admettent depuis longtemps cette accumulation.

La noix vomique et son alcaloïde agissent sur tout l'organisme mais plus particulièrement sur l'estomac, le système nerveux et le cœur; nous verrons d'ailleurs que leurs applications thérapeutiques se rapportent aux troubles de ces trois organes.

a. *Sur l'estomac.* — Sur l'estomac, ils agissent comme des amers, augmentent par voie réflexe la sécrétion du suc gastrique, surtout chez les hypopeptiques, et ils excitent la contractilité des tuniques musculaires, de telle façon que le passage des aliments dans l'intestin est nettement accéléré. Seulement ces influences ne sont que temporaires; au bout d'un certain temps, l'appétit est troublé et la motilité de l'estomac compromise. Cet épuisement de l'activité des organes excités par la strychnine se retrouve à propos du système nerveux.

b. *Sur le système nerveux.* — Quoique le cerveau soit excité, que les organes des sens soient plus impressionnables, c'est

---

[1] La *brucine*, autre alcaloïde des mêmes plantes, n'est pas utilisée en médecine.

spécialement la moelle épinière qui subit l'influence de la strychnine ; et cette influence se traduit par une sensibilité exagérée du pouvoir réflexe. Aux doses usuelles, les phénomènes de strychnisme ne se manifestent que sous l'influence d'excitations périphériques, quelque légères qu'elles soient. Un pincement, une secousse, un simple contact provoquent alors une série de tressaillements musculaires, rapides, successifs, aboutissant presque instantanément à l'*état tétanique*. L'animal ou le sujet est alors, pour un temps plus ou moins long, en état de tétanos avec élévation thermique de 1 à 2°.

Les muscles à *fibres lisses* participent à cette hyperexcitabilité ; il peut y avoir, et il y a souvent en effet, des contractions réflexes des fibres radiées de l'iris (dilatation pupillaire), de l'intestin, de la vessie, etc., contractions qui apparaissent après la tétanisation des muscles striés. Après quelques heures ces symptômes s'effacent peu à peu, mais s'il y a eu accumulation ils peuvent persister beaucoup plus longtemps.

c. *Sur le cœur*. — Le relèvement de la pression artérielle est un des effets les plus intéressants de la strychnine. Il peut aller jusqu'au double de la pression normale ; il existe indépendamment de la tétanisation des muscles et se produit même quand ceux-ci sont curarisés ; il se fait aussi quand les pneumogastriques sont sectionnés, mais fait défaut quand on a sectionné la moelle épinière à la région cervicale. Cette augmentation de pression vasculaire doit donc résulter surtout du resserrement des vaisseaux périphériques, etc.

**3° Empoisonnement par la strychnine.** — A doses trop fortes, quoique minimes encore, on voit apparaître de vrais phénomènes toxiques. Deux à trois centigrammes de sulfate de strychnine sont mortels pour l'homme par la voie buccale ; un centigramme, un demi-centigramme en injection hypodermique ne serait pas sans inconvénient.

Le sujet intoxiqué, après quelques vomissements, présente de vraies *crises tétaniques* avec *trismus, opisthotonos*, etc., crises qui viennent spontanément et que provoquent les plus légères excitations. Le thorax immobilisé ne se dilate plus rythmiquement, et l'asphyxie se développe. Après quelques minutes, l'accès cesse, puis recommence bientôt.

La mort survient quelquefois avec une rapidité extraordinaire, en quelques minutes, par collapsus cardiaque ; d'autres fois elle se fait attendre plus longtemps, on voit alors les muscles tétanisés arriver par épuisement à une paralysie plus ou moins complète, signe avant-coureur de la terminaison fatale, qui est alors le résultat de l'asphyxie.

L'élimination très rapide du poison doit toujours donner l'espoir de sauver l'empoisonné. Le traitement consiste en lavages de l'estomac, si la strychnine a été ingérée par la bouche et si les accidents n'ont pas encore débuté ; en chloral à hautes doses — 6 à 8 et 10 grammes — par la bouche, en lavements ou même si l'on a sous la main ce qu'il faut, en injections intra-veineuses. Le chloral est en effet le contrepoison de la strychnine (Liebreich, Oré, Vulpian). Mais l'important est d'aller vite ; on n'a pas le temps de choisir ses moyens, on prend ceux que l'on a sous la main. Le curare a été conseillé par Laborde et utilisé par Sadovèanu avec succès en injections hypodermiques de 0$^{gr}$,25, 0$^{gr}$,10 et 0$^{gr}$,02 faites successivement. La dose est très forte et peut être dangereuse. Mais comment se flatter d'avoir du curare sous la main au moment du danger ; et d'ailleurs quel remède variable ! Accessoirement on donnera du bromure de potassium, de l'infusion d'eucalyptus que l'on dit être l'antagoniste de la strychnine. Enfin on fera longuement et avec une infatigable persévérance la respiration artificielle. Les expériences de Roger laissent planer un certain doute sur la valeur des injections intra-veineuses de sérum artificiel.

**4° Indications.** — a. *Dyspepsies.* — C'est un vieil usage de donner des amers, de la noix vomique en particulier, dans les *dyspepsies* avec constipation et paresse stomacale. Les effets ne sont pas très accentués ; cependant si la sécrétion gastrique n'est pas très notablement développée, la contraction des muscles lisses semble réveillée, et la motricité de l'estomac s'améliore.

b. *Paralysies.* — La strychnine, par son action très nette sur l'appareil locomoteur, avait fait concevoir de grandes espérances dans le traitement des paralysies ; ces espoirs ont été en grande partie déçus.

Dans les *hémiplégies* d'origine cérébrale, s'il y a exagération du réflexe rotulien, trépidation épileptoïde et contracture, si en un mot, il y a des présomptions que le faisceau pyramidal soit coupé et commence à dégénérer, la strychnine est dangereuse, elle n'est capable que d'augmenter la contracture, c'est-à-dire l'infirmité. Si l'hémiplégie est flasque, la strychnine est permise. Mais on peut alors espérer la guérison, même sans ce remède, et par les seuls progrès de la rétraction et de l'enkystement du caillot sanguin intra-cérébral.

Les paralysies d'origine médullaire, la *paralysie infantile* en particulier, sont améliorées par la strychnine; mais on n'en commencera l'usage que lorsque la période aiguë est passée et que l'atrophie va se manifester. HAMMOND conseille de l'associer au fer et à l'acide phosphorique. La *paralysie saturnine*, la *paralysie diphtérique* et autres *paralysies d'origine radiculaire* sont souvent améliorées par les mêmes remèdes.

Le *relâchement des sphincters*, s'il dépend d'un trouble spinal, constitue une assez bonne indication ; de même la *spermatorrhée*. Si, au contraire, les sphincters sont excités, si, par exemple, il y a paresse vésicale et spasme du col, la strychnine peut provoquer une rétention complète.

La strychnine agit assez bien sur l'*amaurose* et l'*amblyopie*, si ces troubles visuels sont en rapport, non avec une lésion rétinienne, mais avec l'affaiblissement paralytique du muscle ciliaire ou du nerf optique. Les amblyopies toxiques sont dans ce cas (alcool, tabac, oxyde de carbone).

c. *Faiblesse du pouls, collapsus cardiaque.* — Toutes les fois que le pouls est défaillant, plus défaillant que ne le comporte l'affaiblissement du myocarde (*péritonite aiguë, fièvre typhoïde, pneumonie, choc traumatique*, etc.), l'injection hypodermique de strychnine rend de vrais services. Elle n'agit pas rapidement comme la caféine, mais elle n'amène pas non plus la perturbation du système cardiaque que l'on voit si souvent succéder à l'emploi réitéré de ce remède. Au contraire, elle relève lentement et régulièrement la tension artérielle, régularise la respiration, remonte les forces ; elle agit à peu près dans ce cas comme l'ergot de seigle. C'est un médicament tout à fait recommandable dans les états adynamiques ; mais il faut surveiller les masséters et la nuque.

### 5° **Préparations et doses :**

a. *Noix vomique.* — Poudre : 1 à 10 centigrammes, en pilules ou en cachets. Teinture : de III à X gouttes à chaque repas. L'une et l'autre s'associent à d'autres remèdes eupeptiques (pepsine, absorbants, amers, antiseptiques intestinaux, etc.).

b. *Sulfate de strychnine.* — Pilules à un demi-milligramme : de deux à quatre ou six par jour. Sirop de sulfate de strychnine du Codex : 2 à 4 cuillerées à café.

Pour injections hypodermiques : eau distillée, 10 grammes ; sulfate de strychnine, 1 centigramme. Chaque seringue de Pravaz contient un milligramme de substance active : on injecte deux ou trois fois par jour une seringue ou une demi-seringue.

c. *Fève de Saint-Ignace.* — Elle n'est usitée que dans la vieille formule des *gouttes amères de Baumé.* On commence par III gouttes et on peut progresser jusqu'à VIII gouttes par repas, dans de l'eau ou de la tisane amère.

## § 6. — PICROTOXINE

La *picrotoxine* est un *pseudo-alcaloïde* extrait de la *coque du Levant, Anamirta cocculus* (Ménispermées) ; c'est une poudre blanche, cristalline, à formule chimique encore mal définie.

Sa propriété la plus caractéristique est de provoquer des convulsions, *tétaniformes* d'après GLOVER, *épileptiformes* d'après JACOBI. Mais, fait en faveur des théories homœopathiques, elle agirait bien dans la *chorée,* l'*épilepsie essentielle,* l'*épilepsie infantile,* la *tétanie.* Il est vrai que ces succès thérapeutiques sont contestables. Diverses spécialités pharmaceutiques, préconisées contre l'épilepsie, contiennent de la picrotoxine associée à d'autres médicaments, KBr en particulier, et semblent réellement utiles.

La picrotoxine se donne à la dose de 1/2 à 2 milligrammes, en granules ou en solution, en deux ou quatre prises ; elle peut être associée au bromure de potassium. La teinture de coque du Levant se donne à la dose de II gouttes par jour et on peut progresser jusqu'à XX.

« Ces substances servent à la pêche frauduleuse par empoisonnement des rivières. Le poisson aussitôt mort doit être vidé ; sinon la chair en devient vénéneuse » (SOULIER).

## § 7. — ÉSÉRINE OU PHYSIOSTIGMINE

**1° Action physiologique.** — L'*ésérine* ou *physiostigmine* est un alcaloïde extrait de la *fève de Calabar*, laquelle est la semence du *Physiostigma venenosum* (Légumineuses). Elle excite les centres corticaux moteurs et les nerfs périphériques; mais cette excitation est passagère et ne fait que précéder une paralysie définitive, remarquable surtout au niveau des cordons nerveux; ceux-ci en effet deviennent incapables de transmettre les excitations aux muscles, qui se contractent violemment si les mêmes excitations leur sont directement appliquées.

Le *myosis* est un des phénomènes les plus intéressants de l'action de l'ésérine. La pupille se contracte fortement, mais elle n'en reste pas moins sensible à l'action de la lumière et se dilate rapidement sous l'influence de l'atropine. Inversement la mydriase belladonique cède facilement à l'action de l'ésérine. Cet alcaloïde augmente la pression intra-oculaire temporairement.

**2° Usages thérapeutiques.** — C'est en ophtalmologie que l'ésérine a le plus d'indications. Employée alternativement avec l'atropine, dans l'*iritis*, elle détermine une série de dilatations et de rétrécissements pupillaires, d'où résulte la rupture des synéchies si redoutées. Elle a été prescrite *après l'opération de la cataracte* pour empêcher l'iris de sortir par la plaie, dans plusieurs *affections cornéennes*, et même enfin dans le *glaucome* en raison de la diminution de pression oculaire qu'elle détermine après une augmentation temporaire.

**3° Doses**. — *Collyre* avec : eau distillée, 10 grammes: sulfate d'ésérine, $0^{gr},05$ à $0^{gr},10$.


### ARTICLE VI

## MÉTAUX LOURDS

Les métaux lourds ou graves forment un groupe qui comprend d'après HARNACK :

1° Le cuivre et le zinc ;

2° Le bismuth ;

3° Le plomb ;

4° L'argent, l'or et le platine ;

5° Le mercure ;

6° Le fer, le manganèse, le nickel, le cobalt ;

7° L'antimoine ;

8° L'arsenic.

Tous ces corps ont une affinité excessive pour l'albumine ; cette affinité est telle que plusieurs de leurs sels exercent une action véritablement caustique. Introduits dans l'organisme, à dose très forte, ils sont tous toxiques; à doses modérées et longtemps répétées, ils modifient d'une façon profonde et durable soit le sang, soit le système nerveux. Leur action sur le sang a été mise récemment en lumière par CERVELLO [1] qui a montré que non seulement le fer, mais aussi la plupart des métaux lourds pouvaient augmenter le chiffre des hématies, action mystérieuse, mais qui n'en est pas moins réelle. Sur le système nerveux leurs effets consistent dans les phénomènes déjà étudiés de la métalloscopie et de la métallothérapie (t. I, p. 235); ils se manifestent, dans les cas d'intoxication, par la prédominance des accidents d'ordre nerveux (paralysies mercurielles, saturnines, arsénicales, etc.), ils s'expliquent enfin par l'accumulation des métaux dans les centres nerveux, ainsi que le démontre fréquemment l'analyse chimique.

Leur action thérapeutique mériterait d'être reprise avec plus

[1] CERVELLO, *Journal des praticiens*, n° 2, 1901.

de soin, plus de méthode qu'autrefois, et je ne doute pas qu'un jour ou l'autre elle ne donne des résultats précieux dans le traitement et la prophylaxie des maladies infectieuses. RAULIN empêche la végétation de l'*aspergillus niger*, en versant dans son liquide de culture une parcelle infinitésimale de nitrate d'argent. Pourquoi ne trouvera-t-on pas un jour un métal, dont une parcelle infinitésimale nous rendra stériles pour tels ou tels germes pathogènes ? Actuellement, nous n'avons au point de vue de la métallothérapie que les résultats incertains d'un empirisme sans méthode, et nous usons des métaux un peu au hasard, dans le traitement de certaines maladies constitutionnelles (*syphilis, scrofule, anémie*) et de quelques *affections du système nerveux central* ou *périphérique*.

Le bismuth, le fer, l'arsenic, le mercure ont été étudiés dans d'autres parties de ce Précis ; le platine, le manganèse, le nickel, le cobalt et l'antimoine, n'ont pas une histoire assez intéressante pour retenir notre attention ; nous ne dirons quelques mots que du cuivre, du zinc, du plomb, de l'argent et de l'or.

## § 1. — ARGENT

**1º Nitrate d'argent.** — Le nitrate d'argent, $AzO^3Ag$ a été longtemps la seule préparation argentique utilisée en médecine. C'est un sel soluble, cristallisable, noircissant à l'air libre. Comme caustique, il sera étudié plus bas. Comme médicament interne ou topique, il est moins employé qu'autrefois, mais présente cependant un intérêt réel.

Son absorption, qui théoriquement ne paraît pas moins compliquée que celle du fer, n'a pas eu l'honneur de provoquer les recherches ni d'exciter les doutes des physiologistes ; tout le monde l'admet. Il est probable que, dans l'estomac, il est transformé en chlorure, et qu'il est absorbé à l'état de chloro-albuminate. Son action sur le système nerveux est démontrée plutôt par ses effets que par des expériences thérapeutiques bien nettes. Il est ensuite éliminé lentement par l'urine, après avoir imprégné une partie des cellules des reins ; il se fixe longtemps dans les cellules épidermiques de MALPIGHI.

Quand on prolonge l'usage de ce remède, on arrive à déterminer une intoxication chronique, l'*argyrisme*, caractérisée par la coloration ardoisée de la peau, des palpitations, de l'œdème, de l'ascite.

Le nitrate d'argent a été longtemps considéré comme un remède de l'*épilepsie*. Nothnagel et Rossbach ne conseillent d'y recourir qu'après l'échec de médicaments plus sûrs ; ils ne croient guère non plus à son efficacité dans la *chorée* ni dans l'*asthme*.

Dans le *tabes*, Charcot et Vulpian l'ont longtemps conseillé, bien qu'il soit difficile d'établir la valeur réelle de ce remède dans une maladie où les rémissions spontanées sont si longues et si imprévues ; ils ne le regardaient d'ailleurs que comme susceptible d'amener l'amélioration, non la guérison. Les contractures, dépendant d'un envahissement des cordons latéraux, seraient une contre-indication.

Dans les *diarrhées*, dans les *entérites chroniques*, dans la *dysentérie*, le nitrate d'argent *per os* a été longtemps réputé très utile ; il n'en est pas de même aujourd'hui, on ne s'en sert guère plus qu'en lavement, de même que pour l'*ulcère de l'estomac*, on ne l'utilise plus qu'en faisant le lavage de cet organe.

*Doses*. — Pilules de nitrate d'argent à 0$^{gr}$,01, une à dix par jour. Lavements avec : Eau distillée, 500 grammes ; nitrate d'argent, de 0,05 à 1 gramme. A conserver dans un flacon de verre brun.

**2° Autres combinaisons argentiques.** — Récemment on a introduit dans la matière médicale de nouvelles combinaisons argentiques.

Le *protargol*, combinaison de protéine et d'argent, poudre fine, légère, jaune brun, soluble, assez fortement antiseptique, a été employé par Edinger dans le traitement du *tabes*, à l'intérieur ; mais il est surtout utilisé comme topique en solution à 1/5 ou à 1 3 dans les cas de *blépharites, conjonctivites, dacryocystites*, à 1 150 dans les *urétrites blennorrhagiques*.

L'*argonine*, combinaison de caséine et d'argent, est un se

soluble qui aurait des propriétés antiblennorrhagiques puissantes.

## § 2. — CUIVRE

Le cuivre est plus connu par les discussions dont il a été l'objet comme toxique, que par son emploi thérapeutique. Quoi qu'en dise GALIPPE, les sels de cuivre sont parfaitement capables de provoquer des accidents d'empoisonnement mortels (BONNET, CABANNES); le plus souvent, il est vrai, après l'ingestion, le vomissement expulse le poison et empêche l'absorption. Si celle-ci a lieu, les phénomènes provoqués se rapprochent de ceux que déterminent le phosphore et le chlorate de potasse.

En dehors de leur action désinfectante et peut-être prophylactique de certaines maladies infectieuses (choléra, fièvre typhoïde), en dehors de leur action caustique, les sels de cuivre n'ont guère reçu d'emploi thérapeutique. Rappelons seulement l'emploi du sulfate comme vomitif (p. 37, t. II). Cependant LUTON recommande le phosphate de cuivre dans la *tuberculose pulmonaire;* le sulfate de cuivre ammoniacal a été conseillé, à la dose de 0$^{gr}$,10 à 0$^{gr}$,40 dans une potion gommeuse de 120 grammes prise par cuillerées, dans le traitement de la *chorée* et de la *névralgie faciale.* Pour des motifs différents BURQ et CERVELLO l'ont employé avec succès dans les *anémies* rebelles au fer. Récemment LIÉGEOIS[1] rappelait dans un article très documenté que LAFARGUE (de Saint-Emilion) avait guéri des *démangeaisons* opiniâtres, à l'aide d'une solution de sous-acétate de cuivre (0$^{gr}$,10 pour 300) dont il faisait prendre à son malade de 2 à 3 cuillerées à café par jour.

## § 3. — ZINC

Au point de vue physiologique, comme caustiques et même comme vomitifs, les sels de zinc sont tout à fait comparables aux mêmes sels de cuivre; mais l'oxyde de zinc mérite une mention spéciale. Il a été recommandé par GAUB et HERPIN dans le traitement de l'*épilepsie* et en particulier de l'*épilepsie des*

---

[1] LIÉGEOIS, *Journal des praticiens.* n° 1, 1901.

*enfants.* NOTHNAGEL et ROSSBACH ont observé des améliorations d'épilepsies invétérées là où le bromure de potassium avait échoué. On l'a également conseillé dans la *chorée*, la *coqueluche* et surtout dans les *névralgies*. La formule de MÉGLIN si souvent employée dans ce dernier cas comprend pour chaque pilule 0$^{gr}$,05 de valériane, de jusquiame et d'oxyde de zinc. Dans les *diarrhées chroniques*, GUBLER prescrivait jusqu'à 3$^{gr}$,5 d'oxyde de zinc.

## § 4. — PLOMB

Le plomb ou plutôt les composés plombiques présentent un haut intérêt pour le physiologiste et l'hygiéniste, un intérêt médiocre pour le médecin. Leur évolution dans l'organisme est particulièrement intéressante. Transporté dans le sang, non par le sérum, mais par les globules, le plomb se fixe dans les centres nerveux, où l'analyse le retrouve, et peut-être même sur les filets nerveux où il détermine des névrites segmentaires périaxiles bien étudiées par GOMBAULT. Les accidents variés du saturnisme : coliques, paralysie, encéphalopathie, néphrite, goutte, sont depuis longtemps bien connus, et de nombreuses mesures prophylactiques, hélas ! souvent inobservées, ont été édictées pour prévenir cette redoutable intoxication.

Comme remède, les composés saturnins sont de moins en moins employés. L'acétate neutre de plomb a été conseillé dans l'*hémoptysie*, mais son efficacité parait douteuse ; il l'a été aussi dans la *gangrène pulmonaire*, dans l'*œdème pulmonaire*, dans les *diarrhées prolongées*, contre les *sueurs profuses des phtisiques*. Les troubles gastriques et l'artério-sclérose sont des contre-indications formelles. La dose est de 0$^{gr}$,01 à 0$^{gr}$,05 pour une pilule n$^{os}$ 2 à 4.

Les autres préparations : acétate basique, litharge, etc., ne sont employés que dans des préparations topiques : eau blanche, diachylon, etc.

## § 5. — OR

L'or a de tout temps exercé une suggestion spéciale sur les alchimistes, les médecins et les malades. Le chlorure et l'hyposulfite d'or provoquent chez les animaux une paralysie du train postérieur ; ces phénomènes, joints à l'action élective *in vitro* du chlorure d'or pour le tissu nerveux, ont fait penser que les sels de ce métal pourraient être utilisés dans le traitement des *myélites*, du *tabes* en particulier. Mais on n'a enregistré que des succès douteux. On en peut dire autant à propos du traitement de la *syphilis*. Le chlorure double d'or et de sodium a été prescrit à la dose de une à quatre pilules dosées à 0$^{gr}$,25.


# CHAPITRE VII
## MÉDICAMENTS QUI AGISSENT SUR LA PEAU

### ARTICLE PREMIER
### HYGIÈNE DANS LES AFFECTIONS CUTANÉES

Le traitement des dermatoses, plus peut-être que celui de toute autre affection, est lié aux idées régnantes en pathologie générale. Deux grandes écoles se sont partagé à ce point de vue le XIX$^e$ siècle : l'École de Vienne, qui n'admet guère aux affections cutanées que des causes externes, et qui, par conséquent, les traite presque exclusivement par des applications et des manœuvres externes ; l'École de Paris (Saint-Louis) qui sans méconnaître l'importance de ces causes, reconnaît que les maladies de la peau sont largement influencées par les conditions générales de la nutrition et donne par suite une part importante aux médications internes. Nous n'hésitons pas à nous ranger franchement du côté de nos maîtres français ; mais cette profession de foi ainsi faite, nous croyons inutile d'insister et de développer les raisons d'ordre clinique et physiologique qui nous ont déterminé à accepter cette opinion et qui ne sauraient avoir place dans un Précis de thérapeutique.

**1° Régime.** — Les prescriptions alimentaires qui convien-

nent le mieux dans les affections cutanées ont déjà été étudié
(voy. t. I, p. 140).

**2° Vêtements.** — Les peaux eczémateuses ou érythéma
teuses supportent mal le contact de la flanelle. Ce tissu pr
voque ou exagère la démangeaison, emmagasine la sueur q
en se décomposant dégage des acides irritants ; bien souve
mon maitre M. Ernest Besnier a constaté la coïncidence
l'eczéma marginé des régions sternale et interscapulaire av
le port de gilets de flanelle. Il y a intérêt pour les malades
supprimer ce vêtement, ou à le doubler de toile fine ou to
au moins à le changer très fréquemment. Les tissus de coto
et de lin sont pour les téguments malades d'un contact beaucou
plus satisfaisant ; la soie est meilleure encore, j'ai connu u
urémique atteint d'un insupportable *prurit* qui ne se calma
que lorsque les régions les plus irritées étaient enveloppées d
foulards.

Lorsqu'un malade porte aux pieds ou aux mains des lésior
impétigineuses, des ulcérations septiques, il doit les protég
avec soin avant de se vêtir et de se dévêtir ; sinon il contamin
la doublure de ses manches ou de ses pantalons, qui ensuit
porte les germes pathogènes tout le long des bras ou de
jambes et dissémine ainsi le mal sur toute la longueur de
membres.

**3° Coiffures, objets de toilette.** — Dans les affections d
cuir chevelu on ne saurait prêter trop d'attention à ces que
tions. Les prescriptions les plus savantes et les mieux suivie
échouent, dans les *trichophyties* et les *pelades*, si l'on n'a pa
soin de faire désinfecter méthodiquement deux ou trois fois pa
semaine les peignes, les brosses, les pinceaux, tous les obje
qui sont mis au contact de la tête ; le cuir intérieur des cha
peaux d'homme doit être fréquemment savonné ; la coiffe de
chapeaux d'homme ou de femme sera très fréquemment chan
gée (dans ce but j'engage les malades à les faire en simpl
papier de soie). On comprend tout naturellement que si ce
précautions ne sont pas prises, tous ces objets restent chargés d

parasites, dont ils infectent à chaque instant les surfaces déjà malades et inutilement traitées.

**4° Gants.** — Certaines affections des mains et des doigts m'ont paru indéfiniment entretenues par l'usage des gants, dont les cavités digitales deviennent très vite le réceptacle de tous les parasites et de tous les détritus de l'épiderme. Il vaut mieux garder les mains nues dans les cas légers, enveloppées de vrais pansements dans les cas graves. La prescription de brûler les gants, classique dans la *gale*, doit être étendue à beaucoup d'autres maladies des mains.

**5° Professions. poussières.** — Les professions provocatrices des dermatoses sont extrêmement nombreuses (maçons, épiciers, cuisinières, imprimeurs, etc.). Le médecin sera parfois amené à prescrire au malade un changement de métier, prescription toujours grave qui ne doit être faite qu'après l'insuccès de nombreuses tentatives de traitement. L'action nocive des poussières, moins néfaste que pour les voies respiratoires, s'exerce cependant sur la peau, mais peut être en partie évitée par des bains réguliers.


ARTICLE II

# MÉDICAMENTS QUI MODIFIENT LA SÉCRÉTION SUDORALE

## § 1. — PHYSIOLOGIE DE LA SUEUR

Malgré de très nombreux travaux, la physiologie de la sueur est très mal connue. Si les rapports de la sécrétion sudorale avec le système nerveux sont assez bien élucidés, plusieurs questions du plus haut intérêt au point de vue pathologique et thérapeutique sont encore dans l'obscurité la plus complète.

1° Quel est le rôle dépurateur et antitoxique de la sueur? Si l'on compare le volume total des glandes sudoripares à celui des reins, si l'on constate que, suivant les oscillations de la température extérieure, l'urine diminue à mesure que la sueur augmente et inversement, on est amené à considérer la sécrétion sudorale comme chargée de suppléer ou de compléter la sécrétion urinaire et de lui attribuer un rôle des plus importants. D'un autre côté, certains animaux tels que les chiens sont totalement dépourvus d'appareil sudoral, la sueur est très pauvre en urée; elle est faiblement toxique. Ces considérations sont de nature à la faire regarder comme jouant un rôle antitoxique et dépurateur assez effacé. Comme voie d'élimination, les glandes sudoripares n'ont qu'une activité insignifiante par comparaison avec celle du foie ou des reins.

2° Quel inconvénient résulte de l'arrêt d'une sueur abondante? Personne ne conteste les graves conséquences qui suivent le refroidissement brusque du corps en sueur : pneumonies, angines, néphrites, etc. Mais il faut bien reconnaître que l'arrêt de la sécrétion n'est pas le seul facteur de ces inflammations : tout sujet qui transpire abondamment à l'occasion d'un surmenage physique est quelque peu intoxiqué, la sueur est peut-être la voie par où il élimine ses toxines, et il peut résulter pour lui des inconvénients redoutables si la sécrétion est brusquement suspendue et s'il y a rétention même provisoire de ces poisons. Mais pourquoi les divers modes de refroidissement, qui tous cependant suspendent brusquement la sudation, sont-ils si inégalement dangereux? Pourquoi le courant d'air froid sera-t-il particulièrement fâcheux, alors que la lotion froide suivie d'une forte friction sera inoffensive ou même salutaire?

3° Quoi qu'on en ait dit, certaines sueurs habituelles, localisées à des régions limitées, aux pieds par exemple, sont de vrais émonctoires, par où s'éliminent régulièrement chez plusieurs personnes des acides gras, tels que le caproïque, le butyrique, et autres principes volatils. Si parfois ces sueurs ont pu être supprimées sans résultats fâcheux, j'ai vu des exemples contraires. Mais nous ignorons tout à fait les raisons de ces différences ; nous ne savons pas quelles circonstances rendent inoffensive ou dangereuse la disparition de ces sueurs partielles.

4° Quelle est la valeur des sueurs morbides? Une diaphorèse abondante, spontanée ou provoquée, juge certaines affections aiguës, surtout à leur début et quand elles sont manifestement le résultat d'un coup de froid. Mais le plus souvent une sueur abondante et générale n'est qu'un phénomène fâcheux de plus, dont il faut délivrer le malade plutôt qu'il ne faut chercher à le provoquer : citons par exemple celle qui termine l'accès paludéen, celle de la suette miliaire et de la fièvre pernicieuse sudorale, du rhumatisme articulaire aigu, de la tuberculose, etc. L'action de divers remèdes (antipyrine, gaïacol, etc.) provoque des transpirations qui nuisent souvent aux effets utiles que l'on recherche. Il est souvent difficile de discerner si une poussée de transpiration est pour un malade un phénomène désirable, fâcheux ou indifférent.

Suivant les circonstances, on cherchera à provoquer ou à arrêter la sueur. Pour atteindre ce double but, on a à sa disposition d'assez nombreux remèdes et de bons procédés. Le point délicat n'est pas le plus souvent de trouver un médicament propre à l'exécution de ses desseins, c'est de bien saisir l'indication vraie et de savoir s'il est utile dans un cas donné de faire ou non transpirer le malade. Or en présence des incertitudes physiologiques et pathologiques qui viennent d'être résumées, on se trouve parfois singulièrement perplexe.

## § 2. — MÉDICATIONS SUDORIFIQUES

**1° Jaborandi, pilocarpine.** — Le jaborandi est une plante de la famille des Rutacées, qui croît au Brésil, le *Pilocarpus pinnatus* ou *pinnatifolius*. Apporté en Europe par COUTINHO (1873), il a été étudié d'abord en France par GUBLER, RABUTEAU, A. ROBIN, VULPIAN et ultérieurement en Allemagne et en Angleterre.

A. CARACTÈRES GÉNÉRAUX. — Ses feuilles, creusées de vacuoles comme celles du millepertuis, contiennent les principes actifs que l'on retrouve aussi dans l'écorce des tiges. Ce sont les parties de la plante directement utilisées en médecine.

HARDY a isolé un alcaloïde, la *pilocarpine* $C^{11}H^{16}Az^2O^2$, dont il aurait ensuite réalisé la synthèse ; mais ce dernier fait a été contesté. Le *chlorhydrate* et le *nitrate de pilocarpine* cristallisés sont utilisés en médecine ; ils sont très solubles.

Outre la pilocarpine, le jaborandi contiendrait un autre alcaloïde, la *pilocarpidine* ou *jaborine* dont les propriétés seraient comparables à celles de l'atropine, c'est-à-dire antagonistes de celles de la pilocarpine. Mais Jowett a démontré que cette prétendue jaborine n'existait pas dans les jaborandis de bonne qualité, et que sa présence devait être attribuée à des altérations de la plante ou à des erreurs de préparation.

*B*. Propriétés physiologiques. — Le jaborandi est une plante plus curieuse au point de vue physiologique qu'utile en médecine pratique. Elle a permis d'étudier le fonctionnement **des glandes sudoripares**. Sa propriété caractéristique est en effet d'exciter presque toutes les sécrétions, en particulier celles de la sueur et de la salive. Une simple infusion provoque une sialorrhée qui en deux heures peut aller de 400 à 700 grammes ; la salive ainsi produite est acide. Sous la même influence, la sueur se montre d'abord à la tête, puis sur toute la surface du corps ; la peau rougit, un frisson général peut éclater, les effets diaphorétiques persistent d'une à trois heures. Si au lieu d'ingérer une infusion de feuilles, le sujet a reçu une injection sous-cutanée de chlorhydrate de pilocarpine, les effets sont les mêmes ; mais la sudation commence par la région même où a été faite la piqûre. Les glandes cérumineuses, les glandes lacrymales, la muqueuse nasale, la muqueuse bronchique, les glandes gastro-intestinales ont également leur sécrétion augmentée (larmoiement, coryza, vomissements, diarrhée, etc.). On a prétendu que la sécrétion hépatique n'était pas modifiée ; mais j'ai vu des malades vomir abondamment de la bile. La perte de poids déterminée par ces diverses évacuations peut atteindre et dépasser 2 kilogrammes, d'où des perturbations évidentes dans les échanges organiques.

Le lait n'augmente que dans une bien faible proportion, la menstruation ne paraît pas modifiée, les cheveux croîtraient plus vite ; l'urine n'est pas habituellement augmentée, elle l'est cependant quelquefois ; on ne peut compter sur la pilocarpine comme diurétique.

La pupille se contracte soit après l'absorption du jaborandi, soit plus nettement encore après l'instillation dans l'œil d'un collyre à la pilocarpine ; dans les mêmes conditions, la tension intra-oculaire est diminuée.

Les effets généraux diffèrent chez les animaux et chez l'homme ; chez ce dernier le pouls est souvent accéléré et la pression artérielle affaiblie ; à la longue, il se produit un sentiment de grande faiblesse, une anémie excessive, de la somnolence, du collapsus, quelquefois, fait bizarre, de la sécheresse de la bouche.

Le jaborandi et ses alcaloïdes agissent non pas directement sur les organes et les épithéliums, mais sur les extrémités nerveuses des nerfs glandulaires et sur les centres nerveux qui président aux sécrétions. Leur action sur la sueur, la salivation et la pupille est directement inverse de celle de la belladone et de l'atropine (voy. t. II, p. 425) ; cette opposition est un véritable antagonisme, car injectées au même animal, l'atropine et la pilocarpine neutralisent réciproquement leurs effets.

*C.* Usages thérapeutiques. — Le jaborandi n'a aucune action ni spécifique ni directe contre aucune maladie. Il n'agit qu'en vertu de ses propriétés physiologiques et semblerait par conséquent indiqué dans bien des cas où il y a intérêt à provoquer une crise salivaire ou sudorale. La pratique n'a répondu que médiocrement à ces prévisions théoriques.

*a. Hydropisie, épanchements inflammatoires.* — Dans l'anasarque, les résultats ont été peu satisfaisants. Si l'hydropisie est d'origine cardiaque, les désordres provoqués dans le fonctionnement du cœur sont plus redoutables que la sudation n'est avantageuse. On a dit que la *pleurésie* se résorbait plus facilement. J'ai observé un cas favorable à cette opinion ; mais la guérison, quoique accélérée, ne fut obtenue qu'au prix de palpitations, d'intermittences, de menaces de syncope qui ne m'encouragent pas à recommencer.

*b. Néphrites, éclampsie urémique et puerpérale.* — Dans les néphrites, il faut distinguer non seulement la variété anatomo-pathologique de la néphrite, mais surtout la variété des accidents que l'on doit combattre. Si le cœur est sain, l'hydropisie d'origine rénale peut être avantageusement combattue par la pilocarpine, sans préjudice d'ailleurs du régime lacté, des purgatifs, etc. HUMBERT-MOLLIÈRE préconise la pratique suivante. Faire sur tout le tronc une friction avec la pommade suivante : vaseline blanche, 100 grammes; nitrate de pilocarpine, $0^{gr},05$ à $0^{gr},10$; envelopper ensuite d'une couche de coton cardé, d'une toile cirée et d'un bandage. Sous cette influence, il se produit une énorme sudation, l'urine augmente si elle est préalablement insuffisante, diminue au contraire dans les cas de polyurie, l'équilibre rénal se rétablit, l'albuminurie décroît. Ces résultats heureux seraient très fréquents pourvu que l'on renouvelle ce pansement de six à quinze jours. Mais est-ce cette faible dose de pilocarpine ou l'enveloppement lui-même qui agit en pareils cas (GRANDCLÉMENT) ?

La dyspnée urémique est souvent améliorée par des injections hypodermiques de pilocarpine. Là encore, comme toujours, l'intégrité du cœur est une condition absolue de succès. Si le cœur est dégénéré, il vaut mieux s'abstenir.

L'*éclampsie puerpérale* et l'*éclampsie urémique* ont été souvent traitées par les injections sous-cutanées de pilocarpine, que des médecins américains ont portées jusqu'à la dose énorme de $0^{gr},10$ (INGLIS). Il y a eu d'incontestables succès : d'abondantes sueurs, une diurèse rapide ont amené la cessation des convulsions. Mais il y a eu aussi de retentissants insuccès : j'ai vu l'injection immédiatement suivie d'un accès de convulsions mortel. Si le malade est dans le coma, il peut être asphyxié par les mucosités bronchiques dont le remède amène l'hypersécrétion et que son état d'inconscience l'empêche d'expectorer. Le déterminisme de ces phénomènes n'est pas encore bien établi; et il faut jusqu'à plus ample informé, considérer les principes du jaborandi comme des armes à deux tranchants, capables d'amener le salut ou la mort, sans qu'on puisse actuellement pronostiquer leur action.

c. *Diphtérie, coqueluche, pneumonie, asthme.* — Toutes ces affections des voies respiratoires, où l'on peut chercher à augmenter et à fluidifier les sécrétions, ont été attaquées par la pilocarpine. Mais bien que de temps à autre quelques séries d'observations nouvelles viennent rappeler l'attention sur ce sujet, les résultats n'ont pas été assez brillants pour séduire la majorité des praticiens.

d. *Intoxications métalliques.* — Dans les intoxications métalliques, en particulier *l'intoxication saturnine*, on a pensé que les hypersécrétions provoquées hâteraient l'élimination des poisons, et que la condition des malades se trouverait améliorée. La clinique n'a pas répondu à cette espérance théorique.

e. *Affections cutanées.* — Parmi les affections cutanées, *l'urticaire* dans ses formes aiguës ou chroniques, et quelle que soit d'ailleurs sa pathogénie, est la seule qui actuellement bénéficie de la pilocarpine. Mais les bons résultats sont assez nombreux pour qu'on doive essayer ce traitement un peu empirique, après l'échec des médications plus rationnelles. Chose curieuse ! les *hyperhidroses* ont pu être atténuées ou arrêtées par des doses infiniment petites, de $0^{gr},002$ à $0^{gr},003$, qui agissent ainsi sans provoquer ni salivation ni dépression générale : quel argument pour la doctrine des doses homœopathiques ! Quant aux *alopécies*, il ne faut pas compter sur l'action de ce remède pour les guérir ; on a seulement obtenu une coloration plus foncée des cheveux.

f. *Affections oculaires.* — Les médecins oculistes et auristes ont récemment fait grand usage des injections sous-cutanées de pilocarpine ; les premiers pour diminuer la *tension intra-oculaire* et combattre les *décollements de la rétine* et les *corps flottants* de *l'humeur vitrée* ; les seconds pour guérir les *lésions du labyrinthe*, syphilitiques ou non-syphilitiques, et pour faire résorber les exsudats de la caisse du tympan. Les guérisons sont douteuses, les améliorations sont rares ; mais ce qui est constant, c'est l'amaigrissement, le dépérissement du sujet, c'est la fatigue énorme qui suit chaque injection, au point que bien des malades interrompent le traitement avant d'avoir pu terminer les 10 à 30 injections prescrites.

*D.* P**RÉPARATIONS** ET DOSES. — a. *Jaborandi.* — 1° *Infusion* de **2** à **4** grammes de feuilles dans un demi-litre d'eau bouillante, à prendre en deux ou trois fois dans la journée. C'est une préparation infidèle.

2° *Sirop de jaborandi* (Codex). 20 grammes contiennent les principes de $0^{gr},50$ de feuilles, 3 à 4 cuillerées par jour.

b. *Nitrate ou chlorhydrate de pilocarpine.* — 1º Pilules à un centigramme, une à trois par jour.

2º Solution de 1/50 à 1/100 pour injections hypodermiques ; injecter tout au plus un centigramme à la fois et par jour.

Les doses seront très abaissées chez les enfants, ou quand on veut arrêter des sueurs trop abondantes.

3º Pommades :

    *a.* Vaseline. . . . . . . . . . . . . . 100 gr.
        Nitrate de pilocarpine . . . . .    0$^{gr}$,05 à 0$^{gr}$,10.

Dans les néphrites (H. Mollière).

    *b.* Vaseline. . . . . . . . . . . . . . 30 gr.
        Nitrate de pilocarpine . . . . .    0$^{gr}$,10.

Contre les alopécies.

**2º Les quatre bois sudorifiques.** — La vieille pharmacopée étudiait et le Codex admet encore les quatre bois sudorifiques : *salsepareille, squine, gaïac* et *sassafras.* Bien que leurs propriétés diaphorétiques et diurétiques soient fortement contestées, ce serait presque manquer aux convenances thérapeutiques que de ne pas les indiquer à cette place.

La *salsepareille,* plante de la famille des Smilacées, offre plusieurs variétés (S. du Mexique, S. Tuspan, etc.), dont on utilise les rhizomes.

La *squine,* autre smilacée, est un arbuste grimpant, originaire de la Chine et du Japon, dont on emploie aussi les rhizomes.

Le *gaïac (Guajacum officinale),* de la famille des Rutacées, est un bois grossier, résineux, très dense, que l'on utilise soit en petits copeaux, soit après l'avoir réduit en une poudre très fine, qui d'abord jaune, verdit en vieillissant.

Le *sassafras (Sassafras officinale)* appartient à la famille des Laminées, il est originaire de l'Amérique du Nord ; on se sert de ses racines.

La chimie a isolé de ces divers bois des principes actifs nombreux (*smilacine, salseparine, acides gaïacique* et *gaïaconique, safrol* et *safrène,* etc.); mais les caractères et les propriétés de ces corps sont trop peu connus pour que nous nous y arrétions. Les effets physiologiques des bois sudorifiques en dehors de leur amertume et d'un relèvement général de la nutrition n'ont jamais été bien étudiés. S'ils font transpirer c'est surtout, a-t-on dit, parce qu'on en fait ingérer des décoctions chaudes et abondantes.

Au point de vue thérapeutique, en dehors du gaïac qui entre dans la composition des pilules de Dupuytren, la salsepareille est la seule de ces quatre substances qui ait conservé un peu de son antique réputation. Elle a été l'élément actif, la partie importante de remèdes célèbres tels que la tisane de ZITTMANN, le rob BOYVEAU-LAFFECTEUR, le sirop de CUISINIER (sirop de salsepareille composé), tous réputés contre la *syphilis*. Les anti-mercurialistes ont fait de cette plante la base du traitement de cette maladie, et NOTHNAGEL et ROSSBACH, peu suspects d'illusions thérapeutiques, reconnaissent qu'avec la salsepareille les retours offensifs de la syphilis sont plus fréquents peut-être, mais moins graves qu'avec le traitement mercuriel, et que les accidents tertiaires sont plus rares.

La salsepareille a encore été recommandée contre les *eczémas tenaces*, le *psoriasis*, le *lupus tuberculeux*, la *lèpre*, le *rhumatisme chronique*.

*Préparations et doses.* — 1° *Espèces sudorifiques* : bois de gaïac, racines de salsepareille, de squine en décoction ; sassafras en infusion ; àà, 12$^{gr}$,50 pour un litre.

2° *Tisane de salsepareille* : 50 grammes pour 1 000, préparée par une infusion, que doit précéder et suivre une macération de deux heures. Deux ou trois grandes tasses. Pour obtenir de bons effets, NOTHNAGEL et ROSSBACH recommandent les précautions suivantes : repos à la chambre, température de 20 à 23°, demi-diète ; boire le matin de un demi-litre à un litre de tisane chaude, après quoi le malade transpirera dans son lit pendant plusieurs heures ; le soir, boire un demi-litre. Cette médication sera poursuivie plusieurs jours, interrompue, puis reprise.

3° *Sirop de salsepareille* : deux cuillerées par jour.

4° *Sirop de Cuisinier* (sirop de salsepareille composé). Outre la salsepareille, il contient du séné, de la bourrache, de l'anis, etc. (Codex), 100 grammes par jour environ.

**3° Plantes sudorifiques diverses.** — « La racine d'*Arête-bœuf* ou bugrane (*Ononis spinosa*); celle de *Bardane* (*Lapa minor*); les racines de la *Patience* (*Rumex patientia*, Polygonées); les feuilles et les tiges de la *Pensée sauvage* (*Viola tricolor arvensis*, Violacées); les fleurs de l'*Œillet;* la *Fumeterre;* les feuilles de *Pissenlit;* les fleurs de *Camomille* (5 grammes pour 1 000); de *Sureau* (deux à trois pincées de fleurs dans 500 grammes d'eau bouillante ou 5 grammes pour 1 000); de *Bourrache* (5 à 10 grammes pour 1 000), etc., sont réputées sudorifiques [1]. »

**4° Enveloppement ouaté et imperméable.** — En dehors de tout médicament interne ou externe, l'enveloppement d'un membre ou d'un segment de membre dans de l'ouate et dans une toile imperméable (taffetas gommé, caoutchouc, toile cirée, gutta-percha, etc.) suffit à provoquer rapidement une sueur abondante, limitée à la partie ainsi traitée. Au bout de quelques heures, quand on enlève le pansement, on trouve l'ouate imbibée de liquide, et souvent la surface interne du tissu imperméable ruisselle d'eau; on constate en même temps que le membre enveloppé présente une température assez élevée, mais sans exagération. Le défaut d'évaporation et de rayonnement explique sans doute cette diaphorèse locale, dont le mécanisme intime aurait besoin d'être mieux étudié.

Cet enveloppement appliqué aux jambes et aux pieds constitue un excellent moyen de dérivation chez les enfants atteints de *bronchite capillaire* avec suffocation. Plus lentement que les sinapismes, mais tout aussi sûrement, il décongestionne l'appareil respiratoire; il agit surtout bien au début, si l'enfant a les extrémités un peu froides. Les mères qui en ont apprécié les bons effets et qui l'aiment en raison de son efficacité et de sa simplicité en abusent parfois, l'appliquant à des cas où les enfants en proie à une forte hyperthermie, sont fatigués par la gêne que leur cause l'emprisonnement de leurs petits membres et par l'excès de chaleur qui s'y développe.

Dans certaines *hydarthroses rhumatismales*, j'ai constaté de

---

[1] MANQUAT, *Traité élémentaire de Thérapeutique*, t. II, p. 763, 3° édit.

remarquables effets de l'enveloppement des jointures malades ; la douleur s'atténue et l'épanchement se résorbe avec rapidité. Il vaut mieux, pour obtenir ce résultat, s'abstenir de liniments huileux qui m'ont paru mettre obstacle à la sécrétion sudorale.

L'enveloppement combiné avec une pommade à la pilocarpine (p. 464) a été appliqué par H. Mollière avec succès au traitement des néphrites.

Fait assez singulier, au bout de quelques jours, l'enveloppement ne produit plus la sudation abondante du début ; et l'ouate reste presque sèche. Il faut alors cesser ces applications.

**5° Bains, bains de vapeur**. — La sudation provoquée par les bains sera étudiée avec l'hydrothérapie et avec l'action de la chaleur.

## § 3. — Médicaments anidrotiques ou antisudoraux

L'action antisudorale de plusieurs remèdes a déjà été signalée et appréciée, au cours de cet ouvrage : belladone, atropine, tanin, acétate de plomb, etc. Mais il est un certain nombre de substances, plus particulièrement utilisées contre les *sueurs des phtisiques*, et au sujet desquelles on doit à Combemale de très intéressantes études. Quelle que soit la valeur de ces agents, nous nous permettrons de rappeler que le relèvement des fonctions de la peau, par les frictions sèches ou alcooliques, la cure d'air et de repos et l'alimentation restent les moyens les meilleurs sinon les plus rapides, de diminuer ces désolantes transpirations.

**1° Acide camphorique**. — Combinaison du camphre avec l'acide azotique, il se présente en paillettes incolores, amères, peu solubles. C'est un corps peu toxique ; même à la dose de 6 grammes par jour, il provoque seulement des douleurs d'estomac ; il diminue assez régulièrement les sueurs des phtisiques et semble agir en détruisant les produits solubles septiques qui s'éliminent habituellement par la peau. Il se donne à la dose de 4 grammes par jour en cachets de 0$^{gr}$,50.

**2° Tellurate de soude**. — Obtenu en chauffant un mélange

de bioxyde de tellure avec l'azotate de soude, il constitue une poudre amorphe blanchâtre, soluble. Il refrène puissamment les sueurs des phtisiques, à la dose de $0^{gr},05$ par jour, pris en deux pilules de $0^{gr},025$ à plusieurs heures d'intervalle l'une de l'autre. Si l'usage du remède est prolongé, l'haleine prend une odeur alliacée.

On a aussi conseillé le *tellurate de potasse* à la dose de $0^{gr},02$.

**3° Agaric et acide agaricinique**. — L'agaric blanc, *Polyporus officinalis*, est un champignon qui se développe sur le mélèze des Alpes. L'acide agaricinique en a été extrait par Schmiedeberg et Fleury.

L'agaric ou son principe actif calme rapidement les *sueurs des phtisiques*, dont les nuits deviennent ainsi meilleures ; mais quoi qu'on ait pu dire, l'effet n'est que temporaire, l'accoutumance se faisant sentir au bout de cinq ou six jours. La diaphorèse nocturne serait parfois remplacée par une crise de dyspnée (Combemale).

La dose de l'agaric est de $0^{gr},20$ à 1 gramme en pilules de $0^{gr},05$ ; et celle de l'acide agaricinique est de une ou deux pilules de $0^{gr},02$.

**4° Acétate de thallium**. — A la dose de $0^{gr},10$ par jour en deux pilules, ce sel, cristallisé, très soluble dans l'eau, arrête, au bout de cinq ou six jours, les *sueurs des phtisiques*. Mais il provoque quelquefois de vives douleurs dans les membres inférieurs et amène très rapidement la chute de tous les poils du corps, qui pourraient, il est vrai, repousser après la cessation du remède.

**5° Sauge**. — L'infusion de sauge (12 grammes de feuilles ou de sommités fleuries pour 250 grammes d'eau) est considérée en Allemagne comme capable de modérer les *sueurs des tuberculeux*.

**6° Procédés pour arrêter les transpirations locales**. — La fétidité de la *sueur des pieds* est pour quelques personnes une véritable infirmité. Nous nous sommes expliqué sur les inconvénients qu'il peut y avoir à les supprimer. Les soins minutieux de propreté, le changement quotidien de chaussettes, l'usage de souliers largement découverts, au besoin de sandales, l'application de poudres absorbantes et désodorisantes suffisent généralement, non à guérir, mais à masquer ce pénible inconvénient. Pour le faire disparaitre on a conseillé : 1º les frictions répétées huit jours consécutifs, sur toute la surface des pieds et des orteils avec de la poudre de *sous-nitrate de bismuth* (VIEUSSENS) ; 2º les badigeonnages d'*acide chromique* en solution à 5 p. 100 : un à trois badigeonnages à dix jours d'intervalle (ce procédé est employé dans l'armée prussienne) ; 3º les badigeonnages de solution concentrée d'*acide picrique* (MANQUAT)[1].

ARTICLE III

# PARASITICIDES

De nombreux parasites animaux ou végétaux provoquent des irritations cutanées vulgaires ou spécifiques, qui ne cèdent que par la destruction complète de ces agents pathogènes. Pour certains de ces parasites animaux, hôtes intérimaires de nos téguments où ils viennent seulement chercher leur pâture, mais dont l'habitat véritable est plutôt le vêtement que la peau (*poux du corps, puces, punaises,* etc.), des soins de propreté, de bonnes habitudes hygiéniques suffisent à en débarrasser les malades. Pour d'autres, qui vivent d'une façon continue dans l'épaisseur de l'épiderme (*acarus de la gale*), ou au milieu des poils (*poux de la tête, poux du pubis*), il faut recourir à des agents parasiticides. Quant aux parasites végétaux, ils doivent être attaqués par des moyens spéciaux.

## § 1. — AGENTS DESTRUCTEURS DES PARASITES ANIMAUX

Le soufre et le mercure, qui sont les parasiticides par excellence, ont déjà été étudiés (t. I, p. 192 et 306). Il en a été de même pour le naphtol (t. II, p. 101).

[1] Il faudrait logiquement après les médicaments sudoraux placer l'étude des agents modificateurs de la sécrétion sébacée. Mais en

**1° Pétrole**. — Parmi les produits très variés que l'on comprend sous ce nom, le plus usité en médecine est l'*huile de pétrole* (huile lampante ou kérosène), non miscible à l'eau à la surface de laquelle elle surnage, d'une odeur et d'une saveur désagréables. La facilité avec laquelle elle s'enflamme crée un danger permanent pour ceux qui l'emploient.

Assez irritant pour les téguments, capable de provoquer par son contact de vastes dermites, compliquées d'albuminurie, le pétrole a cependant été recommandé dans la *gale*. Des frictions faites le soir pendant trois jours consécutifs sur tout le corps, des lotions à l'eau savonneuse le lendemain matin amènent la mort de tous les acares (Brocq). Le danger de provoquer une dermite est atténué si on mélange le pétrole à une égale quantité d'huile d'olive ou d'huile d'amandes douces ; mais l'effet thérapeutique est moins sûr. C. Paul donne la formule suivante que j'ai souvent employée avec succès :

| | |
|---|---|
| Savon de Marseille . . . . . . . . . . . . . . . | 100 gr. |
| Pétrole. . . . . . . . . . . . . . . . . . ) | |
| Alcool à 90° . . . . . . . . . . . . . . . ) | 50 — |
| Cire . . . . . . . . . . . . . . . . . . . . . | 40 — |

pour un savon avec lequel on se lavera deux fois par jour.

En dehors de son emploi dans la gale, le pétrole a été prescrit, mais sans grand succès dans le *favus*, et aussi contre les parasites intestinaux (*oxyures, tænia*). Il constituerait un assez bon topique dans la *diphtérie*.

Pris à l'intérieur, il détermine une gastro-entérite grave, douloureuse, et même mortelle, si la dose dépasse 200 grammes. Les inhalations d'ammoniaque et l'eau albumineuse en boisson ont été utilisées comme contrepoison.

**2° Baume du Pérou**. — Ce liquide visqueux, de consistance presque pâteuse, de couleur brun-noir, d'odeur agréable, s'écoule d'incisions pratiquées au tronc du *Myroxylon peruiferum*, ou du *Myroxylon pereiræ*.

dehors de l'action du *Borax* (t. I, p. 301), on ne sait rien de positif à ce sujet.

Pur ou mêlé à l'huile de cade et appliqué en frictions, il était autrefois un des meilleurs topiques contre la gale, dont il est capable de tuer le parasite sans frotte préalable.

**3° Styrax**. — Le styrax, utilisé dans le même but, ne semble pas aussi actif.

**4° Staphysaigre**. — Les graines de cette plante (*Delphinium staphysagria*, Renonculées) contiennent deux alcaloïdes toxiques : la *delphine* ou *delphinine* et la *staphysaigrine*. Elles ne sont plus usitées à l'intérieur, mais elles donnent une poudre que l'on emploie, avec quelques avantages, contre les acares, les poux et autres parasites animaux, soit pure, soit mélangée à une autre poudre inerte (amidon, talc de Venise, etc.).

## § 2. — AGENTS DESTRUCTEURS DES PARASITES VÉGÉTAUX

Incrustés dans les couches cornées de l'épiderme, dans les poils ou dans les ongles, les parasites végétaux (*achorion, trichophyton, microsporon furfur, microsporon minutissimum*) résistent, non pas qu'on ne puisse les tuer, mais parce qu'on ne peut les atteindre. Le seul moyen de les détruire, c'est de faire tomber la couche épidermique ou l'annexe de l'épiderme qu'ils ont envahi. Les agents destructeurs de ces parasites sont des substances qui font desquamer l'épiderme. En dehors des vésicatoires, de la teinture de cantharides, de l'huile de croton, les plus usités sont l'acide salicylique, la teinture d'iode, le sublimé et le turbith minéral, dont les effets ont déjà été étudiés. Le savon mou de potasse est encore à ce point de vue d'un emploi très utile.

Ces divers agents suffisent lorsque le parasite habite les couches superficielles de l'épiderme (*herpès circiné, pityriasis versicolore, érythèmes trichophytiques*) ; mais s'il est logé dans les poils (*favus, teigne tondante*), l'épilation méthodique à la pince est nécessaire. Dans le *sycosis parasitaire*, les nodosités doivent souvent être incisées au bistouri et rigoureusement aseptisées. Dans la *trichophytie unguéale*, qui heureusement guérit quelquefois d'elle-même, l'arrachement de l'ongle est souvent nécessaire, ou bien on en provoque la chute par une pommade au pyrogallol.

Dans la *pelade*, dont la nature parasitaire est controversée, j'ai renoncé à l'épilation que l'on a conseillé de pratiquer autour des plaques malades ; et j'ai vu généralement mes malades guéris en six ou huit mois par les frictions excitantes et antiseptiques (sublimé, cantharides), les lotions de la tête une fois par semaine, l'antisepsie scrupuleuse des coiffures et des objets de toilette.

## ARTICLE IV

## MÉDICAMENTS QUI MODIFIENT LA NUTRITION DE LA PEAU

Les dermatologistes ont longtemps employé les remèdes qui leur paraissaient utiles sans chercher à expliquer leur action. - Les noms de siccatifs, d'émollients, de substitutifs, servaient plutôt à indiquer les phénomènes observés après leur application qu'à expliquer le processus de guérison. UNNA a voulu pénétrer plus avant dans l'étude du mécanisme thérapeutique ; il a reconnu que certains agents sont *kératolytiques*, c'est-à-dire amènent la désagrégation et la desquamation des couches épidermiques, que d'autres sont *kératoplastiques*, c'est-à-dire affermissent l'épiderme. Il attribue cette action à la soustraction plus ou moins rapide de l'oxygène aux cellules du réseau de Malpighi ; la déshydratation de celles-ci serait aussi un facteur important. Il est certain que c'est dans de pareilles recherches que l'on trouvera un jour ou l'autre le secret du traitement des dermatoses ; mais ces notions qui serviront plus tard de base aux classifications des médications cutanées sont encore trop peu précises. N'oublions pas en effet que la même substance peut être kératolytique ou kératoplastique suivant la manière dont on l'emploie (voy. *Soufre*, t. I, p. 192). N'oublions pas également que les propriétés antiseptiques de certains topiques, en leur permettant de débarrasser la peau de ses hôtes microbiens, leur donnent dans certains cas l'apparence de remèdes qui agissent favorablement sur la nutrition de la peau, alors qu'ils n'ont en réalité aucune valeur trophique. Il faut donc nous résigner à étudier les médicaments dermatologiques sans aucune classification rationnelle.

**1° Huile de cade**. — Ce liquide brun noirâtre, empyreumatique, d'une odeur très persistante qui imprégnait jadis les salles de l'hôpital Saint-Louis, est extrait du *Juniperus oxycedrus* (Conifères).

Il a été longtemps le remède classique des *eczémas chroniques* à forme sèche, du *psoriasis*, de diverses *dermatoses parasitaires*. On l'emploie en frictions quotidiennes ou biquotidiennes sur les points malades, et il donne de beaux succès. Mais l'odeur désagréable qu'il laisse, l'ennui de rester couvert d'un enduit huileux, l'aspect crasseux qu'il donne au linge de corps, la fréquence des éruptions acnéiques qu'il provoque ont fait restreindre son usage.

L'huile de cade peut être utilisée pure ou mélangée en proportions variables à la glycérine ou à d'autres excipients ; ou mêlée à du collodion et à de l'acétone anhydre (GAUCHER), préparation qui masquerait l'odeur et éviterait la souillure des linges.

**2° Ichtyol**. — *A*. CARACTÈRES GÉNÉRAUX. — Le produit que l'on emploie actuellement n'est plus le même que le corps qui a été primitivement introduit sous ce nom dans la thérapeutique. C'était d'abord le produit de la distillation d'une roche bitumineuse du Tyrol riche en poissons fossiles (*sulfo-ichtyolate de sodium*); c'est maintenant un produit artificiel (*ichtyosulfate d'ammoniaque*). Il se présente sous l'aspect d'un liquide noirâtre, d'aspect graisseux, d'odeur nauséabonde, peut se mêler en toutes proportions avec les corps gras, se dissout en partie dans l'eau, se dissout complètement dans un mélange d'alcool et d'éther. Il semble devoir ses propriétés à sa richesse en soufre.

Assez nettement antiseptique, l'ichtyol aurait aussi une action analgésiante et décongestionnante qui n'est pas hors de contestation. Il paraît peu toxique.

*B*. USAGES THÉRAPEUTIQUES. — Ses propriétés thérapeutiques ont été vantées à outrance. Sans accepter aveuglément tout le bien qu'on en a dit, il faut reconnaître que son action *intus* et *extra* a été utile dans un grand nombre de dermatoses.

*a.* L'*acné pustuleuse*, l'*acné couperosique*, cèdent à l'ichtyol après avoir résisté à d'autres traitements.

*b.* L'*eczéma récidivant de la face*, l'*eczéma séborrhéique* des régions sternale et dorsale, sont rapidement améliorés, de même le *psoriasis*, les *pityriasis* et en général les affections squameuses.

*c.* Son action antiprurigineuse en indique l'emploi dans les *prurits localisés*, et en particulier dans le *prurit vulvaire*.

*d.* Chéron a guéri plusieurs *fissures anales* par le procédé suivant : analgésie locale par l'application sur l'anus d'une boulette d'ouate imbibée d'une solution de cocaïne à 1/50 ; au bout de cinq minutes, alors que l'insensibilité permet d'étaler facilement les plis radiés, on touche le fond de la fissure avec un stylet trempé dans l'ichtyol, le pansement est répété chaque jour et amène rapidement la guérison.

*e.* Les *brûlures* et l'*érysipèle* ont été traités par l'ichtyol, qui, en pareil cas, doit, à notre avis, céder le pas à beaucoup d'autres topiques.

*f.* Jadassohn l'a conseillé en solution à 1, 2, 3, 4, et 5 p. 100 dans les *blennorragies* même aiguës ; les injections doivent être répétées toutes les deux heures. Balzer constate que les gonocoques disparaissent très rapidement. Les résultats ultérieurs du traitement n'ont pas encore été suffisamment étudiés.

*g.* Les badigeonnages à l'ichtyol, l'introduction dans le vagin de tampons d'ouate imbibés de glycérine ichtyolée ou d'ovules à l'ichthyol modifient très heureusement les *ulcérations du col utérin*, décongestionnent la matrice et ses annexes et sont devenus d'un emploi journalier en gynécologie.

*h.* Dans les *affections respiratoires*, ce remède ne semble avoir ni d'autres effets, ni d'autres indications que ceux des sulfureux.

*i.* Moncorvo fils l'a prescrit avec succès dans deux cas de *chylurie*.

*C.* Préparations et doses. — Les formules relatives à l'ichtyol peuvent remplir à elles seules un petit volume. Voici les principales :

a. *Usage interne :* 1° Pilules ou capsules à $0^{gr},25$. De 4 à 12 par jour.

2° Ichtyol, 10 grammes ; alcool à 65°, 20 grammes ; XXX gouttes dans un verre d'eau à prendre en plusieurs fois dans la journée. Augmenter de deux gouttes par jour jusqu'à CL (Branthome) ;

b. *Usage externe :* 1° Pur en applications légèrement irritantes et caustiques.

2° En solution de 1 à 20 p. 100.

3° Mélanges avec la glycérine ; pommades avec la vaseline, l'axonge, la lanoline, etc., en toutes proportions.

4° Traumaticines, savons, collodions, vernis albumineux à l'ichthyol, etc.

c. *Voie hypodermique* (peu usitée).

Ichtyol. . . . . . . . . . . . . . . . . $0^{gr},3$.
Eau distillée . . . . . . . . . . . . . . . . 1 gramme.
Injecter un centimètre cube.


**3° Tuménol, thiol**. — Ce sont des succédanés de l'ichthyol, mais moins réputés, et d'un emploi moins facile.

Le *Tuménol* dérive des huiles minérales obtenues par la distillation des schistes bitumineux. Il a été employé dans l'eczéma prurigineux, dissous dans un mélange d'eau, d'alcool et de glycérine (1/60).

Le *Thiol*, étudié par Jacobsen, est un produit de la distillation de la tourbe avec 15 p. 100 de soufre, produit que l'on traite par l'acide sulfurique, puis par l'ammoniaque. On l'emploie en solution aqueuse (1/2), que l'on étale sur les points malades à l'aide d'un petit tampon d'ouate.

Le thiol a les mêmes usages que l'ichtyol ; il serait avantageux de l'employer dans l'acnée sébacée du nez (*séborrhée huileuse*), en général si rebelle.


**4° Aristol et composés iodés.** — *A.* Caractères généraux. — À son avènement, récent encore, dans la matière médicale, il semblait que l'*aristol* allait être le topique par excellence pour les *ulcérations chroniques*, la guérison des *épithéliomas de la face*. Mais après quelques mois de succès, il est rentré dans une paisible obscurité.

L'aristol est une poudre brunâtre, amorphe, obtenue par précipitation quand on traite une solution d'iode iodurée par une solution alcaline de thymol ; c'est du *thymol biioduré* ; il renferme 45 p. 100 d'iode. Il est sans saveur, ni odeur ; il n'est soluble que dans l'éther et les huiles grasses ; il se décompose facilement à la chaleur et à la lumière.

*B*. Usages thérapeutiques. — C'est un agent faiblement antiseptique et peu toxique.

On l'a essayé dans un grand nombre de dermatoses ; mais on n'en a retenu l'usage que dans le *lupus* et l'*épithélioma*. Pour le lupus, il agit bien, lorsqu'une opération préalable (curettage ou scarification) a commencé à égaliser la surface tuberculisée ; il active et régularise la cicatrisation. Les vieux épithéliomas de la face, ceux qui se rapprochent du type de l'*ulcus rodens* sont souvent améliorés d'une façon inespérée par les pansements à l'aristol ; mais la guérison complète est rare. On peut aussi l'employer dans les *ulcères variqueux*, dans les *ulcérations tuberculeuses* (Brocq).

L'insufflation de poudre d'aristol est réellement utile dans les *otorrhées chroniques*, dans les *rhinites chroniques*, même tuberculeuses.

*C*. Modes d'application et doses. — 1° L'aristol peut être employé en nature pour saupoudrer une plaie ou faire des insufflations.

2° Pommades : En général à 1/10. Le cérat et la lanoline seraient les meilleurs excipients, car, avec la vaseline, on n'obtient pas un mélange homogène ; et avec la glycérine et l'axonge benzoïnée, l'aristol se décompose très vite (Pagardie).

3° Crayons, gazes, solution éthérée, collodion, etc.

*D*. Autres composés iodés. — L'*europhène*, l'*amiloforme* et de nombreux composés iodés, antiseptiques et excitants peuvent être considérés comme des succédanés de l'aristol.

**5° Acide chrysophanique (chrysarobine).** — *A.* Caractères
généraux. — Cristallisé en aiguilles d'un jaune doré, insoluble
dans l'eau, l'*acide chrysophanique* se retire de la rhubarbe, où il
est très abondant. Mais le plus actif, au point de vue thérapeutique, est celui qu'on trouve dans la *poudre de Goa* ou *araroba*,
produit exotique dont l'origine et la composition sont assez mal
connues[1].

*B.* Action thérapeutique. — Il a été introduit dans la thérapeutique par Balmanno-Squire, puis par Ernest Besnier ; c'est
l'agent réducteur par excellence de l'élément psoriasique. Sous
son influence, l'état squameux des plaques cesse rapidement de
se produire, elles pâlissent ; tandis qu'autour d'elles la peau saine
irritée par le topique prend une coloration rouge vineux. Cet
érythème chrysophanique peut être très étendu, se compliquer
sur les membres de folliculites, aux parties génitales d'une dermite profonde, quelquefois d'escarres. Une conjonctivite intense
est habituelle, si les applications n'ont pas été très bien réglées.
Enfin Besnier signale « de graves intoxications avec anoxémie
pouvant amener une terminaison funeste ».

Ces inconvénients, sans parler des taches indélébiles noir-violet
laissées sur les linges, obligent à restreindre et à surveiller très
exactement l'emploi de ce topique, qui est d'ailleurs parfaitement
capable de blanchir, en quinze jours, un *psoriasis* d'intensité et
d'ancienneté moyennes.

« On n'étendra pas la médication d'emblée à tous les points
du corps, avant d'avoir étudié le degré de tolérance chrysophanique générale et locale chez le malade traité. La cure sera dis-
posée par lots, en commençant par les membres inférieurs, où
la guérison réclame toujours le plus de temps. » (E. Besnier.)

*C.* Modes d'application et doses. — 1° Pommades à la vaseline,
à 5 p. 100 au début ; plus tard à 10 p. 100. Deux frictions par

---

[1] Quelques auteurs réservent le nom de chrysarobine au corps
extrait de la poudre de Goa, lequel serait un produit de réduction de
l'acide chrysophanique. Dans les prescriptions, pour éviter tout
malentendu, il vaudra mieux formuler sous le nom de *chrysarobine*.

jour, limitées aux plaques. On peut protéger les parties saines voisines, par des badigeonnages gélatinés.

2° Les *traumaticines*, les *collodions, chrysophaniques* à 1/10, appliqués exactement aux plaques psoriasiques, évitent quelquefois, mais pas toujours, les dangers et les inconvénients de ce remède.

**6° Anthrarobine.** — Ce produit retiré de l'alizarine de la garance par LIEBERMANN est une poudre blanc jaunâtre, que l'on emploie en pommades à 1 ou 2 p. 100 dans le traitement du *psoriasis*; elle est moins irritante, mais aussi beaucoup moins active que la chrysarobine.

**7° Pyrogallol.** — Le pyrogallol ou acide pyrogallique est un produit de la distillation de l'acide gallique. Il est soluble dans l'eau, l'alcool et l'éther, cristallise en aiguilles ou en lamelles. Il teint le linge en noir.

Les usages thérapeutiques sont les mêmes que ceux de l'acide chrysophanique; comme lui, il guérit le *psoriasis*, mais plus lentement, en quatre ou cinq semaines; il blanchit les plaques, et colore en noir la peau saine et les cheveux. Il produit des dermites et des folliculites moins intenses; mais il peut provoquer des accidents généraux graves, qui commencent par le brunissement de l'urine, et se continuent par une intoxication hématique suraiguë, anoxhémie, néphrorragies, entérorragies, cystite, urines vertes, puis sanglantes, etc. (E. BESNIER).

Son emploi sera fait sur des surfaces restreintes, scrupuleusement surveillé par le médecin qui doit examiner l'urine *tous les jours*. Il se fait à l'aide de pommades, de traumaticines, de collodion, etc., comme pour l'acide chrysophanique. Les deux remèdes peuvent être associés dans le même excipient à la condition de ne prescrire de chacun d'eux que la moitié de la dose habituelle.

W. DUBREUILH provoque, à l'aide de la pommade au pyrogallol, une inflammation éliminatrice de l'ongle, dans les cas d'onychomycose; ce procédé lui paraît plus sûr et plus radical que l'avulsion chirurgicale.

**8° Acide picrique.** — L'acide picrique (*trinitrophénol, acide* *carbazotique*) est le résultat d'une combinaison de l'acide azotique fumant avec le phénol.

A. PROPRIÉTÉS PHYSIQUES ET PHYSIOLOGIQUES. — Il cristallise en tablettes jaunes brillantes, solubles dans l'alcool et l'éther, peu solubles dans l'eau (1/86). Il a une saveur amère et donne avec les bases des sels explosifs.

En rapport direct avec les microbes, il se montre faiblement antiseptique ; mais pratiquement il empêche la contamination des plaies par deux effets importants : la *coagulation* des *albuminoïdes* et la *kératogénèse*. A son contact les substances albumineuses se précipitent à la condition qu'elles soient en solution acide (cette propriété a été utilisée par ESBACH pour l'examen clinique de l'urine) ; elles forment ainsi une couche imperméable à la surface des solutions de continuité. En outre sous son influence, l'épiderme prolifère avec activité, subit rapidement la transformation cornée (action kératoplastique) ; les nouvelles couches se succèdent même trop vite, au point qu'il en résulte bientôt de la desquamation. Les albumines coagulées, les cellules cornées, la poudre picrique elle-même forment par leur mélange une croûte protectrice au-dessous de laquelle la cicatrisation peut s'effectuer sans encombre.

B. TOXICITÉ. — A l'intérieur l'acide picrique est toxique, sans qu'on ait pu préciser à quelle dose il devient dangereux ; on donne généralement le chiffre de 0$^{gr}$,05 à 0$^{gr}$,15. La coloration jaune des téguments et des conjonctives, la coloration rougeâtre de l'urine, l'exagération de l'appétit sexuel, les troubles digestifs, la dépression mentale sont les premiers signes de cet empoisonnement, qui peut se compliquer d'érythèmes polymorphes et d'altérations du sang. L'acide picrique employé comme topique a pu être absorbé et provoquer les mêmes phénomènes.

C. USAGES THÉRAPEUTIQUES. — C'est à CHÉRON et à THIÉRY que l'on doit les premiers travaux sur les effets cliniques de ce remède. Les principales indications sont les suivantes :

a. Dans les *brûlures* du *premier* et du *second degré*, quand on a lavé les surfaces, évacué les phlyctènes sans enlever l'épiderme et épongé avec de l'ouate hydrophile, il provoque d'abord une certaine cuisson, puis calme la douleur et arrête rapidement toute exsudation. Le pansement doit être sec et renouvelé aussi rarement que possible; le pansement humide ne réussit pas. Quand le traitement est bien dirigé, la guérison est rapide.

*b.* Les *plaies superficielles* et *peu étendues* (gerçures, fissures à l'anus, excoriations fessières des cavaliers (Manquat), sont avantageusement pansées à l'acide picrique. On l'a conseillé pour les *gerçures* du *mamelon;* mais je ne sais s'il ne serait pas sans inconvénient pour le nourrisson.

*c.* L'*eczéma aigu, humide* et *suintant* s'en trouve aussi bien que les brûlures. Mais les eczémas secs, à forme lichénoïde, n'en éprouvent aucun bénéfice, sauf quelquefois le soulagement des démangeaisons. Bien qu'il provoque lui-même des érythèmes, l'acide picrique a été appliqué avec succès au traitement de plusieurs *éruptions médicamenteuses.* Le badigeon picriqué peut même être appliqué aux *blépharites eczémateuses* et *impétigineuses* (Fage).

*d.* Les *écoulements muco-purulents* de l'urèthre, de la vessie, des fosses nasales, des oreilles ont été améliorés, au point de vue de la douleur et de la suppuration, par les injections de solutions étendues et tièdes d'acide picrique.

D. Modes d'application et doses. — Le remède est bon par lui-même ; mais le succès dépend avant tout du soin et de l'adresse avec lesquels le médecin l'aura employé.

*a. Solution à* 12 *p.* 1000. — Elle convient pour l'immersion ou le badigeonnage des régions brûlées ou eczémateuses, qui seront ensuite recouvertes d'ouate hydrophile.

On peut aussi en imbiber des compresses de gaze stérilisée que l'on appliquera directement sur les points malades.

Ne jamais recouvrir de gutta-percha ni d'aucune membrane imperméable.

*b. Solution à* 6 *p.* 1000. — Usitée d'après Manquat comme moyen prophylactique pour durcir l'épiderme des parties soumises à des frottements répétés (pieds des fantassins, fesses des cavaliers).

c. *Solution à 0,50 p. 1000*, bonne pour les injections dans les cavités muqueuses.

d. *Éther picriqué.* — Solution saturée d'acide picrique dans l'éther. Ce liquide employé en badigeonnages au pinceau, laisse après évaporation un vernis picriqué qui recouvre exactement la plaie et a une action analgésiante, antiprurigineuse et kératoplastique. Il y a cependant quelquefois dans le premier moment une douleur qui disparaît très vite. *L'alcool picriqué* est d'un emploi analogue.

e. *Pommade picriquée.* — A 1/50⁰ ou à 1/100⁰.

f. *Gaze, ouate picriquées.* — A 12 p. 100.

L'acide picrique donne au linge une couleur jaune qui disparaît au lavage et colore aussi les mains. On prévient cet inconvénient en les enduisant au préalable de vaseline, et on y remédie en les lavant dans une solution de carbonate de lithine ou dans de l'eau légèrement ammoniacale.


**9⁰ Chélidoine**. — Remède populaire contre les verrues, le suc de *Chélidoine, Chelidonium majus*, légèrement caustique ou au moins irritant, a été essayé par DENISENKO contre le *cancer*. Les *épithéliomes* de la peau, des lèvres, du larynx, et même les tumeurs de l'estomac ont été traités par ce nouveau remède, avec succès, au dire des premiers observateurs. On peut prescrire 0ᵍʳ,75 à 1ᵍʳ,50 d'extrait de chélidoine à l'intérieur, et faire des badigeonnages avec un mélange à parties égales de glycérine et d'extrait. Les auteurs ne spécifient pas s'ils ont utilisé l'extrait sec ou l'extrait fluide, ce qui est cependant important au point de vue du dosage.


**10⁰ Sels et oxydes métalliques**. — L'emploi d'un très grand nombre de composés métalliques en dermatothérapie est vulgaire, tant il est fréquent. Cependant il serait difficile de trouver·un travail complet sur l'action physiologique de ces préparations, appliquées sur une surface ouverte, ou même sur les indications précises de leur usage médical.

D'une façon générale, elles ont une certaine action antiseptique, mal connue d'ailleurs et mal évaluée ; elles ont une tendance à sécher la surface des pertes de substance, paraissent activer la cicatrisation ; elles sont donc probablement *kératoplastiques* ; elles paraissent atténuer les douleurs et les démangeaisons. Appliquées en trop grande abondance, ou trop fréquemment ou trop longtemps, elles peuvent donner lieu à des intoxications, dont la symptomatologie variera avec le métal employé.

Voici l'indication sommaire des préparations les plus usuelles :

a. *Oxyde de zinc.* — Poudre blanche, légère, fine, en pommade à 1/10ᵉ ou mêlée à de la poudre d'amidon ou à d'autres poudres ; utile dans les *eczémas* rouges et suintants.

b. *Chaux.* — Pure et anhydre, la chaux est un caustique énergique. Eteinte, c'est-à-dire mélangée à l'eau dans les proportions suivantes : eau, 40, chaux vive, 100, elle est encore très irritante et fait partie de la plupart des pommades dépilatoires. La célèbre préparation des frères MAHON, a pour formule :

> Axonge . . . . . . . . . . . . . . . . . . . 80 gr.
> Soude du commerce. . . . . . . . . . . . 15 —
> Chaux éteinte. . . . . . . . . . . . . . . . 10 —

Mais l'*eau de chaux seconde* ou *médicinale*, qui renferme seulement 1ᵍʳ,25 de chaux par litre est un bon topique pour laver les ulcérations et surtout pour les *brûlures*. Le *liniment oléocalcaire* comprend parties égales d'huile d'amandes douces et d'eau de chaux et est pour ce genre d'accidents un très bon topique.

c. *Magnésie.* — La magnésie calcinée, l'oxyde de magnésium pur, est une poudre blanche, légère, insoluble, dont on saupoudre les *brûlures* et qui en calme très rapidement les douleurs (VERGELY). En pommade à 1/10ᵉ je l'ai employée avec grand avantage pour les *eczémas génitaux des diabétiques*.

d. *Talc ou silicate de magnésie.* — Poudre blanche, légère, douce au toucher, ce corps probablement inerte, agit en isolant les surfaces ulcérées, en faisant à leur surface une couche protectrice qui absorbe les liquides et empêche la pénétration des germes pathogènes. Il favorise la cicatrisation des *escarres* de *décubitus* et convient aussi aux larges pertes de substance. On peut y mélanger des agents plus actifs : sous-nitrate de bismuth, oxyde de zinc, acide salicylique, iodoforme, etc.

DEBOVE l'a employé à l'intérieur dans la *diarrhée des phtisiques* à des doses énormes, de 200 à 600 grammes par jour ; j'en ai obtenu de bons résultats à des doses beaucoup moindres.

e. *Sous-nitrate de bismuth*. — Cette poudre blanche, un peu sèche au toucher, un peu cohérente, est souvent employée pour saupoudrer les *ulcères* et les *brûlures* déjà en voie de cicatrisation, les *fissures*, les *érosions* rebelles, etc. Elle ne doit pas être employée sur de trop larges surfaces, ni indéfiniment sur de petites ; car il peut survenir des intoxications graves (voy. p. 97).

f. *Dermatol*. — Combinaison de sous-nitrate de bismuth, d'acide acétique et d'acide gallique, cette poudre jaune safran, peu altérable, insoluble, est un succédané de l'iodoforme, dont elle n'a pas les inconvénients ; « antiseptique, excitante, astringente, elle permet d'obtenir de très bons effets dans le traitement des *eczémas humides*, des *brûlures*, des *ulcères variqueux*, ainsi que de quelques *affections oculaires et auriculaires* » (BOCQUILLON-LIMOUSIN).

g. *Sesquioxyde de fer*. — Poudre rouge, qui entre dans la combinaison de l'onguent Canet, si longtemps populaire dans le traitement des dermatoses.

h. *Acétates de plomb et oxydes de plomb*. — Le sous-acétate de plomb liquide, *extrait de Saturne*, versé dans de l'eau de fontaine à la dose de 20 grammes pour 980, constitue l'*eau blanche*, mélange laiteux par la formation de carbonates et de sulfates de plomb insolubles. Dans l'eau *végéto-minérale* de GOULARD, il y a addition d'un dixième environ d'alcool vulnéraire. Ces liquides sont employés en lavages pour les *érosions des parties génitales*, pour les *herpès récidivants ;* en injections vaginales pour les *ulcérations du col*, les *vaginites*, etc. De larges plaques d'ouate hydrophile imbibées d'eau blanche chaude, bien exprimées, revêtues ensuite d'une toile imperméable forment un excellent pansement pour les *contusions*, les *entorses*, et aussi pour les *ulcérations* ou les *érythèmes des jambes œdématiées des cardiaques*. Le *cérat de Goulard* ou *cérat saturné* (acétate de plomb, 10 ; cérat simple, 90) peut dans ce dernier cas rendre les mêmes services.

Le *minium* et la *litharge* entrent dans la composition de plusieurs emplâtres, justement réputés pour le pansement des *ulcères atoniques* et *rebelles*, d'origine variqueuse ou de nature scrofuleuse.

i. *Autres composés métalliques.* — Pour être complète, la liste de ces composés devrait être beaucoup plus longue. On pourrait citer plusieurs autres préparations de bismuth ou de plomb, des composés mercuriels qui ont déjà été étudiés (*calomel, emplâtre de Vigo*, t. I, p. 307 et 337), etc.

ARTICLE V

## MÉDICATION ANTIPRURIGINEUSES, MENTHOL

Le prurit est un des symptômes les plus pénibles de certaines dermatoses. Il manifeste une excitation spéciale des terminaisons nerveuses dans la peau ; mais cette excitation a une pathogénie variable, elle peut provenir de diverses altérations locales du tégument (il y a des dermatoses prurigineuses et des dermatoses non prurigineuses) d'intoxications extrinsèques ou intrinsèques, urticaire d'origine alimentaire, ictère, urémie ; de désordres nerveux centraux ou périphériques : crises tabétiques de démangeaisons, prurits hystériques.

Toujours fatigante, souvent rebelle, la démangeaison devient parfois un véritable supplice, provoquant d'invincibles insomnies et amenant les malades à la cachexie, au désespoir et au suicide. Le meilleur moyen de la combattre est de reconnaître sa vraie cause et d'agir directement contre elle ; c'est ainsi que souvent on réussit à en triompher. Quand cette indication pathogénique est inapplicable ou insuffisante, le médecin peut disposer de quelques moyens directs pour lutter contre le prurit.

Le choix des vêtements, les bains, les poudres inertes (talc, amidon lycopode), les lotions fraîches, légèrement alcooliques ou acidulées, quelquefois l'enveloppement de la partie malade dans de l'ouate, l'isolement des surfaces démangeantes sont des moyens souvent efficaces. Parmi ces médications, une place à part doit être faite au *menthol*.

Produit solide dérivé de la menthe du Japon, très peu soluble dans l'eau, soluble dans l'éther et l'alcool, d'une saveur à la fois fraîche et brûlante, le menthol $C^{10}H^{19}OH$ est une sorte d'anesthésique qui n'est pas sans rapport avec la cocaïne. On l'a prétendu *antituberculeux ;* il est certainement antiseptique, mais la propriété qu'on utilise le plus, c'est sa propriété analgésiante et anesthésiante. Directement appliqué sur le front, il apaise la *migraine*, en déterminant une sensation de froid suivie de chaleur et de rubéfaction. Appliqué sur la peau en pommade ou en solution hydroalcoolique, il calme le *prurit*, en provoquant un refroidissement tellement intense qu'il y a danger à en user sur de grandes surfaces. L'accoutumance est malheureusement rapide. Sur la muqueuse vulvaire, il produit plutôt un sentiment de brûlure qu'un véritable apaisement, à l'intérieur, à faible doses, il agit assez bien dans la *gastralgie*.

*Doses.* — *a.* A l'intérieur, menthol, $0^{gr},10$ à $0^{gr},20$ en deux ou trois cachets.

*b.* A l'extérieur, pommade à 1/10; ou solution avec : Eau et alcool, àà, 50 grammes, menthol, 10 grammes.


## ARTICLE VI

# PROCÉDÉS DIVERS D'APPLICATIONS MÉDICAMENTEUSES
# PANSEMENTS DERMATOLOGIQUES

En pratique dermatologique, le traitement externe a toujours une haute importance, et si simple qu'il puisse paraître, il doit toujours, ainsi que l'enseigne si judicieusement mon éminent maitre, ERNEST BESNIER, rester sous la direction effective du médecin. Celui-ci devra toujours se souvenir que dans cette thérapeutique spéciale, il faut non seulement choisir avec discernement les agents médicamenteux, mais encore saisir l'indication exacte de la façon dont ils doivent être appliqués. La même substance peut être appliquée en poudre, en pommade ou en lotion ; il n'est pas indifférent d'adopter l'un ou l'autre de ces modes.

**1° Asepsie cutanée, bains.** — Quelle que soit l'affection à traiter, le premier soin du médecin doit être d'assurer l'asepsie des surfaces malades. Un grand nombre de dermatites suppuratives ou impétigineuses sont entretenues par le défaut de propreté ; les complications septiques surviennent d'autant plus facilement qu'il s'agit d'une lésion humide et suintante (eczéma aigu) ; elles sont plus rares, dans les affections squameuses et hyperkératosantes (psoriasis, lichen). En outre des précautions hygiéniques indiquées plus haut, un des moyens les plus utilisés pour assurer l'asepsie cutanée, c'est le *bain*. Sur ce point et en étendant à d'autres dermatoses, ce que E. BESNIER dit à propos de l'eczéma, on ne saurait trop se pénétrer des conseils suivants. « Une réforme complète est à opérer dans les habitudes traditionnelles du médecin, en ce qui concerne la balnéation appliquée au **traitement** de l'eczéma... La prescription d'un bain doit comprendre l'indication de ces conditions nécessaires : baignoire rigoureusement propre, eau non souillée, linge de vêtement immédiat et pansements désinfectés ; avant la mise au bain, asepsie et oblitération des foyers pyogènes. Chez les enfants du premier âge, le bain banal, laissé à la discrétion d'un entourage dépourvu des notions de l'asepsie obligatoire, représente une des causes de la multiplication des foyers eczématiques, ou de la propagation des folliculites ; souvent il suffit de le supprimer pour voir tous les accidents se calmer [1]. »

Pour les affections suintantes, le bain sera généralement court (de quinze à vingt minutes) ; plus long il amènerait la macération et la chute des couches épidermiques déjà si fragiles, et augmenterait l'étendue des surfaces exposées. Dans les affections squameuses et hyperkératosiques, il pourra être long (une à trois heures et davantage). Si le malade porte un grand

[1] ERNEST BESNIER, in *Thérapeutique appliquée* de A. ROBIN (spécialités). Nous avons emprunté la plupart des faits qui sont indiqués dans cet article à ce travail qui est un exposé admirable de l'art des pansements en dermatothérapie.

nombre d'ulcérations croûteuses, il est souvent prudent de s'abstenir de toute balnéation, car la chute des croûtes dans l'eau laisserait à nu de nombreuses plaies, dont le pansement serait plus difficile. Il faut alors réaliser l'asepsie par d'autres procédés.

La température moyenne du bain est de 32 à 34°.

A l'eau du bain on peut ajouter diverses substances médicamenteuses : décoction de 2 kilogrammes de son (bains émollients). 500 à 1000 grammes d'amidon préalablement délayé dans l'eau, 100 à 500 grammes de gélatine dissoute à chaud. On peut aussi prescrire des bains alcalins, bons pour décaper une *surface eczémateuse*, mais pour lesquels la dose classique de 250 grammes de carbonate de soude est beaucoup trop élevée ; des bains coaltarés (100 à 400 grammes de coaltar saponiné) utiles dans le psoriasis, etc.

**2° Lotions. pulvérisations.** — Lorsque les bains sont inapplicables, ou lorsqu'il s'agit d'une dermatose de la face, les lotions doivent être faites avec soin à chaque changement de pansements, lotions simples ou médicamenteuses suivant les cas. Pour les lésions des orifices, pour les surfaces douloureuses qui ne supportent pas les plus légers contacts, les pulvérisations sont un moyen excellent de maintenir l'asepsie des régions malades. Elles peuvent être faites avec de l'eau pure ou médicamenteuse, à l'aide de ces pulvérisateurs à lampe qui abondent dans le commerce de la pharmacie. Elles imprègnent les plaies et les nettoient mieux que les lotions, mieux même que les bains.

**3° Poudres.** — Elles constituent un topique excellent pour différents *érythèmes*. pour les *eczémas* suintants dont la grande étendue se prête mal aux enveloppements. qui exigent des soins compliqués et souvent coûteux et fatigants, pour les lésions qui se sont recouvertes de croûtes et dont il est difficile de prévenir l'extension par des pansements humides. Elles conviennent aux *intertrigos* de toute variété et contribuent à isoler les deux lèvres des plis articulaires ou génitaux : cet isolement est une condition *sine qua non* de la guérison des dermatoses de ces régions, et doit être le plus souvent complété par l'application au fond de ces plis de petites pièces de linge fin ou de coton hydrophile.

Les poudres seront appliquées en quantité suffisante pour réaliser un vrai pansement, souvent renouvelé ; elles le seront à l'aide de tampons de coton hydrophile faisant office de houppe et qu'on ne remettra jamais dans la boîte à poudre, ou mieux encore à l'aide de la boîte à sucre en poudre des pâtissiers ou d'une boîte fermée par une pièce de tarlatane et qu'on secouera au-dessus des régions malades.

Suivant les circonstances, on se servira de poudres simples : *oxyde de zinc, lycopode, amidon, riz* (ces dernières, sans addition de parfums, à éviter dans les lésions humides à cause de leur facile altération) ; de poudres inertes : *talc;* de poudres antiseptiques : *sous-nitrate* de *bismuth, acide borique porphyrisé;* de poudres composées dont le médecin réglera lui-même la formule et dont la plus usuelle est celle de LUCAS-CHAMPIONNIÈRE.

Iodoforme . . . . . . . . . . . . . . . . )  
Poudre de quinquina gris . . . . . . . /  
     —     de benjoin . . . . . . . . . . ( àà 100 gr.  
     —     de carbonate de magnésie . . )  
Essence d'eucalyptus. . . . . . . . . . 12$^{gr}$,50

**4° Cataplasmes.** — Un peu démodés, mais toujours utiles, ces vieux topiques rendent des services à la condition d'être bien faits. La *farine de lin déshuilée*, l'*amidon*, la *fécule de pommes de terre* sont les ingrédients les plus usuels ; la pâte qu'ils constituent est enfermée dans des mousselines aseptiques. Avant leur application, la peau doit être soigneusement aseptisée; pendant leur application, ils seront recouverts d'une lame de tissu imperméable, taillée exactement à leur mesure; ils seront renouvelés toutes les quatre heures environ, et chaque fois la peau sera lavée.

Avec ces précautions, on calme bien des *prurits locaux*, on améliore bien des *dermites* simples ou compliquées. Sans ces précautions, le cataplasme devient un milieu de culture pour tous les microbes, il se dessèche et blesse la peau, il aigrit et fermente, et provoque alors l'apparition de dermites pustuleuses ou furonculeuses, rebelles et quelquefois graves.

Les pharmaciens délivrent maintenant des mousselines amidonnées ou des cataplasmes extemporanés qui peuvent être fort utiles.

**5° Enveloppements imperméables**. — C'est à COLSON (de Beauvais) que l'on doit l'invention de ce pansement. Il consiste à appliquer sur les surfaces malades des pièces de *toile caoutchoutée*, taillées à la dimension de ces surfaces, recouvertes ensuite de compresses de *lint*, de mousseline ou de coton hydrophile, et maintenues *sans compression* par des bandes ou des ceintures.

« Si le pansement a été convenablement pratiqué, on trouve, au moment où il est enlevé, la surface cutanée et la face de contact du tissu imperméable plus ou moins abondamment couvertes d'un liquide dont la composition varie suivant la nature de la lésion, mais le plus habituellement composé en grande partie d'eau sudorale tenant en macération les éléments de la sécrétion pathologique propre à l'affection en traitement; le ramollissement et la chute des croûtes ou autres produits d'exsudation sont très rapides; et en très peu d'applications la surface malade est aussi parfaitement détergée qu'elle aurait pu l'être par des cataplasmes ou des bains prolongés. La quantité du liquide exhalé, généralement considérable au début du traitement, devient presque nulle à la fin de la cure [1]. »

Ce pansement amène un soulagement vraiment remarquable des démangeaisons non seulement dans l'*eczéma*, mais dans un très grand nombre d'*affections prurigineuses*. C'est un vrai remède de la démangeaison. Il ne convient pas à tous les eczémas, mais spécialement à ceux dont le suintement reste stationnaire sans tendance à la résolution.

Insuffisamment renouvelé, il permet l'accumulation en espace clos de liquides qui fermentent, irritent la peau et favorisent l'extension du mal. Il en est de même si l'enveloppement dépasse

---

[1] ERNEST BESNIER, *Bulletin de Thérapeutique*, 30 janvier 1875.

les limites des plaques malades ; on doit à ce point de vue se méfier des vêtements complets en caoutchouc.

**6° Pommades.** — Un des modes les plus anciens d'appliquer les topiques consiste à les incorporer dans des excipients gras ou huileux et à les étaler sur la peau par des frictions méthodiques.

L'ancienne pharmacopée nous a transmis une série d'excipients : l'*axonge simple* ou *benzoïnée*, la *pommade de concombres*, les *cérats*, le *cold-cream*, les *huiles d'amandes douces*, *d'olives*, de *ricin*, de *morue*, etc. La nouvelle nous en a fait connaître une série différente : les *vaselines*, les *vasogènes* (vaselines liquides oxygénées), les *lainines* (lanoline), extraites du suint des bêtes à cornes, remarquables par la quantité d'eau qui peut y être incorporée, les *oléates*, véritables savons, etc.

Le choix est d'autant plus embarrassant entre ces divers excipients que leur action physiologique est mal connue. On sait cependant que les vasogènes favorisent la pénétration des médicaments dans le derme, que les lanolines ont des effets kératoplastiques ; mais en somme les indications de l'un ou de l'autre ne sont pas encore bien posées. Le point important, en dehors de toute autre considération, c'est que les produits soient frais, *aseptiques*, récemment et bien préparés.

Pour les surfaces limitées, qui doivent être traitées avec précision, on peut faire des *pommades solides*, en forme de bâtons, comme les cosmétiques des coiffeurs et enfermés dans des étuis à glissette. Les mélanges qui conviennent le mieux pour réaliser ces préparations sont :

1° Cire jaune. . . . . . . . . . . . . . . ⎫ àà 45 gr.
Lanoline . . . . . . . . . . . . . . . . . ⎭
Huile d'olive. . . . . . . . . . . . . . . 45 —
Principe actif. . . . . . . . . . . . . . q. v.

(UNNA.)

2° Beurre de cacao. . . . . . . . . . . . . 75 gr.
Paraffine. . . . . . . . . . . . . . . . . 15 —
Huile d'olive. . . . . . . . . . . . . . . 10 —
Principe actif. . . . . . . . . . . . . . . 10 —

(AUDRY.)

Ces topiques conviennent très bien aux *psoriasis*, aux *teignes*, généralement aux affections sèches.

**7° Savons**. — Le savon mou de potasse est depuis longtemps employé dans le traitement de la gale. Mais c'est de UNNA « que date l'ère des savons médicinaux, destinés, non pas seulement aux lotions détersives, mais employés comme excipients pour des substances médicamenteuses, et comme agents par excellence de pénétration dans l'épiderme » (E. BESNIER, *loc. cit.*, p. 176). C'est surtout l'antisepsie cutanée qui a profité de cette innovation (savons à l'*acide phénique*, à l'*acide salicylique*, au *thymol*, au *salol* etc.) ; mais le traitement des dermatoses en a aussi bénéficié (savons au *pétrole*, à la *térébenthine*, au *naphtol*, à l'*arsenic*, etc.).

Des lotions prolongées avec de l'eau tiède émulsionnant ces savons suffisent souvent à assurer l'action de leurs principes actifs. Dans d'autres cas, ces savons, préparés en consistance de pommade, seront étalés sur des pièces de linge et laissés en place un certain temps.

**8° Emplâtres**. — Sous l'influence de UNNA et de BESNIER, la pharmacie a réalisé d'immenses progrès dans la préparation des *emplâtres*, en particulier des *sparadraps*, toiles enduites de substances médicamenteuses incorporées à une masse emplastique. Le vieil emplâtre *diachylum*, l'emplâtre de *Vigo*, l'emplâtre de *ciguë* et de *belladone* représentaient presque seuls ce genre de topique. L'excipient si complexe auquel on mêlait les principes actifs a été remplacé par d'ingénieuses combinaisons de gutta-percha, de chloroforme, de cire. Une fois constituée la masse emplastique est étalée sur de la mousseline et forme suivant la consistance qu'on lui a donnée des *mousselines onguents* ou des *mousselines emplâtres* [1]. La plupart des remèdes utilisés en dermatothérapie a pu être adaptée à ces préparations, vraiment précieuses quand il y a indication à prolonger le contact

---

[1] On trouvera les détails de technique les plus intéressants sur la fabrication de ces emplâtres par MM. PORTES, CAVAILLER, DEBUCHY et VIGIER dans l'article de M. ERNEST BESNIER (*loc. cit.*, p. 178).

avec la surface malade. Leur grand avantage est de limiter exactement l'action topique, et, grâce à leur propriété adhésive, de n'exiger aucune application de bandage contentif.

**9° Vernis, pellicules, colles, gélatines, traumaticines, collodions.** — Une des plus utiles innovations de ces dernières années a consisté à étaler sur les régions malades des topiques mous ou fluides qui, en se desséchant, laissent un enduit sec ou à peu près sec adhérent à la peau.

On prépare ainsi maintenant une foule d'enduits les uns constamment liquides, les autres fusibles au bain-marie. On a des pellicules dues à la coagulation du *blanc d'œuf*, des vernis à la *caséine* ou à la *gomme*, des *gélatines*, des *collodions*, etc., auxquels on incorpore tels médicaments que l'on veut : iodoforme, icthyol, salol, créosote, etc. Un des plus intéressants parmi ces excipients est la *traumaticine*, solution de gutta-percha à 1 p. 10 dans le chloroforme, fort utilisée dans le traitement du *psoriasis* sous forme de traumaticine chrysophanique, pyrogallique, etc.

La simplicité d'application qui se réduit à un simple badigeonnage, l'absence de pansements consécutifs, la limitation de l'effet du remède aux surfaces malades, la prolongation de l'action du remède justifient le succès de ces nouveaux procédés.

### ARTICLE VII

## CAUSTIQUES

Le médecin a souvent occasion de détruire certains tissus, soit pour débarrasser l'organisme de productions pathologiques, soit pour donner issue aux liquides accumulés dans des cavités, soit encore dans un but de révulsion. De là l'étude, aussi vieille que la thérapeutique elle-même, des agents capables d'opérer cette destruction. On les appelle *caustiques*, c'est-à-dire agents qui brûlent ; car leur action a été justement comparée à celle du feu, et laisse après elle des pertes de substance comparables aux brûlures.

Le feu lui-même peut être directement employé sous forme de *fer rouge*, de *thermocautère*, de *galvano-cautère*, de *moxa*; mais il s'agit alors d'opérations de petite ou de grande chirurgie, dont nous n'avons pas à nous occuper. Nous nous arrêterons seulement aux agents chimiques de cautérisation.

Nous les diviserons avec MANQUAT en caustiques *alcalins*, *acides* et *salins*.

## § 1. — CAUSTIQUES ALCALINS

Ils comprennent l'ammoniaque, la potasse, la soude et la chaux. L'ammoniaque sera étudiée avec les révulsifs.

La *potasse*, substance solide, mais extrêmement déliquescente, est une substance blanche, solide, que l'on peut faire fondre et mouler en forme de pastilles ou de crayons (*pierre à cautère*).

La *soude* est une substance blanche, moins déliquescente que la potasse, mais cependant très avide d'eau.

La *chaux*, avide d'eau, mais peu soluble, fuse moins bien que les deux corps précédents auxquels on l'associe pour en régulariser l'action.

Toutes trois agissent en s'emparant de l'eau de nos tissus, en saponifiant les graisses, en exerçant sur la composition de nos cellules une action tellement perturbatrice que la résistance vitale est rapidement abolie et qu'une escarre se forme aux points touchés. Elles agissent sur la peau même revêtue de son épiderme corné, et provoquent la formation d'une eschare brune ou noire, un peu plus grande que la surface qui a été couverte par le caustique. Leur action est rapide, huit à dix minutes suffisent, quand l'épiderme est préalablement intact; il faut moins de temps encore, si la peau est dénudée ou enflammée. Le processus est assez douloureux; mais la douleur survit à peine à l'enlèvement du caustique. La partie mortifiée s'élimine dans le délai de huit à dix jours; il reste une plaie qui tend à se cicatriser rapidement.

Les caustiques alcalins ont été très employés autrefois pour l'ouverture des *abcès*, des *bubons*, pour la formation d'adhérences entre la paroi abdominale et le foie ou un kyste profond (*méthode de Récamier*), de manière à évacuer le liquide au dehors sans risquer de contaminer le péritoine ; les progrès de la chirurgie ont fait renoncer à ces procédés. Ils ne servent guère plus que dans les rares circonstances où l'on applique encore des *cautères*. Pour cela, on applique sur la région choisie un carré de diachylon percé d'une ouverture un peu moins grande que la surface à brûler ; sur cet orifice on dispose un mélange de potasse et de chaux (*poudre de Vienne*), poudre sèche conservée à l'étuve, dont on fait extemporanément une sorte de pâte par l'addition de quelques gouttes d'alcool à 90° ; on recouvre d'une plaque d'ouate. Dix minutes après, on enlève le tout : l'escarre est formée. Les indications de cette pratique et les soins à donner à la lésion ainsi provoquée seront étudiés à l'article *Révulsion*.

Introduits dans l'estomac les caustiques alcalins agissent comme de violents poisons corosifs.

## § 2. — CAUSTIQUES ACIDES

**1° Acide chromique**. — Cet acide cristallisé en aiguilles brun-noisette est très soluble dans l'eau. Il attaque difficilement l'épiderme sain, mais cautérise assez vivement les surfaces muqueuses ou dénudées, qu'il colore en brun foncé. Appliqué sur de larges surfaces, il a donné lieu à des accidents toxiques (vomissements, diarrhée, collapsus, etc.).

La solution habituellement prescrite est composée à parties égales d'eau et d'acide. Elle est portée au contact des points malades à l'aide d'un stylet revêtu d'ouate, d'une baguette de bois, d'une simple allumette. MAGITOT l'a employée avec le plus grand succès dans toutes les ulcérations non syphilitiques de la bouche : *gingivites, stomatites, périostites alvéolo-dentaires*, etc. La douleur cesse très vite. La pellicule escharifiée se détache en deux ou trois jours.

Les *petites végétations sessiles des organes génitaux*, qui se prêteraient mal à l'excision, la surface cruentée du *pédicule des végétations excisées*, la base des verrues ou les *verrues* elles-mêmes, les chancres *phagédéniques* sont bien traitées par les applications d'acide chromique en solution.

KAUFFMANN l'a conseillé en injections hypodermiques dans les cas de *morsure de vipère*.

**2° Acide arsénieux.** — Les propriétés caustiques de l'acide arsénieux sont tout à fait à l'ordre du jour. CZERNY et TRUNECEK les avait remises en honneur en traitant l'*épithélioma* par des badigeonnages de solution alcoolique d'acide arsénieux (voy. t. I, p. 219). Mais on tend de plus en plus à revenir aux pratiques de ROUSSELOT et de FRÈRE CÔME. L'idée qui tend à prédominer est que cet acide détruit le tissu épithéliomateux, mais respecte les tissus normaux, propriété heureuse qu'expliquerait sans doute la composition chimique du néoplasme : j'ai vu plusieurs faits qui confirment cette opinion, j'en ai vu quelques autres qui lui sont contraires. L'application est très simple, on mélange 10 parties de talc de Venise, une partie d'acide arsénieux, et une partie de gomme adragante, on ajoute quelques gouttes d'eau et on fait une pâte qu'on étale sur le point malade. Au bout de quelques jours, la pâte qui est restée adhérente, se détache entraînant une eschare qui comprend tout le néoplasme. On peut aussi appliquer à plusieurs reprises une pommade à l'acide arsénieux à 1 10. Pour les petits *épithéliomas* de la face, pour ceux du nez, des lèvres, des paupières, dont l'ablation chirurgicale entraînerait de graves délabrements, le procédé est excellent. Pour les tumeurs très étendues, il y aurait à craindre des phénomènes d'absorption.

L'injection interstitielle d'acide arsénieux a été tentée avec un succès relatif pour le traitement des *tumeurs cancéreuses profondes*.

**3° Acide acétique.** — L'acide acétique cristallisable $C^2H^4O^2$ est un liquide, qui se solidifie à 15° en une masse cristalline, transparente. Il a une saveur vive et piquante, et ses vapeurs irritent la muqueuse pituitaire.

Appliqué sur la peau saine, il provoque une forte douleur, la colore d'abord en blanc ; mais à cette coloration succèdent bientôt de la rougeur et quelquefois une phlyctène. Comme caustique, il a l'avantage de ne pas arrêter son action aux couches les plus superficielles, mais de pénétrer entre les cellules et d'agir sur des parties plus profondes. Aussi a-t-il une valeur particulière pour cautériser les productions cutanées à forts revêtements épidermiques, tels que *verrues, nævi, cors*. Il en amène la desquamation et les modifie heureusement. Dans les *petits épithéliomas* multiples, d'*origine sébacée*, il agit très heureusement. Il convient à ces lésions ulcéreuses si fréquentes à la face des vieillards et que l'on voit succéder peu à peu à des inflammations acnéiques. On doit, dans ce cas, l'appliquer, pur ou dilué dans son poids d'eau, à l'aide d'un stylet revêtu d'ouate et en déposer chaque jour une ou deux gouttes sur le point malade. Il se forme peu à peu une croûte jaune qui ne tarde pas à tomber laissant à découvert une cicatrice presque complète. Au contraire, il a une influence fâcheuse dans les épithéliomas d'origine papillaire.

Mélangé à deux parties de chloroforme, il a été employé en frictions pour exciter les plaques de *pelade*.

La *liqueur de Villate* est un mélange de sous-acétate de plomb liquide (30), de sulfate de cuivre et de sulfate de zinc (àà 15) dans 200 parties de vinaigre de vin blanc, lequel doit contenir normalement 8 p. 100 d'acide acétique. Elle était employée en injections dans les trajets fistuleux aboutissant à une carie osseuse. Elle a rarement guéri la carie, mais son emploi a quelquefois occasionné la mort subite.

**4° Acide nitrique, sulfurique, chlorhydrique**. — Violemment corrosifs, d'un emploi difficile, ces acides, qui sont de dangereux poisons, ne sont guère plus utilisés comme caustiques. Le premier sert encore quelquefois à brûler les *verrues* et les *chancres phagédéniques*, le second mêlé à la moitié de son poids de charbon en poudre (caustique de Carmichael) ou de safran (caustique de Velpeau) est à peine connu des chirurgiens qui voudraient cautériser une tumeur maligne. Le troisième a été quelquefois employé pour stimuler, par un attouchement rapide, les ulcérations atoniques dans les *gingivites* ou les *sto-*

*matites ;* mais il exerce une action néfaste sur l'émail des dents.

## § 3. — Caustiques salins

**1° Nitrate d'argent.** — Ce sel cristallisé est fondu et coulé en forme de crayons qui constituent la *pierre infernale.* Naturellement blanc, il noircit très vite à la lumière, se combine facilement avec les albuminoïdes.

*A.* Action sur les tissus sains. — Appliqué sur la peau, soit à l'état solide, soit en solution forte, à 1 100, il la colore en noir et limite son action aux premières couches de l'épiderme qui s'exfolie au bout de quelques jours. Si l'application a été très légère, un lavage avec une solution de KI peut faire disparaître rapidement la teinte noirâtre ; sur les muqueuses ou les plaies, le nitrate d'argent détermine la formation d'une pellicule blanchâtre et provoque une douleur plus ou moins vive suivant la durée du contact. Plutôt cathérétique que caustique, le nitrate d'argent borne toujours son action aux surfaces et ne doit pas être employé s'il y a indication à modifier profondément les tissus.

*B.* Usages thérapeutiques. — Son principal usage, sous forme de crayon, consiste à cautériser les *plaques muqueuses* pour lesquelles son action est tout au moins aussi utile que celle du traitement mercuriel, à réfréner les *bourgeons charnus* des plaies en voie de cicatrisation, lorsque leur exubérance peut faire craindre une cicatrice difforme. Il est, je crois, dangereux d'en user dans l'*angine diphtérique ;* car l'élimination de l'épithélium mortifié laisse une surface ouverte où le bacille de Löffler va pulluler mieux qu'auparavant. Rien n'est plus déplorable que d'attaquer à la pierre infernale les *épithéliomas* commençants de la langue, des lèvres ou de la face ; on ne les détruit pas, mais on les irrite, et on favorise ainsi leur extension.

On peut aussi avec la pierre infernale brûler la conjonctive papébrale dans les *ophtalmies purulentes.* Mais il vaut mieux se servir de solution à 1, 2 ou 3 p. 100, que l'on applique avec un pinceau sur toutes les parties de la conjonctive, après écartement des paupières. Les applications argentiques devront être faites plusieurs fois par jour, et dans l'intervalle de larges irrigations de l'œil seront faites avec du permanganate de potasse, de l'eau boriquée, ou du formol. Les conjonctivites *blennorragiques* doivent être traitées avec la plus grande énergie : celles du *nouveau-né* ont une gravité variable, que l'on évaluera d'après l'abondance et l'aspect de l'écoulement, les liquides transparents étant d'un meilleur pronostic. Pour prévenir ces conjonctivites qui ont causé la cécité de tant de petits êtres, Crédé a proposé de laver les yeux de tout enfant naissant avec une solution faible de nitrate d'argent. Cette pratique est suivie dans quelques maternités. Toutes les fois qu'on a lavé ou badigeonné un œil au nitrate d'argent, on neutralise l'excès du caustique par un lavage avec de l'eau salée.

Pour les lésions ulcéreuses des organes génitaux, on a abusé jadis des cautérisations intra-cervicales de l'utérus et aussi de la cautérisation des *chancres* qui est rarement assez profonde pour être efficace et se borne à amener une induration artificielle de la lésion. L'injection d'une solution à 1/100 entre le gland et le prépuce est efficace contre la *balano-postite*. L'usage du nitrate d'argent dans les *blennorragies* et les *cystites* a déjà été étudié.

Signalons en terminant l'application qu'en a faite Brunet au *détatouage* des membres et du tronc, dans les conditions suivantes : anesthésie à la cocaïne, limitation du champ opératoire par du diachylon, ablation de l'épiderme par un vésicatoire à l'ammoniaque, frottis du dessin à la pierre infernale en insistant suivant la profondeur du tatouage, pansement à l'eau salée ou boriquée et pour terminer la cicatrisation, pansement à la poudre de Lucas-Championnière.

**2° Nitrate acide de mercure et sublimé**. — (Voy. t. I, p. 314 et 310.)

**3° Nitrate de plomb**. — Cette poudre, anciennement

utilisée contre le *lupus*, serait un bon topique pour l'ongle incarné : circonscrire le bourrelet fongueux par des mèches d'ouate exactement appliquées sur ses bords, la recouvrir alors de nitrate de plomb régulièrement tassé, recouvrir d'ouate, renouveler le pansement tous les jours. Le bourrelet ne tarde pas à s'affaisser et l'ongle reprend sa place et sa croissance naturelle (Tardif).

**4º Chlorure de zinc.** — C'est une masse blanche, déliquescente, pleine d'affinité pour l'albumine, par conséquent propre à escarrifier les tissus, mais n'agissant que très difficilement sur la peau saine et sèche.

En solution à 5 p. 1000, les chirurgiens l'emploient souvent comme antiseptique pour laver les plaies opératoires, après une résection ou un curettage d'articulation tuberculeuse. Lannelongue a proposé pour le traitement des *tumeurs blanches* la *méthode sclérogène* : elle consiste à injecter au voisinage de l'articulation, mais non dans l'articulation même, deux ou trois gouttes de solution de chlorure de zinc à 1/10 et à répéter cette injection sur plusieurs points autour du foyer tuberculeux. Il en résulte l'oblitération d'un grand nombre de vaisseaux, et l'afflux d'une foule énorme de leucocytes qui s'organisent et constituent un tissu fibroïde très serré. On reproduit ainsi artificiellement le processus de guérison des foyers tuberculeux par sclérose.

La *pâte de Canquoin* est une ancienne préparation ainsi formulée :

| | |
|---|---|
| Chlorure de zinc. . . . . . . . . . . . . . . . | 32 gr. |
| Oxyde de zinc. . . . . . . . . . . . . . . . | 8 — |
| Farine de froment séchée à 100º. . . . . . | 24 — |
| Eau distillée. . . . . . . . . . . . . . . . | 4 — |

Cette pâte bien séchée est de consistance dure et cassante. Ce même mélange fondu avec son poids de gutta-percha est au contraire souple et facile à façonner (Maunoury). Anciennement utilisée, puis oubliée, la pâte de Canquoin a été remise en honneur par Dumontpallier pour le traitement des *métrites fongueuses* et *hémorragiques*. La flèche ou le crayon de pâte doit être exactement enfoncé dans la cavité utérine et ne pas émerger du col. Des douleurs quelquefois violentes surviennent le premier jour, puis s'éteignent. Au bout de cinq ou six jours l'escarre s'élimine en masse ou par parcelles. Le résultat immédiat est l'arrêt des écoulements ; mais ultérieurement on a redouté la perte des fonctions utérines, le rétrécissement de la cavité et quelquefois l'aménorrhée. Sauf les cas rebelles à d'autres traitements, il ne faut user de ce procédé que chez les femmes qui touchent à la ménopause et avec la plus grande prudence.

**5° Sulfate de cuivre et de zinc.** — Plus astringents et cathérétiques que caustiques, ces deux sels s'emploient surtout en solution soit pour les injections uréthrales ou vaginales, soit en collyres dans les conjonctivites simples. Cependant le premier à l'état solide soit pur, soit mêlé au nitrate de potasse et au sulfate d'alumine et de potasse (*pierre divine*), sert souvent à cautériser les conjonctives granuleuses.

Les formules les plus usitées sont les suivantes : Solution de sulfate de cuivre à 1 p. 1000 pour injections ou collyres. Solution à 1 p. 2000 pour l'antisepsie obstétricale (CHARPENTIER). Solution de sulfate de zinc de 2 à 5 p. 1000 pour injection; solution de 1 à 3 p. 1000 pour collyres.

# CINQUIÈME PARTIE

## RÉVULSION

---

ARTICLE PREMIER

## RÉVULSION EN GÉNÉRAL

**1° État actuel de la question.** — Faire l'historique de la révulsion serait une œuvre de longue haleine. Sans aller jusqu'à dire avec M. Bouvier que la révulsion fait la moitié de la médecine, on ne saurait contester la place excessivement importante qu'à tort ou à raison elle a tenue dans la thérapeutique de tous les âges, depuis Hippocrate qui en est le créateur jusqu'à nos contemporains, dont un grand nombre la dédaigne et la condamne, peut-être pour l'avoir incomplètement étudiée. A travers les siècles, à travers les discussions les plus mémorables, parfois les plus passionnées et les plus scandaleuses, elle a survécu et constitue encore une méthode de traitement aussi populaire parmi les praticiens que parmi les malades. Quand une question, qui a soulevé tant de débats et fait l'objet des méditations de tant de médecins de talent et même de génie, reste encore pendante, il serait téméraire de croire qu'elle est près d'être tranchée. Notre but très simple, sans rouvrir cet immense procès, sera d'indiquer à nos lecteurs ce que la généralité des médecins pense actuellement de la révulsion, ce qu'on peut attendre d'elle au point de vue de la guérison des malades, quels sont les meilleurs moyens de la pratiquer.

**2° Révulsion et métastase.** — Le célèbre aphorisme d'Hip-

POCRATE « *Duobus laboribus, simul, sed non in eodem loco obortis, vehementior obscurat alterum* » est le fondement de la médecine révulsive. Une question préalable se pose : cet aphorisme exprime-t-il une vérité? Si oui, nous poursuivrons notre étude : sinon, s'il est reconnu faux que de deux lésions évoluant simultanément, la plus forte ne fait pas rentrer l'autre dans l'ombre, si les métastases, pour les appeler par leur nom, n'existent pas, il est parfaitement inutile d'aller plus loin. Or sur ce point l'expérience clinique séculaire répond sans embarras et sans hésitation en donnant raison à HIPPOCRATE ; les faits abondent qui prouvent que le père de la médecine avait vu juste; citons par exemple : la disparition des arthropathies quand éclate un rhumatisme cérébral, la guérison spontanée des dermatoses chez un sujet atteint de pneumonie ou de fièvre typhoïde, l'atténuation rapide de graves phénomènes infectieux au moment de la formation d'un abcès. Il semble donc que, dans certains cas qu'il importe de bien déterminer, notre organisme ne tolère pas sur son territoire deux lésions simultanées : l'une évolue aux dépens de l'autre. Le médecin, dont le rôle constant est d'imiter la nature dans ses processus curateurs, a donc le droit et le devoir en présence d'une lésion survenant chez un malade, de provoquer lui-même une nouvelle lésion dont il pourra diriger l'évolution et qui débarrassera son malade de la première ; et ce faisant, il fera de la révulsion.

**3° Définition.** — Quelle définition peut-on donner de la *révulsion?* Quel rapport y a-t-il entre elle et cette autre méthode thérapeutique, qu'on a appelée la *dérivation?* Jamais question ne fut plus obscure, parce que chacun de ceux qui l'ont étudiée a donné lui-même une définition différente de ces deux termes, et a eu dès lors beau jeu pour écraser des adversaires qui n'entendaient pas ces mots dans le même sens. Pour les uns, dérivation et révulsion sont synonymes; pour d'autres (MANQUAT), la dérivation détourne *mécaniquement* le sang ou les humeurs d'un organe sur un autre ou à l'extérieur, tandis que la révulsion consiste à provoquer une irritation locale dans le but de faire cesser ailleurs un état congestif ou inflammatoire. Avec

Barthez, la révulsion comprend les moyens évacuateurs ou attractifs appliqués le plus loin possible de l'organe malade ; le terme de dérivation se comprend au contraire des mêmes attractions et évacuations faites dans les parties voisines de l'organe qui est le terme de la fluxion. Il est assez difficile de se reconnaître dans cette tour de Babel des définitions. Aussi comme le dit si justement Grasset, qui adopte d'ailleurs l'opinion de Barthez, « les mots vieux ont un sens étymologique qui se rattache à une théorie et qui gêne » ; il ne faut pas s'y attarder. Laissant de côté le terme de dérivation qui peut prêter à des interprétations multiples et contradictoires, nous entendrons par révulsion, et sans avoir la prétention de donner une définition scientifique, la création artificielle d'une lésion dans le but de guérir ou d'atténuer un état morbide.

**4° Caractères généraux de la révulsion.** — Les procédés dont la médecine dispose pour pratiquer la révulsion sont extrêmement nombreux : vésicatoires, cautérisations, emplâtres irritants, pointes de feu, etc. Leur étude détaillée remplira la seconde partie de ce chapitre ; les caractères spéciaux et différentiels de chacun d'eux attireront alors notre attention. En ce moment, il nous faut au contraire considérer leurs caractères communs, ceux qui permettent de les rapprocher dans une même classe thérapeutique.

C'est sur l'appareil tégumentaire que s'appliquent les révulsifs. Les émissions sanguines agissent sur les états morbides par des mécanismes qui n'appartiennent qu'à elles ; et les purgatifs, dont l'effet peut être justement comparé à celui des véritables révulsifs, ont aussi un mode d'action spécial. Ces deux ordres d'agents thérapeutiques ont d'ailleurs été déjà étudiés (voy. t. I, p. 153. et t. II. p. 66, les *Purgatifs*). Or, sans nous attarder à quelques pratiques très spéciales, on peut dire que toute révulsion exercée sur la peau, comporte les trois termes suivants : 1° la provocation d'une douleur ; 2° le développement d'une congestion locale : 3° la formation d'un exsudat.

a. *La douleur provoquée.* — La douleur peut présenter toutes les modalités connues : tantôt c'est de la démangaison (ortie

thapsia) et même une démangaison pouvant atteindre à (
paroxysmes inquiétants, tantôt c'est un picotement mêlé
brûlure (moutarde), tantôt la douleur franche de la brûl
(vésicatoire). L'intensité de cette douleur varie suivant le rév
sif employé, suivant la durée de son application, suivant au
la sensibilité du sujet et l'organisation de son épiderme. J'ai
des malades chez qui la teinture d'iode amenait une sorte
tannage de la peau sans qu'ils en souffrissent, alors que d'aut
en éprouvaient une cuisson insupportable. Cet élément doule
est important dans la révulsion ; suivant les cas, il y aura li
de rechercher ou d'éviter les agents qui la provoquent ;
montre dans tous les cas que le système nerveux est intéres
l'un des premiers dans les actes révulsifs. Elle peut sembler n'êt
qu'un phénomène passager, instantané même quelquefois, me
la modification de la sensibilité locale est plus profonde et pl
durable qu'on ne croit ; je n'en veux pour preuve que la vi
douleur qui existe lorsque plusieurs jours après l'applicatic
d'un révulsif, on applique à nouveau un topique irritant sur
même point.

b. *La congestion artificielle.* — Autour des points irrités, (
voit toujours se développer une congestion plus ou moins éte
due. L'observation clinique l'a depuis longtemps constatée ;
gonflement et la rougeur qui accompagnent l'application d'(
vésicatoire ou d'un sinapisme ont été notés de tout temps. Ma
l'examen histologique et l'expérimentation physiologique o
montré que cette congestion est souvent beaucoup plus étend
et beaucoup plus profonde que ne le laisse soupçonner la simp
vue de la peau. Il y a souvent une hyperglobulie au nive
des points révulsés (DE FLEURY). Au-dessous d'une couche
teinture d'iode, la peau s'infiltre de globules blancs, aussi co
plètement que dans un érysipèle (érysipèle iodique). FRANÇC
FRANCK enfin a montré que les phénomènes de vaso-dilatati
dépassaient si largement les limites de la région révulsée qu'i
pouvaient s'étendre à toute la circulation périphérique. Comn
la douleur, cet élément congestif est éminemment variable su
vant la nature de l'agent employé et le coefficient individu
de réaction vasculaire ; mais il existe toujours et montre l'a

tive participation des vaisseaux à l'acte thérapeutique. J'ajoute que la congestion provoquée dure souvent bien au delà du temps d'application des topiques : la rougeur, après l'application des sinapismes, persiste quelquefois des jours et des semaines ; long-temps après la cicatrisation d'un vésicatoire, la place en reste rouge ou brune et saigne plus abondamment que d'autres points, si l'on y applique des sangsues ou des ventouses scarifiées.

c. *L'exsudat.* — L'exsudation est dans quelques cas — non dans tous — l'élément le plus important de l'acte révulsif. Elle est peu abondante après la simple rubéfaction ; même alors cependant elle est plus importante qu'on ne le suppose, ainsi que le prouve l'infiltration leucocytaire signalée plus haut, après les applications d'iode. Au lieu d'être interstitiel et de disparaître par résolution, l'exsudat doit souvent être évacué au dehors, comme après l'application d'un vésicatoire ou l'injection hypodermique d'essence de térébenthine. Comme pour les autres éléments de la révulsion, l'abondance et les caractères de cet exsudat sont d'abord en rapport avec la nature du révulsif : un sinapisme ne donnera jamais les mêmes résultats qu'un caustique de Vienne. Mais pour chaque révulsif en particulier, ils sont en rapport avec le degré de réaction utile du sujet : un vésicatoire qui « ne prend pas », une injection interstitielle de térébenthine qui ne provoque pas rapidement d'abcès sont d'un mauvais pronostic. Les phénomènes contraires annoncent que la maladie suit ou va suivre une marche favorable ; le vulgaire n'a pas tout à fait tort, quand il se réjouit de voir de larges bulles bien remplies se former sous l'emplâtre cantharidé.

Si la douleur et la congestion locales, tout au moins dans leurs manifestations apparentes, sont toujours passagères, quel que soit le révulsif employé, l'exsudation peut au contraire être indéfiniment prolongée à l'aide de certains artifices. Ce n'est plus alors la *révulsion aiguë*, opposée à la maladie aiguë, c'est pour ainsi dire la *révulsion chronique* et permanente. Ces sup-purations interminables, dont nos pères ont certainement abusé, que nous dédaignons trop aujourd'hui, ces cautères, ces vésica-toires, ces sétons, ces *exutoires* en un mot peuvent fournir une quantité de liquide relativement considérable : BOUVIER avait

établi qu'un séton bien entretenu laissait couler chaque jour j
qu'à 48 grammes de pus. Pour ces exutoires, comme les vési
toires volants ou les abcès provoqués, l'écoulement est ré
surtout par le degré de vitalité du sujet : quand il se tarit, c'e
sauf exception, parce que quelque grave désordre se prép
dans les viscères. L'aphorisme d'Hippocrate trouve encore
sa réalisation, le mal le plus violent fait rentrer l'autre da
l'ombre; le mal intérieur force le mal extérieur à guérir, m
en prenant lui-même un développement rapide qui va comp
mettre la vie du malade.

Il serait important de connaître avec exactitude la composit
chimique, la formule leucocytaire, le coefficient de toxicité,
teneur en microbes de ces liquides thérapeutiquement exsud
Malheureusement, comme s'ils étaient moins intéressants que
liquides pathologiques, ils ont relativement peu tenté les ch
cheurs ; on sait qu'ils sont albumineux, riches en globules
pus, pauvres en microbes, souvent même stériles. Mais les é
des n'ont été sur ces points ni assez suivies, ni assez nombreu
pour pouvoir servir de base à une doctrine quelconque. Le s
point à retenir, c'est que la production de ces exsudats, aussi b
dans les révulsions rapides que dans les révulsions lentes, dén
la participation à ces actes des forces et des agents qui conc
rent aux phénomènes les plus intimes de la nutrition.

**5° Effets de la révulsion**. — Nous nous sommes attac
dans les lignes qui précèdent, en dehors de toute descript
technique, à relever les caractères essentiels, les éléments m
bides ou thérapeutiques, comme on aurait dit à Montpell
de toute révulsion, considérée dans la région même qui a
l'emplacement, le point d'application du révulsif. Voyons main
nant quelles peuvent être, d'une façon générale, les conséquen
de ces faits sur l'ensemble de l'organisme. Ces conséquences v
se retrouver, comme ces éléments eux-mêmes : 1° dans le systè
nerveux, 2° dans le système vasculaire, 3° dans la nutrition.

a. *Effets nerveux*. — L'ébranlement imprimé au système n
veux par la douleur, détermine une série de phénomènes réfle
sensitifs, moteurs, sécrétoires ou inhibitoires, tels que engo

dissement dans le membre intéressé, modifications de la quantité d'urine, excitation générale, etc. Ces phénomènes, peu marqués chez un sujet sain, deviennent très accentués chez un malade : le plus apparent et aussi le plus important, c'est la disparition des douleurs existant dans le voisinage de la région révulsée. Points névralgiques, points de côté, douleurs de nature inflammatoire sont calmés rapidement par un vésicatoire ou par des pointes de feu, calmés passagèrement ou définitivement suivant les cas. Sans opérer comme l'aimant le transfert complet de la sensibilité, les mêmes agents rendent souvent la sensibilité aux régions anesthésiques. Leur action sur les troubles moteurs est moins nette ; cependant on ne saurait méconnaître les bienfaits de la révulsion dans certaines paralysies faciales, non plus que dans l'épilepsie bravais-jacksonnienne ou dans quelques affections médullaires. L'innervation cardiaque, plus que toute autre, est appelée à profiter des grandes excitations périphériques : tandis qu'à l'état normal une vive douleur peut amener l'arrêt brusque de l'organe central de la circulation, rien n'est propre à le remettre en mouvement, au moment d'une syncope, comme un sinapisme ou le marteau de Mayor appliqués à la région précordiale.

L'expérience clinique apprend d'une façon indiscutable que pour obtenir les effets précités, il n'est pas permis de choisir au hasard le point d'application des agents révulsifs. Pour calmer la douleur on choisira le point douloureux lui-même ; pour la paralysie faciale, le point d'émergence de la 7ᵉ paire ; pour l'épilepsie hémiplégique, les membres qui sont le siège des premières convulsions ; pour la syncope, la région précordiale. Ces quelques exemples suffisent à montrer quels avantages peuvent retirer de ce traitement certaines affections qui intéressent directement ou indirectement le système nerveux.

*b. Effets circulatoires.* — On doit à François Franck [1] une série d'expériences précieuses sur les réactions vasculaires qui suivent les excitations de la surface tégumentaire. Alors que les vais-

---

[1] François Franck, *Étude des principaux effets circulatoires locaux et généraux de la révulsion cutanée.* Gaz. hebd., 1892, p. 485.

seaux périphériques se dilatent, les artères des viscères (cerveau, poumons, intestin, foie, testicules, reins, etc.), se resserrent énergiquement au point d'amener une anémie très accentuée de ces organes. Cette décongestion profonde, par dérivation du sang qui se porte à la périphérie, décongestion que l'ancienne médecine avait recherchée et affirmée, est donc scientifiquement établie. Mais comment se fait-elle? Le mécanisme qui la produit n'est-il pas quelquefois dangereux? Est-elle toujours désirable? Ce sont des questions auxquelles il faut tâcher maintenant de répondre.

Le premier effet d'une forte excitation cutanée est de provoquer un resserrement intense des vaisseaux viscéraux et de faire monter d'une façon notable et même exagérée la pression intra-aortique. Cet excès de tension dans l'aorte ne dure pas longtemps : le large écoulement offert au sang dans les vaisseaux superficiels dilatés compense les effets de la vaso-constriction. Cependant il en résulte la nécessité de quelques précautions : « Il ne paraît pas inoffensif pour un système artériel altéré dans son ensemble (athérome, artério-sclérose) ou ayant perdu localement sa résistance normale (dilatation aortique, anévrisme) de subir un excès de tension notable. Il paraît logique d'employer chez les sujets atteints d'affections artérielles les révulsifs à effet progressif (sinapismes, frictions irritantes, topiques excitants) et de conserver quelque méfiance pour les révulsifs à action brusque et douloureuse comme les pointes de feu qui, dans d'autres circonstances, font merveille. » On ne saurait trop complètement approuver ces conseils. Pour ma part, j'ai renoncé à user du thermocautère chez les aortiques, en raison des sensations d'angoisse précordiale que détermine instantanément chez quelques-uns l'application du feu. D'ailleurs cette période initiale de pression artérielle étant en rapport avec la brusquerie de la révulsion, ils supportent parfaitement les agents que François Franck appelle à effets progressifs, et ils en retirent d'excellents résultats.

Les congestions viscérales qui accompagnent les inflammations et les fièvres étaient fort redoutées des anciens médecins. Sous l'influence d'idées théoriques nouvelles, on a été porté à les considérer comme des modes de défense de l'organisme et à les respecter. GRASSET s'insurge avec raison contre cet état d'esprit. Si la congestion a parfois un rôle tutélaire à remplir, il est rare qu'elle ne dépasse pas le but. Qu'elles soient simples ou qu'elles accompagnent l'inflammation, les congestions du cerveau, du poumon, du foie, etc., constituent de grands dangers et ne cèdent souvent qu'à la médication contrefluxionnaire ou révulsive.

Mais, en pareil cas, les conditions de son application sont plus délicates que lorsqu'il s'agit d'affections du système nerveux. Car ici apparaît tout d'un coup la question de savoir où il est préférable d'appliquer les agents révulsifs. Faut-il les mettre le plus près ou le plus loin possible de l'organe malade ? Cette question qui a passionné nos pères, divisés en deux camps, ne saurait être encore tranchée par la physiologie pathologique. GRASSET appliquant ingénieusement les doctrines de BARTHEZ aux idées de la médecine moderne, conclut ainsi : « Dans une poussée aiguë hyperémique brusque sur la poitrine, le trouble vasculaire est en excès ; vous essayez de le combattre en le détournant par des attractions sur un point plus ou moins éloigné. Dans une affection subaiguë ou chronique, quand la fluxion est installée, traîne, ne se résout pas, dans une pleurésie ou une pneumonie, après la chute de la fièvre et la fin du cycle infectieux, vous placez un vésicatoire sur le thorax pour stimuler la circulation locale défaillante, un vésicatoire nécessaire pour la résorption et la guérison [1]. » Ces conseils sont excellents au point de vue pratique ; mais il faut bien reconnaître qu'ils manquent un peu de base expérimentale, car si FRANCK nous a montré l'influence générale des excitations cutanées sur les circulations viscérales, il ne nous a encore rien appris sur les différences de l'action exercée par les révulsifs éloignés et par les révulsifs rapprochés. De cette discussion retenons seulement les faits suivants : dans les lésions inflammatoires, les troubles circulatoires ne jouent pas toujours le rôle tutélaire que de récents doctrinaires lui ont attribué ; dans les cas très aigus, les congestions sont trop actives, il faut les modérer ; dans les cas chroniques, la circula-

---

[1] GRASSET. Leçons de clinique médicale, 3e série, p. 25.

tion languit, il faut l'accélérer. L'étude clinique, appuyée de nouvelles expérimentations, montrera, je l'espère, que les vues de GRASSET sont justes et sa pratique excellente.

c. *Effets sur la nutrition, effets dépurateurs et antitoxiques.* — Les effets nutritifs de la révulsion, le rôle de l'exsudat artificiellement obtenu, les modifications que peut produire sur l'organisme malade l'élimination des liquides et des éléments figurés constituant cet exsudat, tout cela n'a pas été suffisamment étudié. L'importance de ces divers points est difficile à juger au points de vue clinique : tant de malades guérissent sans révulsions, tant d'autres meurent après les applications révulsives, les statistiques sont si trompeuses que la pratique reste hésitante après de longs siècles de discussions. Quoique, en pareille matière, les théories soient bien insuffisantes, on nous pardonnera, la clinique restant indécise, d'insister sur les points suivants. Dans les lésions infectieuses et inflammatoires, on a cru depuis quelques années que la phagocytose suffirait à la fois à tout expliquer et à tout guérir. Favoriser la phagocytose, l'augmenter, au besoin même activer les congestions, en vue de cette phagocytose, voilà depuis quelques années le but que semblent poursuivre certains médecins. Les lignes suivantes si judicieuses, dues à SOLLES et BAILLET [1], ne sont-elles pas faites pour refroidir un peu cet enthousiasme : « Les cellules phagocytes en capturant les bacilles sont prises elles-mêmes au piège de leur propre phagocytose. Le parasite, prisonnier de la cellule amiboïde, tue son vainqueur et fait de cet élément anatomique naguère si mobile des amas cellulaires, morts, désormais immobilisés. » KIENER [2] exprime la même pensée sous une autre forme. Pour ces auteurs, il est clair que les phagocytes morts encombrent nos organes, et que leur décomposition cadavérique est une cause d'intoxication aussi active et plus active même que les toxines microbiennes. Je me permettrai d'ajouter que les leucocytes non seulement s'emparent des germes vivants, mais très probable-

[1] SOLLES ET BAILLET, *Infection caséique dans la tuberculose pulmonaire*, Bulletin Soc. Anat., Bordeaux, 1898. p. 248.

[2] KIENER, cité par GRASSET. *loc. cit.*, p. 12.

ment aussi de tous les poisons solubles et insolubles qui circulent dans nos organes et que le nombre doit être immense de ceux qui succombent dans cette lutte pour la défense de l'économie.

Il n'est pas déraisonnable de croire que les solutions de continuité faites sur les téguments par les agents révulsifs peuvent servir de portes de sortie pour expulser ces leucocytes morts, qui constitueraient ainsi les globules de pus de l'exsudat. LANDERER a démontré que les globules blancs chargés de corps étrangers étaient électivement véhiculés vers les points lésés. N'est-il pas logique de croire que les phagocytes chargés de débris de microbes ou de toxines seront électivement amenés aux plaies artificielles ou aux foyers de suppuration, et que l'organisme sera ainsi débarrassé de leur présence dangereuse. Ainsi se comprendrait le rôle important de l'exsudat dans la révulsion, rôle essentiellement dépurateur et antitoxique.

**6º Indications générales**. — Les pages, très écourtées qui précèdent, sont insuffisantes pour faire l'histoire physiologique de la révulsion ; mais elles suffisent pour montrer que la révulsion reste victorieuse de toutes les attaques qu'on lui fait subir au nom de la médecine moderne, et que c'est justement dans cette médecine moderne qu'elle trouve et qu'elle trouvera de plus en plus les arguments nécessaires à sa défense.

Quelles sont maintenant les indications de la révulsion ? Nous venons de voir que cette méthode pouvait agir sur les affections douloureuses, congestives, inflammatoires et toxi-infectieuses. Or, n'est-ce pas à peu près toute la pathologie ? La révulsion doit donc trouver, et elle trouve, en effet, son emploi dans un très grand nombre d'affections. Malheureusement les moyens dont elle dispose, comme tous ceux qui constituent les multiples ressources de la thérapeutique, sont souvent infidèles et ont souvent aussi leurs inconvénients et leurs dangers. Il n'est donc pas possible d'établir d'une façon générale et précise à la fois les indications de la révulsion ; il s'agit de prendre les procédés de révulsion et de voir pour chacun d'eux ce que l'on est en droit de craindre et d'espérer de son application.

29.

A titre général nous pouvons dire seulement : parmi les agents de révulsion, les uns agissent *instantanément* ou presque *instantanément,* les autres *rapidement*, les derniers *lentement* et d'une *façon continue*. Les premiers, qui provoquent surtout la douleur locale et la rubéfaction, conviendront dans les cas où le système nerveux est violemment troublé et a besoin d'un stimulant brusque et énergique, par exemple dans les *syncopes*, les *collapsus*, les *états apoplectiformes*. Les seconds auront une action vasculaire prédominante et conviendront aux affections aiguës et subaiguës inflammatoires : *pneumonies, congestions pulmonaires, hépatiques, cérébrales*, etc. Les derniers enfin, remarquables par leur influence sur la composition de nos humeurs, trouveront leur application quand il y aura lieu de lutter contre les *maladies chroniques*, contre les *infections à marche lente* ou peut-être même contre *certaines auto-intoxications*.


## ARTICLE II

## AGENTS DE LA RÉVULSION

Les agents employés pour obtenir la révulsion sont très nombreux ; suivant le degré d'excitation provoquée, on détermine simplement la rougeur de la peau, *rubéfaction;* le soulèvement de l'épiderme en petites cloches isolées, *vésiculation* et *pustulation*, ou en une large phlyctène, *vésication;* la destruction du corps papillaire, *cautérisation;* la formation de foyers de suppuration profonds *abcès de fixation*, ou superficiels *exutoires*. Les mêmes substances, suivant la durée ou le mode de leur application, donnent des résultats différents : nous les classerons d'après le résultat qu'on recherche le plus habituellement de leur usage.

### § 1. — RUBÉFACTION

La rubéfaction convient aux cas où il importe d'agir vite : *suffocation, orthopnée, algidité générale* ou *partielle, syncope*, etc. On l'obtient par des *frictions au gant de crin, au gant de flanelle*, etc., par l'application de *sacs de sable chaud*, de *sacs de caoutchouc pleins d'eau chaude*, etc.

L'*éponge imbibée d'eau très chaude*, appliquée au-devant du larynx d'un enfant qui suffoque est un excellent moyen de combattre les accès de suffocation de la *laryngite striduleuse*, et même passagèrement ceux du *croup* (GRAVES, TROUSSEAU). Le *marteau* de MAYOR, marteau vulgaire trempé dans l'eau à 60 à 70°, appliqué ensuite sur les régions épigastrique et précordiale, combat efficacement la syncope cardiaque et la syncope respiratoire.

Les rubéfiants les plus usités sont la *moutarde* et l'*ortie*.

La *moutarde noire*, *Brassica nigra* (Crucifères), donne des graines que l'on réduit en une poudre jaune rougeâtre, d'une odeur piquante. Cette *farine de moutarde*, traitée par l'*eau froide* ou *tiède*, laisse développer une *essence* qui est rubéfiante et que l'on utilise de façons très variées. On la mêle avec un peu d'eau et on en forme une bouillie que l'on étale entre un linge et une mousseline (*sinapisme*) ; on la mélange dans la proportion d'un quart à de la farine de lin ou on en saupoudre un cataplasme de farine de lin tout préparé (*cataplasme sinapisé*) ; on trouve dans les pharmacies des feuilles de papier épais, sur lesquelles la moutarde est fixée en couches minces, et qu'il suffit d'humecter pour en développer les propriétés irritantes (*sinapismes en feuilles*) ; on ajoute à un bain de pieds 40 à 50 grammes de farine de moutarde (*pédiluve sinapisé*); ou l'on met dans un bain entier un nouet contenant 250 grammes de cette farine (*bain sinapisé*).

Ces différents modes d'emploi déterminent une vive rougeur, avec cuisson insupportable, sur les points intéressés. La sensation de brûlure est bientôt assez violente pour exiger la suppression du topique. La rougeur provoquée persiste plusieurs jours et laisse souvent après elle une pigmentation passagère.

Les sinapismes, aux membres inférieurs, conviennent aux *congestions cérébrales*, aux *attaques apoplectiformes;* il faut éviter, chez les sujets dans le coma, de les oublier après les avoir placés; grâce à l'insensibilité du malade, ils provoquent au bout de quelques heures de vraies brûlures et des escarres.

Les cataplasmes sinapisés soulagent la dyspnée et combattent les phénomènes congestifs des broncho-pneumonies ou des pleuro-pneumonies ; on les applique sur le thorax au niveau du point malade. Les bains sinapisés se prescrivent dans les bronchites intenses, dans le collapsus et dans le choléra infantile. Les pédiluves sinapisés sont utiles dans les céphalées congestives.

L'*ortie*, *Urtica urens* (Urticées), provoque par le contact de ses feuilles velues des démangeaisons et des plaques d'œdème cutané connues de tous. Des frictions générales aux feuilles d'ortie sont un bon moyen, trop peu employé, pour ramener à la peau les exanthèmes, la rougeole en particulier, quand l'éruption en est retardée par une congestion viscérale (TROUSSEAU) ; limitées aux cuisses, elles serviraient à rappeler l'écoulement menstruel.

La *teinture d'iode* a été étudiée (t. I, p. 204).

## § 2. — VÉSICULATION ET PUSTULATION

L'application de quelques substances à la surface de la peau y provoque la formation de vésicules ou de pustules.

Ce procédé est de moins en moins utilisé.

Le *tartre stibié* mélangé à l'axonge (1/3) n'est plus du tout usité (pommade d'Autenrieth) ; il en est de même de l'huile de *Croton tiglium*. L'action très infidèle de ces remèdes, leur efficacité douteuse, les cicatrices indélébiles qui succèdent à leur emploi, légitiment cet abandon. On applique quelquefois encore des *emplâtres de thapsia* (*Thapsia garganica*, *faux fenouil*), qui provoquent par leur contact une vive rougeur avec semis de petites vésicules. Dès que la rougeur apparaît, ce qui exige un délai des plus variables, il faut enlever le topique. Le thapsia est indiqué dans les laryngo-trachéites, dont il calme assez rapidement la toux. Mais il provoque chez les enfants des démangeaisons extrêmement pénibles qui les agitent et entretiennent l'insomnie. En outre, quand le malade s'est gratté et a chargé ses ongles tout à la fois du liquide suinté et de quelques débris de thapsia, il peut, en portant ses doigts ailleurs, aux yeux en particulier, déterminer sur ces points une irritation très fâcheuse.

## § 3. — VÉSICATION

La vésication consiste dans la production artificielle, en un point déterminé, d'une large phlyctène, pleine d'une sérosité claire, accumulée entre l'épiderme et le corps muqueux de Malpighi, et tout à fait comparable à celle que détermine une brûlure au second degré.

**1° Ammoniaque.** — Plusieurs moyens sont capables de produire la vésication. Le plus anciennement employé, c'est l'application de l'emplâtre cantharidé. Comme il n'est pas sans inconvénient, et qu'il agit assez lentement on a proposé de lui substituer divers autres agents ; c'est ainsi que le contact d'une rondelle de linge ou d'amadou imprégnée d'ammoniaque et protégée contre l'évaporation par un verre de montre, une pièce de monnaie ou un appareil quelconque suffit à donner en quelques minutes une phlyctène de vésication. La pommade de GON-DRET (suif de mouton et axonge : àà 10 grammes ; ammoniaque à 0.92 : 20 grammes) agit de même en cinq ou dix minutes.

**2° Menthol et chloral.** — Le menthol et le chloral, associés en proportions diverses à des masses emplastiques, constituent aussi de bons emplâtres vésicants, mais dont la formule définitive n'est pas encore fixée (DUBREUILH).

Le but des médecins et des pharmaciens qui s'attachent à ces recherches est de doter la thérapeutique d'un vésicatoire incapable de provoquer, comme le font les cantharides, des néphrites et des cystites. On ne saurait trop encourager ces études : mais il ne faut pas se bercer de trop grandes illusions. Les excitations cutanées, les brûlures étendues peuvent provoquer l'albuminurie ; et il est à craindre que la vésication, par elle-même et indépendamment de l'agent qui la détermine, ne soit toujours responsable de quelques accidents.

**3° Cantharides.** — La cantharide étant l'agent le plus employé, c'est d'elle que nous allons maintenant nous occuper d'une façon spéciale.

La cantharide est un insecte coléoptère, d'un vert brillant et doré, dont l'histoire zoologique est fort intéressante, et que l'on recueille sur les frênes dans la région du Midi et en Italie. Séchée et pilée, elle donne une poudre dont le principe actif est la *cantharidine* $C^{10}H^{12}O^4$. Cette poudre mêlée à la résine élémi (100), à l'huile d'olive (40), à la cire jaune (400), à la dose de 420, forme l'emplâtre vésicant. Celui-ci étalé en couche mince et suivant une forme à déterminer dans chaque cas, sur un morceau de peau blanche ou de sparadrap, constitue le vésicatoire.

**4° Vésicatoire cantharidé**. — L'application d'un vésicatoire sur la peau est suivie d'une sensation d'engourdissement, puis d'une douleur cuisante, qui s'apaise au moment où l'épiderme se soulève ; au bout d'un temps variable, deux heures chez les enfants, six à huit heures chez l'adulte, les petites vésicules qui se sont formées isolément sont devenues confluentes, une large bulle est constituée, correspondant à l'étendue même du vésicatoire. La sérosité qui la remplit est claire, quelquefois un peu louche contenant des leucocytes vivants chez l'adulte, morts chez le vieillard (MAUREL).

Le vésicatoire étant alors enlevé, on le remplace, après avoir évacué la bulle, par un pansement aseptique à la vaseline boriquée ou simplement à l'ouate hydrophile, et la guérison s'effectue en quelques jours.

**5° Accidents du vésicatoire**. — Les accidents que l'on a imputés au vésicatoire et dont il est en effet le plus souvent responsable sont nombreux.

a. *Accidents locaux*. — Localement, il peut y avoir *sphacèle de la peau*, ou *ulcération profonde* du derme, si le topique est resté trop longtemps appliqué, ou si le sujet a des tissus dont la nutrition est compromise par une cachexie grave (albuminurie, diabète). Il peut y avoir des complications septiques accidentelles : *erysipèle, diphtérie*, etc., qu'on aurait dû éviter par de bonnes mesures prophylactiques, mais qui ont trouvé dans la solution de continuité de l'épiderme une voie facile à leur introduction. La cicatrisation laisse après elle des *plaques pigmentaires*, souvent indélébiles ; la surface vésiquée est assez souvent, pendant les premières semaines, le siège de *furoncles*, *d'anthrax* ou *d'ecthyma*. Ce dernier inconvénient peut survenir même dans les cas où la surveillance a été irréprochable.

b. *Accidents généraux*. — Les accidents généraux sont plus importants encore. Le plus fréquent, tout au moins le plus apparent, c'est la *cystite* avec ténesme du col vésical, urines chargées de muco-pus, quelquefois d'un peu de sang, quelquefois de membranes fibrineuses. Les phénomènes douloureux ne durent guère que vingt-quatre à quarante-huit heures et disparaissent seuls ou par la médication alcaline. La *néphrite*, due comme la cystite à l'absorption de la cantharidine, ou plutôt à son élimination par les reins et à sa circulation dans le tractus urinaire, est un accident plus insidieux et plus grave. Il se produit sans attirer l'attention ; l'urine devient rare, si rare quelquefois que c'est véritablement l'*anurie*, elle est riche en albumine ; l'urémie peut survenir. Ce terrible accident m'a semblé fréquent surtout chez les enfants, il peut ne pas être mortel si le rein était primitivement sain. Mais si cet organe était déjà altéré ou insuffisant, il peut entraîner la mort. En dehors de la néphrite, le vésicatoire peut-il amener une diminution de la sécrétion urinaire ? J'ai fait faire quelques recherches à ce sujet, elles n'ont pas donné de résultats concluants.

Des *érections douloureuses*, plutôt qu'un véritable *priapisme*, de l'*agitation*, de l'*insomnie*, la *dilatation pupillaire* sont des incidents qui s'ajoutent fréquemment aux précédents.

On a voulu faire de ces accidents un motif pour interdire absolument l'usage du vésicatoire. Le procédé de discussion n'est pas logique. En effet il n'est pas un seul remède qui n'ait malheureusement à porter la responsabilité de quelques accidents ; en second lieu, le plus souvent ils peuvent être évités par des précautions judicieuses relatives aux dimensions, à la durée d'application de l'emplâtre et aux pansements ultérieurs ; enfin, quoique la statistique soit impossible à établir, ils sont en réalité trop rares pour légitimer une pareille proscription. La vraie question, celle qui aurait dû être le plus complètement discutée et qui l'a été le moins, quand on a instruit récemment le *Procès du vésicatoire*, ce n'est pas celle des accidents locaux, ni même celle de la néphrite cantharidienne, ni encore celle de l'intoxication, c'est de savoir à quelles maladies le vésicatoire fait du bien, à quelles autres il fait du mal. Or sur ce point, malgré la pratique plusieurs fois séculaire de la médecine, nous ne sommes pas encore bien éclairés.

**6° Indications**. — Il y aurait peut-être lieu de chercher si l'action du vésicatoire est la même dans les maladies fébriles et dans les maladies apyrétiques, mais la distinction n'ayant pas été faite, nous nous bornerons à rechercher les effets thérapeutiques obtenus dans les affections où les praticiens ont l'habitude de recourir à son emploi.

a.*Pneumonie et broncho-pneumonies*. — L'opinion semble à peu près faite sur ce point. Le vésicatoire n'abrège en rien la durée de ces maladies. En empêche-t-il l'extension? Ce n'est pas démontré. Favorise-t-il la résorption des exsudats au moment de la défervescence. C'est possible, si la résolution est lente à se faire.

Partant de là, il n'apparaît pas comme un remède dont l'emploi doit être très répandu dans ces affections. Il l'est cependant et le sera longtemps encore; car il soulage excellemment deux des plus pénibles symptômes : le *point de côté* et la *dyspnée*. En dehors de l'injection de morphine, rien ne calme cette douleur atroce du point de côté comme un petit vésicatoire, appliqué *loco dolenti;* sous son influence elle disparaît et ne reparaît plus. Contre la suffocation, contre la sensation de plénitude thoracique qui étouffe le malade, c'est encore un moyen très efficace, mais dont l'action n'est ici que temporaire comme celle de la saignée. Le malade qui a une première fois bénéficié de ce soulagement, le réclame bientôt à nouveau.

Le vésicatoire ne guérit ni les *pneumonies*, ni les *broncho-pneumonies* mais au cours de ces affections, il peut avoir des indications très nettes.

b. *Pleurésie.* — Il en est de même dans la pleurésie. BARTH en fait un très grand éloge dans la *pleurésie sèche.* Quand il y a *épanchement,* sans aller jusqu'à croire avec LABORDE que le vésicatoire favorise la suppuration, j'avoue n'avoir pas vu une seule fois le liquide diminuer après son application. Je l'ai vu par contre provoquer nettement des accès de fièvre, au cours de la défervescense très lente d'une pleurésie aiguë. Quand la période inflammatoire est passée, si l'on juge inopportun de pratiquer le thoracentèse ou si le liquide se reproduit obstinément après les ponctions, une série de petits vésicatoires peut avoir son utilité.

c. *Phtisie pulmonaire.* — Avec GRANCHER, la plupart des praticiens considèrent les petits vésicatoires répétés, comme un des meilleurs moyens de combattre un foyer limité de *tuberculose apyrétique* ou très légèrement fébrile. Le nombre des tuberculeux est, hélas! assez considérable pour qu'on puisse bien étudier ce facile traitement. Je l'ai fait et je n'hésite pas à me ranger à cette opinion; j'ai connu des malades qui, à la moindre gêne thoracique, au plus petit retour de toux opposaient l'application d'un petit emplâtre cantharidé, les uns ont eu une très longue survie, les autres peuvent être considérés comme guéris. Le mode d'action de la cantharide dans ces cas a été précédemment étudié (**voy.** t. II, p. 275).

d. *Aortite, congestions pulmonaires.* — Les douleurs si angoissantes de l'aortite avec dilatation de la crosse, les congestions pulmonaires si subites et si fréquentes, si graves en même temps, qui accompagnent cette lésion, m'ont toujours paru avantageusement combattues par le vésicatoire, appliqué à la région présternale ou au niveau du point congestionné.

e. *Péritonite aiguë, péritonites chroniques.* — Le vésicatoire était autrefois le traitement inévitable de la péritonite; j'ai vu couvrir le ventre d'un seul vésicatoire, sans succès d'ailleurs. La glace ou les cataplasmes, l'opium sont des traitements préférables quand l'inflammation est aiguë et générale; mais dans les péritonites localisées, l'application répétée de petits révulsifs est encore utile; elle calme bien les douleurs persistantes des pelvi-péritonites et des inflammations annexielles.

f. *Autres inflammations.* — Il est souvent difficile de se refuser à prescrire un vésicatoire à la nuque dans les *méningites*, à la région précordiale dans les *péricardites* et les *endocardites*. Est-ce réellement utile aux malades ? Je ne sais ; je ne crois pas d'ailleurs que ce leur soit nuisible.

g. *Rhumatisme articulaire, arthrites aiguës.* — Sur les *hydarthroses*, VELPEAU appliquait des vésicatoires monstres, enveloppant toute la jointure. L'enveloppement simple avec ouate et gutta-percha est préférable et donne d'aussi bons résultats. Cependant si des douleurs persistent en un point de l'article, un vésicatoire de 4 à 5 centimètres de côté pourra efficacement les combattre. Quant au *rhumatisme articulaire*, on ne peut s'empêcher de remarquer que les mêmes auteurs conseillent ces applications au niveau des jointures, pour y combattre la fluxion inflammatoire, quand elle est trop aiguë, et pour l'y rappeler quand elle en a disparu au moment des complications cérébrales. Ce défaut de logique jette un certain trouble dans l'esprit.

h. *Affections du système nerveux, névralgies.* — L'épilepsie *jacksonnienne* est souvent améliorée, quelquefois guérie par le vésicatoire. Ce procédé connu depuis longtemps a été méthodisé par PITRES et CROZES, dont on fera bien de suivre la technique : application réitérée de vésicatoires en bracelet de 3 à 4 centimètres de hauteur autour du membre dont l'extrémité est le siège de l'aura. Si l'aura se déplace, on les appliquera au-dessus du nouveau siège. Les vésicatoires sont supérieurs à tous les autres révulsifs ; il faut quelquefois en placer une douzaine successivement.

Les *affections spinales subaiguës* peuvent être traitées par des vésicatoires en forme de bandes étroites disposées de part et d'autre du rachis. Des bandes semblables peuvent être appliquées le long des cordons nerveux, atteints de *névralgies*. Mais il est préférable de mettre les emplâtres au niveau des points douloureux et en particulier du point apophysaire, qui manque si rarement dans les vraies névralgies (TROUSSEAU, ARMAINGAUD).

i. *Usages divers.* — Il n'est guère d'affection contre laquelle le vésicatoire n'ait été un jour ou l'autre conseillé : *otites aiguës, conjonctivites, iritis, orchites, adénites, périostites circonscrites,* etc.

N'omettons pas de signaler la *pelade*, sur les plaques éburnées de laquelle on a longtemps appliqué des révulsifs. La teinture de cantharides diluée est de beaucoup préférable.

**7° Contre-indications**. — La *néphrite* est la véritable contre-indication du vésicatoire. Quand elle existe préalablement, à l'état aigu ou chronique, elle commande absolument l'abstention, sous peine d'accidents très redoutables. C'est donc une précaution que tout médecin consciencieux ne négligera jamais, d'examiner l'urine du malade avant de formuler sa prescription.

Mais si la recherche de l'albumine est négative, il faut se souvenir que la cantharide est capable par elle-même de provoquer l'inflammation rénale. Or certaines circonstances rendent à cet égard le rein plus vulnérable ; elles constituent le cas échéant des contre-indications. Ce sont :

1° L'*âge* : la toute petite enfance et la vieillesse sont à cet égard plus susceptibles ; mettre un vésicatoire à un homme *âgé* et *artério-scléreux*, c'est presque à coup sûr le condamner à mort. Les pneumonies des vieillards ne guérissent que si on n'a pas mis de vésicatoires ;

2° La *fièvre* : elle n'est pas par elle-même prohibitive, mais si elle est symptomatique d'une infection apte à se porter facilement sur le rein (grippe, fièvre typhoïde, scarlatine, diphtérie, etc.), elle interdit l'application de la cantharide, qui presque à coup sûr, en pareil cas, provoque la néphrite ;

3° Les *auto-intoxications* : le *diabète* et l'*ictère* s'opposent à cette médication presque aussi nettement que l'*albuminurie* elle-même.

**8° Modes d'application**. — L'emplâtre vésicant est appliqué sur la peau nue, rasée ; il est généralement saupoudré de camphre ou revêtu d'une mince feuille de papier de soie huilée, précautions destinées à prévenir l'absorption de la cantharide et la cystite. Le malade ingérera pendant que le vésicatoire restera en place, 3 grammes de bicarbonate de soude sous forme d'eau de Vichy, de Vals, ou en nature, dans le but d'atténuer l'action irritative sur le rein.

La durée d'application sera de deux heures chez l'enfant, de huit à dix heures chez l'adulte. Si au bout de ce temps, la phlyctène n'est pas formée, il suffira de remplacer l'emplâtre par un cataplasme sous lequel elle apparaîtra d'elle-même.

Les dimensions devront être restreintes : 3, 4, 5 centimètres. de côté ; les grands vésicatoires exposent davantage aux accidents, font des plaies étendues qui gênent ultérieurement le décubitus ou les mouvements respiratoires, n'obtiennent pas d'effet utile plus nettement que les petits.

Les pansements se feront aseptiquement avec de la vaseline boriquée, de l'huile fine, du cérat, de l'ouate hydrophile, plus tard avec la poudre d'amidon ou de talc.

Au lieu du vésicatoire ordinaire, on peut employer : 1° le *collodion cantharidé* (collodion, 1900 ; huile de jusquiame, 97 ; cantharidine, 3) qui convient pour badigeonner les surfaces irrégulières où l'emplâtre s'adapterait mal ; 2° le *cantharidate de soude*, vésicatoire liquide.

La *teinture de cantharides* (cantharidine, 10, alcool 100), associée dans la proportion de 1/10 au baume de FIORAVANTI, est un bon topique pour les plaques de *pelade*, à condition de l'employer avec persévérance, pendant cinq à six mois environ, et avec toutes les précautions d'hygiène nécessaires (voy. t II, p. 458) ; elle fait partie de la pommade de DUPUYTREN, si réputée contre l'*alopécie*. Ces topiques sont d'ailleurs très légèrement révulsifs ; ils ne provoquent pas la formation de phlyctène et sont simplement excitants.

## § 4. — CAUTÉRISATION

La cautérisation au *fer rouge, cautère actuel*, avec des tiges de fer de formes variées, a été pendant longtemps une des pratiques quotidiennes de la médecine. *Tumeurs blanches, arthrites simples, névralgies, foyers de tuberculose, douleurs rachidiennes, affections spinales,* etc., ont été pendant des années traitées par les *pointes* ou par les *raies de fer* (cautérisation ponctuée, transcurrente, etc.). J'ai dans ma jeunesse entretenu plus d'une fois le feu du réchaud où chauffaient les fers, et qui donnait l'aspect des préparatifs d'un supplice aux apprêts de la visite hospitalière. L'invention si ingénieuse de PAQUELIN, le *thermo-*

*cautère*, a fait oublier ces anciens procédés : c'est avec des lames
creuses de platine, dont l'incandescence est entretenue par un
courant d'air saturé d'essence minérale, que l'on pratique ces
cautérisations; et on en use beaucoup moins. Cependant, dans
bien des affections chroniques, on y recourt encore avec avantage;
les pointes de feu restent toujours un bon remède pour les
*névralgies sciatiques* rebelles, pour les tuberculoses avec points
douloureux dans les espaces intercostaux. Quant aux *néphrites
chroniques*, MANQUAT pense qu'il est plutôt nuisible d'en appliquer
à la région lombaire, et je ne suis pas loin de partager son opinion. Certains *spasmes* cèdent bien à la cautérisation ignée; j'ai
vu bien des fois mon maître Cusco faire cesser le *blépharospasme*
qui accompagne les kératites, par deux légères raies de feu parallèles au bord des paupières supérieure et inférieure.

## § 5. — ABCÈS DE FIXATION

Il y a quelques années, M. le professeur FOCHIER (de Lyon),
remarquant que, dans les grandes maladies infectieuses, l'évolution devient très rapidement favorable si, sur un point quelconque du corps, il se forme une collection purulente, eut l'idée
de reproduire artificiellement ce processus naturel. Il fit à des
malades atteints de *septicémie puerpérale* des injections hypodermiques d'essence de térébenthine, et dès qu'un abcès était
formé au point injecté, il voyait la fièvre tomber et la guérison s'effectuer. Pensant que l'infection d'abord généralisée
était pour ainsi dire attirée et localisée au niveau de l'injection,
il donna à ces abcès le nom *d'abcès de fixation*. Les premières
communications de FOCHIER eurent d'abord un grand retentis-
sement ; mais elles semblent avoir entraîné peu de médecins à
user de cette pratique. Comme il arrive souvent, les arguments
théoriques ont eu raison des faits cliniques pourtant bien
observés.

Des études microbiologiques précises ont démontré que le pus
de ces abcès était stérile ; dès lors, a-t-on dit, à quoi bon provoquer un abcès dont le pus ne contient ni streptocoques ni pneumocoques, c'est une lésion de plus, et voilà tout. Le raisonne-

ment n'est pas irréfutable. Il me semble que si le pus de ces abcès était fécond, c'est surtout alors qu'on pourrait dire qu'il ne représente qu'une lésion de plus. Mais obtenir un pus stérile dans un organisme infecté de germes pathogènes, n'est-ce pas au contraire la preuve que ces abcès ont réellement un caractère spécial? Que l'abcès soit primitivement ou secondairement stérile, que les microbes pathogènes n'y soient jamais venus, ou qu'ils y soient morts, c'est là un fait très important et qui ne comporte à aucun degré la conclusion généralement adoptée que ces abcès sont inutiles.

On peut imaginer telle explication que l'on voudra sur la pathogénie et le rôle de ces abcès, supposer que la térébenthine dans les cas de succès agit plutôt par son absorption, que par l'irritation locale qu'elle détermine, penser que les globules de pus sont précisément des phagocytes chargés des dépouilles des microbes et qui morts dans la lutte sont expulsés de l'organisme par la formation même de l'abcès; on pourra faire encore sur le même thème les hypothèses les plus variées. Mais il faudra toujours reconnaitre les faits suivants.

Après une injection d'un ou deux centimètres cubes d'essence de térébenthine, injection que l'on fait à la paroi abdominale ou à la face externe de la cuisse, le malade éprouve une douleur qui va grandissant les deux ou trois premiers jours. La fièvre est peu influencée par l'inflammation locale qui se développe et qui aboutit à la formation de l'abcès. Plus cette inflammation est nette et franche, plus le pronostic est favorable; et souvent, contrairement à ce qui se passe dans les abcès infectieux, la fièvre tombe avant que l'abcès ait été vidé. Si au contraire la maladie marche mal, si des complications surviennent, l'abcès ne se forme pas, et tout se borne à un peu de gonflement autour de l'injection. Quand la collection purulente est formée, il n'y a aucun intérêt à se hâter de l'inciser; quand elle est évacuée au dehors, soit spontanément, soit artificiellement, on fait des pansements humides aseptiques pour éviter la contamination secondaire de l'abcès.

Le rapport entre l'évolution de l'abcès et celle de la maladie infectieuse, ainsi établi par FOCHIER au point de vue du pronostic, est incontestable. Quelle influence l'abcès exerce-t-il sur la maladie ? C'est là le point important, et c'est aussi le point obscur. Je commence à avoir une certaine expérience de cette méthode de révulsion ; j'en ai pratiqué 27 dans le dernier semestre avec le concours dévoué de mon interne Ch. Duvergey, et j'ai traité ainsi les cas les plus variés (*pneumonie, broncho-pneumonie, fièvre puerpérale, tuberculose fébrile*, etc.). Je crois fermement à leur influence très heureuse sur la terminaison des infections ; car je n'ai appliqué le traitement qu'à des malades très gravement atteints et je n'ai eu que deux décès. Mais il est évident que ma statistique est encore trop modeste pour constituer un argument valable en faveur de la pratique inaugurée par Fochier.

### § 6. — Exutoires (vésicatoire permanent, cautère, séton)

Il y a cinquante ans à peine, l'usage des *exutoires* était absolument régulier. Il n'y avait pas d'affections chroniques pour laquelle on n'appliquait soit un *vésicatoire permanent*, soit un *cautère*, soit un *séton*.

Le vésicatoire permanent est un vésicatoire vulgaire qu'on empêche de cicatriser et à la surface duquel on applique quotidiennement un topique irritant ; on le plaçait généralement au bras, au niveau de l'empreinte deltoïdienne, quelquefois à la jambe, et on l'entretenait pendant des mois et des années.

Le cautère consiste dans la destruction limitée d'un point de la peau, grand comme une pièce de 50 centimes environ, à l'aide de la poudre de Vienne ou de tout autre caustique ; la plaie ainsi obtenue est entretenue à l'aide d'un pois d'iris enduit de pommade irritante. Le cautère s'appliquait à la partie interne de la jambe, au-dessus de la saillie du mollet, ou au creux de l'estomac.

Le séton est une plaie à deux orifices, que l'on faisait généralement par transfixion d'un pli de peau à la nuque. Une mèche à bords effilés empêchait la cicatrisation, la pommade irritante dont on l'enduisait entretenait la suppuration.

Cette pommade, dont l'usage se combinait avec le vésicatoire permanent, le cautère ou le séton, était la *pommade épispastique*, à base de *garou* ou *sainbois (Daphne Gnidium)*.

Le vésicatoire était prescrit aux enfants lymphatiques, scrofuleux, porteurs de ganglions, atteints d'*eczémas rebelles des paupières*, des *oreilles*, etc., atteints de *bronchites* à répétition, de *céphalées persistantes*, etc.

Le cautère était conseillé aux personnes souffrant de *gastralgies* rebelles, d'*asthme*, aux femmes au moment de la *ménopause*, aux malades chez lesquels des antécédents héréditaires ou personnels suspects faisaient redouter la formation de *néoplasmes viscéraux*. L'esprit des anciens médecins avait été frappé de la rareté des tumeurs malignes chez les porteurs d'ulcères à la jambe. On appliquait volontiers des cautères sur le haut de la poitrine chez les *tuberculeux*.

Le séton était le remède héroïque dans les *affections rebelles des yeux* chez l'adulte et dans les affections cérébro-spinales chroniques (*paralysie générale*, etc.).

Plus d'une complication septique ou inflammatoire, érysipèle phlegmon, abcès, gangrène, etc., a été souvent la conséquence de ces plaies suppurantes par où devaient s'écouler toutes les humeurs peccantes, et qui souvent épuisaient les forces. L'abus qu'on a fait de ces exutoires est indéniable. Est-ce à dire qu'ils n'aient jamais rendu de services ? j'avoue qu'à mon sens ils sont quelquefois utiles : j'ai vu quelques vieux malades porteurs de cautères, chez lesquels survenaient des infections viscérales dès qu'ils cessaient d'entretenir leur suppuration accoutumée ; j'ai vu quelques jeunes sujets chez lesquels l'application de vésicatoires, faite parfois à mon insu, a amené la disparition de phénomènes préoccupants du côté de la tête ou de lésions rebelles des yeux et des oreilles. L'humorisme moderne n'est pas loin de se prêter plus ou moins complaisamment à une interprétation favorable à l'action de ces vieux remèdes, et il serait bon de reviser à la lumière des doctrines médicales contemporaines, le procès des exutoires trop sommairement condamnés il y a un demi-siècle.

# SIXIÈME PARTIE

## AGENTS PHYSIQUES ET MÉCANIQUES

L'ancienne matière médicale ne comprenait que des produits végétaux et animaux. Plus tard elle s'est enrichie de nombreux produits chimiques. Aujourd'hui la thérapeutique use de plus en plus des agents physiques et mécaniques : leur influence s'exerce, non pas sur un organe spécial, ni sur une maladie particulière, ni même directement sur la nutrition ; mais en stimulant nos tissus, les systèmes nerveux et vasculaire en particulier, ils rétablissent les conditions normales du fonctionnement de plusieurs de nos organes, et exercent sur l'organisme une influence considérable, et qui sera de plus en plus utilisée à mesure qu'elle sera mieux connue. Nous ne pourrons pas étudier cette partie de la thérapeutique avec autant de détails que nous l'aurions désiré ; mais il nous a paru utile de grouper ensemble ces différents agents et d'établir, ne fût-ce que sommairement, le programme de leurs actions curatives ; ils constitueront certainement les plus précieux auxiliaires de la médecine de l'avenir (voy. GUIMBAIL, *Thérapeutique par les agents physiques*).

ARTICLE PREMIER

REPOS

**1° Repos et exercice.** — Notre siècle si enthousiaste pour tous les sports a vu aussi préconiser les traitements par le repos, et par un contraste singulier, c'est de l'Amérique, c'est du pays où les sports sont le plus en honneur, que nous sont venues les premières applications méthodiques du repos. L'abus des exercices a sans doute obligé les médecins à comprendre qu'il y avait quelquefois intérêt à les supprimer complètement. Or *repos* et *exercice physique* ont chacun sa physiologie spéciale, et par suite ses indications et ses contre indications ; chacun a aussi ses modes d'application, qui en représentent en quelque sorte la posologie, et on peut les étudier comme de vrais agents médicamenteux.

**2° Action physiologique.** — Considéré au sens thérapeutique, le repos ne comprend pas seulement la cessation du travail manuel et intellectuel, mais la réduction au minimum possible de tous les mouvements, et par conséquent à son dernier degré, il va jusqu'à l'*alitement*. Il peut s'appliquer à telle ou telle fonction, le repos de l'organe souffrant étant une des indications les plus urgentes, dans les états aigus. Considéré à ce point de vue, il pourrait comprendre la diète, dans les affections des voies digestives ; le silence, dans les lésions des oreilles ; l'isolement, dans les névroses, etc. Ces divers points ont été visés à propos des médications applicables aux différents appareils viscéraux. Nous ne retiendrons ici que ce qui a trait au repos physique et à l'alitement.

Chez l'homme sain, les effets sont différents suivant qu'on les considère après un repos court ou un repos prolongé. Dans le premier cas, ce qui frappe immédiatement c'est le ralentissement du pouls que WEIR MITCHELL évalue à 20 pulsations par minute, le ralentissement des mouvements respiratoires qui de 23 dans la position debout passe à 19 dans la position assise et à 13 dans le décubitus dorsal (VIAULT et JOLYET).

La nutrition est immédiatement et profondément modifiée.

En effet la physiologie nous apprend que l'exercice, c'est-à-dire le travail musculaire, augmente à la fois et les combustions respiratoires et les combustions intra-musculaires. Cet accroissement est de beaucoup supérieur à ce qu'on pourrait supposer.

Voici, d'après HIRN, cité par LAULANIÉ, un tableau comparatif des combustions respiratoires, exprimées en poids d'oxygène consommé par kilogramme et par heure, à l'état de repos et après exercice.

| SUJETS D'EXPÉRIENCE. | POIDS D'OXYGÈNE consommé par heure et par kilogr. | | ACCROISSEMENT des combustions du travail. |
|---|---|---|---|
| | pendant le repos. | pendant le travail. | |
| | grammes. | grammes. | |
| Jeune homme de 18 ans. | 0,75 | 1,98 | 2,5 |
| Jeune homme de 18 ans. | 0,43 | 1,74 | 4,04 |
| Homme de 42 ans. | 0,44 | 1,90 | 4,3 |
| Homme de 42 ans. | 0,39 | 1,68 | 4,3 |

De ce tableau très démonstratif, il résulte que non seulement l'exercice accroît les combustions respiratoires, mais que cet accroissement va jusqu'à les quadrupler. Or qui dit combustion dit usure, c'est-à-dire dépense à réparer[1], et si l'homme sain peut impunément augmenter ses combustions organiques, parce qu'il peut réparer ses pertes, il n'en saurait être de même d'un très grand nombre de malades chez lesquels l'organe usé reste indéfiniment détérioré. Sans risquer de trop généraliser, on peut dire que tout fébricitant est dans ce dernier cas.

Chez lui le repos doit durer aussi longtemps que la fièvre, mais, chez un homme sain, le repos prolongé peut finir par entraîner de fâcheuses conséquences : la pression artérielle, d'abord relevée, retombe à son degré initial et même au-dessous ; l'appétit se perd, la constipation devient opiniâtre ; les muscles sont flasques et s'atrophient, la température organique s'abaisse.

---

[1] Conférence faite à la Faculté de Médecine de Bordeaux par le Dr LALESQUE (4 juin 1899). *Sur la cure libre de la tuberculose pulmonaire.*

L'alitement trop prolongé finit par avoir des conséquences déplorables pour un homme bien portant. La santé normale exige l'alternance régulière du mouvement et du repos.

**3° Indications.** — a. *Maladies aiguës.* — Dans un grand nombre de maladies, le repos même prolongé est une condition indispensable pour la guérison. Dans les *affections aiguës*, le séjour au lit est exigé par la violence même de la fièvre et par la prostration ; certaines complications commandent, non seulement le repos, mais encore l'immobilité dans le lit ; telles sont les *myocardites*, les *pleurésies* à grand épanchement où un mouvement brusque peut déterminer une syncope mortelle, les *péritonites* où les moindres déplacements sont douloureux, les *phlébites* où un changement intempestif de position peut amener une embolie immédiatement fatale. Dans cette dernière affection, il est difficile de préciser à quelle époque il est permis de laisser lever le malade ; et c'est cependant un point très important ; j'ai vu trois cas d'embolie, heureusement non mortels, chez des phlébitiques qui quittaient leur lit pour la première fois ; il ne semble pas qu'il faille compter moins de six semaines après la dernière poussée extensive de la phlébite.

b. *Convalescences.* — Dans les convalescences des grandes maladies infectieuses (fièvre typhoïde, grippe, diphtérie, etc.), on ne doit autoriser le lever que lorsque le pouls a repris ses caractères normaux de tension et de rythme, et on ne doit permettre les sorties et les voyages que lorsque les forces ont été en grande partie récupérées. Des départs prématurés ont été souvent les causes de récidives ou de complications.

c. *Maladies chroniques.* — Dans les maladies chroniques, le repos trouve à chaque pas son indication ; et le rôle du médecin, fort délicat en pareilles circonstances, est de déterminer avec précision à quel moment il faut le prescrire, à quel moment il faut lui faire succéder l'entraînement.

Aux *neurasthéniques*, à qui l'on a conseillé trop longtemps et sans succès « de réagir, de se *secouer*, d'oublier leur mal », comme si leur mal ne consistait pas justement à ne pas pouvoir réagir, WEIR MITCHELL a rendu le plus grand des services en prescrivant le repos complet. L'alitement est indispensable dans les cas graves, lorsque l'amaigrissement et la perte des forces sont excessifs; à des états moins cachectiques conviendront la simple suspension du travail professionnel, la substitution d'un travail sans responsabilité à la besogne habituelle, quelquefois la simple diminution de la tâche quotidienne. A peu près à la même époque (1870-1880), les aliénistes ont appliqué le traitement par l'alitement aux différentes formes *d'aliénation mentale;* la question est encore controversée, elle a été, au congrès international de 1900, le sujet de longues discussions. On est à peu près d'accord pour traiter par le repos au lit les *délires toxiques,* les *hallucinations,* les *états maniaques* et *mélancoliques* et certains épisodes aigus de la *paralysie générale.* L'impulsion est donnée et il est probable que d'autres psychoses et d'autres névroses viendront s'ajouter à cette liste.

Le mouvement, la marche, la course même sont utiles pour favoriser la digestion; il n'est pas de maison d'éducation où les récréations ne suivent les repas. Cependant il faut savoir que les exercices violents sont quelquefois mauvais à ce moment, et que l'équitation, l'escarpolette ou la lutte ont pu alors devenir des causes *d'appendicites.* LINOSSIER semble avoir très justement apprécié cette question, et il distingue à ce point de vue trois stades : au début de la digestion, le repos est utile chez certains *dyspeptiques,* qui ne digèrent passablement qu'à la condition de garder la position horizontale de vingt à quarante minutes après le repas; quand le travail de la digestion est commencé, un exercice modéré, tel que la marche au grand air, leur est très favorable; quand l'estomac est vide, les exercices plus violents, comme l'escrime, la gymnastique, l'équitation peuvent convenir, à condition que les forces du dyspeptique le permettent.

La plupart des albuminuries s'atténuent pendant la nuit. Mais on sait depuis les travaux de PAVY, J. TEISSIER, MARIE, etc., que certaines *albuminuries* ne se produisent que lorsque le malade est debout et disparaissent absolument lorsqu'il est couché. Dans ces formes *orthostatiques,* le repos prolongé ne guérit pas la maladie, mais il fait disparaître régulièrement l'albuminurie, qui reparait dès que le sujet quitte le lit, quel que soit d'ailleurs son régime.

C'est surtout dans les affections génitales que son influence se fait heureusement sentir. Les efforts, la course, la marche, sont des causes occasionnelles importantes qui déterminent l'apparition de l'*orchite*, chez les blennorrhagiques, et cette orchite exige souvent pour sa guérison le séjour au lit. Dans les *métrites* et les *salpingites*, le repos, judicieusement prescrit dès le début, évite pour plus tard bien des aggravations qui nécessitent à la longue une intervention chirurgicale. Que de fois en effet les choses se passent de la façon suivante : une femme quitte prématurément le repos qui lui a été prescrit, elle reprend ses occupations ordinaires, interrompues de temps à autre par des migraines qui ne sont en réalité que des douleurs réflexes ou plutôt des céphalées manifestant une infection légère d'origine utérine; les douleurs pelviennes et abdominales sont peu violentes, mais de plus en plus fréquentes. Chaque journée de fatigue en provoque le redoublement, chaque nuit de repos en atténue l'intensité; mais un moment arrive où, soit par l'ennui d'une existence pleine de malaises, soit par l'éclosion d'une péritonite aiguë ou subaiguë, il faut bien se décider à intervenir et à extirper ces annexes transformées en foyers de suppuration. Quelques semaines de repos sagement observé dès l'origine auraient épargné à la malade d'abord de longues années d'ennui, ensuite les dangers et les émotions d'une opération grave.

Les *métrorrhagies*, et aussi toutes les *hémorragies viscérales* (*hématémèse, melæna, hémoptysie, hématurie*), pour peu qu'elles soient graves, ne se traitent bien qu'au lit.

Pour les *affections cardiaques*, la question a déjà été étudiée (voy. p. 128).

d. *Cure de repos dans la tuberculose et les anémies.* — Quant aux *affections des voies respiratoires*, à la *tuberculose* en particulier, les vingt dernières années ont vu s'accomplir sur ce point une révolution des plus heureuses. L'idée de traiter les poitrinaires par le repos n'est peut-être pas nouvelle, mais elle était à coup sûr bien négligée; les travaux de DETTVEILER, de DAREMBERG, etc., ont montré qu'en provoquant les malades au mouvement pour développer leur appétit et réparer leurs forces, on faisait absolument fausse route. Tout exercice violent, toute promenade à pied, même une simple promenade en voiture (Lalesque), amènent chez les tuberculeux fébricitants un léger redoublement de fièvre sensible au thermomètre ; une ascension de quatre ou cinq dixièmes de degré est, le soir, la conséquence des fatigues du jour. Or la fièvre est le grand ennemi du tuberculeux, et tout ce qui l'augmente hâte la déperdition des forces, la dénutrition et la mort. La notion toute nouvelle et bien précise de ces faits a amené les médecins à prescrire à ces malades le repos physique et intellectuel le plus complet. On les main-

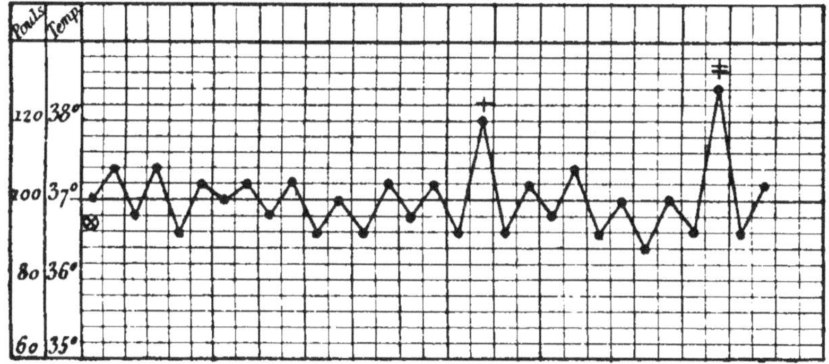

Fig. 2.

Congestion hémoptoïque tuberculeuse de la fosse sus-épineuse droite. — Tracé thermographique à la fin du premier mois de la cure d'air et de repos. — ⊗, marche modérée : vingt minutes le matin, dix minutes le soir ; +, marche exagérée : une heure ; ±, course rapide et émotive de cinq minutes [1].

tient au lit ou sur la chaise longue, on leur interdit la montée des escaliers, on règle les promenades qu'il leur est permis de faire lorsqu'ils sont mieux. On a même ajouté, si je puis employer cette expression, le repos de médicaments ; on a supprimé les

[1] Avant la cure d'air et de repos, la température oscillait chez ces malades entre 37 et 39°. Ces figures sont empruntées à la conférence du Dr Lalesque (loc. cit.).

remèdes ou les manœuvres qui demandent.à l'organisme des réactions vasculaires ou nerveuses trop intenses et qui l'épuisent (douches, frictions irritantes), enfin, on a prescrit des climats à température constante où le corps n'ait pas chaque jour ou plusieurs fois par jour à modifier sa régulation thermique et à changer son équilibre à l'égard d'une température ambiante toujours variable; on est ainsi arrivé peu à peu à réglementer heure par heure la vie des tuberculeux; et les *sanatoriums* où ces sages prescriptions sont imposées aux malades n'ont pas tardé à se multi-

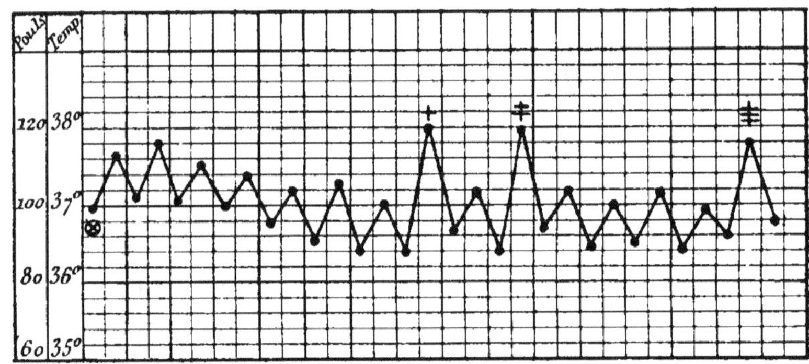

Fig. 3.

Craquements humides dans la fosse sous-clavière gauche, cavernules au sommet droit, en arrière dans toute la fosse sus-épineuse; frottements pleuraux rugueux au niveau du mamelon droit; hémoptoïque. — ⊗, après un mois et demi de cure d'air et de repos absolu ; +, marche de vingt minutes; ±, ascension rapide d'un escalier de vingt marches; ±, double marche d'un quart d'heure.

plier en Allemagne d'abord, puis bientôt en France, en Suisse et en Italie.

Les succès viennent chaque jour confirmer la valeur de ces préceptes d'hygiène thérapeutique. Le nombre des tuberculeux guéris à la première et à la seconde période de leur mal, de ceux dont on arrête ou dont on retarde l'évolution déjà arrivée à la troisième s'accroît sans cesse. Il est entendu d'ailleurs que le sanatorium même n'est pas indispensable; ce qu'il faut c'est suivre dans un bon climat, la *cure d'air* et de *repos*. On peut parfaitement en réaliser chez soi toutes les conditions (*home sanatorium* de LANDOUZY).

La *chlorose*, les *anémies*, les diverses *cachexies*, dans la proportion où elles sont curables, bénéficient des mêmes considérations que la tuberculose pulmonaire. Il en est de même, à plus forte raison, des *tuberculoses locales*, de la *péritonite tuberculeuse* en particulier : le repos est pour elles une condition essentielle de guérison ; il ne suffit pas, mais il est nécessaire.

Lorsque la cure a été efficace, un moment vient où il faut permettre au malade de reprendre son activité, où la prolongation de l'immobilité serait néfaste, où l'entraînement doit succéder au repos : ce changement de politique est un des problèmes les plus délicats qui puissent se poser au praticien.

ARTICLE II

## MOUVEMENT

Les actions mécaniques, relatives à l'entraînement, que la thérapeutique met à la disposition du médecin, sont nombreuses et variées. Elles comprennent les *attitudes*, l'*exercice* et les *sports*, la *gymnastique suédoise*, la *rééducation des mouvements*.

**1° Les attitudes**. — Au cours de la période aiguë, l'attitude du malade a été déjà l'objet de la surveillance du médecin. Il a veillé à ce que la position fût parfaitement horizontale dans les cas de syncope imminente, au redressement du buste chez les cardiaques et les dyspnéiques ; il a fait coucher le typhique alternativement sur le côté droit et sur le côté gauche pour éviter la stase aux bases pulmonaires et les escarres de décubitus. Dès que les forces sont revenues, il fait asseoir le convalescent quelques instants, puis quelques heures dans son lit ; bientôt il le fait lever et marcher, sachant bien que le maximum des échanges gazeux pulmonaires s'obtient dans la position verticale (TISSIÉ), et que le cœur et les gros vaisseaux ne fonctionnent librement que dans un thorax bien redressé. Les sujets qui se voûtent non seulement perdent leur souplesse musculaire, mais encore se préparent pour plus tard des cardiopathies et des dilatations aortiques.

**2° L'exercice, les sports, la gymnastique**. — Lorsque les convalescences sont normales, lorsque de toutes parts les viscères se dégorgent de leurs toxines par les émonctoires naturels, lorsque l'appareil nerveux et locomoteur ne reste particulièrement menacé sur aucun point, le malade n'a qu'à se livrer graduellement à l'exercice qui lui plaît, suivant ses instincts ou ses aptitudes. La *marche* est à coup sûr le meilleur des exercices d'entraînement : tout le corps y participe, et comme elle se fait en plein air, la nutrition générale y trouve des avantages sans réserve. Les exercices plus compliqués (équitation, canotage, cyclisme, etc.), les jeux physiques si puissamment préconisés par Tissié, conviennent aux gens bien portants ou complètement guéris qui désirent affermir leur santé par un développement progressif et méthodique de leurs forces musculaires.

L'*escrime* et la *gymnastique aux appareils* sont d'excellents exercices pour le développement musculaire, mais ne doivent être prescrits ou permis qu'aux sujets en possession de toute leur santé ; au moment de l'adolescence il faut en user avec modération, pour ne pas compromettre le développement régulier de l'organisme par des fatigues qui deviennent facilement du surmenage. En outre ces exercices se faisant généralement dans des pièces closes, chauffées, poussiéreuses, n'ont pas la valeur des pratiques précédemment énumérées.

**3° La gymnastique suédoise. —** *A*. Méthode de Ling. — La gymnastique suédoise a pour but de fractionner le mouvement et de le doser ; à l'état normal, grâce à la synergie musculaire, le moindre mouvement exige ou du moins détermine la mise en activité de presque tous nos organes moteurs. Dans la marche, tous les muscles de l'économie entrent en jeu, les bras aussi rythmiquement que les jambes ; mais des actes plus simples celui de donner un coup de poing, celui même d'écrire ne peu vent s'accomplir sans l'intervention d'un nombre considérable de muscles. Ling, l'inventeur de la méthode, s'est attaché à limiter les mouvements et à les faire exécuter par les muscles qui sont spécialement dévolus à ces mouvements. Trop généreuse à notre égard, la nature permet d'exécuter de plusieurs façons le mouvement que nous nous proposons d'accomplir. Pour porter l'extrémité de notre doigt en un point déterminé, nous pouvons mettre plus spécialement en jeu tel ou tel muscle, telle ou telle articulation ; et souvent une ankylose ou une atrophie musculaire passent presque inaperçues, grâce à des mouvements de compensation exécutés par d'autres articulations ou d'autres muscles. Les mouvements artificiels, la gymnastique vulgaire, appliqués sans méthode ont souvent pour résultat de développer les mouvements de compensation et n'agissent que mal ou insuffisamment sur les organes malades. Avec la méthode de Ling, on fait exécuter l'acte que l'on veut par le muscle que l'on veut, et on les fait exécuter de deux façons : soit d'une façon passive par un aide instruit qui fait mouvoir les jointures dans des directions connues et précisées, soit par le malade même que l'aide guide et dirige de façon à l'obliger à se mouvoir en faisant contracter les muscles désignés.

*B.* Méthode de Zander. — On conçoit tout ce qu'une pareille thérapeutique exige de science, de dévouement, d'attention et de force de la part des aides ; et combien leur recrutement peut être difficile. Pour obvier à cet inconvénient, Zander a construit des machines, véritables chefs-d'œuvre de science physiologique et d'ingéniosité mécanique, qui remplacent les aides. Les unes, mises en action par un moteur quelconque font exécuter les mouvements passifs, les autres destinées à être mues par le malade même, sont disposées de telle sorte que seuls les muscles ou les groupes de muscles désignés par le médecin peuvent faire exécuter les mouvements. En outre des contrepoids mobiles sur des règles graduées permettent d'exiger de ces muscles une force que l'on peut augmenter ou diminuer à volonté ; l'amplitude et la vitesse sont réglées de la même façon. Partout où les appareils de Zander existent, ils ont remplacé la gymnastique de Ling dont ils réalisent admirablement les effets.

*C.* Indications. — Les indications de la gymnastique suédoise sont très nombreuses et s'appliquent à des affections articulaires, musculaires, nerveuses et nutritives.

a. *Raideurs articulaires.* — Les *fausses ankyloses*, les *raideurs articulaires* succédant aux arthrites et aux fractures, sont remarquablement améliorées par les pratiques suédoises, qui font mouvoir les jointures dans le sens exact de leurs déplacements physiologiques. Il en est de même des *déformations rachitiques*, de la *scoliose*, etc.

b. *Atrophies musculaires et paralysies névritiques.* — De même que Duchenne (de Boulogne), avec son électrisation localisée, portait l'agent thérapeutique exactement sur l'organe malade, de même les procédés de Ling et de Zander obligent à un entraînement progressif, à une contraction de plus en plus forte, les muscles atrophiés ou paralysés, et cela suffit pour les guérir, dans les cas de *paralysie saturnine*, de *paralysie toxique*, toutes les fois que l'impuissance motrice est due à la lésion d'un nerf périphérique susceptible de se régénérer.

c. *Névroses et maladies organiques des centres.* — C'est une découverte importante de la neuro-pathologie contemporaine que d'avoir reconnu dans beaucoup de désordres du *tabes*, de la *chorée*, de la *paralysie infantile*, de l'*hystérie*, et même de l'*hémiplégie cérébrale*, à côté de paralysies véritables, des impuissances motrices dues au défaut de coordination des mouvements et à des troubles psychiques. En faisant exécuter passivement d'abord, puis activement les mouvements perdus, la gymnastique suédoise fait la *rééducation de ces mouvements*, et l'expérience a montré souvent qu'il suffit de les réapprendre au malade pour qu'il sache bientôt les exécuter lui-même, pour le guérir d'une partie de ses infirmités.

La rééducation des mouvements n'est pas l'apanage des gymnastes suédois, elle peut se faire d'une façon un peu différente, par le réveil de la contractilité des muscles antagonistes comme dans le *torticolis mental* ainsi traité par Brissaud; elle peut être le résultat d'une véritable suggestion, comme dans les tics si remarquablement guéris par DUBOIS (de Saujon) en invitant les malades à rester immobiles et en fixant ainsi sur les centres *l'image du repos possible*. En dehors de ces faits intéressants, mais encore rares, c'est aux méthodes de LING et de ZANDER que l'on doit le plus de succès dans cet ordre d'idées.

*d. Maladies par ralentissement de la nutrition*. — Un muscle qui se contracte ou que l'on fait contracter, reçoit cinq fois plus de sang qu'un muscle au repos ; le mouvement le plus simple, attirant le sang à la périphérie, facilite le travail du cœur, accélère les battements, abaisse la pression artérielle. Aussi la gymnastique suédoise est-elle favorable aux *obèses*, aux *diabétiques*, aux *goutteux*. Sous sa forme passive, elle rend les plus grands services aux malades à qui l'exercice musculaire est à la fois nécessaire et impossible, comme certains *cardiaques* avancés ; et en combinant habilement des exercices méthodiques, LAGRANGE a pu obtenir la *rééducation des mouvements du cœur*. C'est par la contraction directe des parois thoraciques et abdominales qu'elle agit si nettement dans l'*emphysème*, dans les *ptoses viscérales*, dans tous les cas où l'affaiblissement des couches musculaires compromet le jeu des viscères sous-jacents.

**4° La gymnastique respiratoire**. — Parmi les pratiques multiples de la kinésithérapie, la *gymnastique respiratoire* mérite une mention spéciale. Les lésions qui mettent obstacle à l'introduction de l'air dans les poumons, par déformation et rétrécissement des voies aériennes supérieures (coryza, végétations adénoïdes, rétrécissements pharyngiens, etc.), amènent des déformations thoraciques et des altérations de la santé générale sur lesquelles on a complaisamment insisté dans ces dernières années : il appartient au chirurgien de les corriger. Mais même quand tout est libre en ces points, même quand le poumon est sain, bien des sujets respirent mal par mauvaise habitude. La gymnastique respiratoire méthodique apprend à rythmer les mouvements respiratoires avec les mouvements des membres, surtout avec ceux des bras, à faire largement entrer l'air dans les poumons ; par suite la circulation devient meilleure et tout l'organisme en bénéficie.

On signale en effet chez les malades à qui l'on a appris à bien respirer : 1° la *disparition des déformations thoraciques*, la guérison des adhérences pleurales, et le retour à une attitude normale et droite ; 2° l'amélioration des troubles dyspnéiques, de l'*emphysème* en particulier ; 3° la guérison de troubles névropathiques spéciaux. On sait en effet que le *bégaiement* guérit le plus souvent par de meilleures habitudes respiratoires (CHERVIN), et que certains *tics* rythmés avec les mouvements thoraciques, disparaissent dans les mêmes conditions, certains cas de *chorée électrique* en particulier (PITRES, TISSIÉ). Cette gymnastique respiratoire peut se faire par des mouvements réguliers et méthodiques volontaires, ou par des appareils ZANDER.

Il faut savoir d'autre part que là aussi comme partout, il y a parfois des inconvénients et des contre-indications. Des mouvements trop amples, trop prolongés chez les sujets âgés ou très jeunes, amènent une activité de la circulation pulmonaire qui peut aller jusqu'à la congestion et même déterminer un état syncopal. On s'abstiendra donc de cette pratique dans la convalescence des maladies aiguës, et chez certains tuberculeux. J'ai vu en effet quelques-uns de ces malades chez qui l'abaissement de l'épaule et le défaut de ventilation dans un sommet étaient véritablement des actes de défenses de l'organisme, destinés à mettre au repos la partie malade du poumon ; le retour rapide du sang et de l'air dans cette région, après des mouvements même modérés d'ampliation thoracique, a pu déterminer des hémoptysies.

A la gymnastique respiratoire, se rattachent étroitement les divers procédés de *respiration artificielle* et la pratique si heureuse des *tractions rythmées* de la *langue* due à M. LABORDE. Dans la respiration artificielle, quelle que soit la manœuvre employée : insufflation d'air dans les voies aériennes, élévation des bras, compression du thorax, etc., on cherche par des procédés physiques et mécaniques, à faire circuler l'air dans les bronches en suppléant aux mouvements normaux du thorax. Les tractions rythmées ont une physiologie plus délicate ; elles tendent à ranimer ces mouvements en excitant régulièrement les nerfs glotiques ou laryngés. Ces diverses manœuvres représentent pour les fonctions respiratoires ce que fait la sérothérapie maxima pour les fonctions circulatoires. Bien faites, patiemment poursuivies pendant des heures, elles ont pu sauver des individus *asphyxiés* soit par accident (submersion, strangulation, etc.), soit même par congestion pulmonaire ou bronchite capillaire; des *empoisonnés*, etc., en un mot des sujets ayant brusquement perdu la faculté de respirer, presque morts en apparence, et qui auraient infailliblement succombé si l'on n'avait pas artificiellement maintenu pendant une période relativement longue leur vie prête à s'éteindre.

## ARTICLE III

## MASSAGE

**1° Définition.** — Le massage est l'ensemble des actes mécaniques que l'on exerce sur les différents points du corps à l'aide de *frictions*, de *pressions* ou de *percussions*, dans un but thérapeutique. Dans l'application des substances médicamenteuses sur la peau saine (pommades, liniments, etc.), le massage pourrait revendiquer sa part d'influence, mais il est alors considéré comme accessoire. D'autre part le massage associé à la gymnastique suédoise fait partie intégrante, aux yeux de quelques auteurs, de la *mécanothérapie*; et il est certain que fort souvent les deux ordres de moyens sont simultanément employés. Mais malgré leur association fréquente, malgré l'uniformité du but auquel ils tendent, ils n'en sont pas moins distincts, et le massage a le droit de garder son autonomie.

**2° Division et effets physiologiques.** — Avec Schreiber qui a synthétisé la massothérapie, nous diviserons les manœuvres qu'elle comporte en: *effleurage, frictions, pétrissage* et *tapotement:*

---

[1] Schreiber, *Traité pratique de massage et de gymnastique médicale*, Paris, 1884.

L'*effleurage* consiste à faire glisser deux ou trois doigts, maintenus parallèlement, le long de la surface de la peau, en exerçant une pression extrêmement légère. Un effleurage ainsi pratiqué amène la contraction des vaisseaux et l'accélération du cours du sang ; plus fort, il produit des effets diamétralement opposés (NAUMANN et WINTERNITZ). Fait dans le sens centripète, il amène la résorption des œdèmes cutanés et sous-cutanés, et est un puissant agent pour faire dégonfler les membres engorgés.

Le *pétrissage*, au lieu d'agir sur les téguments, agit sur les masses musculaires. Le masseur les prend à pleines mains, ou si la région ne le permet pas, les saisit avec les extrémités digitales, et les malaxe en sens différents. Mais ce n'est pas le seul procédé par lequel on peut agir sur elles. Des *frictions* exercées avec une forte pression, des *percussions* avec l'extrémité des doigts repliés, des *chocs* avec le poing fermé, des *claquements* avec la paume ouverte, des *tapotements* ou *hachures* avec le bord cubital de la main, sont des moyens excellents pour stimuler les muscles, réveiller leur contractilité, activer leur nutrition, favoriser la résorption des exsudats qui les infiltrent. Si le massage amène chez les sujets fatigués la disparition de la sensation de fatigue, c'est, pense-t-on, avec assez de vraisemblance, parce que l'acide sarcolactique qui les infiltre à ce moment est facilement résorbé.

Ces mêmes manœuvres agissent en effet sur les tissus profonds comme l'effleurage sur les tissus superficiels. La résorption des infiltrats a d'ailleurs été expérimentalement prouvée par MOSEN-GEIL après des injections d'encre de Chine dans les articulations du lapin.

Récemment, on a étendu le massage, non seulement aux parois musculaires des cavités viscérales, mais aux viscères abdominaux. En relâchant la paroi antérieure dans le décubitus dorsal, les cuisses relevées, on peut saisir avec la main le bord inférieur du foie, le bord externe de la rate hypertrophiée, les anses intestinales gonflées de scybales, et exercer sur ces organes une véritable malaxation, à l'aide de laquelle on peut obtenir le dégorgement du foie et de la rate, l'évacuation de l'intestin.

En dehors des effets purement mécaniques qui viennent d'être énumérés, le massage par l'excitation des filets nerveux superficiels et profonds, par les modifications circulatoires qu'il provoque, par l'influence mécanique qu'il exerce sur les viscères, détermine d'importantes modifications dans la nutrition générale, influence toute spéciale qui décuple son importance thérapeutique.

**3° Indications**. — Les indications du massage sont extrêmement nombreuses.

a. *Dermatoses et affections des tissus sous-cutanés*. — Il est vraiment regrettable que les dermatologistes ne recourent pas plus souvent au massage, ils en obtiendraient des résultats surprenants dans la plupart des cas où la stase circulatoire et l'infiltration de la peau entretiennent le mal. C'est ainsi que l'effleurage du cuir chevelu le décongestionne, assure sa mobilité sur l'épicrâne et constitue un excellent adjuvant du traitement de certaines *alopécies*. Associé à un pétrissage superficiel, il fait disparaitre le *bourrelet lipomateux* que tant de sujets un peu obèses portent à la nuque et qui, d'une part, les oblige à se tenir voûtés, d'autre part les expose un jour ou l'autre à de volumineux anthrax. L'*acné couperosique* a été, dans un cas que j'ai vu, guéri par l'effleurage des joues. Ce moyen est un des moins mauvais que nous ayons contre la *sclérodermie;* il serait enfin très bon contre les *ulcères variqueux*, en supprimant la douleur, les troubles de sensibilité, l'infiltration, et en hâtant la cicatrisation.

b. *Myosites et atrophies musculaires*. — Les altérations musculaires produites par le froid ou la fatigue, ces douleurs vaguement comprises sous le nom de *rhumatisme*, même les *atrophies* qui accompagnent la plupart des arthrites, en un mot tous les troubles de nutrition qui compromettent la fonction et la vitalité d'un muscle, mais qui respectent ses relations anatomiques et physiologiques avec les centres nerveux, sont guéris, et même rapidement guéris par le massage. Si, au contraire, il existe une névrite ou une myélite ou une lésion cérébrale ou une névrose, si la communication normale entre le muscle et l'appareil nerveux moteur est détruite ou lésée, le massage n'a plus qu'une importance de second ordre; les phases aiguës du mal une fois passées, il peut servir à maintenir le muscle dans un état de bonne nutrition pendant assez longtemps, mais il ne saurait empêcher l'échéance fatale d'une paralysie ou d'une atrophie dépendant de lésions myélitiques ou névritiques. Dans bien des cas d'ailleurs, le massage combiné avec la rééducation du mouvement, la gymnastique, l'électricité, les douches donne des succès inespérés.

c. *Ostéo-arthrites, traumatismes osseux et articulaires.* — Une grande erreur des générations chirurgicales qui nous ont précédés a été de prolonger outre mesure l'immobilité dans ces affections, et souvent d'y associer des moyens de contention trop énergiques. Certes dans les cas d'arthrites ou d'ostéites tuberculeuses. le repos absolu de l'organe souffrant est indispensable, il doit être très long, si l'on veut sauver le membre et le malade; le massage et la gymnastique ne peuvent intervenir qu'après un stage interminable. Mais ce qui est vrai des inflammations bacillaires ne l'est ni des inflammations d'une autre nature, ni surtout des lésions traumatiques. — Pour les *entorses*, par exemple, le massage associé aux bains chauds locaux et à la compression élastique a donné à Reclus des guérisons complètes en dix ou douze jours. Pour les *luxations*, le massage doit être fait dès le lendemain de la réduction, et les mouvements passifs quelques jours après; on obtient ainsi des guérisons parfaites sans raideur consécutive. Dans les *fractures* à foyer peu mobile, à déplacement médiocre, le massage doit être fait immédiatement, il favorise la résorption du sang épanché et atténue excellemment la douleur. Si le déplacement est considérable, l'immobilité et la contention seront indispensables, mais on usera d'appareils permettant de faire sans danger l'effleurage et des frictions. Le massage doit toujours être indolent (Lucas-Championnière). Dans les *raideurs articulaires* il doit être, associé aux mouvements passifs, le traitement fondamental; il faudra être à la fois prudent pour éviter le retour d'accidents aigus, et persévérant pour empêcher l'ankylose.

d. *Névralgies. Sciatiques.* — Les succès du massage dans les névralgies, dans la sciatique en particulier, sont incontestables, mais assez difficiles à expliquer. Il faut commencer le traitement dès les premières douleurs; plus il est précoce, plus la guérison est rapide.

e. *Affections viscérales.* — La malaxation de l'intestin, les frictions et les pressions exercées en suivant la direction du gros intestin, du cæcum à l'S iliaque agissent bien contre la constipation. Il importe qu'elles soient faites le matin à jeun, tout au moins, quand l'estomac est vide, et que l'on fasse aussitôt après une tentative pour aller à la selle. La malaxation du foie rend des services quand cet organe est hypertrophié en réduisant son volume; je viens cependant d'être témoin d'un fait qui engage à procéder avec une certaine réserve : un enfant convalescent de rhumatisme articulaire subaigu avait gardé une insuffisance mitrale et un gros foie cardiaque ; je le lui fis masser et il fut repris progressivement d'une nouvelle attaque de rhumatisme; le massage fut suspendu, et le salicylate amena la guérison. N'est-il pas possible que la compression exercée sur le foie ait relancé dans la circulation un sang chargé de toxines que cet organe avait emmagasinées. En gynécologie, le massage des *utérus* gros, engorgés et peu douloureux, devient de plus en plus usuel : deux doigts de la main gauche introduits dans le vagin maintiennent le col, tandis que la main droite masse doucement et profondément la région sus-pubienne pour agir sur le corps de la matrice.

D'une façon générale, le massage du ventre en redonnant de la tonicité à la sangle abdominale est un traitement utile des *ptoses viscérales*, inférieur cependant à l'électricité (Régnier).

f. *Maladies par ralentissement de la nutrition, neurasthénie.* — Nous n'avons eu jusqu'à présent en vue que des massages locaux, partiels, appliqués à des lésions locales. Le massage général convient à des maladies générales. Comme la gymnastique suédoise à laquelle il doit être alors associé, il remplace l'exercice pour les malades auxquels le mouvement est à la fois indispensable et impossible. Les affaiblis de toute espèce : *obèses, cardiaques, dyspnéiques, diabétiques, neurasthéniques*, etc., sont placés en effet dans un cercle vicieux. S'ils veulent agir, ils passent immédiatement à l'état de surmenés et sont obligés de s'arrêter ; s'ils restent immobiles, le défaut d'exercice aggrave chaque jour leur mal. Le massage général des masses musculaires tranche heureusement pour eux cette difficulté ; il leur redonne une circulation et une musculature normales, diminue le travail du cœur et les prépare à subir des traitements plus actifs qui leur donneront la guérison ou leur feront au moins une vie supportable.

## ARTICLE IV

# VIBRATIONS

Charcot avait observé que la trépidation du chemin de fer calme quelquefois les tremblements de la paralysie agitante, et Vigouroux avait calmé les douleurs fulgurantes d'un tabétique en lui introduisant la jambe dans une caisse de résonance sur laquelle vibrait un fort diapason. Tel est le point de départ de la *médecine vibratoire* ou *sismothérapie* dont l'étude n'a pas été continuée avec assez de méthode.

La vibration peut être générale, si on se sert du fauteuil de Jégu, élève de Charcot, fauteuil dont les trépidations produites autour de deux axes donnent une sensation assez analogue à celle qu'on éprouve sur la banquette d'un wagon de train rapide. Elle a réalisé quelques améliorations passagères (diminution de la raideur musculaire, sommeil) dans la *paralysie agitante*.

La vibration peut être locale : tige vibrante de Boudet (de Paris) pour calmer les douleurs de la *névralgie sus-orbitaire ;* casque vibrant de Lerat et Gautier pour apaiser la céphalée et l'insomnie de la *neurasthénie ;* manche vibratoire de Garnault pour le traitement des *muqueuses oto-rhino-pharyngiennes ;* manche spécial pour le traitement vibratoire des *affections utérines*, etc. L'électricité est généralement la force motrice employée.

La trépidation est devenue une des opérations de la gymnastique suédoise. Elle y est produite par des *concusseurs* ou par des lanières de caoutchouc, qu'actionne une force électromotrice donnant 2 500 tours à la minute, et qui font sur le malade un véritable massage vibratoire par percussion ou par friction.

Il semble démontré que ces diverses trépidations sont *analgésiantes* et apaisent les *migraines*, les *gastralgies*, etc. Mais le moyen est encore trop nouveau pour que l'on puisse séparer de sa valeur thérapeutique propre la part qui revient à la suggestion.

ARTICLE V

# COMPRESSION

La *compression* d'un membre par des bandes circulaires, par des bandes ou par des bas élastiques en particulier, est chaque jour utilisée pour maintenir les *varices* des membres inférieurs. Elle ne les guérit pas, mais elle enraie leur développement; elle sert aussi à combattre les *ulcères variqueux*. Une simple bande de caoutchouc vulcanisé que le malade enroule chaque matin autour de sa jambe et qu'il quitte la nuit, qui se trouve ainsi chaque jour régulièrement adaptée à la dimension variable du membre, constitue un traitement facile, peu coûteux et efficace (TRAOUNOUEZ). La même compression, si l'on a soin de revêtir préalablement le membre d'une couche d'ouate, agit bien contre l'*éléphantiasis des Arabes;* il faut comprimer très doucement et ne pas réduire brusquement, comme il serait facile de le faire, le volume des membres hypertrophiés. Le reflux trop rapide dans la grande circulation des liquides accumulés dans les extrémités pourrait provoquer, comme je l'ai vu, un véritable empoisonnement avec complications graves et même mortelles.

La compression, proposée autrefois pour réduire les tumeurs bénignes du sein, est abandonnée aujourd'hui; mais la substitution d'une élasticité artificielle à l'élasticité naturelle insuffisante peut se faire sur d'autres points que les membres variqueux. En appliquant autour de la poitrine des *emphysémateux* un respirateur élastique dont les ressorts compriment la poi-

31.

trine, BASILE FERIS rétablit en quelque sorte le jeu normal de la respiration et rend aux malades de grands services.


## ARTICLE VI

## ÉLONGATION DES NERFS ET DE LA MOELLE

**1° Élongation des nerfs.** — Les douleurs névralgiques, les douleurs fulgurantes, le tabes lui-même ont été combattus par des moyens mécaniques. L'*élongation des nerfs*, pratiquée en 1879 par LANGENBUCH, après incisions des téguments et mise à nu des cordons nerveux que l'on soulevait plus ou moins violemment pour les allonger, « doit être rayée de la thérapeutique du tabes » (GRASSET). Mais en dehors de l'ataxie locomotrice, la *névralgie scia-tique* est souvent très améliorée par l'élongation non sanglante. Le malade étant couché sur le dos, un aide maintient fortement le bassin, et le médecin fléchit lentement et fortement la cuisse en gardant la jambe étendue. A un moment, variable suivant les personnes, une vive douleur se fait sentir ; on arrête alors le mouvement, on maintient la position pendant une minute ou deux, puis on ramène le membre inférieur sur le plan du lit. Cette manœuvre allonge le nerf sciatique et en calme fréquemment les douleurs, à la condition d'être répétée une dizaine de jours consécutifs. Il faut toujours procéder avec douceur, sinon on s'exposerait à casser le col du fémur.

**2° Élongation de la moelle.** — En 1883, MOTSCHULKOWSKY (d'Odessa) publie ses premiers succès par la suspension dans le traitement du *tabes*. En 1888, RAYMOND rapporte en France la pratique du médecin russe et la communique à CHARCOT qui l'essaye à la Salpêtrière. En 1889, l'enthousiasme pour ce remède du tabes est complet ; depuis lors il n'a fait que décroître.

La suspension se fait à l'aide de l'appareil imaginé par SAYRE pour l'application de son corset. La technique demande à être très minutieusement observée ; des accidents mortels de stran-gulation ont été la conséquence d'une mauvaise application de la fronde mentonnière. Le patient soutenu par le menton, la nuque et les aisselles, est lentement élevé au-dessus du sol, et reste suspendu pendant une demi-minute la première fois ; ultérieurement on peut arriver à des séances maxima de quatre minutes ; l'opération se renouvelle au plus tous les deux jours.

A côté de résultats heureux dont nous parlerons tout à l'heure, il importe de signaler les inconvénients et les dangers, qui malheureusement sont nombreux : étourdissements, faiblesse des jambes, somnolence, rétention d'urine, convulsions, attaques épileptiformes, mort.

Ces graves dangers ont obligé les médecins à chercher des modifications à ce traitement : les uns ont perfectionné l'appareil à suspension (VERGELY, PICOT, WEIR MITCHELL, etc.) les autres ont modifié la méthode. Considérant que le but à atteindre est l'allongement du rachis et de la moelle, ils ont cherché à y arriver par des procédés différents. LANDE et RÉGNIER[1] ont imaginé un appareil très simple dans lequel des poids de 10 à 15 kg. suspendus à une corde tirent en haut, grâce à un jeu de poulies de réflexion, une double fronde occipito-mentionnière qui embrasse la tête du sujet assis. BONUZZI fait fortement fléchir le genou jusqu'au contact du front; GILLES DE LA TOURETTE et CHIPAULT, maintenant les jambes appliquées sur une table spéciale, font progressivement, à l'aide d'un appareil assez simple, fléchir le tronc en avant.

Ces procédés sont moins dangereux que la suspension ; du moins on n'a pas signalé les incidents fâcheux qu'elle a paru quelquefois provoquer. Ils sont d'ailleurs aussi efficaces qu'elle l'est elle-même. Les résultats obtenus en effet, sans être aussi brillants qu'on l'avait d'abord espéré, ne sont point à dédaigner : amélioration des douleurs fulgurantes, de l'incoordination motrice, des troubles génito-urinaires, quelquefois même des troubles visuels, chez un quart à une moitié des *tabétiques* traités. CHARCOT a aussi observé un important soulagement par le même traitement dans la *paralysie agitante*.

C'est plutôt sur les nerfs que sur la moelle même que ces élongations paraissent agir. Est-ce par l'intermédiaire de modifica-

---

[1] LANDE, Journal de Médecine de Bordeaux, 1889.

tions circulatoires? Est-ce en décomprimant les racines rachidiennes resserrées dans les trous de conjugaison? L'étude précise des cas répondra seule à ces questions.

La *débilité excessive*, l'*anémie*, l'*obésité*, les *œdèmes*, les *lésions pulmonaires* et *cardio-aortiques*, la *tendance aux fractures spontanées* ou *aux spasmes* seraient d'après Blocq des contre-indications. A l'époque où il étudiait cette question, les procédés de Lande et de Gilles de la Tourette n'étaient pas encore connus.

ARTICLE VII

FROID ET CHAUD

**1° Rayonnement et chaleur organique**. — En contact incessant avec le monde extérieur, notre corps, en vertu des lois de la physique, tend à se mettre à chaque instant en équilibre avec ce milieu dont la température est éminemment variable ; et tandis qu'il reçoit ou perd du calorique échangé avec les objets qui l'entourent, il règle, en vertu des lois de la physiologie, les échanges intimes de la nutrition, de manière à maintenir constamment sa propre température aux environs de 37°. Cette simple notion suffit à faire comprendre quelle importance les variations de température du milieu extérieur ont en pathologie, en étiologie, en thérapeutique. Un jour viendra sans doute où il sera possible à une physiologie vraiment scientifique d'étudier les influences de ces oscillations thermiques, considérées abstractivement, sur nos organes et nos maladies. Actuellement ce n'est point possible ; nous ne pouvons séparer l'action du calorique de l'action des corps qui nous le portent ou qui nous l'enlèvent ; quand nous parlons de l'influence du froid, nous ne pouvons avoir en vue que l'influence des corps froids, de ceux dont la température propre est au-dessous de 37°, quand nous parlons de l'influence de la chaleur, nous entendons celle des corps chauds dont la température est au-dessus de 37°. Les choses étant ainsi établies, nous allons rapidement indiquer les effets thérapeutiques des corps froids, c'est-à-dire de l'*air froid*, de la *glace*, de l'*eau froide* et accessoirement de certains *corps très volatils*. Nous nous occuperons ensuite des effets thérapeutiques des *corps chauds*.

**2° Air froid**. — L'air froid n'était jusqu'à présent connu en médecine que par ses méfaits. Si en hiver, quelques sujets, d'ailleurs bien portants, sentent leur activité stimulée par le froid et trouvent, dans le mouvement même qu'ils se donnent, les éléments d'une circulation plus active et plus salutaire, combien plus ressentent les effets fâcheux de ce même froid et contractent des pneumonies, des grippes, des angines, ou bien des engelures ou même des gelures graves.

Les expériences récentes de Pictet ouvrent une voie nouvelle : le *puits frigorifique* est un double cylindre métallique ; entre les deux gaines métalliques est enfermé un gaz liquéfié sous pression, de l'air liquide en particulier ; l'appareil est revêtu à son intérieur de peaux de chèvre. La température de l'air de ce puits peut descendre jusqu'à — 130°. Si un sujet tout habillé descend dans ce puits, la tête maintenue bien entendu hors du tube, il ne présente aucun phénomène appréciable jusqu'à — 50° ; à — 70°, il se produit brusquement une hyperthermie (39°) ; puis épuisé par cet effort réactionnel et par le rayonnement excessif de sa chaleur, le sujet donne bientôt 37°, puis 36°,5, et éprouve un tel malaise qu'il demande la cessation hâtive de l'expérience. Il est certain que de graves oscillations du sang de la périphérie vers le centre ou inversement doivent survenir alors, mais un fait intéressant, qui se produit constamment, c'est au sortir du puits frigorifique, un appétit presque immodéré, suivi d'un long frisson et d'un sommeil. Ce serait pour les *dyspeptiques* un moyen de guérison (Pictet).

**3° Glace**. — La glace constitue dans beaucoup de cas un excellent topique. Elle est cassée en petits fragments gros comme des noisettes ou des noix et enfermée dans des vessies de porc, ou mieux encore dans des sacs de toile caoutchoutée à fermeture métallique hermétique. Ces poches appliquées sur la peau glabre ou rasée, doivent toujours en être séparées par une mince flanelle ou un peu d'ouate, sous peine de formation d'érythème ou d'escarres. Les phénomènes physiologiques déterminés par cette réfrigération locale sont assez discutables : on sait qu'il en résulte une contraction énergique des vaisseaux voisins et une perte d'excitabilité des nerfs de la région. Mais le refroidissement se fait-il sentir jusque dans les cavités viscérales à travers leurs parois ? Lauder-Bruxton prétend que si l'on refroidit la peau du ventre d'un lapin, la température abdominale monte ; mais Schultzer affirme qu'à un demi-centimètre au-dessous de la surface réfrigérée, la température baisse de 10° et que l'influence du rayonnement se fait sentir jusqu'à 7 centimètres de profondeur. Il est probable qu'en réalité des effets réflexes vasculo-nerveux se surajoutent aux effets purement physiques ; et je croirai pour ma part qu'au point de vue pratique la question est plus compliquée encore ; sans pouvoir préciser par des statistiques, j'ai vu généralement les applications de glace donner de bons résultats dans les *infections pneumo-cocciques* et *strepto-cocciques*, et échouer complètement dans les *inflammations tuberculeuses*.

**4° Indications de la glace**. — Les *méningites traumatiques, typhiques, pneumoniques* se trouvent bien de la glace pourvu que le crâne soit réellement entouré de deux larges poches réfrigérantes, qu'au besoin une troisième soit mise sous la nuque et qu'on ne se contente pas d'une seule poche suspendue au-dessus de la tête et avec laquelle le malade n'a que de vagues contacts. La cessation des douleurs et du délire est habituelle ; il n'en est pas de même dans les méningites tuberculeuses. Quelques sujets éprouvent, à ce froid local, une sensation pénible persistante.

Des *cravates de glace* ont été mises autour du cou dans les *angines phlegmoneuses ; des poches de glace* ont été appliquées sur les points douloureux dans la *pneumonie*, dans la *péricardite*, au niveau des lésions dans l'*hémoptysie ;* elles ont soulagé *les douleurs et les palpitations dans certaines cardiopathies*.

Malgré l'opinion contraire et l'autorité de Bourget, elles soulagent très bien la douleur dans l'*appendicite*, dans les *péritonites aiguës*, dans les *phlegmons iliaques*, dans les *salpingites* et les *pelvi-péritonites ;* et non seulement elles sont analgésiques, mais encore elles me semblent enrayer souvent le processus inflammatoire. On les emploie aussi dans les *hémorragies gastro-intestinales* et sur le testicule pour calmer les douleurs des *orchites blennorragiques.*

La *réfrigération rachidienne* bien étudiée par CHAPMAN aurait un effet sédatif sur la moelle et vaso-dilatateur à la périphérie. De là son utilité pour calmer les *contractures tétaniques*, les *crampes*, l'*épilepsie* et en même temps les phénomènes d'*algidité* dans le *choléra.*

La glace appliquée aux extrémités peut déterminer l'anesthésie locale, au même titre que le refroidissement dû à l'évaporation de liquides très volatils, tels que l'éther, le chlorure d'éthyle, etc.

Les fragments de glace mis fréquemment dans la bouche modèrent les *hématémèses ;* introduits dans le rectum, ils peuvent réveiller rapidement du *sommeil chloroformique.*

**5° Eau froide**. — L'action de l'eau froide a déjà été indiquée à propos des bains dans les fièvres (t. I, p. 481), des lavements (t. II, p. 119) et va être complètement étudiée dans l'article suivant (*Hydrothérapie*). Mais il faut mentionner ici ses applications topiques. Les compresses d'eau à 0° sont excellentes pour certaines *inflammations suraiguës*, pour des *hyperthermies* excessives et subites ; on peut alors en couvrir toute une région, ou même la plus grande partie du corps. Une mention spéciale doit être faite pour les circulations d'eau froide dans des tubes de caoutchouc. La figure ci-jointe fera mieux comprendre le mécanisme de cet appareil qui n'est en réalité qu'un simple siphon : le tube enroulé en forme de calotte ou de manche ou de

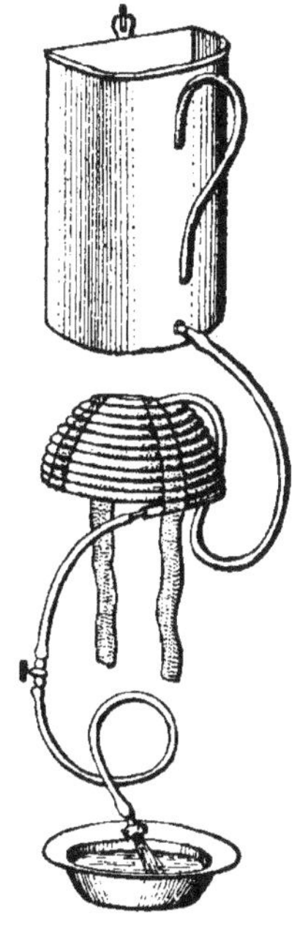

Fig. 4.

Calotte en tubes de caoutchouc pour la réfrigération cranienne par circulation d'eau froide.

sac est appliqué au niveau de la partie malade et la maintient dans une atmosphère fraîche dont on règle à son gré la température par la quantité de glace que l'on met dans le réservoir supérieur, et par le degré d'ouverture du robinet d'écoulement.

Dans les *traumatismes craniens*, les *congestions cérébrales*, les *méningites à pneumocoques*, le *rhumatisme cérébral*, etc., ces tubes agencés en calotte m'ont rendu les plus signalés services.

**6° Applications de la chaleur**. — En dehors de la douche chaude, dont les effets seront indiqués à propos de l'hydrothérapie, la chaleur est appliquée en thérapeutique : 1° pour maintenir le corps à sa température normale ; 2° comme agent vaso-constricteur ou vaso-dilatateur ; 3° comme agent anti-microbien.

a. *Réchauffement des malades algides*. — Le réchauffement des malades algides (linges chauds, bouillottes, etc.) est une de ces médications que tout le monde applique instinctivement et qui convient à merveille au *choléra*, aux *hémorragies*, aux *syncopes par le froid*, etc. La mise en *couveuse des enfants nés avant terme*, heureuse innovation dont l'idée appartient à DENUCÉ (de Bordeaux) et dont la réalisation a été perfectionnée par TARNIER, AUVARD, CRÉDÉ, LION, etc., sauve chaque année un grand nombre de prématurés.

b. *Action vaso-constrictive*. — L'application temporaire d'eau chaude exerce une *action vaso-constrictive* énergique, non en vertu des propriétés physiques du liquide, mais en raison d'influences réflexes et nerveuses. Les lotions chaudes calment le *prurit anal* et *vulvaire*, arrêtent le flux de sang des *hémorroïdes* qu'elles font flétrir ; les gargarismes chauds sont excellents dans les *angines aiguës* ; les boissons chaudes conviennent merveilleusement à certaines *dyspepsies* ; les lavements et les injections vaginales chaudes à 45-50° et même 55° (RECLUS) sont un des meilleurs traitements à opposer aux *congestions utérines*, aux *annexites*, etc. RECLUS insiste sur la supériorité des lavements qui baignent indirectement, mais complètement, tout l'appareil génital interne de la femme. Les muqueuses ont à l'égard des liquides chauds une tolérance que ne possède pas le tégument externe. Cette propriété permet d'utiliser l'eau à 45 et 50° pour arrêter les hémorragies par les surfaces muqueuses ; *épistaxis*, *hémorragies utérines* ou *intestinales*. Aucun hémostatique ne vaut en pareil cas une injection ou un lavement d'eau chaude.

Les applications prolongées de chaleur humide ont une action vaso-dilatatrice, qui se traduit par le gonflement des parties traitées, avec ramollissement des tissus, c'est l'action *émolliente locale*, c'est l'action des *cataplasmes chauds*. Il y a là encore, à côté de l'effet purement physique, un effet vaso-moteur réflexe qui se traduit par un certain ralentissement de la circulation et un excès de diapédèse, circonstance favorable à la défense de l'organisme. Les cataplasmes chauds, les ouataplasmes, les enveloppements avec de l'ouate imprégnée d'eau chaude et recouverte de feuilles de tissu imperméable, sont très utiles, non seulement dans les *phlegmons*, les *abcès*, les *arthrites aiguës*, mais encore dans les inflammations viscérales : *appendicite*, *salpingites*, *pelvi-péritonites* où leur action est aussi bonne, suivant les sujets que celle de la glace. S'il s'agit de spasmes des organes creux, *coliques* de toute espèce, elle est éminemment supérieure à celle du froid. Les *bains de sable chaud*, les *sacs de caoutchouc* remplis d'eau chaude conviennent merveilleusement aux vieilles *arthropathies noueuses*, au *lombago*, etc.

c. *Action antimicrobienne*. — Enfin la chaleur a une valeur *antimicrobienne* indiscutée. Non seulement elle accroit la valeur antiseptique des solutions microbicides (sublimé, acide phénique, etc.), mais elle suffit à elle seule à détruire la virulence du *chancre mou*. AUBERT (de Lyon) a démontré que le virus n'a d'action que sur des tissus dont la température est inférieure à 37°,5-38°. Si la chaleur s'accroit, le virus est annihilé ; dès lors des bains locaux à 40° pour les chancres du pénis[1], des bains de siège pour les chancres de la femme suffiront à transformer ces plaies contaminées, même phagédéniques, en ulcères simples qui guériront presque seuls ensuite. Des vapeurs chaudes, des sacs de sable chaud, tout procédé apte à élever localement,

[1] ARNOZAN et VIGNERON, *Traitement de la chancrelle par les applications locales d'eau chaude*, Journal de médecine de Bordeaux, 1891.

pendant une demi-heure, la température de la région malade donnera les mêmes résultats.

ARTICLE VIII

## HYDROTHÉRAPIE

**1° Définition.** — Si l'on s'en tient au sens étymologique, le terme d'*hydrothérapie* devra s'entendre de tous les usages de l'eau employée dans un but thérapeutique, même de son emploi comme boisson, même de la diète hydrique. Mais la coutume, plus puissante que la logique, a restreint la signification de ce mot aux applications externes de l'eau. Ainsi limitée, l'hydrothérapie comprend encore un champ tellement vaste qu'il nous sera impossible de le parcourir en détail; nous devrons nous borner à quelques notions générales sur les *bains*, les *douches* et les *applications partielles de l'eau*, soit à la température froide, soit à la température chaude, c'est-à-dire au-dessous ou au-dessus du chiffre thermique normal du corps.

**2° Effets physiologiques de l'hydrothérapie froide.** — Lorsque le corps subit le contact de l'eau froide soit dans un bain, soit dans une douche, il éprouve d'abord une sensation générale de froid avec vaso-constriction et pâleur des téguments; puis quand ce contact, nécessairement très court, a cessé, il présente une *réaction*, c'est-à-dire que spontanément ou sous l'influence de frictions sèches, la peau rougit et reprend sa chaleur. Si ce réchauffement persiste la réaction est normale, si, au contraire, il cède, puis se reproduit, présentant des oscillations plus ou moins pénibles, la réaction est insuffisante; l'effet physiologique désiré n'a pas été obtenu. Pendant ces variations de la température périphérique, la température centrale, comme l'ont bien démontré DELMAS, COUETTE, BOTTEY, subit des variations exactement inverses; elle s'abaisse quand la périphérie se réchauffe, phénomène que nous avons déjà amplement étudié à propos de l'action des bains froids dans la fièvre typhoïde (t. I p. 483). Le résultat est donc d'activer la circulation tégumentaire, de dégager les circulations viscérales, de distribuer plus uniformément la chaleur organique et par suite d'activer les combustions, ce qui se traduit par une élimination plus abondante d'urée et d'acide carbonique. Ces réactions, que traduisent surtout des phénomènes physiques, sont cependant des actes physiologiques accomplis par le système nerveux et par le système circulatoire, grâce aux actions réflexes de la vaso-constriction et de la vaso-dilatation. L'eau froide est pour les appareils nerveux et vasculaires un puissant moyen de stimulation ; mais encore faut-il qu'elle s'adresse à des organes capables de réagir. Si ceux-ci sont trop faibles ou paralysés, la réaction ne se produit pas ou se fait mal, et le résultat est souvent fâcheux.

S'il s'agit d'applications locales d'eau froide les phénomènes sur la région traitée sont les mêmes : refroidissement suivi de réchauffement, mais les phénomènes réflexes, suivant les cas et suivant les sujets, se répercuteront sur des organes éloignés avec une certaine irrégularité, qui ne permet pas toujours à l'avance de prévoir exactement les résultats définitifs de ces puissants moyens d'action.

**3° Effets physiologiques de l'hydrothérapie chaude. —** Le bain chaud et la douche chaude ont des effets inverses de l'hydrothérapie froide. A partir de 34 à 35°, on peut taxer l'hydrothérapie de chaude ; c'est en effet le degré moyen auquel se maintient la température cutanée ; chez beaucoup de sujets même, le degré est notablement inférieur. Le premier effet est un resserrement vasculaire périphérique de très courte durée ; bientôt après, l'eau chaude cédant une part de son calorique au corps plus froid qu'elle-même, celui-ci se réchauffe ; le sang qui revient des téguments au cœur, au lieu d'y ramener une fraîcheur relative, y rentre plus chaud qu'à l'état normal, aussi y a-t-il élévation de la température centrale. « C'est exactement l'inverse de ce qui se passe après une douche froide, et la courbe de celle-ci renversée représenterait assez bien celle d'une douche chaude[1]. » L'organisme, par une tendance naturelle à revenir à

---

[1] COUETTE. *Étude expérimentale sur l'action thermique de l'eau froide*. Lyon médical, 1886.

son équilibre normal, ralentit ses combustions; l'excrétion de l'urée et de l'acide carbonique diminue.

Les applications partielles d'eau chaude donnent localement d'abord un réchauffement suivi d'un refroidissement en rapport avec l'élévation thermique obtenue. Comme pour les applications d'eau froide, les réactions sur les points éloignés sont des plus variables.

**4° Bains.** — Ils se distinguent en bains tempérés, bains froids, bains chauds, bains de vapeur :

a. *Bains tempérés.* — Lorsque le bain est au même degré que le tégument externe, il est dit *tempéré;* c'est ce bain que l'on prend généralement par propreté et par hygiène; il est difficile d'en préciser le degré exact, car les conditions de maladie ou de santé, de climat, de température et d'humidité de l'air ambiant (Soulier), font varier à l'extrême les sensations des différents sujets, et l'on verra les mêmes bains de 32 à 34° réchauffer les uns et rafraichir les autres. Ces bains tempérés sont souvent composés d'eaux médicamenteuses (eaux minérales, bains de barège artificiels, bains alcalins, etc.) : ils n'ont d'autres actions que celle des substances qu'ils tiennent en solution. Il faut noter cependant un relâchement musculaire général, un assouplissement des membres, une détente de l'excitation nerveuse qui les fait rechercher dans les névroses, après les grands traumatismes sans plaie, après les fatigues d'un long voyage, etc. Il serait imprudent de les permettre à un sujet très affaibli; car la détente signalée pourrait aller chez lui jusqu'au collapsus; chez certains cardiaques la pression exercée sur le corps par l'eau est tellement angoissante, surtout au niveau de la poitrine, qu'ils doivent se contenter des demi-bains ou même renoncer à toute pratique balnéaire.

b. *Bains froids.* — Le bain froid entre 32 et 15°, quelquefois même à une température inférieure, est différent dans son application et ses résultats, suivant les circonstances. Pris dans une baignoire, en dehors des états fébriles, il n'est qu'une simple immersion, toujours très peu prolongée, qui a à peu près les mêmes effets que la douche froide, à part l'excitation produite

par la brusquerie du refroidissement et la percussion du jet.
Pris à la mer, dans une piscine ou dans une eau courante,
le bain froid exige la natation ou tout au moins le mouvement, il peut se prolonger un quart d'heure, une demi-heure,
une heure même, avec ou sans interruption. Ces bains prolongés sont fatigants et ne peuvent être permis qu'à des gens
exceptionnellement habitués à l'eau ou très vigoureux. Plus
courts, surtout dans l'eau salée, ils exercent une action véritablement fortifiante qui convient particulièrement aux anémiques, aux malades dont le système nerveux est déséquilibré
(hystérie, neurasthénie, etc.). Même courts, surtout pris dans une
mer agitée où les lames exercent à chaque instant une percussion fatigante, ils ne doivent pas être répétés deux fois par jour
comme le font souvent des personnes venues en villégiature sur
une plage, qu'elles quittent après un mois, épuisées, avec des
troubles plus ou moins sérieux de la nutrition générale.

*c. Bains chauds.* — Les bains chauds conviennent aux *fièvres*,
aux *congestions pulmonaires*, aux *broncho-pneumonies* (t. I, p.
467). Ils conviendraient spécialement au *mal de Bright* avec
hydropisie, contrairement aux bains froids qu'on accuse de provoquer l'albuminurie. Il semble démontré qu'ils provoquent une
sudation abondante qui commence dans l'eau et se prolonge
longtemps après qu'on en est sorti, et qu'il en résulte un dégonflement rapide, mais rien ne prouve que ce dégonflement soit
toujours salutaire : le sang déshydraté n'est peut-être que plus
toxique, et souvent des accidents d'urémie grave ont succédé à
l'abus, voire à l'usage des bains chauds dans le mal de Bright.
L'*éclampsie* imminente ou confirmée est pour quelques médecins
une indication du bain chaud, que les accoucheurs administrent
volontiers pour faciliter le travail. Dans les *dermatoses*, l'action
du bain a été indiquée plus haut : les bains de certaines stations
minérales agissent surtout par leur thermalité. Enfin le *rhumatisme subaigu*, le *rhumatisme chronique* sont très soulagés (DAX,
NÉRIS) par la balnéation chaude ; mais le médecin n'oubliera
pas que, dans cette affection, l'eau chaude est une arme à deux
tranchants. Si au sortir du bain, le malade trouve un local
suffisamment chaud et des soins hygiéniques appropriés, il sera

grandement soulagé ; s'il trouve des vêtements insuffisants, des courants d'air, une atmosphère froide, il sera repris d'une nouvelle attaque de douleurs articulaires. Le défaut de précautions consécutives explique l'échec des bains dans un grand nombre d'hôpitaux et d'établissements.

d. *Bains de vapeur*. — Aux bains d'eau chaude se rattachent naturellement les bains de vapeur, dont les effets sudoraux sont très énergiques et que l'on fait suivre souvent d'une douche froide très courte. Ces bains peuvent être donnés soit dans une *étuve* ou dans de simples caisses de bois ou de métal (la tête du malade étant alors maintenue au dehors) dans lesquelles on fait arriver la vapeur d'eau au degré voulu, environ 45°. La sudation, prolongée après le bain, est le résultat de cette pratique hydrothérapique. Les mêmes effets de transpiration peuvent être obtenus par l'*étuve sèche* à 65°, par les *bains russes*, les *bains turcs* dont on a tenté récemment sans grand succès de généraliser l'emploi, par la sudation sur un simple fauteuil au-dessous duquel est placée une lampe à alcool et qui est enveloppé en même temps que le malade par une large couverture de laine. « Leurs principales indications, et ils ne sont pas moins prophylactiques que curatifs, ce sont la *courbature*, le *surmenage*, les maladies par *ralentissement* de la *nutrition*, l'encombrement de l'organisme par des produits incomplets d'oxydation organique, la *diathèse urique*, la *pléthore générale*, l'*obésité* sans troubles vasculaires car la plus grande prudence s'impose en cas de cardiopathie » (SOULIER).

**5° Douches**. — La douche consiste dans la projection d'un jet de liquide ou de vapeur sur le corps d'un malade. Suivant la *forme*, on distingue la douche en *lance* donnée avec un embout de 15 à 18 millimètres ; en jet *brisé* de manière à ce que l'eau sorte de la lance en formant éventail ; en *pluie* ; en *arrosoir* ; en *colonne*, quand on fait tomber verticalement le jet sortant d'un tube circulaire ; en *cercle*, lorsque l'eau sort par de nombreux trous filiformes percés sur une série d'anneaux superposés, au centre desquels est placé le sujet.

La pression sous laquelle l'eau est projetée est très importante car la *percussion* exercée par le jet d'eau est un des éléments importants de la douche. Elle ne doit jamais être très élevée et ne dépasse pas en général 3 à 4 mètres. La température est réglée à l'aide d'appareils très ingénieux appelés mélangeurs, dans lesquels l'eau froide et l'eau chaude se mêlent en des proportions que le doucheur peut modifier constamment au moment même où il opère ; un thermomètre extrêmement sensible lui donne à chaque instant la température de l'eau qu'il projette. L'eau peut être simple ou médicamenteuse (salée, sulfureuse, etc.), sa composition chimique a plus d'importance qu'on ne le croit généralement.

a. *Douche froide.* — La douche froide générale (10 à 20°) se donne de la façon suivante : le sujet nu tourne le dos au doucheur placé sur une tribune un peu élevée ; il reçoit d'abord le jet froid par derrière sur les talons, puis sur les cuisses, le rachis, alors il se retourne, et le doucheur, brisant le jet en éventail, arrose vivement le thorax et l'abdomen, il donne ensuite le plein jet sur les membres supérieurs, et quelquefois recommence à deux ou trois reprises la même série. Pendant cette opération qui ne doit pas durer plus de quinze à trente secondes, il est bon qu'une pomme d'arrosoir laisse pleuvoir sur la tête et la nuque du patient.

La douche ainsi complète et régulière ne peut se donner que dans des établissements spéciaux ; dans bien des cas, elle doit même être donnée par un médecin. Dans les campagnes, les affusions froides avec un seau ou un arrosoir, avec une pompe à arrosage, l'enveloppement dans un drap mouillé pourront être conseillés avec quelque avantage, mais ne vaudront jamais la douche vraie.

Les effets physiologiques sont ceux que nous avons attribués à l'eau froide en général, mais beaucoup plus énergiques. La réaction peut être extrêmement vive ; si le sujet a un système vasculo-nerveux de faible résistance (neurasthénie intense, myocardite, etc.), des symptômes graves peuvent suivre l'administration des premières douches. On s'en abstiendra donc chez les *cardiaques*, les *aortiques* en particulier ; on s'en abstiendra aussi chez les malades atteints d'*affections congestives du cerveau,* chez les *cachectiques* incapables de supporter une stimulation trop vive. La plupart des médecins ne suspendent pas les douches au moment de la *menstruation*, et en général ne signalent aucun accident ; j'ai observé à ce moment, sous l'influence de l'hydrothérapie, des perturbations d'une gravité telle que j'ai pris l'habitude de ne jamais y exposer mes malades. L'*albuminurie*, dans la plupart de ses modes, sauf peut-être dans le type cyclique, est aussi une contre-indication à l'usage des douches.

L'hydrothérapie froide n'est le traitement spécifique d'aucune affection névropathique ou diathésique ; on peut dire inversement que presque toutes ces affections, peuvent, à un moment de leur évolution, être améliorées ou même guéries par son usage. On la prescrit volontiers dans les *troubles psychiques*, dans la *neurasthénie*, l'*hystérie*, l'*épilepsie*, la *chorée*, le *tabes*, les *paralysies périphériques*, le *goitre exophtalmique*, les *migraines*, les *névralgies*, la *gastralgie*, les *dyspepsies*, l'*impuissance*, l'*aménorrhée*, les *atrophies musculaires*, la *cachexie palustre*, les *intoxications chroniques*, les *dermatoses chroniques*, le *lichen plan* en particulier ; et dans toutes ces affections, on peut citer autant de succès que d'insuccès. La guérison surviendra lorsque la maladie, émancipée de la cause qui l'a produite, persiste par suite de la perversion de la nutrition et se prolonge en raison de troubles trophiques, nerveux ou vasculaires susceptibles d'être modifiés ; elle ne sera pas obtenue, lorsque la cause pathogène est permanente ou lorsque les forces nutritives épuisées ne sont plus capables d'être relevées même par les stimulants les plus énergiques. Il appartient au clinicien dans chaque cas particulier de donner la solution de ce problème délicat ; souvent nos moyens d'investigation trop imparfaits ne le lui permettent pas.

b. *Douche chaude*. — Les douches chaudes, à moins qu'elles ne soient accompagnées de massage pendant la douche même, comme à Aix, en Savoie, ou qu'elles ne soient composées d'eaux minérales, n'ont par elles-mêmes aucune indication positive (SOULIER). COUETTE, qui a particulièrement étudié leur action physiologique, arrive à cette vague conclusion « qu'elles conviennent en hiver aux personnes chez lesquelles l'été est favorable à la santé ». Elles durent de trois à dix ou douze minutes. Malgré cette imprécision des indications physiologiques, il est impossible de méconnaître les succès obtenus dans le rhumatisme et dans certaines névroses par les eaux hyperthermiques et à peine minéralisées de Dax et de Néris.

c. *Douche écossaise*. — La douche écossaise est une douche chaude suivie d'une douche froide. La *douche alternative* est une succession de plusieurs douches écossaises. Nul mieux que Bottey n'a étudié les divers types et les indications de ce mode spécial d'hydrothérapie. D'après lui : 1° la douche progressivement élevée de 35 à 42°, prolongée, suivie d'une douche froide très courte, est *révulsive*, fait rougir la peau et convient aux *scléroses de la moelle* à leur début, aux *douleurs tabétiques*, à la *gastralgie ;* 2° si le jet froid est assez prolongé pour amener un abaissement de la température organique, la douche écossaise sera dite *révulsive* et *tonique* et sera utile aux *vieux rhumatisants*, aux *paralytiques* incapables d'une réaction spontanée, aux *chloro-anémiques;* 3° lorsque enfin au lieu de faire succéder l'eau froide brusquement à l'eau chaude, on abaisse progressivement la température de celle-ci, la douche écossaise devient *tonique* et *sédative* et constitue une bonne ressource pour les malades qu'une pusillanimité excessive ou une réaction pathologique insuffisante obligent à s'entraîner peu à peu à l'hydrothérapie avant d'accepter les douches froides d'emblée.

d. *Douches locales et hydrothérapie partielle*. — Les applications partielles d'eau ont, nous l'avons vu, une physiologie des plus obscures. Leur action thérapeutique sur le point directement traité est importante seulement, quand il s'agit d'eau chaude, et amène souvent la sédation de la douleur dans les cas de *rhumatisme chronique*, de lumbago, etc. Elle peut se faire sous forme de lotions ou de douches chaudes, de bains chauds partiels, d'applications de boues (*illutation partielle* à Dax), etc.

Les effets éloignés ou réflexes de ces traitements hydrothérapiques partiels sont beaucoup plus intéressants.

1° Les plus importants concernent les extrémités inférieures. L'eau froide peut être appliquée aux pieds sous forme de douche,

*douche froide des pieds* (BOUCOMONT), d'immersion très courte dans un vase, de lotion froide, de promenade nu-pieds dans la rosée (KNEIPP). Le premier procédé est le plus actif ; les autres ne sont pas à négliger. Tous amènent par réaction de la chaleur aux pieds, phénomène important pour un grand nombre de *neurasthéniques*, de femmes surtout, anémiées et refroidies par l'usage prolongé des chaufferettes ; tous décongestionnent la tête et soulagent ainsi la *céphalée*, l'*insomnie* et même souvent guérissent certaines *dermatoses limitées à la tête*. Le plus souvent ces pratiques sont favorables à la *régularité des menstrues* et améliorent les *dyspepsies gastriques*. Mais elles sont fâcheuses dans les dyspnées et dans les hémoptysies.

Les *pédiluves chauds* ont des effets moins constants. Au moment où l'on est pris de frissons avec céphalée intense, ils peuvent ramener la chaleur aux extrémités inférieures. Si l'on en fait un usage régulier, ils déterminent un refroidissement habituel des pieds. Pris en dehors de l'époque des règles, peu avant le moment de leur apparition, surtout si la femme se tient debout, ils peuvent provoquer l'hémorragie cataméniale ; pris pendant l'époque même, ils peuvent tout aussi bien augmenter le flux menstruel que l'arrêter complètement.

2° Les *manuluves froids* sont peu employés ; ils seraient conseillés contre l'*hémoptysie* ; les *manuluves chauds*, contre les *métrorrhagies*.

3° Les *demi-bains froids* ou les *bains de siège froids* feraient monter la température axillaire, mais feraient contracter les vaisseaux de la tête, ce qui leur permettrait d'agir favorablement dans l'*épistaxis* et dans les *congestions cérébrales* ; ils doivent être très courts.

Les *bains de siège chauds* (38 à 40°), pris dans l'intervalle des époques mensuelles et répétés trois fois par semaine, ont une influence évidente pour modérer les flux de sang utérin, avantage précieux pour les jeunes filles sujettes aux hémorragies et chez lesquelles il est difficile de faire pratiquer des injections vaginales.

4° L'application sur le *creux épigastrique* d'une serviette trempée dans l'eau froide et recouverte de gutta-percha agit quelquefois sur les dyspepsies douloureuses, aussi bien que dans d'autres cas les boissons chaudes.

5° Les *douches ascendantes* ne sont que de grands lavements pris sous une assez forte pression.

6° Enfin il faut rappeler que dans bien des cas les douches générales peuvent être accompagnées ou suivies de douche localisées sur un point spécial : *douches périnéales*, dans la *spermatorrhée* ; *douche splénique* chez les paludéens à *grosse rate* ; *douche hépatique* froide à 11° de dix à quinze secondes de durée, avec pression d'une atmosphère, dans les cas d'*ictère acholurique* (DUBOIS), etc.

## ARTICLE IX

## ÉLECTRICITÉ

« L'*electrothérapie* est l'utilisation, dans un but nérapeutique, de l'une quelconque des formes de l'électricité appliquée *directement* au corps de l'homme[1]. » L'emploi de la chaleur produite par l'électricité, dans le galvano-cautère, n'est pas un procédé électrothérapique, c'est un procédé de cautérisation.

Le développement considérable qu'a pris ces temps derniers et que continue à prendre chaque jour la science de l'électricité, exige de l'électrothérapeute des connaissances toutes particulières, un outillage délicat, compliqué et considérable. Dans ces conditions, il est matériellement impossible que le médecin praticien puisse appliquer lui-même les traitements électriques, en dehors de circonstances nettement déterminées ; mais s'il doit confier l'application et la direction de ces traitements à des spécialistes, il doit connaître, au moins sommairement : 1° les sources variées d'électricité auxquelles la médecine peut recourir ; 2° les effets physiologiques de l'énergie électrique agissant

[1] BORDIER, *Précis d'électrothérapie*. Paris, J. B. Baillère, 1897. Nous avons emprunté à cet excellent ouvrage la plus grande partie des faits consignés dans ce chapitre. Il est juste de rappeler que ce manuel résume et vulgarise l'enseignement et la pratique du professeur BERGONIÉ à qui l'on doit tant de perfectionnements en électrothérapie.

sur les organes à l'état normal ; et il doit connaître avec une grande précision : 1° quelles sont les affections justiciables de ces traitements ; 2° quelles ressources on peut en attendre dans un cas donné, soit au point de vue curatif, soit au point de vue palliatif.

**1° Sources d'électricité**. — La matière médicale de l'électrothérapie, si l'on peut ainsi parler, c'est-à-dire l'ensemble des sources d'électricité utilisables, des piles, des appareils que chaque spécialiste s'attache à perfectionner de jour en jour, est d'une richesse prodigieuse. Mais ces innombrables variétés de machines arrivent à produire seulement cinq formes différentes de courants utilisables en électrothérapie : 1° la galvanisation ; 2° la voltaïsation sinusoïdale ; 3° la faradisation ; 4° la franklinisation ; 5° les courants de haute fréquence.

a. *Galvanisation*. — La galvanisation est l'utilisation des courants de piles ou courants galvaniques, fréquemment désignés aussi sous le nom de courants continus. Toute pile électrique peut, à la rigueur, être employée ; les meilleures, au point de vue médical, sont celle de JUNIUS et celle de BERGONIÉ (système LECLANCHÉ). Aux fils qui transmettent le courant doivent toujours être adaptés un galvanomètre pour mesurer l'intensité de celui-ci, un rhéostat pour la faire varier (ou à défaut de rhéostat, un collecteur, dont l'emploi est assez défectueux), un renverseur pour en changer la direction, un interrupteur pour le supprimer. Bien téméraire serait celui qui essayerait, sans une connaissance exacte de la science électrique, de manier des appareils aussi délicats ; il s'exposerait ou à n'appliquer que des courants insignifiants, faisant ainsi un simulacre de traitement, ou à appliquer des courants trop forts. Plus téméraire encore serait celui qui, peu au courant des choses de l'électricité, croirait pouvoir utiliser directement les câbles électriques avec lesquels les compagnies industrielles distribuent aujourd'hui le mouvement et la lumière ; il exposerait ses malades à de véritables catastrophes.

b. *Voltaïsation sinusoïdale*. — Lorsqu'un courant varie d'une façon régulière et périodique, il prend le nom de courant alternatif ou ondulatoire, et, dans certaines conditions spéciales, de courant sinusoïdal. L'application de ces courants au corps humain constitue la *voltaïsation sinusoïdale* que l'on réalise à l'aide des machines de BERGONIÉ ou de D'ARSONVAL et qui est d'un usage plus restreint et plus spécial que les autres formes de courants.

c. *Induction.* — Les phénomènes de l'induction furent découverts par FARADAY en 1831. On désigne ainsi en pratique les courants qui se développent dans un fil enroulé en spire sur une bobine, au centre de laquelle est placé un barreau aimanté dont la force magnétique subit à chaque instant des variations. Ces courants *faradiques* ou *interrompus* sont obtenus à l'aide d'appareils variés dans leur forme, mais toujours construits d'après les mêmes principes : un interrupteur automatique, par un mouvement régulier d'oscillations ou de tremblements, tantôt ferme et tantôt ouvre le courant qui circule autour du barreau aimanté : de là, production dans une bobine voisine de courants induits. La plupart des petits appareils d'induction, construits à l'usage du médecin, donnent des courants beaucoup trop faibles. DUCHENNE (de Boulogne), le créateur de l'électrothérapie, insistait sur les avantages des machines puissantes.

Les courants galvaniques, voltaïques, faradiques circulent dans deux fils métalliques, rattachés par une extrémité aux pôles de la machine et dont l'extrémité libre se termine dans de petits appareils de formes très variées, nommés *électrodes*. Celles-ci sont mises en rapport avec le corps du malade, que les courants traversent alors en se dirigeant du pôle positif au pôle négatif. Depuis les travaux de CHAUVEAU, on emploie généralement la méthode *unipolaire*, c'est-à-dire que l'on utilise une électrode de surface très large où le courant se dissémine de manière à ne produire que des effets atténués (*électrode indifférente*), tandis que l'autre, d'étendue beaucoup plus restreinte, concentre les effets des courants sur une surface très limitée (*électrode active*) [1]. L'électrode active peut être, suivant

[1] Les effets physiologiques courants dépendent de l'intensité et de la surface de l'électrode d'application.

Plus la *densité* $D = \dfrac{I}{S}$ est grande, plus ils sont marqués (électrode les cas, rattachée au pôle positif ou au pôle négatif. Certaines circonstances bien déterminées commandent l'emploi de la méthode bipolaire dans laquelle les deux électrodes, de même surface, sont également actives.

Une plaque de laiton ou de cuivre rouge nickelé, recouverte de 30 à 40 couches de gaze fine (BERGONIÉ) et revêtue de toile fine, constitue la forme d'électrode le plus souvent employée. Au moment de l'application, il faut la plonger dans de l'eau tiède. Mais elle ne répond pas à tous les cas ; on se sert alors quelquefois du *pinceau* ou *brosse électrique* de DUCHENNE, ou, pour obtenir les effets tout spéciaux de l'*électrolyse*, d'aiguilles fines en métal.

d. *Franklinisation.* — La franklinisation est l'application de l'électricité statique dans un but thérapeutique. Méconnue par DUCHENNE, elle a cependant une valeur aujourd'hui incontestée. La source d'électricité est une machine dite statique, types de VOSS, WIMSHURST et BONETTI. Les modes d'application sont : 1° l'*étincelle statique* ; 2° la *friction électrique* ; 3° le *souffle statique* : l'opérateur promène à quelque distance du malade une pointe reliée à l'un des pôles de la machine, et de laquelle s'échappent des effluves qui caressent les parties voisines du corps en donnant la sensation d'un souffle attiédi ; 4° le *bain statique* : « Le sujet placé sur le tabouret isolant et mis en communication avec un des pôles de la machine est porté au même potentiel que la machine elle-même ; l'électricité s'échappant par toutes les aspérités du corps, celui-ci est parcouru par un courant de haute tension. »

e. *Courants de haute fréquence.* — Voyez à ce sujet, la note du professeur BERGONIÉ, t. II, p. 578.

f. *Rayons X.* — Les rayons X ont été appliqués, mais sans succès au traitement de diverses maladies. On avait cru d'abord que sous leur influence les cultures de bacilles tuberculeux pouvaient perdre leur virulence ; et on avait conçu de là quelque espoir pour la guérison de la phtisie. Mais l'observation plus précise a

active) : plus la densité est petite, moins ils sont prononcés (électrode indifférente).

montré que c'était une illusion. Les rayons X peuvent constituer une aide précieuse pour certains diagnostics, projetés de trop près ou avec trop d'intensité sur une surface, ils peuvent déterminer des érythèmes plus ou moins graves qui apparaissent souvent après une incubation de plusieurs jours; mais ils ne sont pas encore une ressource thérapeutique.

**2º Effets physiologiques**. — Les effets physiologiques produits par les diverses modalités de l'énergie électrique que nous venons d'énumérer peuvent se grouper sous trois chefs : 1º action sur la sensibilité, la motricité et les fonctions nerveuses en général; 2º action sur la composition chimique de nos tissus; 3º action sur la nutrition.

a. *Sensibilité*. — L'application d'un courant électrique sur la peau ou les muqueuses détermine une sensation presque toujours désagréable, sinon douloureuse. Les diverses régions sont inégalement sensibles, les extrémités digitales et la langue sont à ce point de vue les parties les plus délicates. Les effluves donnent une sensation de courant d'air qui n'est pas pénible; dans le bain statique le malade n'éprouve rien.

Chaque changement brusque dans l'intensité des courants détermine une sensation nouvelle; aussi les galvaniques ne sont-ils perçus qu'à la rupture, à la fermeture, ou bien lorsqu'on fait varier leur intensité; maintenus à l'état constant, ils sont perçus faiblement à moins que, trop violents, ils ne déterminent par électrolyse une plaque d'érythème aux points d'application des électrodes. Les faradiques donnent une douleur à chaque interruption.

b. *Motricité*. — Diffusés le long des lignes de flux qui vont d'un pôle à l'autre à travers nos organes, les courants rencontrent nos muscles et nos nerfs et les excitent. De là des contractions musculaires dont la forme, les caractères et la durée varient avec la nature de l'électricité employée, mais que l'on a surtout étudiées avec la faradisation et la galvanisation. Il est indispensable de bien connaître quels sont les points du corps où il faut appliquer l'électrode active pour obtenir la réaction motrice *optima* du nerf ou du muscle que l'on veut exciter. DUCHENNE (de Boulogne) a le premier donné sur ce point des indications exactes, que les travaux de Ziemssen, Erb, Onimus, Régnier ont largement perfectionnées et que Castex a récemment résumées dans des tableaux que l'on peut considérer comme définitifs.

Comme pour la sensibilité, c'est à chaque interruption du courant faradique, à chaque variation du courant galvanique qu'apparaissent les secousses musculaires, qui, dans les cas d'excitations très violentes ou très rapprochées, peuvent aboutir à un véritable état tétanique. Les divers états pathologiques des muscles et des nerfs amènent dans ces phénomènes des modifications bien connues des physiologistes, dont la plus importante est la *réaction de dégénérescence*. Elle consiste « dans la diminution ou la perte de l'excitabilité faradique et galvanique des nerfs, et de l'excitabilité faradique des muscles, pendant que l'excitabilité galvanique des muscles reste stationnaire ou est augmentée [1] ». Cette réaction que l'on observe surtout dans les plaies des nerfs, dans les névrites toxiques, et d'une façon générale toutes les fois que les filets nerveux sont atteints de dégénérescence wallérienne, indique une lésion grave, mais encore réparable des muscles et des nerfs. Quand l'excitabilité galvanique des muscles se perd à son tour, c'est que la lésion s'est encore aggravée, et dans ce cas, la paralysie et l'atrophie musculaires sont en général définitives [2].

c. *Actions vaso-motrices et sécrétoires.* — D'une façon générale, l'excitation électrique appliquée aux organes nerveux, cordons nerveux ou écorce cérébrale, provoque les mêmes phénomènes que l'action physiologique normale de ces mêmes organes. Sur

[1] Bordier, *loc. cit.*, p. 324.

[2] Pratiquement, la réaction est dite *normale*, lorsque : 1° les excitabilités galvanique et faradique sont conservées; 2° les secousses produites sont brusques et rapides; 3° au courant galvanique, la secousse (S) est plus forte au pôle négatif (Ne) et à la fermeture (Fe) qu'au positif (Po) à la fermeture, c'est-à-dire : Ne Fe S > Po Fe S.

Dans la *réaction de dégénérescence*, on observe : 1° diminution ou abolition de l'excitabilité faradique; 2° secousse lente au lieu de secousse brusque; 3° inversion de la formule normale au courant galvanique, c'est-à-dire secousse plus forte au pôle positif et à la fermeture qu'au pôle négatif : Po Fe S > Ne Fe S.

le bout centripète d'un nerf sensible, elle détermine de la douleur; sur le bout périphérique du pneumogastrique, l'arrêt du cœur; dans certaines branches du trijumeau, la vaso-dilatation de la face; sur le sympathique, la vaso-contriction; sur certains nerfs sécréteurs, l'hypersécrétion des glandes qu'ils innervent. Mais il faut bien savoir que portée à un certain degré, cette excitation électrique peut dépasser le but, amener des convulsions au lieu de simples secousses musculaires, des hémorragies au lieu de congestions, et quelquefois par son excès même provoquer la paralysie des organes d'abord excités (loi de Claude Bernard).

d. *Electrolyse*. — Les solutions des corps appelés *électrolytes* traversées par des courants électriques peuvent se décomposer en leurs éléments constituants, alors que les conducteurs métalliques ou les charbons traversés par ces mêmes courants ne subissent pas d'action chimique apparente (*électrolyse*). Les éléments ainsi isolés ont reçu le nom d'*ions;* ils se mobilisent et se portent les uns au pôle positif, *anions*, les autres au pôle négatif, *cathions*. Si une région du corps humain est interposée entre deux électrodes imprégnées de solutions médicamenteuses, aptes à subir la décomposition électrolytique, elle peut être traversée par les anions et les cathions, qui pénétrent ainsi dans l'organisme à travers l'épiderme normal (Labatut). En utilisant cette donnée si importante, MM. Labatut, Porte et Jourdanet (de Grenoble) ont traité le rhumatisme articulaire et surtout la goutte de la façon suivante : immersion des jointures malades dans une solution de chlorure de lithium à 2 100 alcalinisée avec de la lithine caustique à 1 2000; pôle positif, représenté par une plaque de charbon plongeant dans le bain; électrode indifférente de 300 centimètres carrés dans le dos; courant de 20 à 60 milliampères; séances quotidiennes ou biquotidiennes de vingt à vingt-cinq minutes. Des tophus ont pu disparaitre et les mouvements revenir dans l'espace de six jours; il est probable que ce brillant résultat est dû à l'absorption du lithium et à la transformation de l'urate de soude des tophus en urate de lithium relativement soluble.

Si au lieu d'électrodes humides appliquées sur la peau, on se sert d'aiguilles métalliques enfoncées dans la profondeur des tissus, les phénomènes électrolytiques se passent dans nos propres tissus jouant alors le rôle de bains chimiques dans lesquels sont plongées les électrodes. Les éléments isolés et mobilisés s'accumulent suivant les lois de l'électrolyse, les uns au pôle positif où ils amènent la coagulation du sang, les autres au pôle négatif où ils déterminent la mortification des tissus par cautérisation. Quand les deux électrodes sont peu éloignées l'une de l'autre, les tissus intermédiaires peuvent ainsi être détruits par une véritable *section électrolytique* (BERGONIÉ).

c. *Action trophique.* — Les phénomènes de nutrition sont surtout apparents dans le bain statique : augmentation des combustions respiratoires, accélération des fonctions digestives, accroissement puis diminution du coefficient d'oxydation des produits urinaires, sensation de bien-être, tendance au sommeil. Mais c'est aux courants de haute fréquence que semble en ce moment réservé le plus bel avenir thérapeutique; non seulement en effet ce mode d'électricité augmente la chaleur organique, les combustions intimes et la quantité des produits urinaires, mais, ils semblent pouvoir neutraliser certaines toxines microbiennes, et MM. D'ARSONVAL et CHARRIN espèrent, grâce à l'autoconduction, atténuer les toxines directement dans l'organisme sans altérer les éléments constitutifs des tissus [1].

**3° Utilisation thérapeutique.** — En attendant la confirmation de ces heureuses prémisses, on peut considérer qu'actuellement l'électrothérapie agit surtout de deux façons : 1° par modification de l'action nerveuse; 2° par action chimique et électrolyse.

*A.* AFFECTIONS DU SYSTÈME NERVEUX. — Le premier mode d'action permet de l'utiliser soit dans les névralgies, les paralysies, centrales ou périphériques, soit dans les troubles moteurs ou vaso-moteurs des différents viscères.

a. *Névralgies.* — Dans les *névralgies*, les courants continus, avec électrode négative indifférente et électrode positive active sur la région douloureuse, paraissent le moyen de choix; on peut égale-

---

[1] BORDIER, *loc. cit.*, p. 316.

ment appliquer les courants statiques induits (courant de 25 à 30 m A pendant dix minutes). L'amélioration des douleurs fulgurantes du tabes par la galvanisation de la région rachidienne est loin d'être certaine.

b. *Névrites.* — Les névrites, avec leur symptomatologie complexe portant sur la motricité, la sensibilité et la nutrition des membres, forment un groupe d'affections tout particulièrement justiciables de l'électrothérapie : qu'il s'agisse de paralysie saturnine, diphtérique, arsenicale, de névrite traumatique, le mode d'application est toujours le même, et le résultat généralement satisfaisant : dans les *polynévrites* le pronostic est moins bon. On applique une électrode négative indifférente dans le dos, une électrode positive active sur les régions malades, en particulier sur les points spéciaux d'excitabilité des nerfs atteints, et on fait passer pendant dix minutes un courant continu de 10 à 15 m A. On prolonge ensuite la séance en provoquant des secousses musculaires, soit par des interruptions du courant galvanique, soit par la faradisation. Moins la réaction de dégénérescence est prononcée, plus on peut compter sur la guérison.

c. *Affections spinales.* — Parmi les affections de la moelle épinière, celles qui intéressent la substance grise, en particulier la *paralysie infantile* et la *paralysie spinale subaiguë de l'adulte* sont celles où l'électrothérapie réussit le mieux. Le traitement commencera dix à quinze jours après la cessation complète des phénomènes fébriles, et se poursuivra avec des suspensions périodiques, pendant des mois et même des années, sous la forme de galvanisation de la moelle épinière, galvanisation des muscles paralysés, et provocation de secousses par le courant galvanique rythmé ou le courant faradique.

Dans l'*atrophie musculaire progressive*, les insuccès sont habituels.

d. *Hémiplégie.* — D'une façon générale la contracture des muscles contre-indique les applications électriques : aussi dans l'*hémiplégie*, faut-il s'abstenir si les membres sont raides, si les réflexes tendineux sont exagérés. REMAK cependant usait même alors de courants galvaniques : mais la faradisation doit être sévèrement écartée. Elle serait plutôt permise dans l'hémiplégie flasque  sans  qu'on ait à fonder sur elle un grand espoi

e. *Névroses*. — Dans les névroses (chorée, hystérie, neurasth
nie), c'est à la franklinisation qu'appartiennent les plus beaux su
cès. Le bain statique, l'effluvation, la douche statique améliore
les phénomènes généraux et locaux, quelquefois même donne
de véritables guérisons. Le *goitre exophtalmique*, qu'il n'est peu
être pas très correct d'associer aux névroses, a été traité à l'ai
de la galvanisation par ROCKWELL, VIGOUROUX et JOFFROY qui
déclarent très satisfaits de ce traitement, pourvu que le coura
soit assez fort (20 à 40 m A, électrode négative large sur le goitr
électrode positive indifférente à la nuque).

f. *Affections viscérales*. — L'électrothérapie n'agit pas sur l
affections viscérales directement, mais son influence sur les fibr
lisses des organes creux et des vaisseaux, sur les nerfs vas
moteurs lui permet quelquefois de modifier puissamment c
affections. Sous des formes variées, elle a donné d'excellen
résultats dans l'*incontinence d'urine*, dans la *constipation* et da
l'*atonie intestinale*. Deux de ses plus importantes applicatio
ont été faites aux *fibromes utérins* (APOSTOLI) et à l'*occlusi
intestinale*.

Pour les *fibromes*, on s'adresse au courant galvanique avec intr
duction d'une électrode en platine ou en charbon jusqu'au fo
de l'utérus (électrode négative indifférente sur la paroi abdom
nale, courant de 30 à 100 m A). Ces interventions qui exigent
plus grande prudence et qui ne peuvent être pratiquées que p
un médecin initié à tous les détails de l'électrothérapie et à ce
de la gynécologie, n'amènent pas la guérison des fibromes, ma
elles déterminent la diminution de leur volume, calment l
douleurs et arrètent les hémorragies, effets favorables qui pe
mettent de différer ou d'écarter une opération chirurgicale to
jours grave et d'attendre soit l'arrivée de la ménopause, so
l'influence des eaux chlorurées sodiques (BERGONIÉ, BOURSIER

Dans l'*occlusion intestinale*, le courant galvanique provoqu
de fortes contractions intestinales, qui souvent permettent aux m
tières accumulées de franchir l'obstacle qui les arrète (tumeur
rétrécissements, etc.). A moins d'indications très nettes, résulta
d'un diagnostic précis, qui fait malheureusement presque to

jours défaut, il n'y a guère de cas où l'intervention chirurgicale « ultima ratio » ne doive être précédée d'un *lavement électrique*. Comme en cette occurrence il n'y a pas de temps à perdre, tout médecin doit savoir appliquer ce traitement, qui a été méthodisé par Boudet de Paris : large électrode négative indifférente sur l'abdomen, administration d'un lavement d'eau salée saturée à l'aide d'une sonde métallique enfermée dans une sonde de caoutchouc et communiquant avec le pôle positif, courant de 15 à 20 m A ; séances de cinq minutes, après lesquelles on peut renverser le courant pendant le même laps de temps. Souvent avant la fin de la séance, quelquefois pendant la demi-heure qui suit, la débâcle intestinale peut se produire. Si le premier lavement a échoué, on peut en donner un second, mais sans grand espoir, dans la même journée.

g. *Affections diverses.* — Les effets vasculo-nerveux des courants ou des effluves ont été utilisés avec avantages dans certains *lichens plans*, véritables trophonévroses de la peau, dans les vieilles *phlébites* avec stase sanguine et engorgement chronique des membres, dans les *ulcères variqueux*.

B. Actions électrolytiques. — L'électrolyse a des usages plus limités, mais des plus intéressants. Outre l'absorption, sous forme d'ions, de solutions médicamenteuses décomposées, procédé déjà appliqué à la goutte et qui se généralisera, il faut citer les applications suivantes :

a. *Section électrolytique.* — La *section électrolytique* est employée pour abattre les *éperons* de la cloison des fosses nasales (Moure, Bergonié), pour débrider les *rétrécissements* du canal lacrymal (Lagrange) et de l'urètre (Fort).

b. *Épilation électrolytique.* — Le procédé est le suivant : électrode négative en forme de petite aiguille mousse (équarrissoir d'horloger) enfoncée par un véritable cathétérisme dans le follicule pileux, courant de 1 à 4 m A pendant dix secondes. On peut par cette *épilation électrolytique* détruire en une séance d'une heure 50 à 60 follicules ; il ne faut pas agir le même jour sur deux poils voisins.

c. *Destruction électrolytique.* — On fait disparaître ainsi certaines néo-formations cutanées : *verrues, lupus, nodosités syco-siques, nævi, angiomes, angiokératomes.*

d. *Anévrismes intrathoraciques.* — Le malade étant couché, on enfonce dans la tumeur une ou plusieurs aiguilles de fer, recouvertes d'un vernis isolant, sauf à leur extrémité. Ces aiguilles, animées d'oscillations rythmiques que leur communique la tumeur, sont reliées au pôle positif (électrode négative indifférente dans le dos). Le courant est amené peu à peu à 50 m A, maintenu à ce degré pendant quarante à quarante-cinq minutes, ramené à zéro lentement, les aiguilles sont alors retirées.

Dix à quinze jours au moins doivent séparer les séances. Avec ce traitement, sous l'influence de la coagulation du sang autour des aiguilles positives et d'une légère inflammation, la poche anévrismale durcit, les battements diminuent et simultanément les troubles fonctionnels s'atténuent. Malheureusement ce n'est pas, ou c'est bien rarement la guérison, et la mort subite survient aussi fréquemment que dans les cas non traités. Il est bon de rappeler que Dujardin-Beaumetz à qui l'on doit la meilleure technique pour ces applications électrolytiques a observé des améliorations fort appréciables par l'emploi de simples courants galvaniques à la surface du thorax.

**4° Actions thérapeutiques des courants de haute fréquence.** — Les courants de haute fréquence ont été introduits dans la thérapeutique par d'Arsonval, et c'est avec raison que l'on donne quelquefois à ce mode d'électrisation le nom de d'*Arsonvalisation.* Nous n'avons pas à décrire ici la manière dont on les produit, le lecteur pourra se mettre au courant sur ce sujet dans tous les traités récents de physique médicale ou d'électrothérapie , mais nous dirons brièvement comment on les applique, car leurs actions physiologiques et thérapeutiques

---

[1] Voir en particulier : *Rapport sur la valeur thérapeutique des courants de haute fréquence.* présenté au Congrès international de neurologie, psychiatrie, électricité médicale et hypnologie de Bruxelles, septembre 1897, par J. Bergonié in Arch. d'électricité médicale, 1897, p. 439 et suiv.

varient avec le dispositif expérimental utilisé dans ces applications.

*A*. DISPOSITIF DES APPAREILS. — a. *Auto-conduction*. — Cette méthode d'application des courants de haute fréquence, la première en date, consiste à enfermer le malade à électriser dans un grand solénoïde en forme de cage, sans *aucune* communication métallique avec lui. Ce solénoïde étant parcouru par le courant à haute fréquence, induit des courants énergiques dans toutes les parties du corps soumises à son action.

b. *Lit condensateur*. — Le sujet, dans ce cas, constitue l'armature d'un condensateur dont l'autre armature est très voisine. C'est le dispositif réalisé par une chaise longue, en osier, portant en dessus une plaque métallique sur laquelle on étend un matelas mince. Le matelas, la chaise et l'air tiennent lieu de la *lame isolante* condensateur, tandis que le malade et la plaque métallique sont les deux armatures. Le malade tient des poignées qui le relient à l'un des pôles de l'appareil, l'autre pôle est à la plaque.

c. *Électrisation directe*. — On relie le corps ou les segments du corps à électriser directement, en dérivation, au solénoïde parcouru par les courants de haute fréquence. On se sert pour cela d'électrodes ordinaires comme pour la galvanisation. On augmente ou l'on diminue l'intensité de l'application en prenant un plus ou moins grand nombre de spires, comme on prend un plus ou moins grand nombre d'éléments de pile dans la galvanisation.

d. *Induction secondaire*. — On peut faire agir le solénoïde parcouru par le courant de haute fréquence sur un solénoïde secondaire, à la manière de la bobine inductrice agissant sur la bobine induite de l'appareil de RUMHKORFF. On applique le courant de très haute tension provenant du solénoïde secondaire à peu près comme l'on applique l'électricité statique dans la franklinisation (dispositif à deux bobines D'ARSONVAL-GAIFFE ; dispositif TESLA à bobine dans l'huile ; dispositif de OUDIN, dit *résonateur*).

*B*. ACTION PHYSIOLOGIQUE. — L'action physiologique des courants de haute fréquence ayant servi de base à leurs applications thérapeutiques, nous les rappellerons d'après les travaux de D'ARSONVAL [1] et de ceux qu'il a inspirés.

1° L'effet le plus singulier, c'est qu'appliqués soit par auto-conduction, soit par lit condensateur, soit encore par électrisation directe avec électrodes convenables, ils n'ont *aucune action sur la sensibilité*. Leur passage, même à intensité formidable (D'ARSONVAL) ne provoque dans l'organisme ni sensation ni mouvement.

2° Leur application sous forme d'électrisation directe ou d'effluves amène rapidement sur toutes les parties touchées un degré d'insensibilité qui peut aller jusqu'à l'anesthésie complète. Cette anesthésie ne persiste que de quelques minutes à un quart d'heure.

3° Appliqués sous formes d'auto-conduction ou au moyen du lit condensateur, ils impriment aux échanges nutritifs et à la vie cellulaire une plus grande activité. L'oxygène absorbé, l'acide carbonique rendu, l'urée et la chaleur émise sont augmentés (D'ARSONVAL).

4° Sous forme d'auto-conduction, ils agissent sur les cultures microbiennes pour en gêner le développement, atténuent les toxines bactériennes et les virus (D'ARSONVAL, CHARRIN, PHISALIX).

5° Sous forme d'aigrette, d'effluves, de décharges disruptives dans l'air, ils provoquent la formation d'une énorme quantité d'ozone, une irritation avec vaso-dilatation des points atteints et provoquent à l'épidermisation les plaies, les ulcères et les desquamations de toutes sortes.

*C.* INDICATIONS ET EFFETS THÉRAPEUTIQUES. — Les indications et les effets thérapeutiques ressortent nettement des actions physiologiques des courants de haute fréquence que nous venons d'indiquer. Comme toute médication nouvelle, ils ont été appliqués à toutes les maladies ; c'est par ces maladies dites, d'après

[1] D'ARSONVAL, *Soc. de Biol.*, février-avril 1891 et suiv. du même auteur : *Arch. d'Électricité médicale*, 1897, p. 166, 213. D'ARSONVAL et CHARRIN, *Acad. des Sc. Action des courants de haute fréquence sur les toxines*, C. R. Acad. des Sc., 10 février 1899 et suiv.

BOUCHARD, par *ralentissement de la nutrition* que l'on a commencé, suivant en cela l'exemple de D'ARSONVAL et CHARRIN (*Acad. de Sc.*, 1896, et *Arch. d'électr. méd.*, 1897, p. 218) qui avaient expérimenté sur trois diabétiques. Leur action dans ces affections a été tantôt infirmée tantôt confirmée (APOSTOLI et BERLIOZ, *Arch. d'électricité médicale*, 1897, p. 343 et suiv. QUERTON, *Congrès de l'association française pour l'avancement* des *sciences* de Boulogne. Section d'électr. médicale. — VINAY et VETETI *Giornale de elettricita medica*, décembre 1899, p. 61 à 77, etc.). Aussi n'est-on pas encore très bien fixé sur les indications et les contre-indications de ces courants dans cette classe de maladies [1].

Leur action sur les *dermatoses* est beaucoup plus nette et intéressante. Les travaux de BROCQ et BISSERIÉ, de OUDIN, de DOUMER [2], etc., ont positivement indiqué qu'il y avait là un moyen efficace de traitement, notamment pour le *lupus érythémateux* (BISSERIÉ).

Les courants de haute fréquence ont été encore appliqués par DOUMER [3] avec grand succès dans la fissure *sphinctéralgique*, les *hémorroïdes* à l'état aigu, la *tuberculose pulmonaire;* par OUDIN [4] toujours avec succès encore dans la *tuberculose* [4] et diverses *dermatoses;* par LAGRIFFOUL et DENOYÉS avec succès modéré dans la *tuberculose des animaux;* par DENOYÉS avec succès dans les *affections articulaires* et *amyotrophiques*, etc. Quant aux *effets anesthésiques* et *sédatifs* des courants de haute fréquence [5], ils ont

---

[1] Monsieur le Professeur BERGONIÉ a bien voulu écrire lui-même tout le paragraphe relatif aux actions thérapeutiques des courants de haute fréquence. Nous le prions d'agréer nos remerciements les plus sincères.

[2] *Traitement de la tuberculose par les courants de haute fréquence* (Acad. des Sc., février 1900).

[3] *Applications thérapeutiques locales des courants de haute fréquence* (Ann. d'électrobiol., juillet-avril 1899).

[4] *Action des courants de haute fréquence sur la tuberculose expérimentale* (Arch. d'électr. méd., 1900, p. 533 et suiv.).

[5] VIZIOTI. *Action sédative des courants de haute fréquence dans les douleurs prostatiques et vésicales* (Congrès d'électrothérapie de Cosne et Arch. d'électr. méd., 1900, p. 33).

aussi donné lieu à quelques travaux, et peut-être y a-t-il là, encore en réserve, une voie d'application remplie de promesses.


## ARTICLE X

## LUMIÈRE

**1° Effets physiologiques généraux.** — La lumière est indispensable à la vie de la plupart des êtres, à la vie humaine en particulier. Mais il ne faut pas croire qu'elle soit indispensable à la vie de tous les êtres ; de même que les microbes sont aréobies ou anaérobies, de même il y a des êtres *photobies* et *aphotobies*. Cette notion encore vague trouvera son application le jour où l'on saura que tel germe pathogène ne peut vivre sans lumière, tel autre qu'avec la lumière et où la thérapeutique tirera de cette connaissance des conclusions pratiques.

Chez les animaux supérieurs, la vie embryonnaire se passe en pleine obscurité ; un œuf d'oiseau évolue difficilement à la lumière, il a besoin de chaleur obscure. Mais, après cette période, la lumière devient pour eux une condition de force et de santé. Il est superflu de rappeler les exemples connus de tous, montrant l'influence néfaste de la claustration sur les prisonniers, sur les ouvriers, etc. Bien que les conditions soient très complexes, la privation de lumière est un facteur important des anémies qu'on observe chez ces sujets. Dans les pays ensoleillés, la menstruation est précoce et régulière, elle est tardive dans les régions du Nord, elle manque chez les femmes esquimaux pendant la période d'hibernation.

La lumière est antiseptique. Il y a des siècles que l'hygiène en connaît toute l'importance au point de vue de l'assainissement et de la désinfection ; en Extrême-Orient, on purifie les eaux potables par l'exposition au soleil ; MARSHALL WARD a montré que, toutes choses égales d'ailleurs, les spores d'un grand nombre de microbes ne pouvaient se développer qu'à l'abri de la lumière, et plus récemment on a constaté l'action bactéricide de cet agent physique à l'égard du bacillus anthracis, du bacille pyocyanique, de la bactéridie charbonneuse, des bacilles de Koch et de Lœffler.

Les expériences de physiologie pathologique ne sont pas très nombreuses mais elles sont intéressantes. RENZI et MASELLA prennent des cobayes et les enferment les uns dans des cages de verre, les autres dans des cages de bois ; et ils leur inoculent diverses maladies infectieuses. S'il s'agit de *tuberculose*, les cobayes exposés à la lumière résistent le plus longtemps ; s'il s'agit de *choléra* ou de *fièvre typhoïde*, les animaux des cages de bois survivent au contraire davantage. Ces expériences doivent être évidemment contrôlées ; mais ne semble-t-il pas qu'elles correspondent assez bien à la pathologie humaine, où l'on voit le tuberculeux rechercher avidement l'air et la lumière, tandis que le typhique parait mieux dans le faible jour d'une chambre demi-close.

**2° Effets thérapeutiques.** — Au point de vue pratique, la question de l'éclairage occupe depuis longtemps les hygiénistes et les ophtalmologistes, tant pour ce qui concerne la santé générale, que pour le traitement spécial des affections oculaires. Mais il s'agit dans ces cas plutôt de prophylaxie que de traitement curatif. La thérapeutique par la lumière s'exerce sur d'autres affections. Elle emprunte ses moyens à trois sources lumineuses différentes : le *soleil*, l'*arc voltaïque* et les *rayons* X.

a. *Lumière solaire complète.* — Décomposable en sept couleurs, et comprenant en outre des rayons infra-rouges et des rayons ultra-violets, cette lumière éminemment complexe ne jouit pas de propriétés identiques dans ses diverses parties. De même que ses différents rayons sont inégalement actifs au point de vue chimique, de même le sont-ils au point de vue médical. On peut utiliser la lumière entière ou seulement certaines couleurs.

Le *grand bain de lumière* a été essayé en Allemagne et en Italie. Qu'il s'agisse de promenades en plein air, dans une nudité complète, ou de séjours prolongés dans des loges largement éclairées, la nouveauté et la singularité du procédé, la nature spécialement névropathique des affections ainsi traitées, l'influence inévitable de la suggestion ne permettent pas d'apprécier exactement la valeur du traitement.

b. *Lumière solaire réfractée.* — La lumière rouge a été appliquée au traitement de certaines *dermatoses*. Elle n'est peut-être en réalité que la suppression des rayons chimiques trop actifs ; car elle semble avoir donné à peu près les mêmes résultats que l'obscurité complète. Le traitement est d'une exécution assez simple : sur les vitres des fenêtres on colle du papier rouge transparent, on met au lit des rideaux rouges, la nuit on enferme les lumières dans des globes de verre rouge. Sous cette influence on verrait les pustules de la *variole* évoluer sans suppuration et sans cicatrices, la *scarlatine* se terminer sans desquamation, les *eczémas* suintant se sécher avec rapidité. Il est entendu que le procédé n'est pas infaillible, mais à part JUHEL-RENOY, tous les auteurs qui l'ont employé s'en sont déclarés satisfaits.

Sur le système nerveux, la lumière rouge a une action très nettement excitante. Dans une grande usine, les ouvriers travaillaient dans une vaste salle éclairée par des vitres rouges, ils étaient à la fois bruyants, indisciplinés et fatigués ; l'ordre et la force sont revenus, le jour où l'on a mis des vitres *vertes*. Les mélancoliques enfermés dans des chambres rouges deviennent gais et maniables ; par contre les agités doivent être mis dans des chambres à vitres *bleues* ou *violettes* (DONZA).

c. *Traitement photothérapique du lupus.* — Le traitement photothérapique du lupus par la méthode de FINSEN est basé sur l'action bactéricide des rayons chimiques et aussi sur les modifications que ces rayons déterminent dans les tissus. Il consiste à diriger sur les lésions un faisceau lumineux très intense, aussi riche que possible en rayons violets et ultra-violets et dépourvu de ses rayons calorifiques, qui produiraient une destruction du tissu. Il faut pour cela choisir une source lumineuse riche en rayons chimiques telle que la lumière solaire ou la lumière de l'arc voltaïque ; on la concentre par des lentilles en cristal de roche qui n'absorbent que peu de rayons chimiques, et on lui fait traverser une couche assez épaisse d'eau distillée froide qui absorbe les rayons calorifiques. Enfin comme il importe que la lumière pénètre aussi profondément que possible dans les tissus et comme le sang absorbe énergiquement les rayons chimiques, on anémie la peau par un compresseur en verre, refroidi par un courant d'eau.

Les séances quotidiennes durent une heure environ, et chaque fois on expose à la lumière concentrée une surface de 2 centimètres de diamètre. L'action de la lumière ne provoque aucune douleur. Le lendemain de l'application survient de la rougeur, du gonflement, un peu de cuisson et généralement une phlyctène qui soulève l'épiderme, mais pas de destruction du tissu. Au bout de six à huit jours l'épiderme s'exfolie, la congestion disparaît et les lésions tuberculeuses s'affaissent en laissant une cicatrice plane. On traite ainsi par segments successifs toute la surface de la lésion. Il faut ensuite surveiller le malade pendant quelque temps, car il se peut que des points de la peau aient échappé au traitement ou que des nodules profonds aient survécu. Une nouvelle application de la lumière concentrée les fera disparaître.

Plus de six cents lupiques ont été ainsi traités à l'Institut Finsen depuis 1895, avec des résultats presque constamment favorables. Un certain nombre de ces malades ont été présentés au Congrès international de dermatologie en 1900 et l'on a pu juger des excellents résultats de cette méthode.

Un de ses inconvénients est le très haut prix des appareils dû à la très grande intensité de la lumière électrique nécessaire et aux lentilles de cristal de roche. M. Foveau de Courmelles a simplifié les appareils, MM. Genoud et Lortet ont aussi proposé une modification qui, en rapprochant la source lumineuse de la peau, a permis de diminuer son intensité, et, en simplifiant le système de concentration des rayons, ils ont beaucoup abaissé le prix de revient des appareils.

La méthode de Finsen inventée pour le lupus a surtout été employée pour cette maladie, mais on l'a également appliquée avec succès au *lupus érythémateux*, à la *pelade*, à l'*épithélioma superficiel*, à l'*acné* et à des *angiomes*; les résultats sont moins démonstratifs que pour le lupus tuberculeux.

d. *Arc voltaïque*. — En dehors de la guérison du lupus, l'*arc voltaïque* a été appliqué au traitement d'un assez grand nombre d'affections. Moubixow, emploie un arc de 20 à 25 ampères et de 50 à 60 volts ; la lumière réfléchie sur un miroir parabolique vient baigner les parties malades. Elle agit sur les téguments et sur les régions profondes, déterminant une hyperémie d'autant plus intense que la source lumineuse est moins éloignée, et d'autant plus rapide que la direction du faisceau rayonnant se rapproche d'une direction perpendiculaire à la surface de la peau. Elle détermine au point d'application une sudation susceptible de se généraliser, ralentit le pouls, amène peu à peu de la somnolence, rarement de l'excitation. Elle atténue, puis fait disparaître les *douleurs locales,* ainsi que les *exsudats articulaires du rhumatisme,* de la *goutte,* les *exsudats pleuraux ;* elle ne paraît pas agir sur les néphrites; mais dans le *diabète,* elle amènerait la diminution rapide du sucre (STREBEL).

e. *Rayons X.* — Utilisés en médecine d'abord pour le diagnostic des lésions osseuses ou des corps étrangers, puis pour le diagnostic des lésions thoraciques, *les rayons X* ont été proclamés bientôt capables de guérir ou d'améliorer diverses maladies ; alors cependant qu'on signalait de nombreux cas d'érythèmes, d'ulcérations et de sphacèle dus à leur emploi. Mais d'une étude fort intéressante de DESTOT, il résulte que si l'on emploie pour produire les rayons X, non plus une bobine, mais une machine statique, on ne constate ni effets nocifs ni effets trophiques, que ces actions physiologiques sont fonction du générateur électrique, non des rayons X. L'agent thérapeutique, en pareil cas, n'est pas la lumière, c'est l'électricité elle-même. La question n'est pas encore épuisée ; mais il est en ce moment téméraire d'aller plus loin et de vouloir établir les indications et les contre-indications de cette photothérapie particulière.


## ARTICLE XI

## CLIMATS

Les astronomes, les voyageurs et les médecins comprennent les climats de façon différente, chacun suivant les nécessités de sa profession. Depuis HIPPOCRATE qui avait déjà à son époque, synthétisé l'étude des *airs,* des *eaux* et des *lieux,* les hygiénistes ont toujours considéré les climats sous le même point de vue, si bien que la définition récente d'HERMANN WEBER assez généralement adoptée semble n'être qu'une paraphrase du titre de l'ouvrage du père de la médecine. L'auteur allemand a écrit en effet que le climat est *l'ensemble des influences exercées par l'air, le sol et l'eau d'une contrée sur la vie des êtres organisés*[1].

## 1° Étude analytique des climats.

— Dans une excellente étude sur la climatothérapie, SOULIER décompose ces influences en facteurs météorologiques, comprenant la *chaleur*, l'*air*, la *lumière*, l'*hygrométrie* et les *vents*, et en facteurs telluriques comprenant l'*altitude*, les *eaux* et la *végétation*[2]. En y ajoutant la *faune*, on aura tous les éléments de la question. Ainsi entendue, la climatothérapie nous semble être le summum et la quintessence de la thérapeutique par les agents physiques.

A. FACTEURS MÉTÉOROLOGIQUES. — a. *Température*. — Au point de vue de la température, les climats ont été divisés en torrides, chauds, tempérés, froids et polaires. Si l'on réunit par une ligne tracée sur la carte les contrées jouissant de la même température moyenne, on trace une ligne isotherme, laquelle, on le sait depuis longtemps, n'a rien de commun avec les parallèles géographiques. Chaque climat a ses maladies spéciales : les affections des voies digestives appartiennent aux pays chauds, celles des voies respiratoires aux pays tempérés et froids. On conçoit le bénéfice que la thérapeutique peut tirer de cette simple notion.

b. *Pureté de l'air*. — L'importance de ce point a été suffisamment étudiée (t. I, p. 392, et t. II, p. 208) pour que nous n'y insistions pas ici. Mais à côté de la pureté de l'air qui reste l'élément primordial, il importe de signaler les éléments accessoires qui, sur certaines parties du globe, viennent se mélanger à l'atmosphère : particules de sel sur les bords de la mer, ozone, émanations térébenthinées dans les grandes forêts de pins (Arcachon). Ces modifications suffisent à donner à certains pays une valeur et

[1] HERMANN WEBER, *Climatothérapie*, trad. DOYON et SPILLMANN, Paris, 1886.

[2] SOULIER, *Traité de thérapeutique*, t. II, p. 877.

des caractères thérapeutiques tout à fait spéciaux, de même que des émanations marécageuses, des poussières constamment soulevées par les vents peuvent contre-balancer des conditions par ailleurs excellentes.

c. *Lumière*. — La quantité de lumière dont une région est baignée est loin d'être sans importance. Les climats ensoleillés du Midi auront toujours sur le moral des malades, sur leur nutrition, sur leur résistance aux microbes une influence supérieure à celle des régions brumeuses et sombres du Nord ; et dans le Midi même, l'orientation d'une vallée peut donner à celle-ci un éclairage qui augmentera sa valeur climatérique.

d. *Humidité*. — L'humidité de l'air est défavorable aux fonctions de la peau, mauvaise pour les *brightiques*, mauvaise pour certains *tuberculeux* dont la nutrition a besoin d'être excitée par un air plus vif. Chez d'autres, au contraire, l'air légèrement humide, d'une température plus uniforme, lubrifie les bronches, facilite l'expectoration et par son influence sédative apaise l'éréthisme nerveux ; ces qualités précieuses se retrouvent dans les stations maritimes du sud-ouest de la France.

e. *Vents*. — La direction des vents doit toujours être étudiée quand on fait choix d'une station climatérique. Les grands courants d'air qui ont traversé un continent, arrivent chargés de germes ou de poussières, ou trop chauds, ou trop froids, suivant les régions qu'ils ont balayées, et constituent pour un climat une cause sérieuse de dépréciation. Au contraire les vents de mer, chargés de parcelles salines, purs de tout germe vivant, d'une température régulièrement équilibrée par la vapeur d'eau qui les accompagne sont un des facteurs les plus puissamment assainissants que l'on connaisse.

B. FACTEURS TELLURIQUES. — a. *Altitude*. — Parmi eux l'altitude tient la première place. La température décroît régulièrement à mesure que l'on s'élève ; une montagne au centre d'une région chaude y représente un climat tempéré. « Lorsqu'on voudra établir un sanatorium dans les pays chauds, il faudra le placer à une altitude suffisante pour qu'on y trouve la température des climats tempérés ; car, aux colonies, le terme de sanatorium est synonyme de *station climatérique tempérée.* » Le Dantec [1], à qui nous empruntons ces lignes montre que les troupes coloniales cantonnées sur les hauteurs n'ont pas une mortalité plus forte que les troupes européennes.

A mesure que l'on s'élève à 600, 1000, 1500 mètres la respiration s'accélère, à 2000 on peut ressentir les troubles spéciaux de vertige et de faiblesse constituant le *mal des montagnes.* Mais en revanche le sang devient de plus en plus riche en globules (Viault) ; cette hyperglobulie, jointe aux mouvements thoraciques plus amples exécutés inconsciemment, active la nutrition et combat les influences anémiantes. Cependant si l'on arrive trop rapidement à des hauteurs excessives, on est exposé aux hémoptysies.

Il existe au centre de quelques continents (mer Morte, mer Caspienne, vallée de Conchilla, etc.) des dépressions du sol qui restent inférieures de 100 à 1000 pieds au niveau de la mer. L'air naturellement comprimé que l'on respire en ces points serait favorable aux asthmatiques (Lindley).

b. *Eaux.* — Au point de vue des eaux, le voisinage d'une mer assure la régularité de la température : de là les grands avantages des petites iles. Certains courants d'eau chaude, le *Gulf-Stream* en particulier, procurent à la Bretagne et à la côte sud de l'Angleterre une température supérieure à celle que pourrait leur assurer leur latitude. Mais ce qu'il faut considérer avant tout, ce sont les *eaux potables.* Sans parler des eaux contaminées par des microbes pathogènes, eaux que l'on doit toujours rejeter de la consommation, on peut dire que la composition chimique des eaux règle souvent la pathologie de certaines endémicités : excès de calcaire amenant les *dyspepsies* et les *lithiases,* absence d'iode favorisant l'*endémicité goitreuse,* etc.

Le libre écoulement des eaux, le drainage régulier du sol sont des conditions de la plus haute importance. S'ils font défaut, la région devient marécageuse, le sol se contamine, et toutes les maladies germent alors sur ce terrain véritablement pourri. Les Anglais se préoccupent toujours avec raison de ces questions,

---

[1] Le Dantec, *Pathologie exotique,* collection Testut, p. 23.

que l'on traite en France avec trop de négligence, et dont la méconnaissance cause chaque année dans nos plus grandes villes d'irréparables malheurs.

c. *Flore.* — La flore et la faune d'un pays ont sur la santé des habitants la plus directe influence. Tandis que les Eucalyptus dessèchent les sols marécageux, que les Conifères dégagent dans l'air des émanations balsamiques, certaines forêts trop épaisses empêchent le renouvellement de l'air et entretiennent au niveau du sol une humidité et une fraicheur suspectes. Les travaux agricoles ont aussi leur répercussion sur la santé publique : les grandes submersions des vignobles pour combattre le phylloxera ont ramené le paludisme dans des points qui en avaient été délivrés, et l'imprégnation du sol par le sulfate de cuivre, dont on répand à flot les solutions pour combattre le mildiou, a assaini certaines régions au point d'y faire presque disparaître la fièvre typhoïde.

d. *Faune.* — Quant à la faune, la connexion entre la pathologie humaine et la pathologie animale apparaît aujourd'hui comme si étroite, qu'il est inutile d'insister sur son importance. Il suffira de rappeler le rôle des moustiques dans la transmission de l'infection paludéenne et de la filariose.

**2º Indications.** — Ces quelques considérations, trop sommaires, mais que le cadre de cet ouvrage ne permet pas de développer davantage, doivent être présentes à l'esprit du médecin, lorsqu'il devra choisir un climat pour ses malades. En effet quand les ressources thérapeutiques ordinaires ont échoué, la climathérapie offre une chance suprême de salut et quand on sait en user à propos, on a souvent des succès inespérés.

En dehors des *coquelucheux* et des *asthmatiques*, chez lesquels le changement d'air répond à des conditions spéciales, quels sont les malades à qui l'on doit proposer ou imposer un déplacement vers un climat spécialement choisi ? Quelles sont, en un mot, les indications de la climatothérapie ? Elles comprennent les *convalescences*, les *anémies*, la *neurasthénie*, les *maladies chroniques des voies respiratoires*, les *tuberculoses*.

a. *Convalescences.* — Les convalescences normales n'ont pas besoin de soins compliqués; mais si elles sont traînantes, difficiles, si le sujet ne réussit pas, dans le milieu qu'il a lui-même infecté et qui ne peut être suffisamment assaini tant qu'il y demeure, à récupérer la plénitude de ses forces, il faut absolument le déplacer. Quitter le foyer intoxiqué est évidemment la première indication; mais on assurera plus promptement la guérison, en choisissant un climat où les conditions d'air, de température et de lumière soient tout à fait favorables.

b. *Anémies.* — Dans les anémies, l'altitude, les climats de montagne sont particulièrement désignés. Les recherches de Viault et l'expérience séculaire sont d'accord en ce point. Il ne faut pas s'en tenir au chiffre brutal de mètres au-dessus du niveau de la mer : à altitude égale, un sommet dont l'air sera incessamment purifié et renouvelé sera préférable à une vallée encaissée. Les chiffres de 600 à 1200 paraissent être ceux qui conviennent le mieux à la généralité des anémiés.

c. *Affections des voies respiratoires.* — Pour les affections des voies respiratoires, il n'est pas de climat qui ait à leur endroit une vertu spécifique, mais, suivant les personnes, un air sec ou un air légèrement humide exercent une heureuse influence. L'absence de grandes oscillations thermométriques est particulièrement favorable, en épargnant au malade le refroidissement et en ne l'obligeant pas à modifier à chaque instant sa vaso-motricité pour se mettre en équilibre avec la température ambiante. A ce point de vue, en dehors même de ses immenses forêts, le littoral atlantique sud-ouest de la France, offre des avantages incomparables pour les *coqueluches*, les *bronchites à répétition*, les *bronchites chroniques*, la *tuberculose pulmonaire*. Lalesque[1] a scrupuleusement étudié cette question dans un ouvrage qui est un modèle de critique et d'érudition, et il établit que ce sanatorium maritime et forestier peut exercer une action non seulement palliative, mais encore curative, à toutes les phases de la tuberculose. Mais il faut bien savoir qu'on ne doit pas aveuglément compter sur le climat, et

---

[1] Lalesque, *Cure marine de la phtisie pulmonaire,* Paris, 1897.

comme le fait si justement observer LINDSAY [1], en dehors de
influences atmosphériques et telluriques, « le traitement clima
térique a pour but de procurer au malade le bénéfice d'un chan
gement d'air, de régime, de paysage, d'habitudes journalière
impliquant l'abandon de plusieurs conditions nuisibles, agent
secrets de la maladie ». C'est-à-dire que la climatothérapie ne peu
réussir que si elle se complète par une cure rigoureuse d'air e
de repos. La question étant ainsi comprise, on comprend qu
bien des climats peuvent revendiquer le droit de guérir l
phtisie : les montagnes, les voyages sur mer, l'Australie, la Tas
manie, la Californie, le Cap, l'Algérie, la Provence, le Sud
Ouest de la France, la Suisse ont été tour à tour et à juste titr
vantés ; il est peu de régions où l'on ne puisse trouver un poin
un peu plus élevé, un peu plus aéré où il soit possible d'établi
un sanatorium de fortune.

d. *Scrofule.* — S'il s'agit, non pas d'un tuberculeux con
firmé, mais d'un *scrofuleux*, d'un *candidat à la tuberculose*, rie
ne vaut pour lui le séjour des bords de la mer. Ces sujets pré
sentent souvent une hyperchlorurie, qui finit par les spolier tro
complètement de leurs éléments salins. Pour cette raison, pou
d'autres motifs aussi, les *sanatoria maritimes* sont à cet égar
des agents prophylactiques merveilleux (ARMAINGAUD).

e. *Neurasthénie.* — La neurasthénie enfin est une des maladi
qui bénéficient le plus d'un climat heureusement choisi. Sou
sa forme spinale, elle demande avant tout du repos physique
sous sa forme cérébrale elle réclame le séjour à la montagn
Au bord de la mer, l'air trop excitant fatigue souvent le m
lade. Mais dans la montagne, entraîné et séduit par le spe
tacle varié des beautés de la nature, faisant fréquemment d
promenades et des excursions qui font agir ses muscles et lai
sent ses facultés cérébrales au repos, le neurasthénique retrouv
l'équilibre mental et la force morale que l'existence enfiévrée de
villes lui avait fait perdre.

[1] LINDSAY, *Traitement climatérique de la phtisie pulmonaire*, tr
duction LALESQUE. Paris, 1892.

# INDEX ALPHABÉTIQUE

Les chiffres romains indiquent le tome ; les chiffres arabes
renvoient aux pages.

# B

## D

# TABLE DES MATIÈRES

DU TOME SECOND

---

QUATRIÈME PARTIE

## MÉDICAMENTS A ACTION ÉLECTIVE
### SUR LES ORGANES

# CINQUIÈME PARTIE

## RÉVULSION

# SIXIÈME PARTIE

# AGENTS PHYSIQUES ET MÉCANIQUES

ÉVREUX, IMPRIMERIE DE CHARLES HÉRISSEY